多学科团队参考用书

同仁鼻咽喉影像学

主　编　鲜军舫　李书玲　　　　副主编　常青林　付　琳　刘兆会　闫钟钰

编者（按姓氏汉语拼音排序）

常青林　首都医科大学附属北京同仁医院	米海峰　首都医科大学附属北京同仁医院
崔　靖　首都医科大学附属北京潞河医院	齐草源　首都医科大学附属北京同仁医院
董继永　首都医科大学附属北京同仁医院	王　倩　首都医科大学附属北京同仁医院
付　琳　首都医科大学附属北京同仁医院	王　潇　首都医科大学附属北京同仁医院
韩晓伊　首都医科大学附属北京同仁医院	王　媛　首都医科大学附属北京同仁医院
何雪颖　南京鼓楼医院	王新艳　首都医科大学附属北京同仁医院
李　晴　首都医科大学附属北京同仁医院	王永哲　首都医科大学附属北京同仁医院
李　婷　首都医科大学附属北京同仁医院	鲜军舫　首都医科大学附属北京同仁医院
李　勇　中国医学科学院整形外科医院	许庆刚　首都医科大学附属北京同仁医院
李　铮　首都医科大学附属北京同仁医院	闫钟钰　首都医科大学附属北京同仁医院
李书玲　首都医科大学附属北京同仁医院	张涵娟　首都医科大学附属北京同仁医院
刘兆会　首都医科大学附属北京同仁医院	朱红伟　保定市第二医院

人民卫生出版社
·北　京·

图书在版编目（CIP）数据

同仁鼻咽喉影像学 / 鲜军舫，李书玲主编. —北京：
人民卫生出版社，2022.10
ISBN 978-7-117-33451-8

Ⅰ. ①同… Ⅱ. ①鲜…②李… Ⅲ. ①耳鼻咽喉病—
影像诊断 Ⅳ. ①R760.4

中国版本图书馆 CIP 数据核字（2022）第 144075 号

人卫智网	www.ipmph.com	医学教育、学术、考试、健康， 购书智慧智能综合服务平台
人卫官网	www.pmph.com	人卫官方资讯发布平台

同仁鼻咽喉影像学

Tongren Biyanhou Yingxiangxue

主　　编：鲜军舫　李书玲
出版发行：人民卫生出版社（中继线 010-59780011）
地　　址：北京市朝阳区潘家园南里 19 号
邮　　编：100021
E - mail：pmph @ pmph.com
购书热线：010-59787592　010-59787584　010-65264830
印　　刷：北京汇林印务有限公司
经　　销：新华书店
开　　本：889×1194　1/16　印张：25
字　　数：576 千字
版　　次：2022 年 10 月第 1 版
印　　次：2022 年 11 月第 1 次印刷
标准书号：ISBN 978-7-117-33451-8
定　　价：138.00 元

打击盗版举报电话：010-59787491　E-mail：WQ @ pmph.com
质量问题联系电话：010-59787234　E-mail：zhiliang @ pmph.com
数字融合服务电话：4001118166　E-mail：zengzhi @ pmph.com

前　言

最近几年,多学科诊疗模式成为以健康为中心的有效模式并不断被普及推广,显著提高了患者的诊疗效果,很多单位相继建立了多学科团队(multidisciplinary team,MDT),影像学在疾病诊疗中发挥着非常重要的作用,尤其是在头颈部疾病诊疗中扮演不可缺少的角色,而已出版的专著或期刊论文大都是本专业的内容,缺乏供 MDT 学习和参考的影像学专著或继续教育材料。与此同时,DRGs(diagnosis related groups,按疾病诊断相关分组)付费方式在国内试点成功并将马上在全国普及推广,DRGs 付费方式不但有效降低和控制了医疗费用,而且还为全面客观评估每个医疗机构的医疗质量提供了一个科学的、可相互比较的分类方法,对影像学检查提出明确的要求:既要客观合理地选择影像学检查方法、避免不必要的影像学检查,又要充分发挥影像学在疾病诊疗中的价值。首都医科大学附属北京同仁医院开展耳鼻咽喉头颈部疾病 MDT 查房已十余年并不断改进提升,取得了较好的效果,影像学团队十余年来也在 MDT 查房过程中逐渐成熟并明显提升,总结积累了供 MDT 参考的材料和经验。因此,我们精心设计和创作了一套供 MDT 学习和参考的"同仁头颈部影像学"丛书:既为 MDT 中临床医师和相关人员阐述头颈部疾病的影像学检查路径和检查方案及影像学可解决的哪些临床和 / 或患者问题,又为影像科医师讲述头颈部疾病的简明临床表现、影像学检查序列与参数设置、影像学表现与分析思路、诊断与鉴别诊断、临床关注点与治疗原则,更好地为头颈部 MDT 提升能力和疾病诊疗效果做好服务。《同仁鼻咽喉影像学》是此套丛书中的一本,具有以下三个创新性的特点:①以患者和临床问题为中心,根据鼻咽喉常见症状或体征讲述影像检查路径、检查方案和分析思路,抽丝剥茧,授人以渔,读者能够获得解决患者和临床问题的能力。②针对鼻咽喉某一具体部位的病变讲述诊断和鉴别诊断,是对影像检查路径和分析思路的实际应用,能够为患者和临床提供合理的诊断与鉴别诊断。③简明扼要地阐明鼻咽喉疾病的主要临床表现、影像学表现、临床关注点和治疗原则，将影像与临床诊疗有机地结合起来，更有效地发挥影像学在诊疗中的价值。

在本书策划、编写和修改过程中，很多前辈、专家和同行提出了宝贵的、建设性意见，隋行芳老师对全书的图文修改做了重要的工作。人民卫生出版社的编辑老师们为本书倾注了大量心血，在此一并致谢！本书得到北京市医院管理中心"登峰"人才培养计划（DFL20190203）和北京市医院管理局临床医学发展专项"扬帆计划"眼耳鼻喉影像重点医学专业（ZYLX201704）的资助。

本书适合于影像科医师、耳鼻咽喉头颈外科医师、神经外科医师、放射治疗科医师及相关人员参考。由于本书的写作方式与内容是一个全新的尝试，缺点甚至错误也在所难免，诚恳各位读者批评指正，以期再版时修正补充。

《同仁鼻咽喉影像学》编委会

目 录

第一篇

鼻与鼻窦影像学

第一章
鼻与鼻窦影像学检查方法及影像解剖

第一节 鼻与鼻窦正常解剖概述

鼻（nose）是呼吸、嗅觉和共鸣的重要器官，由外鼻、鼻腔与鼻窦三部分组成。外鼻位于面部正中，鼻腔为一狭长不规则腔隙，鼻腔的上方、上后方和两侧共有四对鼻窦，其自然开口均与鼻腔相通。

第二节 鼻与鼻窦影像学检查方法

鼻与鼻窦的影像检查包括常规 X 线平片、体层及造影，X 线计算机断层成像（X-ray computed tomography，CT），磁共振成像（magnetic resonance imaging，MRI）与数字减影血管造影（digital subtraction angiography，DSA）。传统的 X 线平片影像重叠，显示软组织病变敏感性低，不易显示相邻解剖结构，目前已很少应用；常规 X 线断层空间分辨率低，X 线剂量较大；鼻窦窦腔常规造影操作复杂，患者有一定痛苦，影像特异性不强，已被 CT、MRI 检查所取代。CT 与 MRI 影像可显示鼻与鼻窦的解剖细节，特别是 MRI 软组织分辨能力强，目前已成为主要影像检查方法。DSA 多用于部分鼻与鼻窦病变的介入治疗，目前已极少用于疾病的诊断。

一、X 线平片

由于鼻腔、鼻窦内含有气体，与骨结构形成较好对比，平片可显示部分鼻与鼻窦病变引起的透光度及骨结构的改变。常用鼻与鼻窦 X 线平片的投照体位包括鼻骨侧位片与轴位，鼻窦的华氏位（Waters 位或 37°后前位）、柯氏位（Caldwell 位或 23°后前位）、侧位与颅底位等。鼻窦 X 线平片可显示窦腔积液时窦腔内的气 - 液平面、窦腔内的含气情况及窦壁骨质结构的增厚、变形或破坏。由于重叠结构较多，平片显示解剖结构不清晰，目前已被 CT 及 MRI 断面影像所替代。

二、CT 检查

CT 空间分辨率高、结构无重叠、解剖细节显示好，已成为鼻骨与鼻窦重要的检查方法。一般病变诊断采用 CT 平扫。鼻腔、鼻窦的 CT 检查主要采用横断面和冠状面图像观察。横断面图像对鼻中隔、后鼻孔与各鼻窦的前后、内外侧壁显示良好，对病变累及的重要区域如眶尖、翼腭窝、颞下窝、鼻咽部及相邻解剖结构显示也较好，对腭、嗅裂、筛板、筛顶及鼻道窦口复合体的结构显示能力较差；冠状面图像可很好地显示解剖结构复杂的鼻道窦口复合体区，对筛板、筛顶、腭部、鼻窦上下壁、眼眶、前颅底、颅内结构尤其海绵窦区域显示良好；矢状面图像用于显示额窦内板、额隐窝区域、筛板、中颅窝前及底壁，在判断鼻及鼻窦病变侵犯前颅窝、脑脊液鼻漏等方面可作为冠状面图像的补充。图像常规包括软组织窗和骨窗。

【鼻骨 CT】

（一）适应证

鼻外伤、鼻整形术前。

（二）检查技术

1. 扫描定位　嘱患者闭目，常规仰卧位，检查部位左右结构对称，使用侧位定位相，激光定位灯水平线对准外耳孔。扫描基线为听眶下线，鼻骨扫描范围从鼻根至鼻尖。

2. 扫描参数　螺旋扫描方式，管电压 100～120kV，有效管电流量 180～250mAs/ 层，准直器宽度 10～40mm，螺距 0.4～0.6。

3. 源图像（薄层图像）重建　横断面骨算法图像，层厚为设备允许的最薄层厚，骨算法重建图像的层间距为层厚的 50%。

（三）图像后处理

1. 常规多平面重组（multiplanar reformation，MPR）　行横断面、冠状面和矢状面的骨算法重组，窗宽 / 窗位为 4 000/700HU。横断面基线平行于听眶下线，层厚 2mm，层间距 2mm，范围从鼻根至鼻骨尖。冠状面基线平行于鼻骨，层厚 1mm，层间距 1mm，范围包括鼻骨和泪骨。矢状面基线平行于正中矢状面，层厚 1mm，层间距 1mm，范围包含双侧鼻骨。

2. 特殊后处理　根据临床和诊断需要行三维图像重组，用软组织算法图像行容积再现（volume rendering，VR），采用软组织算法薄层图像重组，重组方案为从左侧位至右侧位 180° 每隔 30° 取 1 幅图像旋转，从颅底至颅顶 180° 每隔 30° 取 1 幅图像，适当调节窗宽窗位。

【鼻窦 CT】

（一）适应证

分为非肿块性病变和肿块性病变两种检查技术。非肿块性病变检查技术适用于鼻腔与鼻窦炎症、外伤、脑脊液鼻漏和鞍区病变经鼻内镜术前评估等；肿块性病变检查技术适用于肿瘤及肿瘤样病变等。

（二）检查技术

1. 鼻窦非肿块性病变检查技术

（1）扫描定位：常规仰卧位，检查部位左右结构对称，使用侧位定位相，激光定位灯水平线对准外耳孔。扫描基线为听眶下线，扫描范围从额窦上缘至上颌骨下缘。

（2）扫描参数：螺旋扫描方式，管电压 100～120kV，有效管电流量 150～220mAs/ 层，准直器宽度 10～40mm，螺距 0.6～0.8。

（3）源图像（薄层图像）重建：重建骨算法和软组织算法图像，层厚为设备允许的最薄层厚，层间距为层厚的 50%～80%。

2. 鼻窦肿块性病变检查技术　扫描定位和参数同前，可使用宽体探测器轴扫模式，一次扫描覆盖整个鼻窦。一般不推荐增强扫描，如临床申请增强扫描，对比剂碘浓度 300mg/ml，用量 1.0～1.5ml/kg，注射流率 2.5～3.5ml/s。增强扫描时间为对比剂开始注射后 50～60s。

3. 泪囊造影检查技术　泪囊内注射碘对比剂后按照鼻窦非肿块性病变检查技术扫描，扫描范围从眼眶上缘至上颌骨下缘。

（三）图像后处理

1. 非肿块性病变　重组横断面、冠状面和矢状面骨窗图像，鼻窦炎患者增加冠状面软组织窗图像重组。

2. 肿块性病变　重组横断面、冠状面和矢状面骨窗图像和冠状面软组织窗图像，不推荐增强扫描，如临床申请增强扫描，重组横断面、冠状面、矢状面软组织窗和冠状面骨窗图像。

鼻窦横断面、冠状面和矢状面重组，采用骨算法，窗宽 / 窗位为 2 000/200HU，横断面基线平行于听眶下线，层厚 2mm，层间距≤4mm，范围从额窦顶部至硬腭。冠状面基线垂直于硬腭，层厚 2mm，层间距≤4mm 范围从额窦前部至蝶窦后部。矢状面基线平行于正中矢状面，层厚 2mm，层间距≤4mm，范围包含两侧上颌窦外侧缘。冠状面软组织算法重组，窗宽 / 窗位为 350/40HU，层厚 3mm，层间距 3mm。若怀疑脑脊液鼻漏，冠状面重组层厚 2mm，层间距 2mm 或 1mm，窗宽 / 窗位为 4 000/700HU。

3. 泪囊造影图像重组　重组横断面、冠状面骨窗图像，采用骨算法，窗宽 / 窗位为 2 000/200HU，横断面基线平行于听眶下线，层厚 2mm，层间距 2mm，范围从眶上缘至硬腭。冠状面基线垂直于硬腭或平行于鼻泪管，层厚 2mm，层间距 2mm，范围为眼内眦前缘向后 3cm。冠状面 MIP 重组基线垂直于硬腭或平行于鼻泪管，范围为眼内眦前缘向后 3cm，窗宽 / 窗位为 4 000/700HU，可适当调节，层厚 10mm，层间距 5mm。

三、MRI 检查

MRI 具有优良的软组织分辨率，可明确鼻腔鼻窦软组织病变的侵犯范围，且可清楚显示颅内及眼眶、脑神经及周围神经受累情况。对 CT 图像上鼻窦透光度减低、窦腔内为软组织密度的病例，MRI 可鉴别其为肿瘤侵犯还是阻塞性炎症，弥补 CT 软组织分辨率的不足，对骨质改变细节的显示不如 CT。

采用头颅多通道线圈。扫描基线：横断面扫描基线为听眶下线，冠状面扫描基线为听眶下线的垂线，矢状面扫描基线平行于正中矢状面。扫描范围应包括整个颌面部，如病变累及眶甚至颅内，扫描范围应相应扩大。对于鼻窦肿瘤或肿瘤样病变 MR 扫描序列包括平扫横断面 T_1WI 和 T_2WI，层厚 4～5mm，层间隔 0.4～0.5mm，FOV 20cm；冠状面 T_1WI，层厚 4～5mm，层间隔 0.4～0.5mm，FOV 20cm，横断面 DWI（b

值 1 000s/mm²)。无对比剂禁忌，常规行 Gd-DTPA（钆喷酸葡胺）静脉注入增强扫描，以获取病变的血供情况及加大病变与非病变组织间的信号强度对比。增强后序列包括动态增强 LAVA FLEX 或类似序列，层厚 4mm，间距 0.4mm，包全病变，采集时相至少 36 个（固定时相数），横断面、冠状面、矢状面 T_1WI，病变范围、层厚、层间隔与平扫一致，常规在横断面和冠状面上采用脂肪抑制。对于怀疑脑脊液鼻漏患者，MR 扫描序列包括平扫：鼻窦冠状面 T_2WI，一般层厚 4～5mm，层间隔 0.4～0.5mm；鼻窦冠状面 FS Heavy T_2WI 序列，层厚 1.5mm，连续扫描 72 层，范围包括全组副鼻窦范围，涵盖前、中颅底。

四、数字减影血管造影

DSA 已极少用于鼻与鼻窦疾病的诊断，多用于介入治疗，常用于减少鼻咽纤维血管瘤病变术中出血，术前对肿瘤供血动脉进行超选择性栓塞。

第三节　鼻与鼻窦正常影像解剖

一、鼻与鼻窦正常解剖基础

（一）外鼻

外鼻由骨和软骨构成支架，外覆以软组织和皮肤。外鼻形似一个基底向下的三棱锥体，上窄下宽，构成鼻腔的前壁。上端位于两眶之间，与额部相连，称为鼻根，向前下延续为鼻梁，鼻梁的两侧为鼻背，其下端向前方凸出称为鼻尖，鼻尖两侧的半圆形隆起称为鼻翼，三棱锥的底部为鼻底。

外鼻的骨性支架由额骨的鼻突、鼻骨、上颌骨额突构成。

鼻骨为成对的不规则四边形骨片，位于鼻梁的最高部位，两侧鼻骨大致对称，可分为两面四缘。前面从上至下略凹，从外到内稍凸，有肌纤维附于该骨面；后面外半部有从上而下的纵深沟，为鼻睫神经沟，内半部有骨嵴，两侧的骨嵴合成一个粗嵴，称为鼻骨嵴，此嵴由上而下与额棘、筛骨正中板的前上缘及鼻中隔软骨相连接。鼻骨上缘窄而厚，呈锯齿状，与额骨的鼻骨切迹相连接，形成鼻额缝；下缘宽而薄，接游离的鼻软骨，是鼻骨骨折的好发区，故临床上的鼻骨骨折多数发生在下 2/3 处；内缘上厚下薄，与对侧的同名骨相连，形成鼻骨间缝；外缘呈锯齿形，全长与上颌骨额突相连，形成鼻上颌缝。

鼻骨的中下部有一小孔，称鼻骨孔，内有鼻外动脉、鼻外静脉及鼻外神经通过，鼻骨孔的分布范围一般位于鼻骨中下 1/3～1/2 交界处，近鼻骨间缝侧，未成年人鼻骨孔分布较成人分布靠上、靠外，一般位于近鼻骨上中 1/2 交界处。

（二）鼻腔

鼻腔由鼻中隔分为左右各一，每侧鼻腔为一前后开放的狭长腔隙，冠状面呈三角形，顶部较窄，底部较宽，前起于前鼻孔，后止于后鼻孔，每侧鼻腔分为鼻前庭和固有鼻腔两部分。

1. **鼻前庭**（nasal vestibule）　介于前鼻孔和固有鼻腔之间，位于鼻腔最前端，起于鼻缘，止于鼻内孔，相当于鼻翼内面小空腔。内壁为鼻中隔的前下部，外壁为鼻翼，前为鼻尖，后下为上颌骨。

2. 固有鼻腔（cavum nasi proprium）　简称为鼻腔，前界为鼻内孔，后界为后鼻孔，由内、外、顶、底四壁组成。

（1）内侧壁：即鼻中隔，分为软骨部和骨部，软骨部居前。骨部后上为筛骨垂直板和蝶骨嵴，后下由犁骨、上颌骨鼻嵴和腭骨鼻嵴构成。鼻中隔一般不在正中，多偏于一侧。

（2）外侧壁：即上颌窦、筛窦的内侧壁，分别由上颌骨、泪骨、下鼻甲骨、筛骨、腭骨垂直板及蝶骨翼突构成。外侧壁有突出于鼻腔中的三个呈阶梯状排列的骨性组织，分别为上鼻甲、中鼻甲、下鼻甲。下鼻甲为独立的骨，中鼻甲、上鼻甲为筛骨的一部分，各鼻甲的外下方均有一裂隙状空间，称为鼻道，故有上、中、下三鼻道，各鼻甲与鼻中隔之间的共同腔隙称为总鼻道，总鼻道上界至嗅裂，后上缘至蝶筛隐窝。①上鼻甲及上鼻道：属于筛骨的一部分，为各鼻甲中最小，有时仅为一黏膜皱襞；后组筛窦开口于上鼻道，上鼻甲后内上方有一凹陷称为蝶筛隐窝，位于筛骨与蝶窦前壁所形成的角内，为蝶窦的开口处。②中鼻甲与中鼻道：属筛骨的一部分，分为垂直部和水平部；中鼻甲前端附着于筛窦顶壁和筛骨水平板连接处的前颅底，下端游离垂直向下，中鼻甲后端延续到筛窦下方，与颅底无直接的骨性连接；中鼻甲后部在向后延伸中，逐渐向外侧转向，附着在纸板后部，并向上连接于前颅底，称为中鼻甲基板，中鼻甲基板将筛窦分为前组筛窦和后组筛窦，其生理作用是能减少前组鼻窦的炎症向后组鼻窦扩散；中鼻道位于中鼻甲之下外侧，为前组鼻窦的开口引流所在。③下鼻甲及下鼻道：下鼻甲骨为独立呈水平状卷曲的薄骨片，是三个鼻甲中最大者，呈水平位附着于上颌骨鼻甲嵴和腭骨垂直板，其上缘有三个突起，位于前方较小、突向上方者称为泪突，与泪骨相连，形成鼻泪管的一部分；位于中部向外下方卷曲者称为上颌突，与上颌骨及腭骨的上颌突相接，形成上颌窦的一部分；位于后方者称为筛突，与筛骨的钩突相接，参与构成上颌窦口和鼻囟门；下鼻道呈穹隆状，是各鼻道中最宽最长者，其外侧壁常向上颌窦内膨隆，顶端有鼻泪管开口。

（3）顶壁：呈穹隆状，狭小，由鼻骨、额骨、筛骨、筛板、蝶骨等构成。分为三段，前段倾斜上升，为额骨鼻部及鼻骨的背侧面；中段呈水平状，为分隔前颅窝与鼻腔的筛骨水平板，后段倾斜向下，由蝶窦前壁构成。

（4）底壁：即硬腭的鼻腔面，与口腔相隔，前 3/4 由上颌骨腭突构成，后 1/4 由腭骨水平部构成，左右两侧在中线相接形成上颌骨鼻嵴和腭骨鼻嵴，构成条状的鼻中隔骨部的最下部分，与犁骨下缘相接。

（5）后鼻孔：是鼻腔与鼻咽部的通道，左右各一，被鼻中隔分隔，由蝶骨体下部（上壁）、蝶骨翼突内侧板（外侧壁）、腭骨水平部后缘（下壁）、犁骨后缘（内侧壁）构成，通常双侧对称。

（三）鼻窦

鼻窦为鼻腔周围颅骨中的一些含气空腔，左右成对，共 4 对，依其所在颅骨命名，为上颌窦、额窦、筛窦和蝶窦。依照窦口引流的位置、方向和鼻窦的位置，将鼻窦分为前组鼻窦和后组鼻窦，前组鼻窦包括上颌窦、前组筛窦、额窦，引流至中鼻道；后组鼻窦包括后组筛窦、蝶窦，后组筛窦引流至上鼻道，蝶窦引流至蝶筛隐窝，进而引流至上鼻道。

1. **上颌窦**（maxillary sinus）　上颌窦位于上颌骨体内，为近似锥体的腔洞，成人平均容积为13～14ml，为4对鼻窦中最大者，有5个壁，左右对称。上颌窦在胎儿期发育，出生时，上颌窦的直径为6～8mm，生后4～5个月，可在CT图像上显示。

（1）前壁：中央处骨质最薄，略凹陷，称为尖牙窝。在尖牙窝的上方，眶下缘之下有一骨孔称眶下孔，有眶下神经和血管通过。

（2）后外壁：与翼腭窝及颞下窝毗邻。

（3）内壁：鼻腔外侧壁下部分，内上方邻接后组筛窦，上颌窦自然开口位于内侧壁前上方。

（4）上壁：即眼眶底壁，骨壁薄，有从后向前走行的眶下管，内有眶下神经、血管。如眶下管下缘骨质缺损，眶下神经、血管直接暴露于上颌窦黏膜下。

（5）底壁：上颌骨牙槽突，为上颌窦各骨壁中骨质最厚者，与上列第二尖牙及第一磨牙、第二磨牙根部关系密切，其牙根常与上颌窦仅由一层菲薄骨质相隔，有时直接埋藏于窦内黏膜之下，故牙根尖感染容易侵入窦内，引起牙源性上颌窦炎。

2. **额窦**（frontal sinus）　额窦位于额骨的内、外侧骨皮质之间，在筛窦的前上方，额窦在出生时还未形成，6个月至2岁开始气化，6～7岁额窦向上发展更快，20岁发展至成人形态。

（1）前壁：为额骨鳞部外板，骨质坚厚，含有骨髓，额窦炎时可发生骨髓炎。

（2）后壁：为额骨鳞部内板，较薄，窦内黏膜静脉常通过此壁与硬脑膜静脉相连，故额窦炎有发生颅内并发症的危险。

（3）内壁：为分隔两侧额窦的骨性间隔。

（4）底壁：外侧3/4为眼眶顶部，其余内侧部分为前组筛窦顶，骨质最薄，尤其是眶内上角部分，所以由额窦炎所引起的眶壁骨膜下脓肿，多发生于眶内上角部分。

额窦通过额窦口与额隐窝相通，引流至中鼻道。

3. **筛窦**（ethmoid sinus）　筛窦位于鼻腔外上方筛骨内，是鼻腔外侧壁上部与眼眶、蝶窦、前颅底之间的蜂窝状气房结构，在4对鼻窦中解剖关系最复杂、变异最多、与毗邻器官联系最密切，筛骨与额骨、蝶骨、鼻骨、上颌骨、泪骨、腭骨、下鼻甲骨、犁骨相连。胚胎3～4个月筛窦气房开始发育，出生时可能有几个气房，12岁时筛窦气房基本达到成人状态。筛窦被中鼻甲基板分成前组筛窦和后组筛窦，前组筛窦开口于中鼻道，包括鼻丘气房、筛泡、额隐窝气房、钩突气房、终末气房、中鼻甲气房（气化中鼻甲）、侧窦；后组筛窦气房数少，开口于上鼻道。以横行于筛顶壁的筛前动脉为界，将前组筛窦划分为前组和中组筛窦。

（1）前壁：由额骨筛切迹、鼻骨嵴和上颌骨额突组成。

（2）后壁：为蝶窦前壁。

（3）内侧壁：鼻腔外侧壁上部，附有上鼻甲和中鼻甲。

（4）外侧壁：即眼眶内侧壁，大部分由泪骨、筛骨纸样板构成，额骨下缘、蝶骨前部、上颌骨、腭骨眶突亦参与外侧壁构成。纸样板与额骨眶板之间有额筛缝，从前向后有筛前动脉孔、筛后动脉孔，相应动脉经此进入筛窦。

（5）顶壁：内侧与筛骨水平板连接，外侧与额骨眶板延续，筛顶上方为前颅窝。

（6）下壁：为中鼻道的外侧壁结构，有筛泡、钩突、筛漏斗等结构。

4. 蝶窦（sphenoid sinus）　位于蝶骨体内，居鼻腔最上后方，由蝶窦中隔分为左右两腔，蝶窦在3岁时开始发育，且两侧发育较对称，6岁时大部分已发育，至青春期两侧发育极不一致，故成人两侧蝶窦的大小、形状多不相同。

（1）上壁：构成蝶鞍底壁，蝶鞍上方为脑垂体，前有视交叉沟。

（2）下壁：为后鼻孔上缘和鼻咽顶，其外侧有翼管，内为翼管神经。

（3）前壁：参与构成鼻腔顶壁的后部和筛窦后壁，前壁内侧界为蝶骨嵴，连接鼻中隔后上缘，前壁外侧为最后筛房的后壁，即蝶筛板。

（4）后壁：骨质较厚，毗邻枕骨斜坡。

（5）内壁：即骨性蝶窦中隔，如缺如，蝶窦为一个窦腔。

（6）外壁：毗邻结构复杂，与海绵窦、视神经管、颈内动脉毗邻，在气化良好的蝶窦，视神经管和颈内动脉在外侧壁上形成隆起，骨壁菲薄甚至缺如。

蝶窦的自然开口位于前壁上方近鼻中隔处，开口于蝶筛隐窝。

二、鼻与鼻窦正常影像表现

1. 鼻骨CT　鼻腔鼻窦的X线摄片已基本由CT取代，目前在临床中应用横断面薄层螺旋CT扫描为基础，常规行薄层横断面、冠状面、矢状面及VR重建，多平面及三维旋转多角度观察，一般无需重建软组织窗。

鼻区骨质观察内容包括双侧鼻骨、上颌骨额突及骨性鼻中隔5部分结构。

CT横断面显示双侧鼻骨及上颌骨额突对称，骨质连续。双侧鼻骨间有鼻骨间缝，单侧上颌窦额突与鼻骨间有鼻颌缝，鼻骨间缝及鼻颌缝走行自然，边缘呈锯齿状，无锐利感。鼻骨中下部常有鼻骨孔，一般两侧位置对称，偶有不对称出现者。

CT冠状面一般层厚为1mm重建，对双侧鼻骨上颌骨额突解剖细节观察更好，尤其是对骨性鼻中隔观察更明确（图1-1-1，图1-1-2）。

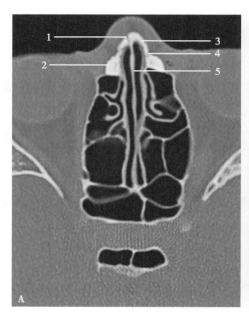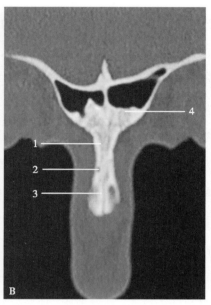

图 1-1-1　鼻骨 CT

A. 鼻骨 CT 横断面，1. 鼻骨孔；2. 上颌骨额突；3. 鼻骨；4. 鼻颌缝；5. 骨性鼻中隔；

B. 鼻骨 CT 冠状面，1. 鼻骨；2. 鼻骨孔；3. 鼻骨间缝；4. 鼻额（骨）缝

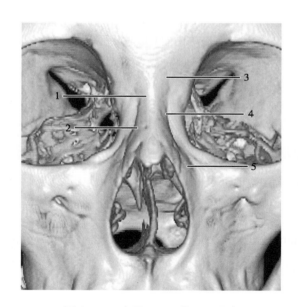

图 1-1-2　鼻骨 CT 三维 VR 重建

1. 鼻骨；2. 鼻骨孔；3. 鼻额（骨）缝；4. 鼻颌缝；5. 上颌骨额突

2. CT　鼻腔、鼻窦的影像学检查主要为 CT，常规以横断面薄层螺旋 CT 扫描为主，冠状面、矢状面重建，必要时辅以软组织窗观察。

（1）横断面图像：对鼻中隔、后鼻孔与各鼻窦的前后、内外侧壁、翼腭窝显示良好（图 1-1-3～图 1-1-10）。

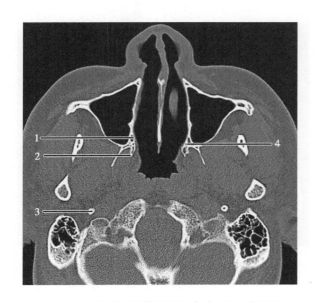

图 1-1-3　鼻窦 CT 横断面腭大孔、腭小孔层面

1. 腭大孔；2. 翼突内板；3. 茎突；4. 腭小孔

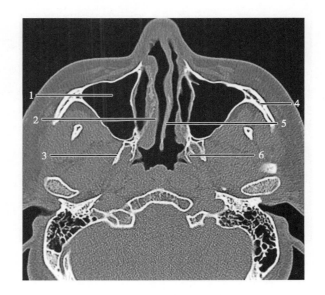

图 1-1-4　鼻窦 CT 横断面下鼻甲层面

1. 上颌窦；2. 下鼻甲；3. 翼突外板；4. 上颌骨额突；

5. 鼻中隔；6. 翼突内板

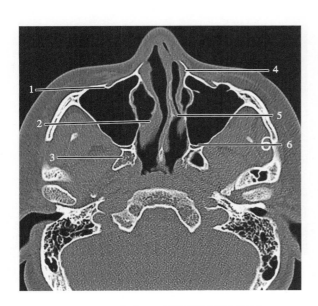

图 1-1-5　鼻窦 CT 横断面眶下孔层面

1. 眶下孔；2. 中鼻甲；3. 翼突；4. 上颌骨额突；

5. 鼻中隔；6. 翼腭窝

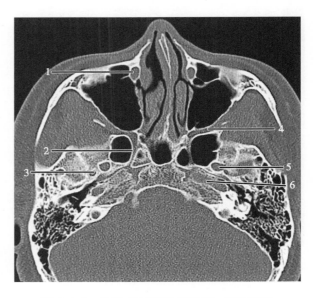

图 1-1-6　鼻窦 CT 横断面卵圆孔、棘孔层面

1. 鼻泪管；2. 翼管；3. 棘孔；4. 翼腭窝；5. 卵圆孔；

6. 颈内动脉管

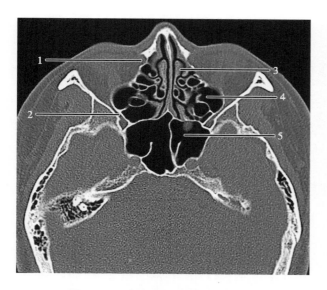

图 1-1-7　鼻窦 CT 横断面蝶窦层面

1. 泪囊窝；2. 眶下裂；3. 中鼻甲；4. 上颌窦；5. 蝶窦

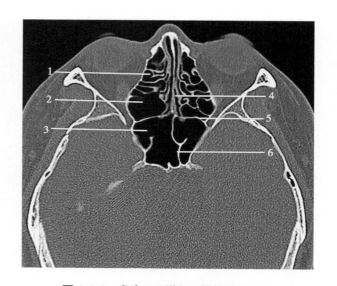

图 1-1-8　鼻窦 CT 横断面蝶筛隐窝层面

1. 前组筛窦；2. 后组筛窦；3. 蝶窦；4. 鼻中隔；5. 蝶筛隐窝；6. 蝶窦间隔

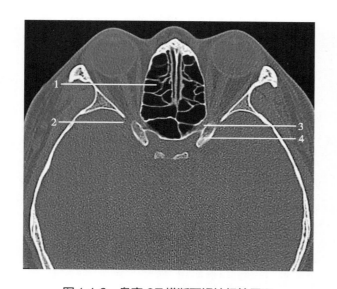

图 1-1-9　鼻窦 CT 横断面视神经管层面

1. 筛窦；2. 眶上裂；3. 视神经管；4. 前床突

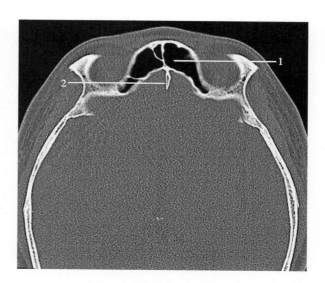

图 1-1-10　鼻窦 CT 横断面额窦层面

1. 额窦；2. 鸡冠

（2）冠状面图像：对鼻道窦口复合体区、筛板、前颅底、眼眶等结构显示良好（图 1-1-11～图 1-1-16）。

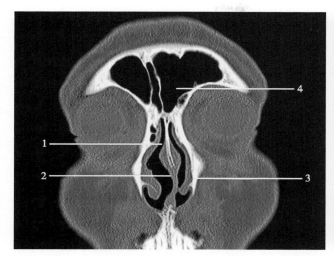

图 1-1-11 鼻窦 CT 冠状面上颌骨额突层面

1. 骨性鼻中隔（筛骨垂直板）；2. 鼻中隔软骨部；3. 上颌骨额突；4. 额窦

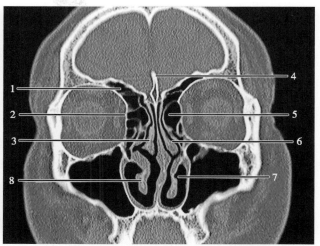

图 1-1-12 鼻窦 CT 冠状面筛房层面

1. 额窦；2. 筛板；3. 中鼻甲；4. 鸡冠；5. 筛房；6. 中鼻道；7. 下鼻道；8. 下鼻甲

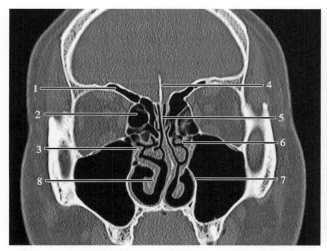

图 1-1-13 鼻窦 CT 冠状面上颌窦口层面

1. 额窦；2. 筛房；3. 钩突；4. 鸡冠；5. 鼻中隔；6. 上颌窦口；7. 上颌窦内侧壁；8. 下鼻甲

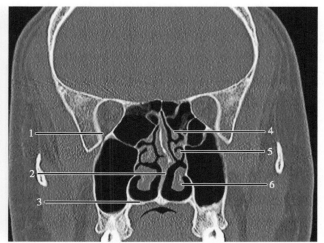

图 1-1-14 鼻窦 CT 冠状面眶下裂层面

1. 眶下裂；2. 鼻中隔软骨部；3. 硬腭；4. 上鼻甲；5. 中鼻甲；6. 下鼻甲

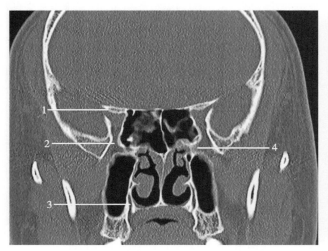

图 1-1-15　鼻窦 CT 冠状面翼腭窝层面

1. 蝶骨小翼；2. 眶下裂；3. 腭大管；4. 翼腭窝

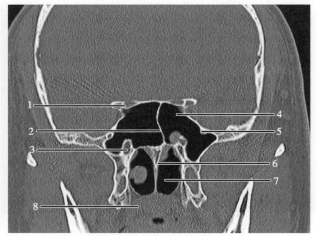

图 1-1-16　鼻窦 CT 冠状面后鼻孔层面

1. 视神经管颅口；2. 蝶窦间隔；3. 翼管（近翼腭窝口）；4. 蝶窦；5. 圆孔；6. 梨骨；7. 后鼻孔；8. 软腭

（3）矢状面图像：对额窦内外板、额隐窝区域显示良好（图 1-1-17～图 1-1-22）。

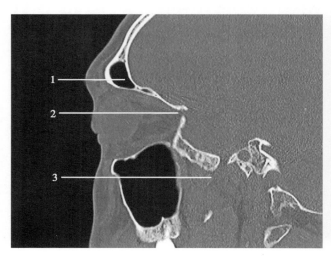

图 1-1-17　鼻窦 CT 矢状面颞下窝层面

1. 额窦；2. 眶上裂；3. 颞下窝

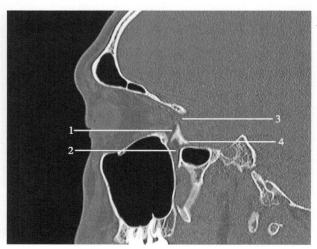

图 1-1-18　鼻窦 CT 矢状面圆孔层面

1. 眶下裂；2. 翼腭窝；3. 眶上裂；4. 圆孔

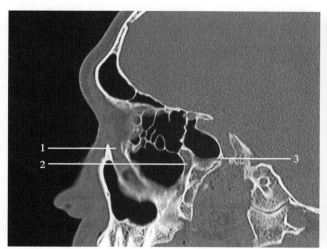

图 1-1-19　鼻窦 CT 矢状面翼管层面

1. 鼻泪管；2. 翼腭窝；3. 翼管

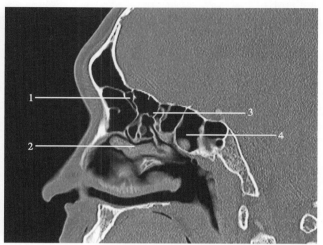

图 1-1-20　鼻窦 CT 矢状面额隐窝层面

1. 额隐窝；2. 中鼻甲；3. 前组筛窦；4. 后组筛窦

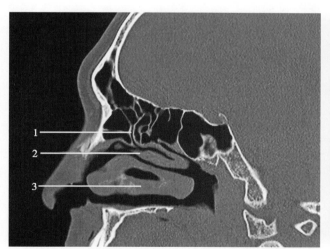

图 1-1-21　鼻窦 CT 矢状面下鼻甲层面

1. 前组筛窦；2. 中鼻甲；3. 下鼻甲

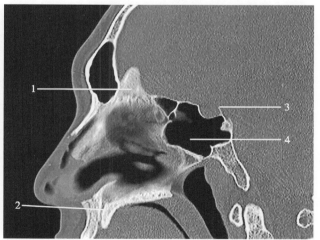

图 1-1-22　鼻窦 CT 矢状面鸡冠层面

1. 鸡冠；2. 切牙管；3. 垂体窝；4. 蝶窦

3. MRI　软组织对比好，对鼻腔鼻窦软组织病变的范围、颅内及眼眶侵犯的范围显示清楚。

（1）横断面图像：对眶尖、翼腭窝、颞下窝、鼻咽部及相邻解剖结构显示较好（图 1-1-23～图 1-1-30）。

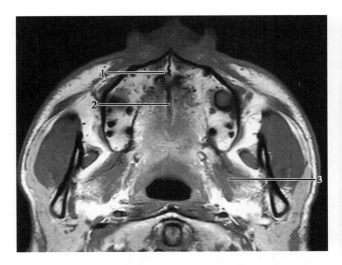

图 1-1-23　鼻窦 MR T$_1$WI 横断面硬腭层面

1. 切牙孔；2. 腭中缝；3. 翼内肌

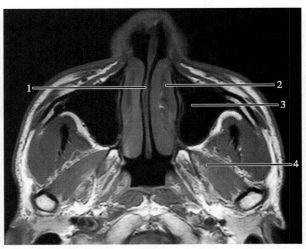

图 1-1-24　鼻窦 MR T$_1$WI 横断面下鼻甲层面

1. 鼻中隔；2. 下鼻甲；3. 上颌窦；4. 翼外肌

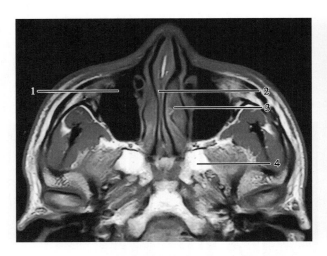

图 1-1-25　鼻窦 MR T$_1$WI 横断面翼突层面

1. 上颌窦；2. 鼻中隔；3. 中鼻甲；4. 翼突

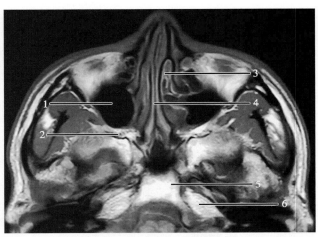

图 1-1-26　鼻窦 MR T$_1$WI 横断面翼腭窝层面

1. 上颌窦；2. 翼腭窝；3. 中鼻甲；4. 鼻中隔；5. 斜坡；6. 岩尖

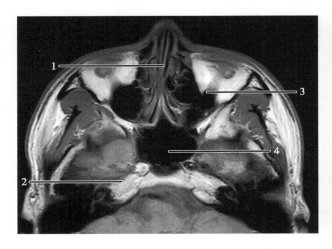

图 1-1-27　鼻窦 MR T$_1$WI 横断面蝶窦层面

1. 鼻中隔；2. 岩尖；3. 下直肌；4. 蝶窦

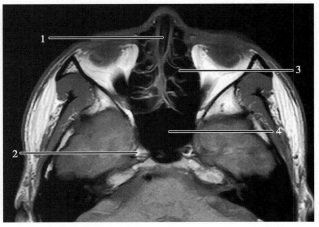

图 1-1-28　鼻窦 MR T$_1$WI 横断面筛窦层面

1. 鼻中隔；2. 颈内动脉；3. 筛窦；4. 蝶窦

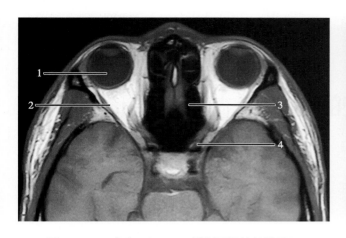

图 1-1-29　鼻窦 MR T₁WI 横断面视神经管层面

1. 眼球玻璃体；2. 外直肌；3. 筛窦；4. 视神经管

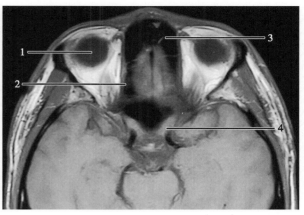

图 1-1-30　鼻窦 MR T₁WI 横断面筛窦层面

1. 眼球；2. 筛窦；3. 额窦；4. 视神经

（2）冠状面图像：对眼眶、颅内邻近结构显示良好（图 1-1-31～图 1-1-32）。

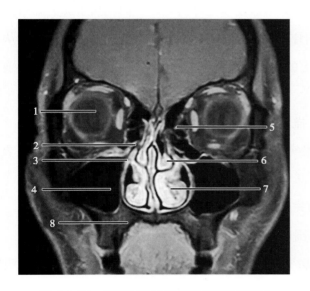

图 1-1-31　鼻窦 MR T₁WI 冠状面钩突层面

1. 眼球；2. 上颌窦口；3. 钩突；4. 上颌窦；5. 筛窦；

6. 中鼻甲；7. 下鼻甲；8. 硬腭

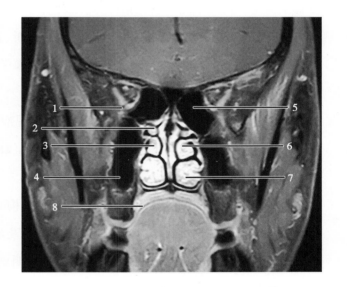

图 1-1-32　鼻窦 MR T₁WI 冠状面眶下裂层面

1. 眶下裂；2. 上鼻甲；3. 中鼻甲（右）；4. 上颌窦；

5. 蝶窦；6. 中鼻甲（左）；7. 下鼻甲；8. 软腭

（闫钟钰　鲜军舫）

第二章
鼻与鼻窦病变的影像检查路径及诊断分析思路

第一节 概 论

鼻与鼻窦病变种类繁多，根据病因与病理学大致可分为先天性病变、外伤性病变、炎性病变、肿瘤及肿瘤样病变。临床常见症状包括外鼻肿胀、鼻塞、脓涕、鼻出血及嗅觉障碍等。不同疾病引起的临床症状和体征相似性高，影像学在鼻与鼻窦病变的诊断、治疗方案选择中发挥着不可替代的作用。本章将从临床症状入手，对引起相似症状的不同疾病在影像学上的检查路径及分析思路、诊断与鉴别诊断上分别阐述。

鼻与鼻窦病变影像学分析应从以下方面分别观察、描述、诊断并鉴别诊断。

1. **位置** 对病变准确定位是影像学首要任务，如果病变巨大，累及结构多，需要仔细观察影像学细节对病变起源进行定位。

2. **形态** 包括病变边缘、生长方式、与邻近结构的关系等。

3. **大小及范围** 对于鼻腔、鼻窦病变，病变累及范围比病变径线大小的测量对临床价值更大。

4. **病变邻近骨质改变** CT 骨算法重建可以明确病变邻近骨质有无异常改变，明确病变周围骨质吸收还是增生硬化，或是溶骨性、成骨性骨质破坏等。

5. **密度或信号特点** 仔细分析病变密度或/和 MRI 信号及强化程度、强化方式是判断病变组织学成分的重要依据，同时结合 MR DWI 序列对病变鉴别诊断价值意义重大。

6. **与邻近结构关系** 通过影像征象分析尽可能明确病变与邻近结构的关系，邻近结构是因病变推压移位，还是受病变侵袭、浸润，通过病变与邻近结构关系的判断一方面可以帮助鉴别病变性质，另一方面可以作为病变分期的重要依据，协助临床进行治疗方案的选择。在此过程中，MRI 对病变范围显示优于 CT，增强后 MR T_1WI 脂肪抑制序列必不可少。

此外，在鼻腔鼻窦病变影像诊断中一定要结合临床症状、体征，尤其是鼻镜下所见。切不能离开临床、空谈影像。了解临床所需、明确临床医师为治疗方案选择的亟需知道的信息方能体现影像价值之所在。

第二节　外鼻肿胀的影像检查路径及诊断分析思路

一、影像检查路径

1. 根据有、无外伤史分别进行影像检查选择。

2. 外伤患者行鼻骨 CT 常规平扫,仰卧位,下颌稍上抬。扫描范围从鼻根至鼻尖。螺旋扫描模式。骨算法重建,尽可能选择较小的视野(FOV),矩阵≥512×512。常规 MPR 横断面、冠状面和矢状面的骨算法重组,推荐窗宽/窗位为 4 000/700HU。同时根据临床和诊断需要行三维图像重组,用软组织算法图像行 VR 重组,存储特定角度和方位的图像。

3. 无外伤患者根据病变范围决定检查范围,行鼻骨 CT 或鼻窦 CT 并 MRI 检查。

4. 无外伤外鼻肿胀鼻骨 CT 检查,在外伤后鼻骨 CT 检查基础上同时进行骨算法、软组织算法重建。

5. 无外伤外鼻肿胀范围较大患者的鼻窦 CT 检查,行常规平扫、仰卧位、下颌稍上抬。扫描范围从额窦上缘至上颌骨下缘。螺旋扫描,软组织算法、并骨算法重建。常规 MPR 进行横断面、冠状面和矢状面的软组织算法重组,推荐窗宽/窗位为 350/40HU,并横断面增加骨算法重组,推荐窗宽/窗位为 2 000/200HU。

6. 怀疑肿瘤性病变患者同时行鼻窦 MRI 检查,需要平扫 + 增强,增强后图像至少选择一个序列加用脂肪抑制,以利于更明确显示病变范围。结合 CT 观察邻近骨质情况对进一步明确病变性质意义重大。

二、影像诊断分析思路

1. **外鼻肿胀病因分类**　外伤性病变、先天性病变、炎性病变、肿瘤及肿瘤样病变。

2. **外伤性病变**　最常见于鼻背部软组织挫伤、鼻区骨折并邻近软组织肿胀(图 1-2-1)。

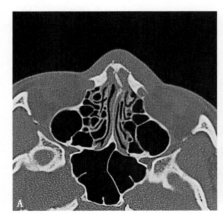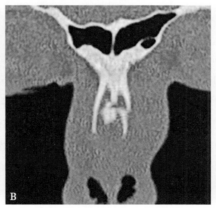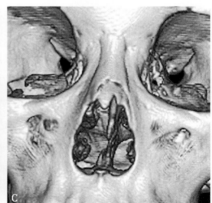

图 1-2-1　鼻外伤骨折并外鼻肿胀

患者女,35 岁,鼻部外伤 4 小时。A. 鼻骨 CT 横断面重组,示鼻背软组织明显增厚、肿胀,鼻中隔骨折、偏曲,右侧鼻骨前方可见小骨碎片;B. 鼻骨 CT 冠状面重组,示鼻中隔、左侧鼻骨骨折,周围软组织肿胀增厚;C. 鼻骨 CT VR 重建立体显示骨折线跨越鼻骨间缝,累及双侧鼻骨、左侧上颌骨额突

3. **常见先天性病变**　包括囊肿、胚胎类病变、脑膜脑膨出、鼻胶质瘤等。

4. **炎性病变**　包括感染性病变，如鼻前庭炎、鼻中隔脓肿、鼻硬结病等；非感染性炎性病变常见于结缔组织病累及，如韦氏（Wegener）肉芽肿病、复发性多软骨炎（recurrent polychondritis，RP）、罗萨伊 - 多尔夫曼（Rosai-Dorfman）病等。

5. **外鼻肿瘤及肿瘤样病变**　可见于淋巴瘤、间叶组织肿瘤、上皮来源肿瘤（图 1-2-2）及鼻骨来源病变。

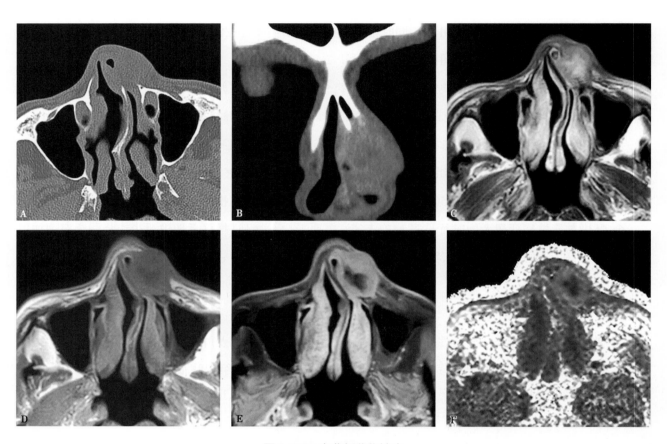

图 1-2-2　鼻背低分化鳞癌

患者男，83 岁，左侧鼻塞多年，发现鼻背部肿物半年余。A. 鼻窦 CT 平扫横断面骨窗，示左侧鼻背部软组织增厚形成肿块，累及鼻前庭，邻近上颌骨额突骨质破坏；B. 鼻窦 CT 平扫冠状面重组，示病变呈不均匀软组织密度，累及左侧鼻腔，邻近骨质溶骨性骨质破坏；C. 鼻窦 MR T$_2$WI 横断面，示左侧鼻部软组织肿块呈不均匀等、高信号，周边呈等信号、中央呈高信号；D. 鼻窦 MR T$_1$WI 平扫横断面，示病变边缘呈等信号，中央区呈低信号，病变与邻近组织分界尚清；E. 鼻窦 MRI 增强脂肪抑制序列横断面，示病变边缘实性成分均匀强化，与邻近组织分界尚清，中央区囊性部分不强化；F. 鼻窦 MR DWI 序列，示病变边缘实性成分弥散受限，中央囊性部分无弥散受限。术后病理证实为低分化鳞癌

第三节 鼻塞的影像检查路径及诊断分析思路

一、影像检查路径

1. **鼻窦 CT** 常规平扫、仰卧位、下颌稍上抬。扫描范围从额窦上缘至上颌骨下缘。螺旋扫描,软组织算法、并骨算法重建。常规 MPR 进行横断面、冠状面和矢状面的骨算法重组,推荐窗宽／窗位为 2 000/200HU,并冠状面增加软组织算法重组,推荐窗宽／窗位为 350/40HU。

2. **鼻窦 MRI 检查** 用于鼻窦 CT 提示肿瘤或肿瘤样病变,需要鉴别诊断或进一步明确病变范围患者。需要 MRI 平扫＋增强,增强后图像至少选择一个序列加用脂肪抑制,以利于更明确显示病变范围。

3. **鼻骨 CT 检查** 外伤后鼻塞患者首选,常规平扫。仰卧位,下颌稍上抬。扫描范围从鼻根至鼻尖。螺旋扫描模式。骨算法重建,尽可能选择较小的视野,矩阵≥512×512。常规 MPR 横断面、冠状面和矢状面的骨算法重组,推荐窗宽／窗位为 4 000/700HU。同时根据临床和诊断需要行三维图像重组,用软组织算法图像行 VR 重组,存储特定角度和方位的图像。发现骨折范围较大时,需要同时行鼻窦 CT 检查,进一步明确病变范围。

二、影像诊断分析思路

鼻塞是鼻科患者常见症状,引起鼻塞的病变几乎涵盖鼻科所有疾病,可见于先天性病变、外伤、炎性病变及肿瘤或肿瘤样病变等。因症状不具有特异性,故对诊断帮助不大,在此过程中影像学发挥着不可替代的作用。根据发病时间可分为先天性、后天获得性鼻塞。

1. 先天性鼻塞多见于婴幼儿、青少年,包括鼻孔闭锁、鼻中隔偏曲、鼻甲反曲及脑膜脑膨出等先天性病变(图 1-2-3)。鼻镜检查结合 CT 多平面重组一般可明确诊断,对于肿瘤及肿瘤样病变需要借助 MRI 检查鉴别诊断,尤其需要关注颅底骨质、病变与颅内沟通等征象。

2. 后天获得性鼻塞可根据发病年龄进行分析,儿童及青少年患者常见于腺样体肥大,如果伴鼻出血或涕中带血时,需要进一步行 MRI 检查排除青少年鼻咽纤维血管瘤、青少年鼻咽癌等,其中青少年鼻咽纤维血管瘤一般见于青少年男性,MRI 可见典型血管流空信号,并明显强化,可作为与鼻咽癌的鉴别要点。

3. 成人鼻塞症状常见,可见于炎症、过敏、肿瘤等,几乎涵盖了鼻部所有疾病。炎性病变包括急性鼻窦炎、慢性鼻窦炎、过敏性鼻窦炎、真菌性鼻窦炎、鼻息肉、鼻石症等。可疑肿瘤及肿瘤样病变时,需进一步行 MRI 检查协助鉴别诊断。部分病变的典型征象可提示诊断,如内翻乳头状瘤可见迂曲脑回样强化;出血坏死性鼻息肉 MRI 信号混杂并呈不均匀显著强化;血管瘤 T_2WI 高信号并明显强化;黑色素瘤 MRI 可见 T_1WI 高信号,T_2WI 低信号;鳞癌占位征象明显;腺样囊性癌容易累及多个结构;淋巴瘤 T_1WI、T_2WI 均接近等信号,并均匀强化,DWI 弥散明显受限;间叶组织肿瘤中以嗅神经母细胞瘤、横纹肌肉瘤、软骨肉瘤居多,需要进行 CT、MRI 联合检查以提供更多的影像学信息。

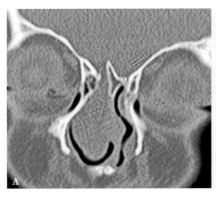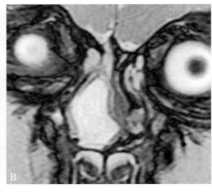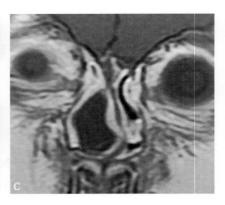

图 1-2-3　先天性右侧鼻腔脑膜膨出

患儿女，1 岁 5 个月，家长发现鼻塞伴流涕 1 年 4 个月。A. 鼻窦 CT 平扫骨窗冠状面重组，示右侧筛板，即前颅底骨质缺损，右侧鼻腔可见长椭圆形软组织，边缘光滑；B. 鼻窦 MRI 冠状面 T_2WI，示右侧鼻腔病变呈均匀高信号，与前颅底脑脊液信号沟通；C. 鼻窦 MRI 增强后冠状面 T_1WI，示右侧鼻腔病变呈脑脊液样低信号，无强化。手术证实脑膜膨出，无脑脊液鼻漏

4. 外伤后鼻塞患者首先需要排除鼻区骨折、塌陷，鼻中隔骨折、结构扭曲阻塞鼻腔；其次，需要排除窦壁骨折导致的并发症如脑脊液鼻漏、脑膜脑膨出、假性动脉瘤等。

第四节　鼻出血的影像检查路径及诊断分析思路

鼻出血（epistaxis）又称鼻衄，是耳鼻咽喉科临床常见症状之一。多因鼻腔、鼻窦病变引起，常见于鼻、鼻窦的急慢性炎症、外伤、肿瘤及肿瘤样病变等。此外，蝶窦周围动脉瘤或颈内动脉海绵窦处的动脉瘤破裂，可以造成致命性的鼻出血。

一、影像检查路径

1. **鼻窦 CT**　用于所有可疑病变的筛查与诊断。常规平扫、仰卧位、下颌稍上抬。扫描范围从额窦上缘至上颌骨下缘。螺旋扫描，软组织算法、并骨算法重建。常规 MPR 进行横断面、冠状面和矢状面的骨算法重组，推荐窗宽/窗位为 2 000/200HU。必要时冠状面增加软组织算法重组，推荐窗宽/窗位 350/40HU。

2. **鼻窦 MRI**　需要进一步明确病变范围；鉴别肿瘤及肿瘤样病变时，需要 MRI 平扫 + 增强，增强后图像至少选择一个序列加用脂肪抑制，以利于更明确显示病变范围。

3. **颅底 CTA**　用于可疑动脉瘤患者。

4. **DSA**　用于动脉瘤患者诊断及治疗。

二、影像诊断分析思路

1. 炎性病变与肿瘤及肿瘤样病变鉴别诊断。①急性鼻 - 鼻窦炎一般表现为鼻腔、鼻窦腔内被软组织影填充，骨质改变轻微；②慢性鼻 - 鼻窦炎可伴有骨质增生硬化或者增生硬化与骨质吸收并存；③肿瘤及

肿瘤样病变占位征象显著，邻近骨质吸收或骨质破坏，容易累及邻近器官。

2．急性鼻 - 鼻窦炎在儿童、免疫力低下人群可以并发急性眼眶蜂窝织炎、颅内感染等并发症；慢性炎性病变邻近骨质不完整时，需要 MRI 检查明确病变范围，尤其是邻近颅底脑膜是否受累。

3．真菌球型、变应性真菌性鼻窦炎 CT 诊断敏感性高，MRI 检查用于不典型病变的鉴别诊断及病变范围的进一步界定。

4．侵袭性真菌性鼻窦炎多见于免疫力低下患者，需要 CT、MRI 检查联合诊断。

5．肿瘤及肿瘤样病变鉴别诊断，多数鼻腔鼻窦肿瘤及肿瘤样病变均可发生鼻出血，组织学类型多种多样，常见病变包括鼻腔血管瘤、出血坏死性鼻息肉、鼻腔鼻窦鳞癌、鼻腔鼻窦腺样囊性癌、鼻腔鼻窦恶性黑色素瘤、鼻咽纤维血管瘤、鼻咽癌等。影像学在定位、定量、定性诊断中发挥着重要作用，多数可做出良、恶性病变鉴别，良性病变 CT 骨质改变轻微或少许吸收、边缘光整；MRI 显示病变边界清晰、锐利。恶性病变 CT 显示骨质边缘毛糙不整，MRI 示病变边缘不规则，与邻近组织分界不清。低度恶性肿瘤需与良性病变鉴别诊断。尽管组织学类型多样，部分肿瘤及肿瘤样病变有典型临床和影像学特征，通过影像可以做出较明确诊断。例如，青少年鼻咽纤维血管瘤（图 1-2-4），发生于青少年男性、起自蝶腭孔区，邻近颅底骨质呈溶骨性骨质破坏，病变在咽旁呈侵袭性生长，MRI 可见血管流空信号，增强后病变呈显著不均匀强

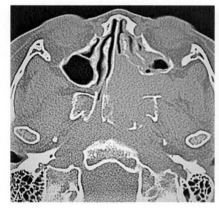
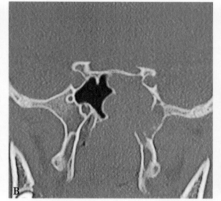
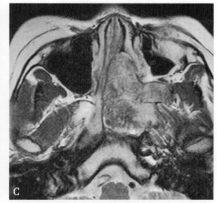
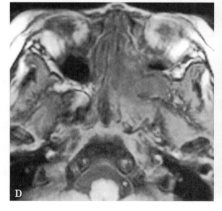
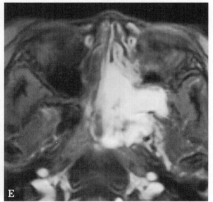

图 1-2-4　青少年鼻咽纤维血管瘤
患者男，12 岁，间断鼻出血 1 年。A．鼻窦 CT 横断面骨窗，示左侧蝶腭孔扩大，被不规则软组织肿块占据，病变累及左侧鼻腔、鼻咽、翼腭窝，邻近骨质可见溶骨性骨质破坏；B．鼻窦 CT 冠状面重组骨窗，示病变累及鼻腔、蝶窦，邻近骨质可见溶骨性骨质破坏；C．鼻咽部 MR T$_2$WI 横断面，示左侧鼻咽、鼻腔不均匀等信号肿块，病变通过扩大蝶腭孔累及翼腭窝，病变内可见多发血管流空信号；D．鼻咽部 MR T$_1$WI 横断面，示病变呈不均匀低信号；E．鼻咽部 MR T$_1$WI 横断面增强 + 脂肪抑制序列横断面，示病变显著不均匀信号，与邻近组织分界尚清

化；临床及 CT 表现酷似青少年鼻咽癌（图 1-2-5），MRI 检查有助于鉴别诊断。出血坏死性鼻息肉，CT 表现占位征象显著、邻近骨质呈膨胀性改变、部分骨质吸收不完整，MRI 显示信号混杂，增强扫描呈显著不均匀强化，实性强化部分的强化程度和时间与邻近动脉相似。鼻腔鼻窦恶性黑色素瘤，CT 表现为恶性肿瘤，呈溶骨性骨质破坏；MRI 示病变内部显示短 T_1、短 T_2 信号可提示诊断，增强扫描呈不均匀强化。其他肿瘤的诊断与鉴别诊断详见后面章节。

6. 外伤或经鼻鞍区术后患者鼻出血，除了局部骨折、鼻腔鼻窦软组织损伤导致鼻出血，对于反复出血，尤其出血量较大者，需要进一步排除中颅底骨折致颈内动脉海绵窦段假性动脉瘤突入蝶窦的可能性，颅底 CTA 检查可以明确诊断，DSA 检查则可以兼顾诊断与治疗（图 1-2-6）。

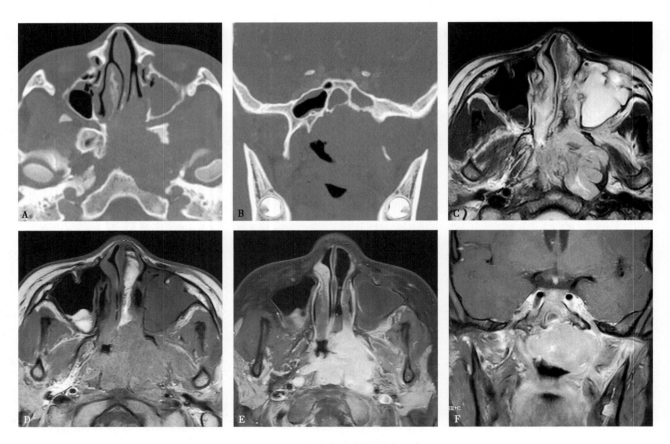

图 1-2-5　青少年非角化型鼻咽癌

患者男，14 岁，反复间断鼻出血、头晕头痛 20 余天。A. 鼻窦 CT 横断面骨窗，示鼻咽顶后壁左侧软组织肿块，累及后鼻孔区，邻近左侧岩尖、蝶骨翼突骨质破坏、不完整，边缘毛糙；B. 鼻窦 CT 冠状面重组骨窗，示左侧鼻咽顶后壁软组织肿块，邻近蝶骨翼突溶骨性骨质破坏，累及蝶骨体，边缘毛糙不整；C. 鼻咽部 MR T_2WI 横断面，示鼻咽左侧壁软组织肿块呈不均匀稍高信号，其间可见条状高信号，未见血管流空影；病变累及左侧翼内肌、窦后脂肪间隙；左侧上颌窦内可见积液呈明显高信号；D. 鼻咽部 MR T_1WI 横断面，示鼻咽部软组织肿块呈等信号，左侧上颌窦内积液呈低信号；E. 鼻咽部 MR T_1WI 横断面增强脂肪抑制序列，示鼻咽部病变呈明显强化，累及鼻咽左侧壁、顶后壁并跨越中线累及右侧咽隐窝，右侧咽后间隙淋巴结可见，与软组织肿块同步强化；F. 鼻咽部 MR T_1WI 冠状面增强脂肪抑制序列，示病变累及左侧咽旁间隙，左侧上颌神经明显增粗强化，并经上颌神经累及左侧海绵窦致其增厚、强化。活检病理符合鼻咽癌（非角化型）

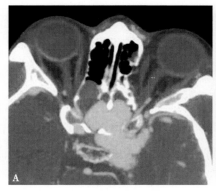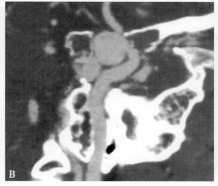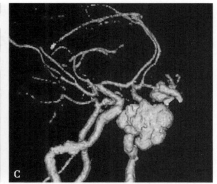

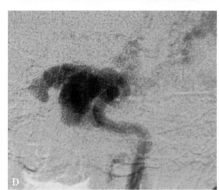

图 1-2-6　左侧颈内动脉创伤后假性动脉瘤突入蝶窦

患者男，36 岁，车祸伤后左侧额部硬膜外血肿清除并颅骨去骨瓣减压术后半年，间断大量鼻出血半个月就诊。A. 颅脑 CTA 检查 MPR 横断面重组，可见蝶窦内软组织密度影，部分与颈内动脉同步均匀强化，并通过蝶窦骨质缺损与海绵窦游离段颈内动脉内侧壁相连，蝶窦内病变前缘部分未见强化；B. CPR（曲面重组）重建，示假性动脉瘤瘤体与邻近颈内动脉以宽基底相连，骨折断端与颈内动脉壁关系密切；C. CTA VR 重建，示瘤体与左侧颈内动脉海绵窦段相连；D. 左侧颈内动脉 DSA 检查可见海绵窦段假性动脉瘤显影，因瘤体盗血致其远端分支显影不满意

第五节　嗅觉障碍的影像检查路径及诊断分析思路

嗅觉障碍是指在气味感受、传导及信息分析整合过程中，嗅觉通路某环节发生器质性和 / 或功能性病变，导致气味感知异常，包括嗅觉减退、嗅觉丧失（失嗅）和嗅觉过敏等。

一、影像检查路径

1. **鼻窦 CT**　常规平扫、仰卧位、下颌稍上抬。扫描范围从额窦上缘至上颌骨下缘。螺旋扫描，软组织算法并骨算法重建。常规 MPR 进行横断面、冠状面和矢状面的骨算法重组，推荐窗宽 / 窗位为 2 000/200HU。必要时冠状面增加软组织算法重组，推荐窗宽 / 窗位为 350/40HU。

2. **鼻窦 MRI**　需要进一步鉴别诊断，并明确病变与颅底关系时，需要 MRI 平扫＋增强，增强后图像建议选择冠状面图像加用脂肪抑制参数，以利于更明确显示病变范围及其与颅底关系。

3. **嗅通路 MRI**　排除鼻源性嗅觉障碍后，部分患者需进一步嗅通路 MRI 检查，排除嗅球、嗅束、嗅沟区体积较小的病变。

二、影像诊断分析思路

1. 临床表现为渐进性、波动性嗅觉减退，伴鼻塞、脓涕、头痛等，鼻窦 CT 见窦口鼻道复合体区或鼻腔、嗅区黏膜增厚或少量软组织密度时，考虑鼻-鼻窦炎相关嗅觉障碍。此时鼻内镜下可见鼻腔及嗅区黏膜充血、肿胀、息肉样变或有异常分泌物。

2. 鼻窦 CT 考虑鼻腔、鼻窦可疑占位性病变时，需鼻窦 MRI 鉴别诊断。容易导致嗅觉障碍的占位性病变病理学类型多样，其中恶性病变居多，如嗅神经母细胞瘤（图 1-2-7）、横纹肌肉瘤、软骨肉瘤、淋巴瘤、鳞癌、腺样囊性癌等。良性病变可见于鼻窦黏液囊肿、神经鞘瘤、血管瘤、嗅沟脑膜瘤等。不同类型肿瘤及肿瘤样病变的鉴别诊断需要高分辨率 CT 与 MRI 平扫＋增强联合诊断，增强 MRI 脂肪抑制序列更有利于病变范围的显示，动态增强扫描、DWI 序列对病变定性诊断意义重大。

3. 临床有明确外伤史，颅脑或鼻窦 CT 显示颅骨骨折，尤其是前颅底骨折、鼻镜见鼻腔黏膜充血水肿、鼻出血、鼻中隔偏曲、嗅裂肿胀时，考虑外伤性嗅觉障碍。必要时进一步行嗅通路 MRI，观察嗅球、嗅束、嗅沟及额叶、眶回、直回等区域有无损伤。

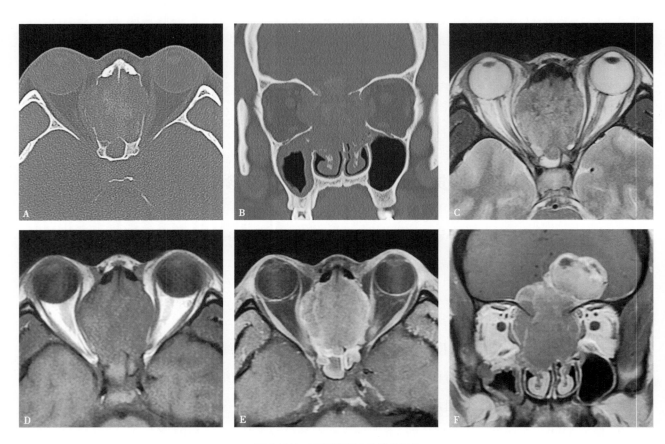

图 1-2-7　双侧嗅神经母细胞瘤

患者女，27 岁，嗅觉减退半年，鼻塞、头痛 3 个月，加重伴眼胀痛半个月。A. 鼻窦 CT 横断面骨窗，示双侧筛窦占位性病变，筛房间隔、筛骨纸板溶骨性骨质破坏，病变部分呈略高密度；B. 鼻窦 CT 冠状面重组骨窗，示双侧筛窦占位性病变，累及双侧鼻腔、双侧前颅底、筛骨纸板、筛房间隔、鼻中隔、中鼻甲溶骨性骨质破坏；C. 鼻窦 MR T₂WI 横断面，示双侧筛窦占位性病变以等信号为主，其间可见斑点状低信号，病变累及双侧眼眶内侧肌锥外间隙；D. 鼻窦 MR T₁WI 横断面，示双侧筛窦占位性病变呈等信号，累及双侧眼眶内侧肌锥外间隙；E. 鼻窦 MR T₁WI 增强脂肪抑制序列横断面，示病变呈弥漫较均匀强化；F. 鼻窦 MR T₁WI 增强脂肪抑制序列冠状面，示病变累及双侧颅前窝，左侧为著，部分病变边缘可见囊性变；病变累及双侧眼眶内侧肌锥外间隙，双侧内直肌受压移位，病变向下累及双侧鼻腔。手术病理活检证实为双侧嗅神经母细胞瘤

4．老年人渐进性嗅觉减退，鼻镜示嗅区黏膜或鼻腔黏膜萎缩，嗅通路 MRI 检查排除其他因素导致的嗅觉障碍后，考虑老年性嗅觉障碍，可能为中枢神经系统退行性疾病的早期症状，如轻度认知障碍、阿尔茨海默病、帕金森病等。

5．自述嗅觉减退伴或不伴味觉减退，伴幻嗅和嗅觉倒错。鼻镜检查、鼻窦 CT 检查均无明显异常，排除已知的其他原因导致的嗅觉障碍，可考虑特发性嗅觉障碍。嗅通路 MRI 可示嗅球体积减小，甚至嗅皮层（梨状皮质、眶额回和岛回）容积减小。

第六节　脓涕的影像检查路径及诊断分析思路

一、影像检查路径

1．**鼻窦 CT**　常规平扫、仰卧位、下颌稍上抬。扫描范围从额窦上缘至上颌骨下缘。螺旋扫描，软组织算法并骨算法重建。常规 MPR 进行横断面、冠状面和矢状面的骨算法重组，推荐窗宽/窗位为 2 000/200HU。必要时冠状面增加软组织算法重组，推荐窗宽/窗位为 350/40HU。①定位诊断：确定病变部位位于鼻腔或鼻窦、病变多发或单发、单侧或双侧。②定量诊断：根据病变周围骨质改变，判断病变对邻近结构累及情况，尤其是眼眶、颅底等。③协助定性：初步鉴别炎性病变或者肿瘤及肿瘤样病变。

2．**鼻窦 MRI**　需要进一步明确炎性病变范围或者需要与肿瘤性病变鉴别诊断时，需要 MRI 平扫＋增强，增强后图像建议选择至少一个断面图像加用脂肪抑制参数。①炎性病变可进一步明确病变范围，部分可鉴别真菌性鼻窦炎、侵袭性鼻窦炎；②进一步鉴别肿瘤与肿瘤样病变，出血坏死性鼻息肉、淋巴瘤、上皮源性肿瘤、间叶组织肿瘤等。

二、影像诊断分析思路

脓涕是鼻科常见症状，最常见于各种原因引起的鼻腔、鼻窦炎性病变，其次可见于肿瘤及肿瘤样病变。

1．**鼻腔鼻窦炎性病变**　包括急性鼻鼻窦炎、慢性鼻鼻窦炎、放射性鼻鼻窦炎、真菌性鼻鼻窦炎、免疫性疾病累及鼻腔鼻窦、异物合并感染、鼻石症、结核、鼻硬结病等。影像诊断需密切结合临床病史、鼻镜检查。部分影像征象对诊断具有较高特异性，如真菌球型 CT 可见簇状钙化并占位征象，MR T_2WI 则表现为低信号，增强扫描无强化；变应性真菌性鼻窦炎多个窦腔受累多见，窦腔呈膨胀性改变、窦壁骨质可见重塑征象，窦腔内容物呈磨玻璃样高密度。放射性鼻-鼻窦炎、免疫性炎症诊断则需要密切结合临床病史、实验室检查，甚至需要依靠组织学检查。

2．**肿瘤及肿瘤样病变**　尽管组织学类型多种多样，常见病变包括出血坏死性鼻息肉、淋巴瘤、上皮源性肿瘤、间叶组织肿瘤等，CT 与 MRI 结合影像学综合诊断在病变鉴别诊断中发挥着重大作用，部分病变具有特征性影像学表现。如出血坏死性鼻息肉为一种特殊类型炎性息肉，其影像学诊断特异性、敏感性高，典型影像表现为：单个窦腔发病，占位征象显著，CT 示边缘骨质可吸收缺损、边缘锐利；MRI 信号混杂,增强后实性部分呈显著强化(图 1-2-8)。鼻腔、鼻窦淋巴瘤包括 B 细胞、T 细胞、NK-T 细胞淋巴瘤等,其中最需要与炎性病变鉴别的是 NK-T 细胞淋巴瘤(图 1-2-9),病变常沿黏膜下蔓延,范围广泛、占位征象

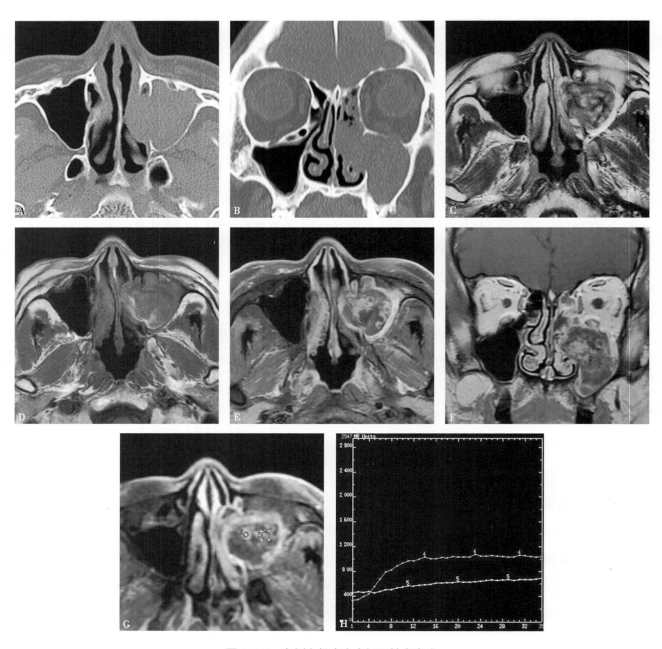

图 1-2-8　左侧上颌窦出血坏死性鼻息肉

患者男,49 岁,左鼻腔流黄水半年,涕中带血 2 个月余。A. 鼻窦 CT 横断面骨窗,示左侧上颌窦软组织密度占位性病变,部分突向左侧鼻腔,邻近上颌窦内壁骨质部分吸收不完整,边界清晰、锐利;B. 鼻窦 CT 冠状面 MPR 重组骨窗,示左侧上颌窦病变累及鼻腔、邻近上颌窦内壁、钩突及部分中下鼻甲骨质吸收;C. 鼻窦 MR T_2WI 横断面,示左侧上颌窦病变信号混杂,可见条状高、低信号;D. 鼻窦 T_1WI 横断面,示病变以等信号为主,可见片状低信号、条状高信号;E. 鼻窦 T_1WI 增强脂肪抑制序列横断面,示病变明显不均匀强化;F. 鼻窦 T_1WI 增强冠状面,示病变累及左侧鼻腔,呈明显不均匀强化;G、H. 鼻窦 MR 动态增强,示病变内部分实性成分呈快速显著强化。术后病理证实为出血坏死性鼻息肉

不明显，MR T_2WI 及增强扫描对鉴别诊断意义重大。其他上皮源性或间叶组织恶性肿瘤影像学价值更多在于对病变范围的定量诊断，尤其是对邻近结构、颅底孔道是否受累的显示，正确评估病变范围对于临床进一步诊治和预后评估有重要价值，其中 MRI 增强后脂肪抑制序列发挥着不可替代的作用。

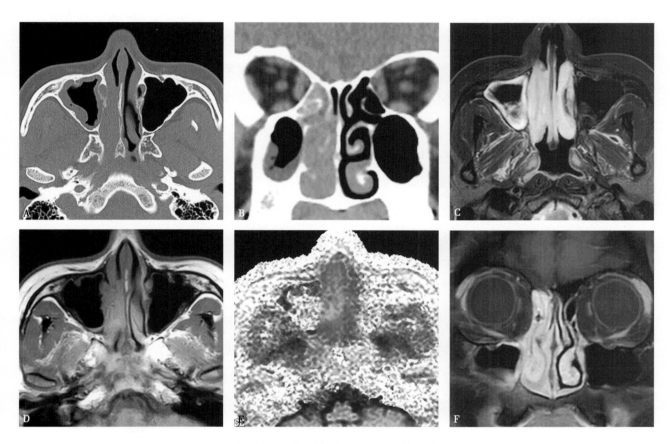

图 1-2-9　右侧鼻腔 NK-T 细胞淋巴瘤

患者女，40 岁，右侧间断鼻塞并黄涕 6 个月，当地予以抗炎治疗效果不佳。A. 鼻窦 CT 平扫横断面骨窗，示右侧鼻腔软组织影，无显著占位效应，并右侧上颌窦黏膜肥厚；B. 鼻窦 CT 平扫冠状面重组软组织窗，示右侧鼻腔弥漫软组织影填充，邻近中、下鼻甲骨质模糊不清，并右侧上颌窦黏膜肥厚；C. 鼻窦 MR T_2WI 脂肪抑制横断面，示右侧鼻腔病变呈较高信号，较对侧下鼻甲信号略低；D. 鼻窦 T_1WI 横断面，示右侧鼻腔病变呈等信号；E. 鼻窦 DWI，示右侧鼻腔病变弥散受限，呈较高信号；F. 鼻窦 T_1WI 增强脂肪抑制冠状面，示右侧鼻腔病变呈中度强化，弥漫累及鼻底、总鼻道、中鼻道、下鼻道、鼻甲等。活检病理免疫组化证实为 NK-T 细胞淋巴瘤

第七节　鼻外伤的影像检查路径及诊断分析思路

一、影像检查路径

1. **鼻骨CT**　常规平扫、螺旋扫描,扫描范围从鼻根至鼻尖。骨算法重建,常规MPR横断面、冠状面、矢状面重组,横断面重组层厚、层间隔均为2mm,冠状面和矢状面重组层厚、层间隔也均为2mm。必要时用软组织算法图像行VR重组、多方位、多角度旋转。

2. **鼻窦CT**　常规平扫、仰卧位、下颌稍上抬。扫描范围从额窦上缘至上颌骨下缘。螺旋扫描,软组织算法并骨算法重建。常规MPR进行横断面、冠状面和矢状面的骨算法重组,推荐窗宽/窗位为2 000/200HU。

3. **鼻窦MR水成像**　冠状面T_2WI、冠状面水成像并脂肪抑制参数。

4. **眼眶CT**　用于鼻骨CT可疑眼眶骨折进一步界定。常规平扫、仰卧位、下颌稍上抬。扫描范围包含全眼眶和病变,分别用骨算法和软组织算法重建。行横断面和冠状面的骨算法和软组织算法MPR重组。

5. **颅脑CT和MRI**　用于与鼻骨外伤伴发的颅脑复合伤。

二、影像诊断分析思路

鼻部外伤最容易导致骨折,临床常见且与法医鉴定密切相关的是鼻区骨折诊断。鼻区骨折包括双侧鼻骨、双侧上颌骨额突及骨性鼻中隔骨折。鼻区骨折容易出现分歧常见原因有两方面:一方面鼻骨远端、鼻骨孔变异多样,容易误诊为骨折;另一方面由于检查及重建方法不规范而漏诊。此外,鼻部外伤时注意脑脊液鼻漏的发生,有时可能是轻微外伤亦可导致脑脊液鼻漏。其诊断需要无间隔冠状面CT与MR水成像密切配合。

1. **鼻区骨折**　包括双侧鼻骨、上颌骨额突及鼻中隔骨折。全面、准确评估不仅帮助临床医师诊治,也是法医学伤情鉴定的重要依据。诊断的准确性依赖于对鼻区骨质解剖变异的全面掌握和CT检查及后处理的规范。

2. 鼻部外伤容易合并复合伤(图1-2-10),对所见范围内的各个结构要有全面观察并诊断,显示结构不完整时,建议针对相应部位(如眼眶、鼻窦、颞骨、颅脑等)进一步详查。

3. 颅底骨折冠状面显示更清晰,尤其是筛顶、额窦及蝶窦上壁,发现骨质不连续并伴邻近窦腔内软组织密度时,要考虑到脑脊液鼻漏存在的可能性,需要进一步鼻窦MR水成像检查。

4. 外伤后可疑脑脊液鼻漏患者,MR薄层无间隔水成像选择冠状面扫描,发现颅内脑脊液高信号与邻近鼻腔、鼻窦内高信号沟通基本可明确诊断(图1-2-11)。部分患者鼻腔、鼻窦高信号与颅内脑脊液信号直接沟通显示不佳,临床症状及实验室检查支持脑脊液鼻漏时,同时参考CT冠状面薄层或MPR冠状面观察确定瘘口的位置和范围,同时需排除并发脑膜脑膨出可能。

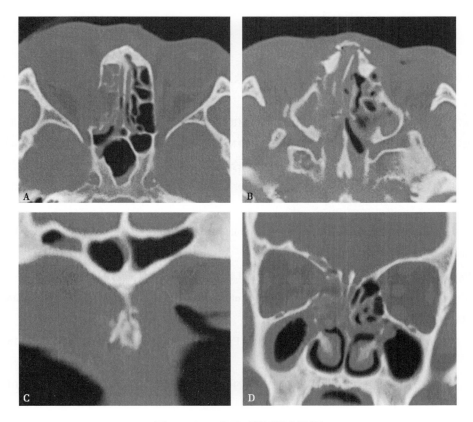

图 1-2-10　鼻区、眼眶复合骨折

患者男，54 岁，头面部外伤 1 小时。A. 鼻骨 CT 横断面骨窗，示右侧眼眶内壁骨折；B. 鼻骨 CT 横断面骨窗，示双侧鼻骨骨折并骨碎片；C. 鼻骨 CT 冠状面重组，示双侧鼻骨粉碎性骨折；D. 眼眶 CT 冠状面骨窗重组，示右侧眼眶内壁骨折，累及内上隔角，内直肌增粗，眶内脂肪疝入筛房

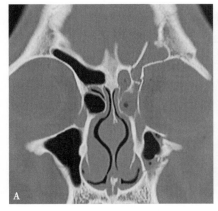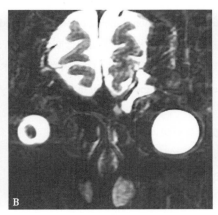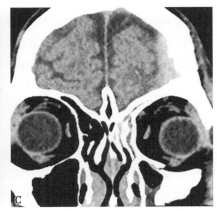

图 1-2-11　外伤后脑脊液鼻漏

患者男，18 岁，外伤后 3 天，鼻腔流液，淡血性。A. 鼻窦 CT 平扫冠状面重组骨窗，示左侧前颅底骨折、累及额窦上壁，左侧眼眶上壁、下壁骨折，左侧额窦、筛窦内软组织影填充；左侧上颌骨粉碎性骨折并碎骨片；B. 鼻窦冠状面水成像，示左侧额窦内脑脊液样高信号与前颅底脑脊液沟通，提示脑脊液鼻漏；左侧额部可见梭形低信号硬膜外血肿，邻近脑组织受压向内移位；C. 颅脑 CT 冠状面重组，示左侧额部颅板下高密度硬膜外血肿

（朱红伟　李书玲　鲜军舫）

参 考 文 献

[1] 王永哲, 杨本涛, 鲜军舫, 等. MR 扩散加权成像表观扩散系数鉴别鼻腔鼻窦实性肿块的价值. 中华放射学杂志, 2014, 48 (3): 207-210

[2] 杨本涛, 王振常, 姜祖超, 等. 鼻腔鼻窦淋巴瘤的 CT 和 MRI 诊断. 临床放射学杂志, 2006, 25 (6): 518-523

[3] 王永哲, 王振常, 杨本涛, 等. 出血坏死性鼻息肉的 CT 和 MRI 诊断. 中华放射学杂志, 2010, 4 (2): 142-146

[4] 陈晓丽, 王振常, 鲜军舫. 鼻咽纤维血管瘤的 CT 和 MRI 诊断. 实用放射学杂志, 2007, 23 (1): 30-32

[5] 许庆刚, 尹红霞, 鲜军舫, 等. MRI 及动态增强扫描对鼻腔及鼻窦恶性黑色素瘤的诊断价值. 放射学实践, 2016, 31 (2): 155-158

[6] Wang JH, Lee BJ, Jang YJ. Bacterial coinfection and antimicrobial resistance in patients with paranasal sinus fungus balls. Ann Otol Rhinol Laryngol, 2010, 119 (6): 406-411

[7] Timms M, Roper A, Patrick C. Coblation of rhinophyma. J Laryngol Otol, 2011, 125 (7): 724-728

[8] Vázquez E, Creixell S, Carreño JC, et al. Complicated acute pediatric bacterial sinusitis: imaging updated approach. Curr Probl Diagn Radiol, 2004, 33 (3): 127-145

[9] Integrate (the National ENT Trainee Research Network). Epistaxis and mortality. J Laryngol Otol, 2018, 132 (12): 1061-1066

[10] 陶晓峰, 刘畅, 宋波, 等. IgG$_4$ 相关性疾病耳鼻咽喉病变的研究进展. 临床耳鼻咽喉头颈外科杂志, 2015, 29 (22): 2015-2018

[11] Wise JB, Moonis G, Mirza N. Magnetic resonance imaging findings in the evaluation of traumatic anosmia. Ann Otol Rhinol Laryngol, 2006, 115 (2): 124-127

[12] Lebret M, Arnol N, Martinot JB, et al. Nasal obstruction symptom evaluation score to guide mask selection in CPAP-treated obstructive sleep apnea. Otolaryngol Head Neck Surg, 2018, 159 (3): 590-592

[13] Nip L, Tan M, Whitcroft KL, et al. Patient experience of nasalobstruction and its clinical assessment. J Laryngol Otol, 2018, 132 (4): 318-322

[14] London NR Jr, Ramanathan M Jr. Sinuses and common rhinologic conditions. Med Clin North Am, 2018, 102 (6): 993-1000

[15] 殷潇, 孙常领. 鼻出血的好发部位及多因素回归分析. 中国实验诊断学, 2019, 23 (4): 651-652

[16] 娄昕, 马林, 郭行高, 等. Kallmann 综合征的 MR 影像特征. 中国医学影像技术, 2008, 24 (4): 496-498

[17] Hall JM, Powell J, Elbadawey MR, et al. Radiological appearances in olfactory dysfunction: pictorial review. J Laryngol Otol, 2015, 129 (6): 529-534

[18] 中华耳鼻咽喉头颈外科杂志编辑委员会鼻科组, 中华医学会耳鼻咽喉头颈外科学分会鼻科学组. 嗅觉障碍诊断和治疗专家共识. 中华耳鼻咽喉头颈外科杂志, 2018, 53 (7): 484-494

[19] 向莉, 赵京, 鲍一笑, 等. 儿童气道过敏性疾病螨特异性免疫治疗专家共识. 中华实用儿科临床杂志, 2018, 33 (16): 1215-1223

[20] 李献清, 欧阳顺林. 慢性鼻窦炎合并哮喘患者 CT Lund-Mackay 评分与 VAS 评分相关性分析. 中国耳鼻咽喉颅底外科杂志, 2018, 24 (3): 252-256

[21] 张强, 于焕新, 杭伟, 等. 内镜颅底手术并发严重鼻出血诊断与治疗. 中国现代神经疾病杂志, 2019, 19 (4): 264-270

[22] 叶京英. 正确认识阻塞性睡眠呼吸暂停与睡眠呼吸障碍. 中华耳鼻咽喉头颈外科杂志, 2019, 54 (6): 401-404

第三章
鼻与鼻窦常见解剖变异及疾病影像诊断学

第一节　鼻及鼻窦常见解剖变异

一、额隐窝区气房

鼻丘气房位于筛漏斗的前上部，与泪骨、上颌骨、筛骨、额骨、鼻骨关系密切。是由筛漏斗直接发展而来。鼻丘气房通常位于额窦底的前部，构成额隐窝的前壁，大小不一，过大、过多可妨碍额窦引流，引起额窦炎。鼻丘气房和钩突眶内壁附着点之间的关系非常密切。当钩突与眶内壁没有附着点时，鼻丘气房不存在；当钩突与眶内壁仅有一个附着点时，鼻丘气房存在；当钩突与眶内壁有两个及以上附着点时，形成上下两个气房，在冠状面观察，偏下的气房称为鼻丘气房，偏上的气房称为额气房，两者内壁均由钩突构成（图1-3-1）。

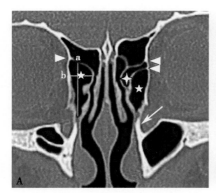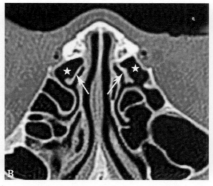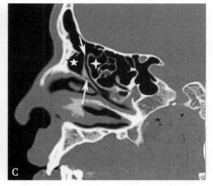

图1-3-1　鼻丘气房及额气房CT解剖
A～C. 鼻丘气房（五角星），额气房（星），钩突（白箭），筛骨纸板（箭头）

（张涵娟　付　琳）

二、窦口鼻道复合体区解剖变异

窦口鼻道复合体（ostiomeatal complex，OMC）：由于纤维内镜生理性手术的需要，近一二十年来提出了窦口鼻道复合体的概念。窦口鼻道复合体并非一个独立的解剖结构，而是指前组鼻窦自然开口周围的区域，包括中鼻甲、钩突、半月裂、筛漏斗、鼻丘、筛泡、上颌窦自然开口等解剖结构（图1-3-2）。

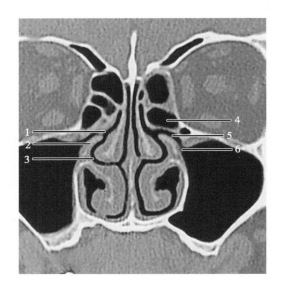

图1-3-2　窦口鼻道复合体解剖

1.半月裂；2.钩突；3.中鼻道；4.筛大泡；5.筛漏斗；6.上颌窦开口

1. 中鼻甲（middle concha）　中鼻甲为筛骨迷路向内卷曲的骨片，前端起自鼻丘，长约4cm。前1/2较宽，上缘起自筛板外缘，垂直向下，为垂直部，后1/2呈90°弯曲向外，附于筛骨纸板，为水平部，两部之间有一冠状面骨板，称为基板，分隔前、中组筛房与后组筛房。中鼻甲发育过窄，特别是垂直部发育过窄时，中鼻道过宽，半月裂暴露于总鼻道内，易受吸入气体冲击出现黏膜的炎症。

筛骨迷路过度气化时中鼻甲也可气化，发生在中鼻甲前部时称为甲泡，发生于中部时称为筛甲气房。中鼻甲气化可使中鼻道狭窄，可能影响半月裂的引流（图1-3-3）。

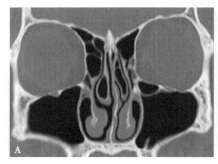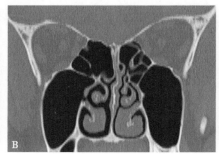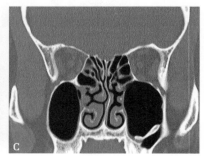

图1-3-3　中鼻甲解剖变异

A.双中鼻甲气化；B.左中鼻甲反曲；C.左中鼻甲发育小

2. 钩突（uncinate process）　为筛骨迷路下部的镰形骨板，前宽后窄，向内上倾斜约 45°，后部约 2/3 上缘游离，与上方相邻的筛泡间形成半月裂。钩突下缘不光整，下缘及后端与上颌骨内侧的上颌窦裂孔下缘与后下缘间的间隙由两层黏膜封闭，缺乏骨性分隔，称为上颌窦囟。可分为前囟与后囟，CT 影像上不要误为骨破坏。钩突可发生变异，如肥大、直立，使筛漏斗变窄、向内弯曲，甚至抵在中鼻甲上，造成中鼻道狭窄，可能影响前组鼻窦的引流（图 1-3-4）。

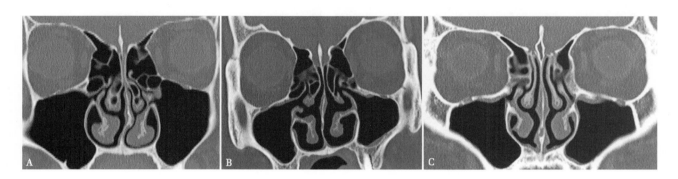

图 1-3-4　钩突解剖变异

A. 左钩突肥大；B. 右钩突内偏；C. 左侧钩突高位

3. 半月裂（hiatus semilunaris）　为筛骨钩突后部的游离缘与其上方筛泡间的新月形裂隙，宽约 3mm，自前上向后下走行，是筛漏斗通向中鼻道的通道（图 1-3-2）。

4. 筛漏斗（ethmoidal infundibulum）　为筛骨钩突外侧与筛骨迷路间的漏斗形间隙，由前上向后下走行，前部较宽大，为额隐窝，当筛骨钩突前上部起自筛板外缘时，额隐窝为额窦的引流通道；外侧为上颌窦的自然开口；内侧为筛内钩突，后为上颌窦后囟（图 1-3-5）。

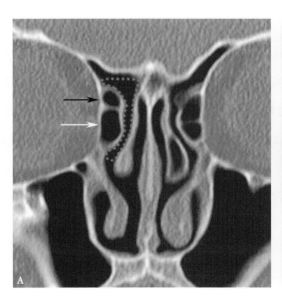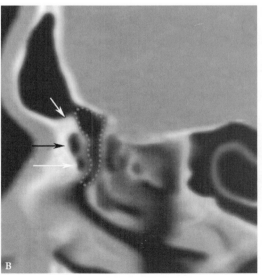

图 1-3-5　筛漏斗解剖

A、B. 额隐窝（虚线），鼻丘气房（白箭），额气房（黑箭）

5. 筛泡（bulla ethmoidalis） 即中组筛房，位于鼻丘后，由 1～3 个气房构成，内下壁与筛骨钩突间形成半月裂间隙。筛泡过度气化，可能造成筛漏斗及半月裂狭窄，影响引流；过度气化至眶下壁时，称为眶下气房，又称 Haller 气房，也可能影响上颌窦的引流（图 1-3-6）。

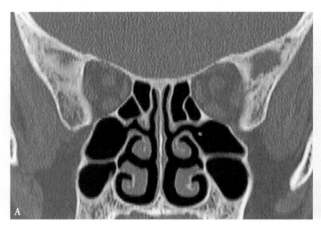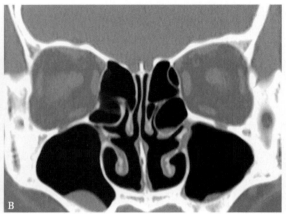

图 1-3-6 筛泡解剖变异

A. 双侧 Haller 气房；B. 左侧筛大泡

（张涵娟 付 琳）

三、蝶窦及蝶窦区解剖变异

蝶窦气化可扩展到前窗突、翼突，分别称为前窗突气化、翼突气化，有时后床突、蝶骨小翼或鞍背也可气化，这些变异增加了损伤周围的重要结构（比如视神经管、翼管、圆孔等）的机会，术前应仔细地观察。

颈内动脉管突入蝶窦内，有时颈内动脉管壁可缺如，在行蝶窦手术时应注意此种情况，避免损伤造成严重的并发症，而这些变异只能根据 CT 来确定。

蝶窦常见解剖变异包括：①有分隔的蝶窦，可为纤维或骨性分隔分成几个不对称的部分，此变异容易导致蝶窦手术引流不完全而残留病变；②介甲型蝶窦，窦腔略有气化，发育很小，窦腔后缘与鞍结节垂直线之间尚有 10mm 厚骨质；③鞍前型蝶窦，蝶窦发育较小，窦腔后缘与鞍结节垂直线相齐，恰好位于蝶鞍之前，蝶鞍底大部分为松质骨；④半鞍型蝶窦，发育尚好，后上缘占鞍底前半部；⑤全鞍型蝶窦，发育良好，自鞍结节至鞍背连线的全鞍底与蝶窦只一层薄骨板；⑥枕鞍型蝶窦，与全鞍型相似，但发育更大，后缘超过鞍背垂线，蝶窦侵入枕骨使斜坡骨板更薄（图 1-3-7）。

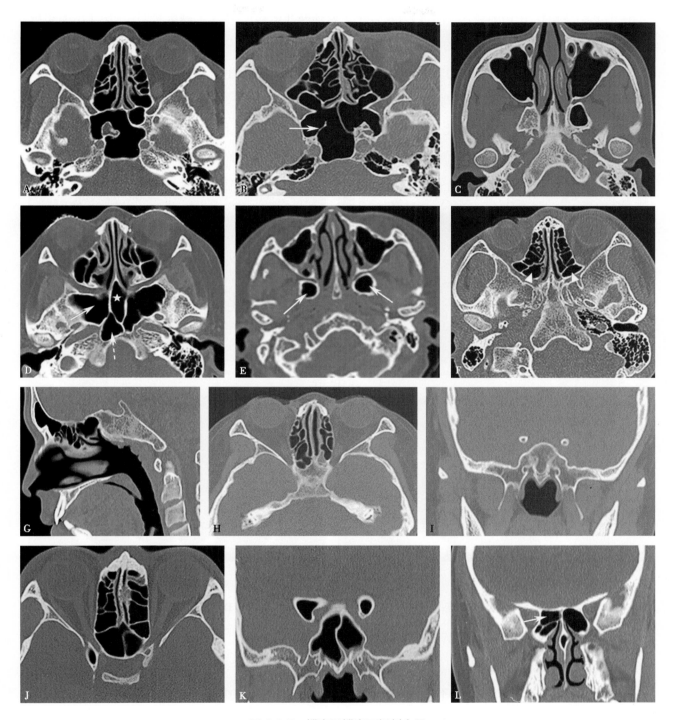

图 1-3-7　蝶窦及蝶窦区解剖变异

A. 颈内动脉管突入蝶窦；B. 蝶窦间隔（白箭）；C. 左侧翼突气化；D. 蝶嵴（星）、蝶骨大翼（白箭）、鞍背气化（虚箭）；E. 蝶骨小翼气化（白箭）；F、G. 鞍前型蝶窦（三角）；H、I. 甲介型蝶窦；J、K. 鞍型蝶窦；L. Odoni 气房（白箭）

四、上颌窦区解剖变异

1. 上颌窦发育不全　根据 CT 表现可将其分为三型：一型，只有轻度发育不全，钩突和筛漏斗正常；二型，上颌窦体积轻至中度减小，并有钩突发育不全或筛漏斗缺如；三型，上颌窦缺如，仅由 1 个嵴组成，并有钩突缺如。上颌窦发育不全的同侧鼻腔和眼眶常扩大。上颌窦不对称在平片上就可显示，但是窦腔较小可被误认为有慢性上颌窦炎的窦腔，尤其当患者有持续性上呼吸道症状时更易误诊。

2. 有分隔的上颌窦　可由纤维或骨性分隔分成 2 个不对称的部分，这些隔常从眶下管到窦的外侧壁，把上颌窦分成外上和内下部分。此变异应该引起注意，因为分隔可使上颌窦手术引流不完全而使病变残留。双上颌窦是少见的变异，在一侧上颌骨有 2 个独立的窦腔并通过独立的开口引流到中鼻道（图 1-3-8）。

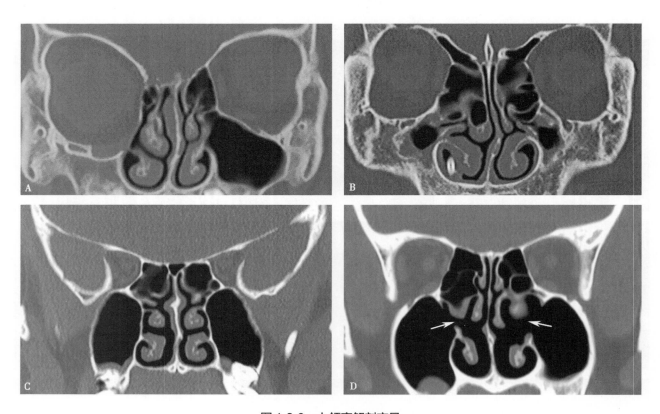

图 1-3-8　上颌窦解剖变异

A. 右上颌窦未发育；B. 上颌窦发育小；C. 磨牙突入上颌窦；D. 双侧上颌窦副口

五、其他常见解剖变异

鼻窦过度气化、未发育或发育不良均以额窦最为常见，过度气化的额窦可伸展至颧突，向上至额结节水平以上，或超过眶顶至视神经孔（图 1-3-9A），未发育或发育不良的额窦表现为额窦间隔缺如，只有单侧一个额窦窦腔，或双侧额窦窦腔均发育不良（图 1-3-9B）。眶上筛房是额窦区域外侧的气房，亚洲人少见，冠状面上表现为随着扫描层面的后移，它的横径逐渐延长（图 1-3-9C）。鼻中隔偏曲是指鼻中隔向一侧或两侧弯曲（图 1-3-9D），或鼻中隔一侧或两侧局限性凸起，可引起鼻塞、鼻出血以及头痛。鸡冠可以发生气化，引流至额隐窝，如果开口闭塞，鸡冠内可产生黏膜囊肿（图 1-3-9E）。

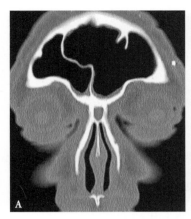
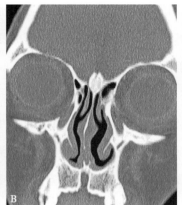
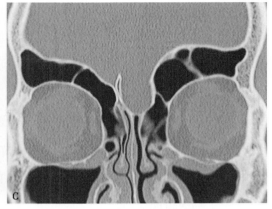
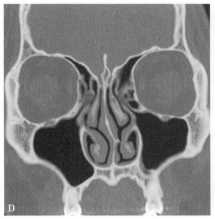
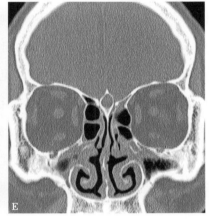

图1-3-9　其他常见解剖变异

A. 额窦过度气化；B. 额窦未发育；C. 眶上筛房；D. 鼻中隔偏曲，形成嵴；E. 鸡冠气化并感染

（张涵娟　付　琳）

第二节　鼻及鼻窦先天性病变

一、先天性后鼻孔闭锁

（一）概述

1. 概念　先天性后鼻孔闭锁（congenital choanal atresia，CCA）是临床上引起婴幼儿呼吸困难的一种罕见的先天性畸形，属于后鼻孔先天性发育畸形，同时也是导致新生儿鼻部阻塞最常见的先天异常原因之一，属家族遗传性疾病。

2. 人口统计学特点　此病少见，在新生儿的发生率为 1/8 000～1/6 000，在先天畸形中的平均发病率约为 8.2/100 000。单双侧发病率约为 1.6:1，并以右侧多见，双侧者常合并有全身发育异常。男女比例为 1:2～1:3。先天性后鼻孔闭锁大多数（85%～90%）为骨性闭锁，其次为膜性或混合性，临床上以完全性闭锁居多。

3. 病因　该病产生的胚胎学基础尚不明确,目前大多认同颊鼻膜胚胎性残留学说:胚胎第6～7周时,位于原始鼻腔与原始口腔间的间隔-颊鼻膜应自行吸收、破裂而形成原始后鼻孔,如此膜所含间质组织较厚,未能吸收、穿透,则形成闭锁间隔,可能为膜性、骨性、混合性。

（二）病理学表现

位于原始鼻腔与原始口腔间的间隔内残留间质的多少决定闭锁为膜性、骨性或混合性。闭锁部间隔也可形成小孔,称为不完全闭锁。闭锁常位于后鼻孔边缘软腭与硬腭交界处,向上后倾斜,附着于蝶骨体,外接蝶骨翼内板,内接犁骨,下连腭骨。闭锁间隔上下两面皆覆有鼻腔黏膜。

（三）临床表现

双侧闭锁者出生后即有严重呼吸困难,不能吸吮,常因窒息死亡;单侧发病主要为鼻塞、鼻内分泌物增多、打鼾,一般到年龄较大时才发现;不完全性闭锁者在啼哭或哭闹时上述症状可减轻或缓解,喂养时加重。30%～50% 患者合并有其他系统畸形,最常见的是心脏系统畸形、CHARGE 综合征等。

先天性后鼻孔闭锁的诊断除临床病史外,可采用棉絮试验、下鼻饲管等进行初步诊断。可用着色剂从鼻腔注射,观察咽部有无染料;可直接行鼻咽喉镜、鼻内镜检查,能清晰地显示闭锁区;碘油造影及鼻咽部螺旋 CT 创伤性小,方便易行。尤其是后者可多角度观察,清楚地显示闭锁组织的部位、性质、厚度及与其毗邻结构的解剖关系等,为临床手术方式的选择提供重要依据,还可以排除其他鼻咽部并发畸形等。

（四）影像学表现

1. 最佳诊断线索　结合临床病史、鼻咽内镜检查,鼻咽部螺旋 CT 显示后鼻孔区软组织影填塞,或鼻中隔后部犁骨增厚,或后鼻孔区的软组织影伴不同程度的骨质增生肥厚,后鼻孔狭小或闭锁可诊断。

2. 发生部位　病变发生于鼻后孔区,可伴邻近骨质（蝶骨、犁骨及硬腭等）不同程度发育异常。

3. 形态学表现　后鼻孔不同程度狭窄或完全闭锁。

4. 病变数目　单侧较双侧多见。

5. CT 表现　膜性闭锁表现为后鼻孔区软组织影填塞,后鼻孔狭小或闭锁;骨性闭锁表现为鼻中隔后部犁骨增厚,后鼻孔外侧蝶骨骨质增厚、内移,后鼻孔狭小、闭锁。混合性闭锁表现为后鼻孔区的软组织影及后鼻孔区骨质不同程度的骨质增生,如蝶骨翼突及犁骨后缘骨质肥厚、蝶骨体（嵴）肥大侧偏。新生儿后鼻孔小于 0.34cm,犁骨增厚超过 0.23cm 即可认为异常。MPR 可清楚直观地观察蝶骨和犁骨发育异常、硬腭发育不对称及膜性闭锁板。同时可观察鼻腔内外的异常征象及伴发的畸形（图1-3-10）。

6. MRI 表现　可评估邻近软组织结构有无异常。

（五）最佳影像学检查方法选择

CT 扫描为非侵入性无创检查,CT 断面图像结合 MPR 可清楚显示膜性或骨性闭锁以及闭锁隔板前、后的结构、骨性闭锁范围;仿真内镜技术可立体地显示闭锁情况。CT 所见结合鼻镜检查可明确诊断该病。

（六）鉴别诊断

该病诊断不难,但需与后天性瘢痕粘连狭窄、先天性鼻腔狭窄等相鉴别。

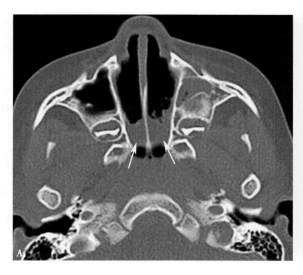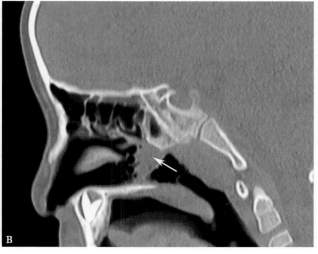

图 1-3-10　先天性后鼻孔闭锁

A、B. 横断面和矢状面 CT 骨窗，示双侧后鼻孔软组织闭锁（白箭）

1. 后天性瘢痕粘连狭窄　一般临床上都有相应特殊感染（如结核、梅毒等）、外伤、手术等病史；CT 表现为鼻咽部或鼻腔后部不同程度的软组织增厚影，有不同程度的粘连和瘢痕狭窄形成。

2. 先天性鼻腔狭窄　发病率较先天性后鼻孔闭锁多见；CT 扫描显示鼻腔中部的骨质增生，导致鼻腔狭窄、变小，后鼻孔没有软组织影封闭。

（七）治疗原则

1. 一般紧急措施　新生儿降生后，若确诊为双侧先天性后鼻孔闭锁，应按急诊处理，建立经口呼吸通道，保持呼吸通畅，防止窒息，维持营养。

2. 手术治疗　2 岁后可用手术方法切除闭锁间隔，有经鼻腔、经腭、经鼻中隔、经上颌窦四种途径，应根据患者年龄、症状程度、间隔性质与厚度，以及全身情况而定。多采用前两种径路手术。必要时手术前行预防性气管切开术。

（八）关键要点

结合临床病史、鼻咽内镜检查，鼻咽部螺旋 CT 显示后鼻孔区软组织影填塞，鼻中隔后部犁骨增厚，伴周围骨质不同程度的增生肥厚，后鼻孔狭小或闭锁可诊断。

（崔　靖　付　琳）

二、鼻泪管囊肿

（一）概述

1. 概念　鼻泪管囊肿也称先天性鼻泪管堵塞、泪囊囊肿或是泪囊突出，是由于鼻泪管远端堵塞而形成的囊肿。

2. 人口统计学特点　囊肿单侧多见，双侧少见。

3. 病因　发生原因是先天性鼻泪管远端闭塞，近 Hanser 瓣膜处一层黏膜阻断导管，引起泪囊及鼻泪管囊状扩张。

（二）病理学表现

该病是由于泪道先天性发育障碍、鼻泪管下端开口处被残存膜样组织封闭或管腔被上皮细胞碎屑堵塞引起鼻泪管囊性扩张所致。

（三）临床表现

该病普遍于出生后 8～31 天内出现，新生儿一般表现是不同程度的溢泪或者鼻塞，也可以表现成面部蜂窝织炎、结膜炎、泪囊炎等并发症的症状。此病可合并其他结构畸形，并且可能提示是某些综合征的征象之一。

（四）影像学表现

1. 最佳诊断线索　新生儿不同程度溢泪，伴或不伴鼻塞，超声或 CT 发现泪囊、鼻泪管扩张。

2. 发生部位　泪囊及鼻泪管。

3. 形态学表现　椭圆形、柱状或粗细略欠均匀。

4. 病变数目　囊肿多见于单侧，少数见于双侧。

5. CT 表现　泪囊呈囊状扩张，鼻泪管明显扩张，周围骨壁受压变形、凹陷及移位，鼻腔受压变窄。CT 泪道造影显示扩张泪囊及鼻泪管内充填高密度影，形态略呈哑铃状（图 1-3-11A、B）。

6. MRI 表现　MRI 显示眼眶内侧管状长 T_1、长 T_2 信号，T_2WI 抑脂像呈高信号，边界较清，两端略呈球状膨隆，沿鼻泪管走行方向眼眶内侧向鼻腔延伸，呈哑铃状，与眼球分界较清（图 1-3-11C）。

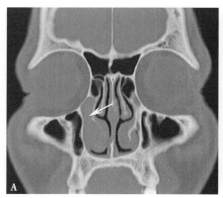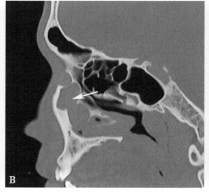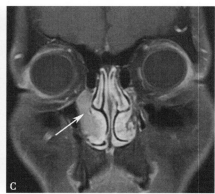

图 1-3-11　鼻泪管囊肿

A、B. 冠状面和矢状面 CT 骨窗，示右侧泪囊及鼻泪管不均匀扩张增宽（白箭），邻近骨壁受压变形、凹陷，与下鼻甲分界不清，下鼻道明显受压变窄；C. 冠状面 $T_1WI+FS+C$，示扩张的右侧泪囊及鼻泪管（长白箭）囊肿无强化

（五）最佳影像学检查方法选择

无论对新生儿还是胎儿，超声诊断都可以很容易诊断鼻泪管囊肿。CT 可清晰显示周围骨质改变。MRI 能较清晰地显示鼻泪管囊肿的形态、大小及周围结构异常改变情况。

（六）鉴别诊断

超声检查时需注意与额鼻部脑膜膨出、血管瘤、皮样囊肿等病变鉴别。发现胎儿单纯性鼻泪管囊肿时，应注意随访，一般不需进行干预治疗。超声检查能较好地显示胎儿鼻泪管囊肿，并能动态监测其转归，是诊断胎儿鼻泪管囊肿的首选方法。

（七）治疗原则

未合并其他畸形的单纯性鼻泪管囊肿的胎儿预后良好，囊肿直径≤5mm 者，78.1% 在分娩前已经消失。产前检测的泪囊囊肿预后一般较好，生后啼哭、呼吸运动和泪液可帮助 Hanser 瓣膜发生自发破裂，并不引起明显的临床症状，仅 6% 新生儿于生后出现临床症状。

（八）关键要点

新生儿不同程度溢泪，伴或不伴鼻塞，超声或 CT 发现泪囊、鼻泪管扩张。

（崔 靖 付 琳）

三、鼻皮样囊肿

（一）概述

1. **概念**　鼻皮样囊肿，又称鼻皮样窦囊肿（nasal dermoid sinus and cyst，NDSC），属于临床上较少见的先天性畸形，系胚胎发育早期的外胚层被包埋所致。

2. **人口统计学特点**　据报道，其发病率约占头颈部皮样（或上皮样）囊肿的 8%，男性多见。NDSC 在儿童的身体正中线病变中约占 61%。患者出现症状的年龄多在 15～30 岁，亦有较小年龄阶段发现鼻背部小瘘孔或局限性小肿块，随年龄增长逐渐增大。

3. **病因**　其发病原因有很多学说，其中以 Grunwald 于 1910 年提出并由 Pratt 于 1965 年完善的前鼻骨理论最被认可，其认为硬脑膜憩室闭合不全即导致中线处的不完全关闭而致 NDSC 发生。其膨大部分称为窦，有窦口与外界相通者谓鼻背中线瘘管，无窦口与外界相通者谓囊肿。其中间瘘管可终止于脑膜突出路径上的任何部位，向上延伸可通过盲孔至颅前窝。

（二）病理学表现

皮样或上皮样肿瘤由于肿块内壁上皮脱屑而增大。随着体积的不断增大，向后可延伸至筛板下方，向前则可至囟门。

（三）临床表现

临床上，NDSC 主要症状表现为：①瘘管开口位于鼻正中线上（瘘口位置可在眉间至鼻小柱之间的面部正中线上，有时在内眦处可有第二瘘口），呈针尖样，挤压后有白色干酪样物或细小毛发排出；②囊肿表现为鼻正中线处类圆形肿块，压之有弹性；③两者均可有局部反复感染史，严重者甚至可以并发脑膜炎、蜂窝织炎、骨髓炎、脑脊液漏、额叶脓肿及死骨形成；④病变向内发展可到达鼻骨或鼻中隔软骨间，20% 的病例甚至可出现颅内侵犯，极少数病例可出现眶间距增宽。

（四）影像学表现

1. **最佳诊断线索** 鼻骨中线处连续多个层面的类圆形小的骨质缺损腔，边缘光整，向后上可累及鼻中隔及盲孔。

2. **发生部位** 鼻骨中线区。

3. **形态学表现** 不均匀的柱状骨质缺损区。

4. **病变数目** 单发，有时鼻皮样窦的瘘管可有分支。

5. **CT表现** 鼻皮样囊肿在横断面软组织窗仅表现为鼻背部条形软组织增厚影，典型病变CT骨窗可清晰显示鼻骨中线处连续多个层面的类圆形小的骨质缺损腔，边缘光整，鼻骨向两侧裂开，冠状面及矢状面平扫或重建呈上下方向的管状或囊状缺损腔，腔内见囊性低密度灶，密度均匀，增强后无明显强化，病变向后累及鼻中隔，致鼻中隔前端受压扩大，呈分叉状改变，瘘管或囊肿向顶后部扩展可致盲孔扩大、鸡冠偏移（图1-3-12）。病变亦可位于鼻翼软骨之间、鼻额突及眉弓之间、筛骨垂直板或筛板，相应部位骨缝增宽，骨质缺损。瘘管或囊肿感染后可引起弥漫性软组织肿厚。

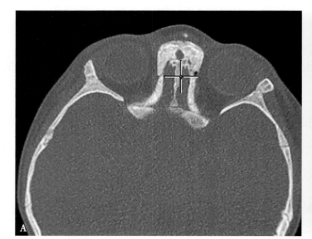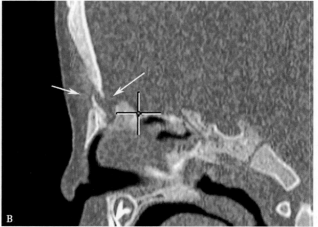

图1-3-12 鼻皮样囊肿

A、B. 横断面和矢状面CT骨窗，示鼻背部软组织增厚（短白箭），其内可见对比剂影，鼻骨中线处有类圆形小的骨质缺损腔，边缘光整，缺损区向顶后部延伸，盲孔扩大（长白箭）

6. **MRI表现** 鼻皮样囊肿在T_1WI呈等或略低信号，T_2WI呈高信号，增强后内部不强化，冠状面和矢状面扫描对显示囊肿或瘘管整个范围和路径有一定价值；当瘘管向上经盲孔达前颅底时，矢状面扫描对于判断病变有无累及额叶脑组织内很有帮助。MRI不仅可以显示囊肿或瘘管的主干，有时还可以显示瘘管的分支，有利于指导临床手术完整切除病灶。有部分瘘管开口于内眦部，CT上仅见局部软组织增厚，抑脂的T_2WI上呈管状高信号分支，有利于明确诊断。

（五）最佳影像学检查方法选择

CT和MRI检查可显示任何颅内、外软组织肿块、骨缺损或分离、盲孔扩大及鸡冠偏向等。MRI对于手术选择局部切除还是颅内外联合进路手术方式有重要帮助，所以很多学者把MRI列为首选的检查方法。

（六）鉴别诊断

主要与脑膜脑膨出鉴别，NDSC 是不可压缩的无搏动性的病变。而脑膜脑膨出则有 Furstenberg 征阳性（患儿用力、啼哭以及轻压囟门或颈内静脉时肿块有增大或张力增加），透光试验也可呈阳性。除脑膜脑膨出外，还需要和畸胎瘤、脂肪瘤及鼻部神经胶质瘤相鉴别。MRI 为诊断该疾病的重要检查手段，与 CT 相比，MRI 能更好地判断病变与颅内的关系（骨缺损或分离、盲孔扩大及鸡冠偏向），并且因为接近盲孔，很容易将 MRI 冠状面高信号误认为是皮样囊肿向颅内的延伸。为了确定高信号密度是皮样囊肿而不是骨髓腔，在轴位和矢状面确定鸡冠和盲孔非常关键。若有必要，还应进行高分辨薄层 CT 扫描来排除是否伴有颅内病变。

（七）治疗原则

NDSC 的治疗原则为发现后即尽早手术切除，因占位性病变的存在可能随年龄增加而影响局部结构的发育，其体积逐渐增大造成压迫性骨质吸收和 / 或发生感染从而增加手术操作和术后修复的难度。

（八）关键要点

首发于婴幼儿期多见，鼻背中线处见小瘘口，可有毛发长出，感染时可挤出脓液；CT 示鼻背中线处骨缺损。

（崔　靖　付　琳）

四、鼻部脑膜膨出或脑膜脑膨出

（一）概述

1. 概念　先天性脑膜脑膨出（meningoencephalocele）是由于胚胎发育期神经管闭合不全而出现先天性骨缺损即颅裂，脑膜或脑膜脑组织经此裂突出于颅外，是儿童中枢神经系统较为常见的一种先天性畸形。颅内容物包含硬膜、蛛网膜及脑实质，多从枕囟、眉间囟或其他部位突出于颅外。

2. 人口统计学特点　有报道其发病率约为 1/5 000 活产婴儿，男性多于女性，部分患儿出生后即发现有畸形。

3. 病因　确切发病机制尚未完全明了。目前多认为是胚胎发育期间，脑组织生长过度，突出于将要发育形成颅骨和硬膜的间充质缺损区，或生产过程中挤压造成胎儿颅内压增高所致。导致胎儿脑膜脑膨出的因素主要是在孕期，各种原因造成的胎儿颅骨发育不全。颅裂可分为隐性及显性两类，前者只有颅骨缺损而无颅腔内容膨出，后者有脑膜脑膨出，又称囊性脑膜膨出。

（二）病理学表现

脑膜脑膨出按膨出的内容物可分为：①脑膜膨出，内容物为脑膜和脑脊液；②脑膜脑膨出，内容物包括脑膜和脑组织；③脑室脑膜膨出，内容物包括部分脑室角。脑膜脑膨出常常伴有其他畸形，包括胼胝体缺如、灰质异位症、丹迪 - 沃克（Dandy-Walker）综合征、脑积水、前脑无裂畸形、Arnold-Chiari 畸形、颅内囊肿等。

（三）临床表现

临床上根据膨出部位不同，可分为枕后型、囟门型和基底型，枕后型多表现为脑膜脑组织从枕囟部位突出于颅外枕后区。囟门型主要表现为近中线颜面部肿块，基底较宽、固定，触之可有搏动感，肿块随年龄而增长，较易诊断。基底型多为鼻内或咽部膨出，临床上多数患儿常因膨出物太大影响通气而就诊；位于鼻腔内的膨出物呈灰白色且表面光滑、质软，往往被误诊为鼻息肉；而位于鼻咽或口咽部的膨出物则多表现为淡红色稍黄的肿块，基底部大，边界不清，触之不易出血，易被误诊为腺样体或扁桃体。因此，对鼻腔反复流清水样涕及鼻腔、咽部查见肿块的患儿，尤其是伴有反复高热病史的患儿切忌穿刺抽液，也不要轻易对肿块活检，必须进行影像学检查明确诊断。

（四）影像学表现

1. **最佳诊断线索** CT 发现鼻腔和 / 或鼻窦顶壁部分骨质缺损，颅内容物向下疝入鼻腔和 / 或鼻窦内。

2. **发生部位** 鼻腔和 / 或鼻窦。

3. **形态学表现** 形态不一。

4. **病变数目** 多为单发。

5. **CT 表现** CT 表现为鼻腔和 / 或鼻窦顶壁骨质缺损，边缘光滑，有硬化边，呈膨胀压迫性改变；脑组织和 / 或脑脊液及脑膜疝出至鼻腔和鼻窦内，内容物不同，CT 密度不同，脑膜膨出表现为脑脊液低密度，脑膜脑膨出表现为脑脊液低密度和脑组织的等密度影，如伴感染，膨出的脑膜及周围脑膜增厚；无感染，脑膜脑膨出无强化，如伴感染，膨出的脑膜及周围脑膜增厚并强化（图 1-3-13A、B）。

6. **MRI 表现** T_2WI 和重 T_2WI 可显示颅内脑脊液高信号影与鼻腔和 / 或鼻窦内高信号影直接相连及疝出物有无脑组织，可明确是脑膜膨出还是脑膜脑膨出；增强后 T_1WI 可显示脑膜有无增厚强化（图 1-3-13C）。

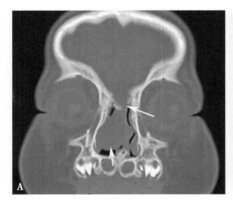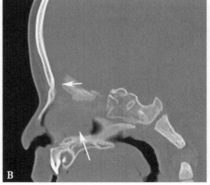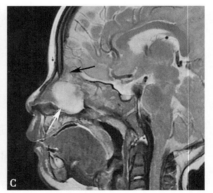

图 1-3-13 脑膜膨出或脑膜脑膨出

同一患儿。A、B. 冠状面和矢状面 CT 骨窗，示左侧筛板部分骨质缺损（短白箭），缺损区可见软组织影，向下延伸至鼻腔形成椭圆形软组织肿块影（长白箭），阻塞鼻腔；C. 矢状面 T_2WI，示筛板缺损区见等 T_2 信号软组织影（黑箭），与颅前窝底结构分界不清，向下延伸至鼻腔，形成较大长 T_2 信号的囊性病变（白箭）

（五）最佳影像学检查方法选择

CT 和 MRI 在诊断脑膜脑膨出上各有优势，薄层 CT 可显示鼻腔和鼻窦与颅内之间的骨质缺损部位和大小，临床上一般把 CT 作为首选方法。MRI 可更好地判断颅外疝出物与脑膜脑组织的关系，尤其是矢状面，在一定程度上对区分脑膜脑组织、炎性及恶性组织提供帮助，还可准确提供膨出物与正常组织存在的血管关系，为手术治疗提供重要的指示依据。

（六）鉴别诊断

鼻内型脑膜膨出或脑膜脑膨出应与下列疾病鉴别：①鼻内神经胶质瘤，患者年龄、发生部位、临床表现均与鼻内型脑膜脑膨出表现相似，CT 表现为鼻腔内边界清晰的软组织影及经骨质缺损与脑相连的蒂；但增强扫描神经胶质瘤不强化，且 MRI 上无肿块与蛛网膜下腔相通。②筛窦囊肿，窦腔可呈膨胀性扩大，窦腔骨壁均匀变薄，其内呈水样密度，化脓后可表现为软组织密度，但不伴颅骨缺损。③鼻息肉，婴幼儿息肉少见，鼻息肉根部多位于鼻腔外侧壁，且无颅骨缺损。④鼻根部纤维血管瘤，多见于男性青少年，CT 表现为呈膨胀性生长的软组织密度肿块，境界清晰，无颅底骨质缺损或可伴颅底骨质吸收破坏征象。MRI 表现为等 T_1、长 T_2 信号，信号不均匀，增强扫描可见明显强化。

鼻咽部及咽部的新生物也应注意与先天性脑膜脑膨出相鉴别。鼻咽部及咽部真性囊肿常位于鼻咽及咽部侧壁，鼻咽顶后壁及咽喉壁肿块常为颅咽管残留囊肿，往往通入颅内，应引起临床医师注意。

（七）治疗原则

确诊该病后均需要外科手术治疗，以往一般认为 2 岁左右手术为宜，以颅鼻联合径路为最佳选择。但近年来随着内镜技术的发展，越来越多的术者采用经鼻内镜手术或内镜辅助下手术治疗脑膜脑膨出。而且经鼻手术创伤小，患儿手术年龄下限趋于降低，对于患儿而言，年龄小，其病变范围相对就较小，对周围组织结构影响亦小，从而降低了患儿面部畸形或并发脑膜炎死亡的概率，治疗效果较好。

若颅底脑膨出者有脑脊液漏或鼻咽阻塞症状应尽快手术，因脑脊液漏可引起中枢感染而危及生命。但对于有脑发育畸形或膨出部破溃且伴感染的患儿，应术前积极抗感染治疗并在治疗原发病的基础上进行手术治疗。术前 24～48 小时给予敏感抗生素，术后应预防颅内感染。

（八）关键要点

临床上患儿鼻腔反复流清水样涕，鼻腔、咽部查见肿块，影像学检查发现鼻腔和 / 或鼻窦顶壁部分骨质缺损，颅内容物向下疝入鼻腔和 / 或鼻窦内。

（崔　靖　付　琳）

第三节　鼻区骨折影像学诊断

一、鼻骨骨折

（一）概述

1. 概念　鼻骨骨折是指鼻骨连续性中断，断端成角或塌陷。

2. 人口统计学特点　打架外伤、车祸外伤、意外撞伤。

3. 病因　鼻骨突出于面部，在车祸、碰撞、打架中容易发生鼻骨骨折。

（二）病理学表现

鼻骨骨折多为单侧，常见于鼻骨中下段。鼻骨骨折尚无统一分类方法，常按骨折的形态，可分为线形骨折、凹陷骨折、粉碎性骨折与复合性骨折。线形骨折时骨折两端移位不同或轻微，或仅有骨缝分离；凹陷骨折时骨折鼻骨向下塌陷，移位，可为单侧，也可由于暴力来自前方造成双侧鼻骨骨折塌陷，常伴有鼻中隔骨折及移位；粉碎性骨折的鼻骨破碎多为多个骨折片；伴有外鼻明显变形；复合性骨折指同时伴有上颌骨额突、泪骨、鼻中隔软骨的鼻骨骨折。

（三）临床表现

临床鼻部外伤病史明确，多有骨折侧鼻背肿胀，鼻出血，鼻歪向外伤对侧，相应鼻腔黏膜肿胀。

（四）影像学表现

1. 最佳诊断线索　鼻骨连续性中断，可见线状骨折线，断端移位、成角。

2. 发生部位　骨折多发生于鼻骨中下段。

3. 形态学表现　断端分离、成角或塌陷。

4. 病变数目　多为单侧，双侧骨折多可见横行骨折线。

5. CT 平扫表现　在横断面、冠状面、矢状面重建，骨窗可显示骨折鼻骨的骨折线与骨折片移位，软组织窗可显示周围软组织肿胀；特别是复合性骨折，可见相关上颌骨、泪骨、筛骨骨折。单侧骨折多可见线状骨折线，断端成角；双侧骨折在冠状面可见横行于双侧鼻骨下端的骨折线，横断面可见鼻骨塌陷，断端成角（图 1-3-14）。

（六）最佳影像学检查方法选择

首选 CT，充分利用 MPR 重建技术，各个方位。

（七）鉴别诊断

1. 骨缝　骨缝表现为双侧对称，上下连续走行。

2. 血管沟　单侧上下走行的线状低密度影，边缘光滑，两端骨质未见成角。

（八）治疗原则

轻微骨折进行止血、清创。粉碎性骨折需进行外科矫正。

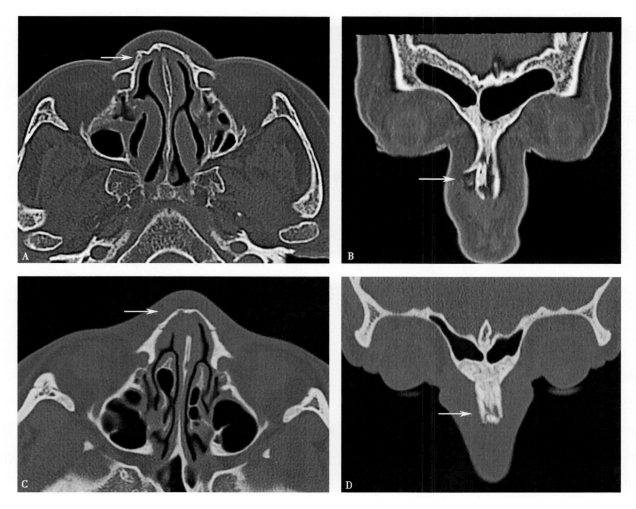

图 1-3-14　鼻骨骨折

A、B. 同一患者；A. 横断面 CT 骨窗，示右侧鼻骨骨折，断端成角；B. 冠状面 CT 骨窗，示右侧鼻骨骨折，断端塌陷。
C、D. 同一患者；C. 横断面 CT 骨窗，示双侧鼻骨远端骨折，断端塌陷、成角；D. 冠状面 CT 骨窗，示双侧鼻骨远端骨折，断端塌陷，可见横行骨折线

（董继永）

二、鼻骨骨折伴上颌骨额突骨折

（一）概述

1. **概念** 鼻骨骨折伴上颌骨额突骨折是指双侧鼻骨及上颌骨额突连续性中断，断端成角或塌陷。

2. **人口统计学特点** 打架外伤、车祸外伤、意外撞伤。

3. **病因** 鼻骨与上颌骨额突相连，突出于面部，在车祸、碰撞、打架中容易发生鼻骨骨折伴发上颌骨额突骨折。

（二）病理学表现

鼻骨骨折伴发上颌骨额突骨折多为双侧鼻骨骨折伴单侧上颌骨额突骨折，常表现为双侧鼻骨粉碎性骨折，双侧鼻骨塌陷，上颌骨额突骨折、成角，通常可见伴发鼻中隔骨折。

（三）临床表现

鼻部外伤病史明确，多有鼻背肿胀，鼻出血，鼻歪向外伤对侧，相应鼻腔黏膜肿胀。

（四）影像学表现

1. **最佳诊断线索** 双侧鼻骨连续性中断、塌陷，见碎骨片，上颌骨额突可见线状骨折线，断端移位、成角。

2. **发生部位** 鼻骨及上颌骨额突骨折多发生于鼻骨及上颌骨额突中下段。

3. **形态学表现** 断端分离、成角或塌陷。

4. **病变数目** 多为双侧鼻骨骨折，伴发单侧上颌骨额突骨折，较严重的骨折表现为双侧鼻骨、双侧上颌骨额突及鼻中隔骨折。

5. **CT 平扫表现** 横断面、冠状面、矢状面重建，骨窗可显示骨折鼻骨及上颌骨额突的骨折线与骨折片移位，软组织窗可显示周围软组织肿胀；特别是复合性骨折，可见相关上颌骨、泪骨、筛骨骨折。单侧骨折多可见线状骨折线，断端成角；双侧骨折在冠状面可见横行于双侧鼻骨下端的骨折线，横断面可见鼻骨塌陷，断端成角；上颌骨额突骨折表现为骨质连续中断、塌陷，断端成角（图 1-3-15）。

（五）最佳影像学检查方法选择

首选 CT。

（六）鉴别诊断

1. **骨缝** 骨缝表现为双侧对称，上下连续走行。

2. **血管沟** 单侧上下走行的线状低密度影，边缘光滑，两端骨质未见成角。

（七）治疗原则

轻微骨折进行止血、清创。粉碎性骨折需进行外科矫正。

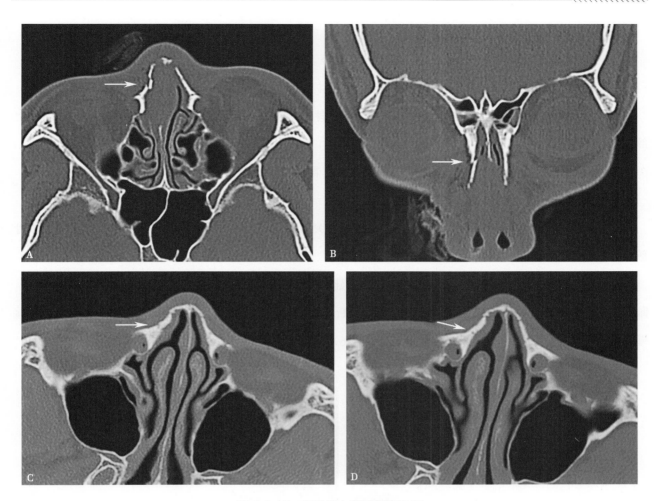

图 1-3-15　鼻骨伴上颌骨额突骨折

A、B. 同一患者；A. 横断面 CT 骨窗，示双侧鼻骨及右侧上颌骨额突骨折，上颌骨额突骨折断端内移、成角；B. 冠状面 CT 骨窗，示右侧上颌骨额突骨折，断端内移。C、D. 同一患者，横断面 CT 骨窗，示右侧上颌骨额突血管沟，相邻层面可见连续走行

（董继永）

三、鼻区复合骨折

（一）概述

1. **概念**　鼻骨骨折同时伴发邻近上颌骨额突、鼻中隔、眼眶内壁、泪骨、上颌窦前壁骨折。

2. **人口统计学特点**　打架外伤、车祸外伤、意外撞伤。

3. **病因**　鼻骨与上颌骨额突、鼻中隔、眼眶内壁、泪骨、上颌窦前壁相连，位于表浅部位，在车祸、碰撞、打架中容易发生骨折。

（二）病理学表现

鼻骨骨质断裂，同时伴发上颌骨额突、鼻中隔、眼眶内壁、泪骨、上颌窦前壁骨质断裂。

（三）临床表现

临床鼻部外伤病史明确，鼻出血，鼻歪，鼻背、眼睑、面部软组织肿胀。

（四）影像学表现

1. **最佳诊断线索**　鼻骨连续性中断，塌陷，见碎骨片，伴发上颌骨额突、鼻中隔、眼眶内壁、泪骨、上颌窦前壁线状骨折线，断端移位、成角。

2. **发生部位**　鼻骨及上颌骨额突骨折多发生于鼻骨及上颌骨额突中下段。

3. **形态学表现**　断端分离、成角或塌陷。

4. **病变数目**　多为双侧鼻骨，伴发单侧上颌骨额突骨折，较严重的骨折表现为双侧鼻骨、双侧上颌骨额突及鼻中隔、眼眶内壁、泪骨、上颌窦前壁骨折。

5. **CT 平扫表现**　横断面、冠状面、矢状面重建，骨窗可显示骨折鼻骨及上颌骨额突、鼻中隔、泪骨、眼眶内壁、上颌窦前壁骨质不连续，鼻骨及上颌骨断端塌陷，鼻中隔断端分离、成角，眼眶内壁及上颌窦前壁塌陷，软组织窗可显示周围软组织肿胀（图 1-3-16）。

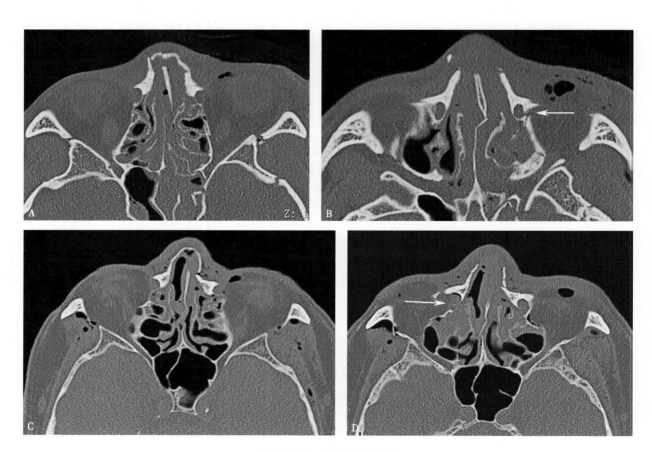

图 1-3-16　鼻区复合骨折

A、B. 同一患者横断面 CT 骨窗；A. 示双侧鼻骨、鼻中隔、左侧眼眶内壁、蝶窦外侧壁、蝶骨大翼骨折；B. 示患者同时伴有左侧鼻泪管骨折。C、D. 同一患者横断面 CT 骨窗；C. 示左侧上颌骨额突、鼻中隔、双侧眼眶外侧壁骨折；D. 示患者同时伴有双侧鼻泪管骨折

（五）最佳影像学检查方法选择

首选 CT。

（六）鉴别诊断

1. **骨缝**　骨缝表现为双侧对称,上下连续走行。

2. **血管沟**　表现为单侧上下走行的线状低密度影,边缘光滑,两端骨质未见成角。

（七）治疗原则

轻微骨折进行止血、清创。粉碎性骨折需进行外科矫正。

四、鼻窦骨折

（一）概述

1. **概念**　鼻窦窦壁骨折同时伴发窦腔积血。

2. **人口统计学特点**　车祸外伤、意外撞伤、打架外伤。

3. **病因**　鼻窦位于面部表浅位置,窦壁骨质薄弱,在车祸、碰撞、打架中容易发生骨折。

（二）病理学表现

鼻窦壁骨质断裂,同时伴发窦腔积血。

（三）临床表现

临床面部外伤病史明确,鼻出血,面部软组织肿胀。

（四）影像学表现

1. **最佳诊断线索**　鼻窦壁连续性中断、塌陷,见碎骨片,伴发窦腔积血。

2. **发生部位**　打架外伤多发生上颌窦前壁骨折,车祸伤骨折范围广泛,额窦、筛窦、上颌窦、蝶窦壁均可发生骨折。

3. **形态学表现**　窦壁骨质断端分离、成角、塌陷。

4. **病变数目**　打架外伤多发生单侧上颌窦前壁骨折,车祸外伤依据撞击部位,可以主要集中在单独左侧或右侧,也可以发生在双侧。

5. **CT 平扫表现**　横断面、冠状面、矢状面重建,骨窗可显示鼻窦壁骨折,断端分离、塌陷,窦腔可见积血,面部软组织肿胀、积气(图 1-3-17)。

（五）最佳影像学检查方法选择

首选 CT。

（六）鉴别诊断

1. **骨缝**　骨缝表现为双侧对称,上下连续走行。

2. **血管沟**　单侧上下走行的线状低密度影,边缘光滑,两端骨质未见成角。

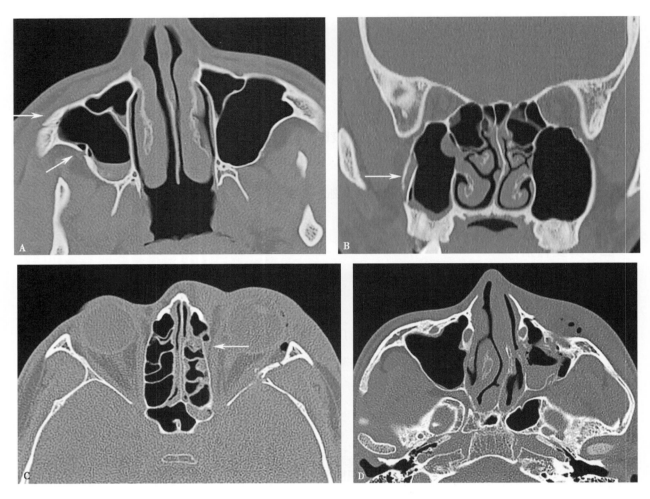

图 1-3-17　鼻窦骨折

A、B. 同一患者；A. 横断面 CT 骨窗，示右侧上颌窦前壁、后外壁骨折，右侧上颌窦积血；B. 冠状面骨窗，示右侧上颌窦骨折，断端向上颌窦塌陷。C、D. 同一患者横断面 CT 骨窗；C. 示患者左侧筛窦外侧壁、眼眶外侧壁骨折；D. 示患者左侧上颌窦前壁、内壁、后外壁、颧弓骨折

（七）治疗原则

轻微骨折进行止血、清创。粉碎性骨折需进行外科矫正。

（董继永）

五、外伤后脑脊液漏

（一）概述

1. **概念**　外伤导致颅底硬脑膜撕裂，脑脊液漏入鼻腔或中耳鼓室。

2. **人口统计学特点**　车祸外伤、意外撞伤、打架外伤。

3. **病因**　车祸或意外撞伤、摔伤导致颅底骨质断裂，硬脑膜撕裂，脑脊液漏入鼻腔或中耳鼓室。

（二）病理学表现

颅底骨折，鼻窦、鼓室积液，鼻腔、外耳道流清亮液体，实验室检查为脑脊液。

（三）临床表现

临床面部外伤病史明确，鼻腔、外耳道流清亮液体。

（四）影像学表现

1. **最佳诊断线索** 前颅窝底或鼓室上壁骨质断裂，额窦、筛窦、蝶窦窦腔或鼓室内积液，MRI 检查显示颅底脑脊液高信号通过骨折漏口与窦腔或鼓室积液高信号相连。

2. **发生部位** 漏口多发生在额窦后壁、筛窦及蝶窦上壁、鼓室上壁。

3. **形态学表现** 窦壁骨质断端分离、成角、塌陷。

4. **病变数目** 可以单独发生于额窦、筛窦、蝶窦、鼓室，也可以多发。

5. **影像表现** ①平扫 CT 表现：横断面、冠状面、矢状面重建，骨窗可显示鼻窦壁骨折，断端分离、塌陷，前、中颅窝底可见骨质缺损，窦腔可见积液（图 1-3-18A、B）。②MR 水成像表现：前、中颅底脑脊液高信号通过骨折漏口与鼻窦腔或鼓室内积液高信号相连（图 1-3-18C、D）。

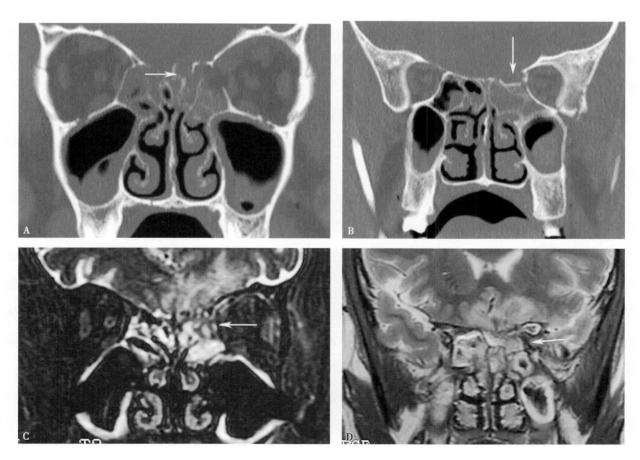

图 1-3-18 外伤后脑脊液鼻漏

A、B. 横断面和冠状面 CT 骨窗，示左侧筛顶骨质不连续，向筛窦塌陷；C. 冠状面 MR 水成像图像，示左侧颅前窝底脑膜脑组织疝入左侧筛窦，颅前窝底脑脊液高信号与筛窦高信号相连；D. 冠状面 T₂WI，示左侧颅前窝底脑膜脑组织疝入左侧筛窦

（五）最佳影像学检查方法选择

首选 CT 及 MR 水成像。

（六）鉴别诊断

1. 积血　积血在 MRI 上随时间有不同信号表现。

2. 鼻窦炎或中耳炎　MRI 增强后可见边缘强化。

（七）治疗原则

轻微脑脊液漏可以观察，自然愈合。漏口较大者需进行外科修复。

（董继永）

第四节　鼻腔鼻窦炎性病变影像学诊断

一、鼻腔鼻窦炎性病变影像学分析思路

鼻腔鼻窦炎性病变种类繁多，根据发病部位可分为鼻炎、鼻窦炎。根据病程可分为急性、慢性。根据病因可分为细菌性、病毒性、真菌性、变态反应性等。常见病原菌包括肺炎双球菌、流感嗜血杆菌、葡萄球菌、类杆菌属和毛霉菌、曲霉菌及白念珠菌等真菌。

鼻腔鼻窦炎症的影像诊断思路包括定位诊断、定性诊断及定量诊断。

首先是定位诊断，即确定病变的起源部位，判断病变起源于鼻腔或是鼻窦，组织学起源是黏膜、窦壁骨质或血管、淋巴等其他组织。

其次是定性诊断，根据影像学特征包括病变的大小、形态、密度或 / 和信号、边缘、强化程度、骨质及邻近结构等的变化进行判断。其中，密度和信号在定性诊断中至关重要，炎症、息肉在 T_2WI 通常为高信号，而真菌性炎的 T_2WI 为极低信号，变应性真菌性炎症和真菌球呈高密度。增强扫描主要反映病变的血供情况，鼻部炎性病变主要表现为边缘黏膜强化。骨质改变包括有吸收变薄、增生硬化、受压移位、侵蚀破坏等表现，如慢性炎症主要表现为骨质增生硬化，慢性侵袭性炎症表现为骨质侵蚀破坏伴残存骨壁增生硬化，黏液囊肿窦壁则为吸收变薄、受压移位。鼻部侵袭性炎性病变常侵犯邻近结构，需要注意观察的邻近结构包括翼腭窝、颞下窝、海绵窦、眼眶及前颅窝。

最后为定量诊断，鼻腔鼻窦形态不规则，毗邻眼眶、前中颅底，结构重要且复杂，准确判断病变与视神经、海绵窦及颅底孔道走行神经的关系，不仅有助于明确诊断，而且对临床选择治疗方案及预后、随访至关重要。

二、急性鼻窦炎

（一）概述

1. 概念　急性鼻窦炎多继发于急性鼻炎，病程小于 4 周，有炎性反应，鼻窦黏膜肿胀，可出现气 - 液平面。

2．人口统计学特点　中年人多见，男女比例约为1∶1。

3．病因及流行病学　病因不明，与多种因素有关，包括病原体感染、变应性反应、解剖结构异常及全身因素等，发病率为5%～15%。

（二）病理学表现

1．大体病理　黏膜水肿，分泌物呈黏液性或脓性。

2．组织学表现　显微镜下见黏膜上皮细胞增生，血管扩张，黏膜及黏膜下层炎性细胞浸润，间质水肿，腺体增生，潴留囊肿形成。

（三）临床表现

常见症状有持续性鼻塞、脓涕、后吸性分泌物、头痛和面部疼痛，可伴发热。其中前组鼻窦炎多致头面部胀痛，后组鼻窦炎胀痛多位于头颅深部。

（四）影像学表现

1．最佳诊断线索　鼻窦黏膜增厚，气-液平面。

2．发生部位　上颌窦最常见，其次为筛窦，以多个窦腔受累多见。

3．形态学表现　规则或不规则。

4．CT表现　①平扫表现：鼻窦黏膜增厚，伴黏液或脓液聚集时，可见气-液平面（图1-3-19）。严重者黏膜显著增厚，渗出液使窦腔实变，内夹杂气泡影。若感染不及时控制，窦壁骨质吸收、破坏，易形成骨髓炎，或向邻近结构蔓延引起蜂窝织炎。②增强扫描表现：边缘黏膜明显强化。

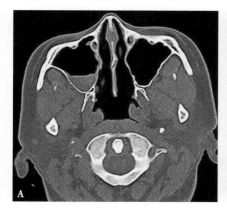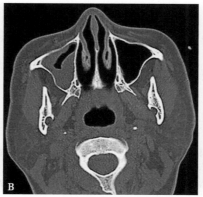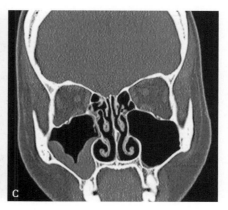

图1-3-19　急性鼻窦炎

A．CT横断面骨窗，示右侧上颌窦内软组织密度影，可见气-液平面；B、C．横断面及冠状面骨窗，示右侧上颌窦黏膜增厚

5．MRI表现　①T₁WI表现：低信号多见，亦可为等或高信号。②T₂WI表现：高信号多见，亦可为等或低信号，依分泌物内自由水与蛋白质含量而定。信号可不均匀。③增强扫描表现：边缘黏膜明显强化。

6．最佳影像学检查方法选择　CT是首选的影像检查方法，MRI为补充检查方法，MRI增强扫描有助于观察脑膜、脑实质等邻近结构的受累情况。

（五）鉴别诊断

1. **鼻窦肿瘤**　窦腔膨胀改变明显，实性成分不同程度强化，窦壁骨质变形、吸收或骨质破坏。

2. **真菌性鼻窦炎**　上颌窦多见，病变内部多合并点、条状钙化。

（六）治疗原则

药物治疗无效，需鼻内镜手术，最佳方案为两者结合。鼻内镜术后约半数患者复发，与鼻窦炎的病理类型有关。

（七）关键要点

1. 急性鼻炎病史，临床表现为持续性鼻塞、脓涕，头部胀痛等。

2. 鼻窦黏膜增厚、强化，窦腔内气 - 液平面，窦腔膨胀性改变不显著。

（王　倩　付　琳）

三、慢性鼻窦炎

（一）概述

1. **概念**　慢性鼻窦炎病程大于 3 个月，由急性鼻窦炎治疗不及时或不彻底，反复发作迁延而致。由于反复感染，鼻窦黏膜增生、息肉样肥厚、部分萎缩和纤维化，可形成黏膜下囊肿，窦壁骨质硬化、肥厚。

2. **人口统计学特点**　中年人多见，男女比例约为 1：1。

3. **病因**　与多种因素有关，包括病原体感染、变应性反应、解剖结构异常及全身因素等。过敏因素是主要原因。

（二）病理学表现

1. **大体病理**　黏膜水肿，分泌物呈黏液性或脓性，可伴多发性息肉。

2. **组织学表现**　显微镜下见黏膜上皮细胞增生，血管扩张，黏膜及黏膜下层炎性细胞浸润，间质水肿，腺体增生，潴留囊肿形成。

（三）临床表现

持续性鼻阻、反复性脓涕、后吸性分泌物和鼻出血，严重者可出现嗅觉减退、头痛和面部压痛。

（四）影像学表现

1. **最佳诊断线索**　鼻窦黏膜增厚，CT 或 MRI 增强后周边黏膜强化，窦壁骨质增生硬化、肥厚。

2. **发生部位**　上颌窦最常见，其次为筛窦，以多个窦腔受累多见。

3. **形态学表现**　规则或不规则。

4. **CT 表现**　①平扫表现：鼻窦黏膜增厚，轻度 2～5mm，中度 5～10mm，重度 >10mm。黏膜下囊肿可见。严重者窦腔实变。窦壁骨质硬化、肥厚（图 1-3-20A～C）。②增强扫描表现：边缘黏膜明显强化。

5. **MRI 表现**　①T_1WI 表现：低信号多见，亦可为等或高信号。②T_2WI 表现：高信号多见，亦可为等或低信号，依分泌物内自由水与蛋白质含量而定。信号可不均匀。③增强扫描表现：边缘黏膜明显强化（图 1-3-20D～F）。

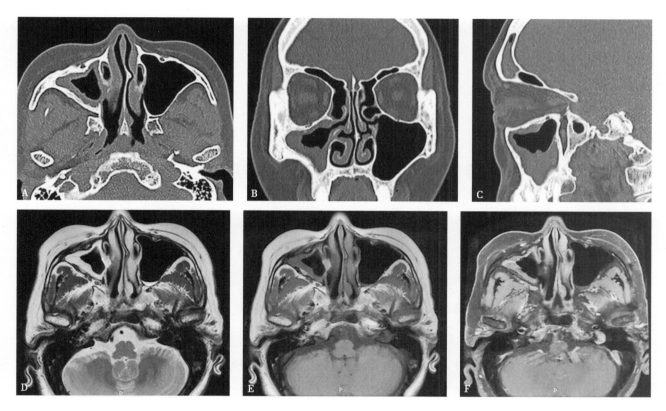

图 1-3-20 慢性鼻窦炎

A～C. 横断面、冠状面及矢状面 CT 平扫，示右侧额窦、上颌窦黏膜增厚，窦腔内可见软组织密度影，窦口鼻道复合体狭窄，右侧上颌窦窦壁骨质增生硬化、肥厚；D～F. 同一患者横断面 MR T_2WI、T_1WI 及横断面增强 T_1WI，示右侧上颌窦黏膜增厚，呈 T_1WI 等信号、T_2WI 高信号影，增强扫描示右侧上颌窦黏膜线样强化

6. 最佳影像学检查方法选择 CT 是首选的影像检查方法，MRI 为补充检查方法，MRI 增强扫描有助于观察脑膜、脑实质等邻近结构的受累情况。

（五）鉴别诊断

1. 真菌性鼻窦炎 上颌窦多见，病变内部多合并点、条状钙化。

2. 鼻息肉 鼻腔和鼻窦软组织密度影，鼻甲为软组织影取代，窦壁变形，窦腔膨胀。

3. 韦氏（Wegener）肉芽肿 鼻甲及鼻中隔骨质破坏，鼻腔中线处见结节状软组织肿块。

4. 非霍奇金淋巴瘤 鼻腔软组织影，易累及鼻前庭及鼻面部软组织。

（六）治疗原则

药物治疗无效，需鼻内镜手术，最佳方案为两者结合。鼻内镜术后约半数患者复发，与鼻窦炎的病理类型有关。

（七）关键要点

1. 急性鼻窦炎病史，临床表现为持续性鼻塞、脓涕，头部胀痛等。

2. 鼻窦黏膜增厚、强化，窦壁骨质硬化、肥厚，窦腔膨胀性改变不显著。

3. 影像检查的目的主要是显示引流通道和各种结构及变异情况，而非定性诊断。

（王　倩　付　琳）

四、真菌球

（一）概述

1. **概念**　真菌球是真菌性鼻窦炎最常见的类型，发生于全身免疫状态正常的非特应性患者，症状轻或表现为慢性鼻窦炎症状，但免疫功能下降时可转为侵袭性鼻窦炎。真菌不侵犯鼻黏膜，通常仅发生于 1 个鼻窦，以上颌窦最常见。

2. **人口统计学特点**　多发于中老年人，年龄 28～86 岁，平均 64 岁，目前尚无儿童发病的报道，女性较男性稍多，文献报道女性占 64%。

3. **病因**　曲霉菌是真菌性鼻窦炎最常见的致病菌，其次是毛霉菌。

（二）病理学表现

1. **大体病理**　鼻窦黏膜水肿，窦腔可见灰黑色、暗褐色团块，窦壁骨质受压吸收或变薄。

2. **组织学表现**　鼻黏膜外真菌感染，病理学切片见菌块由互相缠绕的真菌菌丝聚集形成。鼻窦黏膜水肿，大量中性粒细胞和/或浆细胞浸润，淋巴滤泡形成，腺体分泌亢进。真菌菌丝不侵犯鼻窦黏膜、血管内，没有肉芽肿反应。

（三）临床表现

临床症状多不典型，通常与慢性细菌性鼻窦炎相似，常见症状包括鼻出血、血涕、脓性或恶臭分泌物、单侧面部疼痛、头痛，发生在后组筛窦或蝶窦者还可出现无任何诱因的突然视力下降，尤其血涕较其他鼻窦炎更常见。鼻内镜检查约 1/3 患者无任何阳性体征，一旦发现典型分泌物即可诊断，此种分泌物为不同色泽、干酪样极易破碎的团块，常伴有恶臭。

（四）影像学表现

1. **最佳诊断线索**　多累及 1 个窦腔，上颌窦开口处最常见，CT 软组织窗示窦腔内软组织影伴点、条状高密度影，MR T_2WI 为极低信号。

2. **发生部位**　上颌窦最常见，其他依次为蝶窦、筛窦，额窦受累罕见。

3. **形态学表现**　呈点、细条或云絮状高密度影，融合成团块。

4. **CT 表现**　①平扫表现：受累鼻窦窦腔不均匀实变，病变中央可见点、细条或云絮状高密度影，融合成团块状，密度高于软组织但低于骨质，平均 CT 值约 140HU，由真菌菌丝中的钙盐、铁和镁等重金属形成。窦壁骨质增生伴骨质破坏，骨质破坏多见于近上颌窦自然开口处（图 1-3-21A～C）。②增强扫描表现：

边缘黏膜明显强化。

5. MRI 表现　①T_1WI表现：真菌菌丝呈低信号或等信号；外周黏膜炎症为中等信号。② T_2WI表现：呈极低信号，甚至无信号；外周黏膜呈高信号。③增强扫描表现：真菌菌丝无强化，边缘黏膜明显强化（图 1-3-21D～F）。

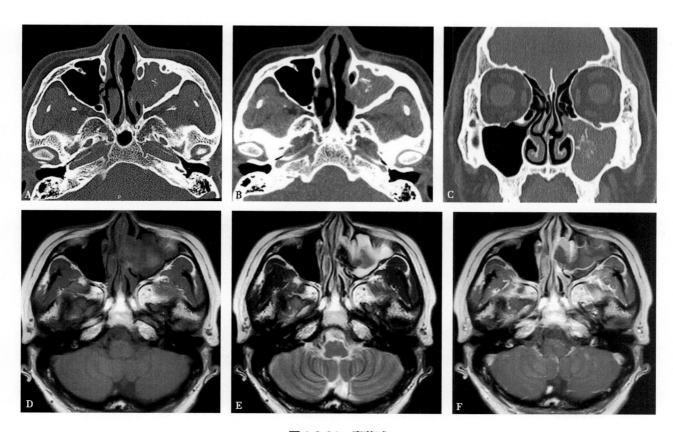

图 1-3-21　真菌球

A～C. 横断面 CT 骨窗、横断面软组织窗、冠状面 CT 骨窗，A、C 示左侧上颌窦内充填软组织密度影，伴中央多发条状、云絮状高密度影，上颌窦窦口扩大，窦壁骨质增生硬化、肥厚；B 示窦腔实变，中央高密度影显示更清楚；D～F. MRI 横断面 T_1WI、T_2WI 及增强 T_1WI，示左侧上颌窦内软组织影，T_1WI 呈等、高信号，T_2WI 呈等、高信号，窦口区病变 T_1WI 呈不规则形等、稍高信号，T_2WI 呈极低信号，增强扫描后窦口区病变无强化，周边黏膜呈线样强化

6. 最佳影像学检查方法选择　CT 是首选的影像检查方法，软组织窗对该病的诊断价值较大，MRI 为补充检查方法。

（五）鉴别诊断

1. 非真菌性鼻窦炎　窦腔内钙化出现率＜3%，且钙化通常位于窦腔外周，边界清，典型者呈圆形或蛋壳状，出现骨皮质或骨小梁时提示已骨化。

2. 变应性真菌性鼻窦炎　多发生在有特应性体质的年轻人，常有家族过敏史，累及多个鼻窦，典型CT 表现为受累窦腔实变，窦壁膨胀变薄，伴有条状、匐行状或云雾状高密度影。

3. 鼻窦肿瘤或瘤样病变　包括骨化性纤维瘤、脑膜瘤、软骨瘤、骨肉瘤、软骨肉瘤等，结合临床表现，根据 CT 所显示钙化或骨化的形态、窦壁骨质改变及侵犯的范围，多数病变较易与真菌球鉴别，但少数仅靠 CT 表现无法鉴别，行 MRI 检查可提供有价值的鉴别信息。

（六）治疗原则

该病内科治疗效果不明显，一旦影像学提出诊断，应及早手术治疗，功能性鼻内镜手术是最佳治疗方法，预后良好，术后复发率很低。

（七）关键要点

单个窦腔（上颌窦最常见）内软组织影伴点、细条或云絮状高密度影，窦壁骨质增生与破坏（近上颌窦自然开口处）同时存在提示为该病。

（王　倩　付　琳）

五、变应性真菌性鼻窦炎

（一）概述

1. 概念　变应性真菌性鼻窦炎以变应性黏蛋白及嗜酸性粒细胞性真菌性鼻 - 鼻窦炎为特征，是一种鼻部呼吸道黏膜对空气中的真菌变应原产生的过敏反应。多发生于免疫功能正常的特应性患者，病变特征为鼻窦内发现黏蛋白。

2. 人口统计学特点　多发于免疫力正常且具有特应性体质的青少年及青年，常伴有家族过敏史。

3. 病因　真菌过敏是其病理生理学基础，曲霉菌仍是最常见的病原体。

（二）病理学表现

1. 大体病理　单发或多发半透明粉白色息肉，周围稀薄黄色或黏白色分泌物，鼻腔内见果酱样或油灰样黄色或黄褐色黏着分泌物。

2. 组织学表现　黏膜组织慢性炎症，间质水肿，表层固有膜内见大量嗜酸性粒细胞浸润，可见夏科 - 莱登（Charcot-Leyden）结晶，组织内无真菌浸润。鼻窦变应性黏蛋白分泌物真菌涂片阳性。

（三）临床表现

鼻塞、脓涕，长期反复发作的鼻窦炎或鼻息肉病史，严重者出现头痛、视力改变或面部畸形。鼻内镜见单或双侧鼻息肉，部分患者鼻息肉之间可见黏稠的黄色或棕色黏蛋白。实验室检查：外周血嗜酸性粒细胞及总 IgE 水平明显增高。

（四）影像学表现

1. 最佳诊断线索　鼻窦 CT 扫描显示鼻窦腔内片状磨玻璃样高密度影，周围为软组织影，可伴骨质吸收或侵袭性生长，为变应性真菌性鼻窦炎具有诊断意义的影像检查特征。

2. 发生部位　全组或半组鼻窦。

3. 形态学表现　不规则形。

4. CT 表现　①平扫表现：半组或全组窦腔内充填软组织影，骨窗示病变内部多发形态不一的云雾状或磨玻璃样密度影，CT 值约 100HU，软组织窗更为明显，呈不规则线状、匍匐状或斑片状高密度影（图 1-3-22）；常伴单或双侧鼻息肉；窦腔扩大、窦壁变薄、骨质吸收或结构不清，筛窦最常受累，眶纸板最常见骨质吸收，眶内侵犯多见。②增强扫描表现：边缘黏膜明显强化。

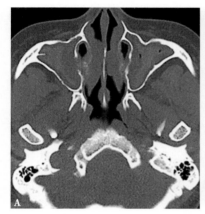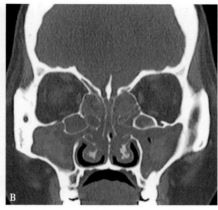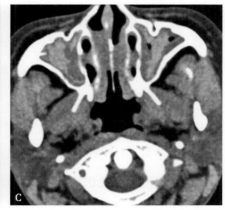

图 1-3-22　变应性真菌性鼻窦炎

A、B. 横断面、冠状面 CT 骨窗，示双侧上颌窦、筛窦腔膨胀，窦腔充填软组织密度影，病变内部可见片状磨玻璃样密度增高影，上颌窦壁骨质增生硬化；C. 横断面 CT 软组织窗，示病变内部磨玻璃样密度影显示更清楚

5. MRI 表现　①T_1WI 表现：呈低或等信号，外周阻塞炎症多呈低信号。②T_2WI 表现：呈低或极低信号，外周阻塞炎症多呈高信号。③增强扫描表现：病变不强化，增强后外周阻塞炎症周边黏膜明显强化。

6. 最佳影像学检查方法选择　CT 是首选的影像检查方法，软组织窗对该病的诊断价值较大，MRI 为补充检查方法。

（五）鉴别诊断

1. 非真菌性鼻窦炎　窦腔内钙化出现率＜3%，且钙化通常位于窦腔外周，边界清，典型者呈圆形或蛋壳状，出现骨皮质或骨小梁时提示已骨化。

2. 多发性鼻息肉　鼻腔和窦腔内无高密度影。

3. 黏液囊肿　一般发生于单个鼻窦，CT 表现为等密度、低密度，少数为高密度。

（六）治疗原则

该病内科治疗效果不明显，一旦影像学提出诊断，应及早手术治疗，功能性鼻内镜手术是最佳治疗方法，预后良好，术后复发率很低。

（七）关键要点

过敏体质、长期反复发作的鼻窦炎或鼻息肉，CT 显示多个窦腔磨玻璃样密度影伴窦腔扩大、窦壁变薄、骨质吸收时提示该病。

（王　倩　付　琳）

六、急性侵袭性真菌性鼻窦炎

（一）概述

急性侵袭性真菌性鼻窦炎（acute invasive fungal rhinosinusitis，AIFRS）在临床上少见，几乎全部发生于免疫功能低下或缺陷患者，常见有糖尿病酮症酸中毒、器官移植、长期应用抗肿瘤药物或抗生素或类固醇药物、放疗及获得性免疫缺陷综合征（AIDS）患者。该病起病急、进展快，真菌菌丝侵犯血管、骨质，引起血管炎、血管栓塞、骨质破坏和组织坏死等改变。该病早期侵犯鼻腔和鼻窦，接着沿血管迅速扩散，短期内蔓延到面颊部软组织、眼眶、颅内等邻近结构。如不及时治疗，则易引起真菌性脑膜炎、脑炎、脑梗死、脑脓肿，死亡率高达 60%～100%。最常见致病菌为毛霉菌，其次为曲霉菌，白念珠菌也有报道。

（二）临床特点

早期临床症状有发热、眶周面颊部肿胀及疼痛，严重者很快出现剧烈头痛、呕吐、眼球突出、动眼障碍、视力下降、皮肤破溃等，晚期可出现严重组织坏死，如鼻腔侧壁、鼻中隔、鼻甲、硬腭、面部皮肤等部位，抗生素治疗不能缓解。鼻内镜检查可见鼻黏膜呈黑色坏死性改变，鼻腔内可见褐色或黑色干痂，周围可伴有脓性分泌物。

（三）影像学表现

1. CT 表现　该病多发生于上颌窦和筛窦，其次为蝶窦，额窦罕见。早期表现为单侧鼻腔、鼻窦黏膜和软组织增厚，但无特异性，应密切结合临床考虑；Silverman 等提出上颌窦周围脂肪间隙软组织浸润为该病较早的征象；典型表现为鼻窦内充以软组织影，窦壁及邻近颅面部骨质可出现广泛骨质破坏，但无窦腔变形，窦腔内一般无钙化；广泛侵犯眼眶、颞下窝、翼腭窝、硬腭、颅面部软组织等邻近结构，严重者可侵犯颅内，出现脑膜炎、脑炎、脑脓肿、脑梗死等（图 1-3-23A、B）。

2. MRI 表现　T_1WI 多为低或等信号，T_2WI 多为高信号，增强后有明显强化。MRI 能更清楚显示眼眶、颅内、海绵窦等鼻外蔓延范围，为治疗方案选择提供依据，对术后随访也有很大帮助（图 1-3-23C～E）。

3. 影像检查方法选择　CT 和 MRI 联合使用有助于该病的诊断和治疗。

（四）诊断要点

①患者免疫功能低下或为免疫缺陷状态；②病变进展快；③多部位受累；④骨质破坏；⑤ MR T_2WI 呈高信号，明显强化。

（五）鉴别诊断

1. 鼻腔或鼻窦癌　一般不伴有基础病，临床上发热少见，较该病进展缓慢，多发生于一个鼻窦或鼻腔，侵犯范围较局限，很少伴有颅面部广泛骨质破坏。

2. 鼻部淋巴瘤　较该病进展慢，更易发生于鼻腔前部或中线结构，邻近骨质改变较轻，易侵犯面部软组织，引起明显增厚，侵犯颅内少见。

（六）小结

患者有基础疾病，病变进展快，多部位受累，为该病较特征性病变。

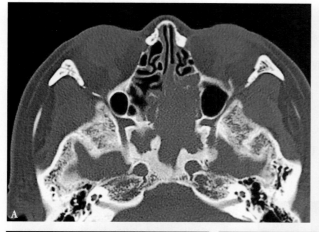
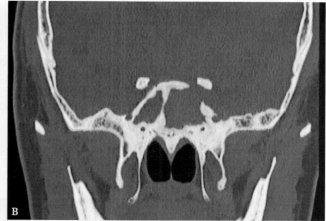
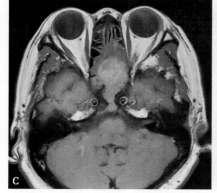
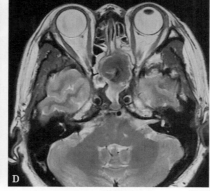
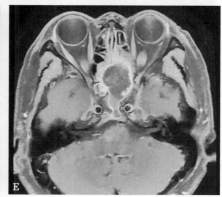

图 1-3-23 急性侵袭性真菌性鼻窦炎

A、B. 横断面、冠状面 CT 骨窗，示双侧蝶窦、后组筛窦软组织影，密度不均，窦壁骨质硬化伴局部骨质破坏，累及双侧圆孔、翼管；C～E. MRI 横断面 T_1WI、T_2WI、$T_1WI+FS+C$，示双侧蝶窦、后组筛窦内混杂长 T_1、长 T_2 信号，窦腔内见斑片状短 T_1、短 T_2 信号影，增强扫描边缘强化，前颅底脑膜增厚强化

（王 倩 付 琳）

七、嗜酸细胞增多黏液性鼻窦炎

（一）概述

嗜酸细胞增多黏液性鼻窦炎（eosinophilic mucin rhinosinusitis，EMRS）是一类比较特殊的慢性鼻窦炎，临床表现上有诸多特点，如术后复发率高、易合并哮喘、嗅觉功能受损严重以及激素治疗效果佳等。研究结果表明，鼻窦黏膜中嗜酸性粒细胞的浸润程度与鼻窦病变范围、治疗效果、复发率及患者的生活质量紧密相关。

（二）临床特点

通常情况下以鼻塞、流脓涕、嗅觉进行性下降、头面部胀痛等一系列症状为主的临床表现。诊断"金标准"依靠病理，而在患者清醒状态下获取足够的组织并不容易，鼻窦影像学检查的诊断价值越来越受到重视。

（三）影像学表现

1. **CT表现**　该病息肉样变及水肿通常发生于中鼻甲周围，即病变大多位于前组筛窦、后组筛窦以及嗅裂区，表现为以筛窦为主的高密度影。呈典型的"双重密度"表现，即受累鼻窦腔内斑片状或云雾状高密度影，其中高密度影对应嗜酸性黏蛋白（eosinophilic mucin，EM）的位置，周围低密度影为水肿的鼻窦黏膜（图1-3-24A、B）。

2. **MRI表现**　EM表现为T_1低信号或中等信号，T_2极低信号或信号缺失（图1-3-24C～E）。

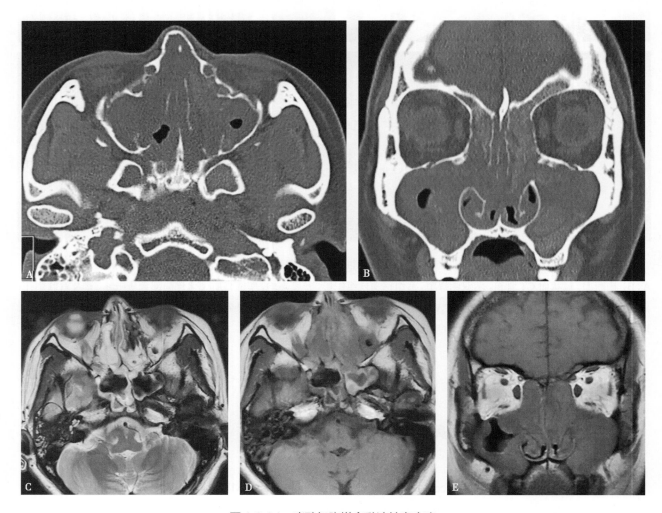

图1-3-24　嗜酸细胞增多黏液性鼻窦炎

A、B. 横断面及冠状面CT骨窗，示双侧额窦、筛窦、上颌窦及蝶窦腔充填软组织影，密度不均匀，见多发斑片状磨玻璃样密度影"双重密度影"；双侧中、总鼻道见软组织影充填；C～E. 横断面T_1WI、T_2WI及冠状面T_1WI，示全组鼻窦窦腔充填长T_1、混杂短到长T_2信号影，双侧中鼻道、总鼻道及上颌窦窦口区可见小斑片状略短T_1混杂等到短T_2信号影

3. **影像检查方法选择**　CT和MRI联合使用有助于该病的诊断和治疗。

（四）诊断要点

1. 位于前组筛窦、后组筛窦以及嗅裂区。

2．息肉样变及水肿通常发生于中鼻甲周围。

3．典型的"双重密度"表现。

（五）鉴别诊断

1. 鼻腔或鼻窦癌　一般不伴有基础病，临床上发热少见，较该病进展缓慢，多发生于一个鼻窦或鼻腔，侵犯范围较局限，很少伴有颅面部广泛骨质破坏。

2. 鼻部淋巴瘤　较该病进展慢，更易发生于鼻腔前部或中线结构，邻近骨质改变较轻，易侵犯面部软组织，引起明显增厚，侵犯颅内少见。

（六）小结

病变大多位于前组筛窦、后组筛窦及嗅裂区，息肉样变及水肿通常发生于中鼻甲周围，典型的"双重密度"表现。

（王　倩　付　琳）

八、慢性侵袭性真菌性鼻窦炎

（一）概述

1. 概念　慢性侵袭性真菌性鼻窦炎（chronic invasive fungal rhinosinusitis，CIFRS），Stringer 等定义该病为病程大于 4 周、病情进展较慢的一种侵袭性炎性病变，其组织病理学特点为鼻窦黏膜、血管及骨质内有真菌菌丝侵犯，在临床上少见，近期随着鼻窦影像检查方法的广泛开展，该病检出率有逐渐增多的趋势，但影像学极易误诊为恶性肿瘤。

2. 人口统计学特点　与 AIFRS 不同，CIFRS 常累及免疫功能低下没那么严重的患者，以健康成年人多见，少数发生于可能影响机体免疫功能的全身疾病（如糖尿病、白血病等）的患者。男性略多于女性。

3. 病因　主要致病真菌是曲霉菌，其次为毛霉菌。

（二）病理学表现

1. 大体病理学表现　鼻内镜检查可见到鼻腔重度充血和息肉样变的黏膜，或可见表面被覆黄色或黑色、黑褐色块状软组织样肿物，还可见黄白色质韧组织。

2. 组织学表现　病理可见黏膜下组织包括血管和骨质受真菌菌丝侵犯，以慢性化脓性肉芽性炎症为主，常伴有慢性非特异性炎症，也可发生真菌血管炎、出血及凝固性坏死，其中真菌引起的肉芽肿反应常为慢性免疫反应的结果。50% 以上由烟曲霉菌感染。

（三）临床表现

患者通常患有 AIDS、糖尿病或皮质类固醇增多症，但是在免疫功能正常的患者也可发病。病程可能几个月或数年缓慢进展、持续存在或复发病变较小时无任何特异性临床症状或体征，早期临床症状不典型，与慢性鼻炎或鼻窦炎相似；晚期侵犯鼻腔鼻窦周围结构，如颅底、眼眶、海绵窦、翼腭窝等，与鼻腔鼻窦恶性肿瘤的临床症状相似而易忽视或误诊。侵犯到眼眶可出现眶周肿胀、眼眶疼痛、突眼、视力下降等；蔓延到眶尖或 / 和海绵窦可导致眶尖或 / 和海绵窦综合征，患者多以此症状就诊；侵犯颅内可出现头痛、癫痫、意识障碍或局部神经症状；蔓延到翼腭窝可出现相应脑神经麻痹；侵犯硬腭可发生腭部缺损；严重的并发症包括真菌性动脉瘤、颈内动脉破裂和海绵窦血栓等。

（四）影像学表现

1. **最佳诊断线索**　病变窦腔含气差，密度增高伴有局灶性骨侵蚀，邻近软组织受累、黏膜增厚但增强后无强化。窦周脂肪间隙、眼眶、翼腭窝、鼻泪管、泪囊侵犯，鼻中隔溃疡穿孔伴骨质侵蚀而不连续。

2. **发生部位**　CIFRS 病变常见于筛窦和蝶窦，其次是上颌窦。

3. **形态学表现**　病变多数形态不规则，边界不清，也可呈软组织肿块样。

4. **CT 表现**　①平扫表现：病变窦腔黏膜增厚，或可见形态不规则、中等密度的软组织影，病灶范围广泛时常伴坏死而表现为密度不均匀，病变内高密度影提示真菌感染。受累窦壁骨质膨胀，呈局灶性不规则破坏，伴或不伴骨硬化。病变窦腔周围脂肪间隙受累模糊，邻近窦壁骨质也可正常，这是因为病变的播散是通过血管周围间隙的蔓延，邻近间隙受累血管充血水肿或软组织内真菌浸润导致（图 1-3-25A、B）。②增强扫描表现：病变窦腔周围脂肪组织和邻近肌肉可见中等强化。对蝶窦 CIFRS 进一步行 CT 血管造影有助于明确有无邻近动脉狭窄或闭塞；确定缺血区域的范围；识别假性动脉瘤。

5. **MRI 表现**　① T_1WI 表现：由于蛋白质和水的比例不同，伴真菌成分的出现，T_2WI 信号表现多种多样，与脑灰质信号相比，多数呈低或等信号，病变窦腔周围脂肪信号减低。② T_2WI 表现：根据病程长短、病灶有无出血和坏死灶，病变 T_2WI 信号也多种多样，多呈高 - 等低混杂信号，以低信号为主；高信号由病灶出血，积液造成，而等信号则由于病灶内肉芽肿形成，T_2WI 明显低信号由病灶内的菌丝或纤维化造成。病变窦腔受累脂肪间隙信号减低，抑脂像有助于判断有无脂肪浸润及浸润范围。③弥散加权像：扩散明显受限，ADC（表观弥散系数）图呈明显低信号，主要是因为病灶以真菌菌丝及纤维基质为主，内含假性结核肉芽肿结节及大量的坏死渗出，从而抑制水分子的弥散。④ MRA：可显示血管有无受累（狭窄、夹层、血栓形成）。⑤增强扫描表现：病灶呈明显不均匀强化（图 1-3-25C～F）。

6. **最佳影像学检查方法选择**　增强 CT 结合 MRI，增强 CT 伴骨窗和软组织窗重建可以评估软组织浸润和骨侵蚀的改变，MRI 能够更清晰地显示病灶大小、形态及侵犯范围，尤其能够准确评价颅底、颅内及眼眶等结构，并帮助评价神经、血管等结构的侵犯。

（五）鉴别诊断

1. **鼻 - 鼻窦炎并发症**　①患者可能是免疫功能正常的患者，儿童多见；②骨质破坏少见，窦腔可见密度均匀的液体密度影及气 - 液平面，窦壁黏膜增厚；③眶隔后骨膜下脓肿、海绵窦血栓、脑膜炎或脑脓肿等并发症有可能表现为与急性侵袭性真菌鼻窦炎相似。

2. **鼻腔鼻窦鳞癌**　①发病年龄较大，病史较短，进展快，免疫力正常，以发生于上颌窦者多见；② CT 以窦壁骨质广泛吸收破坏多见，多不伴有骨质增生硬化改变；③ T_2WI 上以等信号为主，可伴高信号坏死灶，少有低信号影。

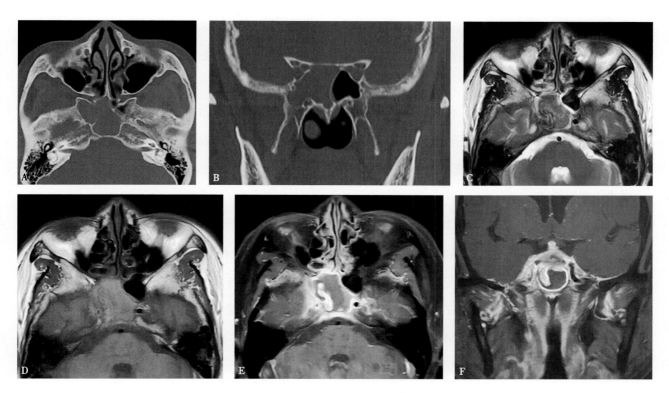

图 1-3-25 慢性侵袭性真菌性鼻窦炎

A、B. 横断面 CT 及冠状面 CT 骨窗，示右侧蝶窦可见软组织影充填，蝶窦侧壁欠光整，骨皮质略模糊；C. 横断面 T_2WI，示右侧蝶窦病变呈混杂等或略低信号，右侧海绵窦受累增厚；D. 横断面 T_1WI，示病变呈略高信号；E. 横断面 $T_1WI + FS + C$，示蝶窦腔病变大部分无强化，可见不规则索条状明显强化影，窦腔边缘黏膜增厚强化，右侧海绵窦受累增厚强化，斜坡及 Meckel 腔脑膜增厚强化；F. 冠状面 $T_1WI + FS + C$，示蝶窦病变破坏鞍底骨质，累及鞍上及右侧海绵窦，垂体受累轻到中度不均匀强化，蝶窦黏膜弥漫性增厚强化

3. 非霍奇金淋巴瘤 ①病史较长，病变多位于鼻腔前部，常常累及鼻前庭软组织，单纯发生于鼻窦者较少见；②CT 上无或轻度骨质破坏；③ MRI 上病灶信号较均匀，T_2WI 呈等或略高信号，DWI 示弥散明显受限，ADC 图呈较低信号，增强多呈中度均匀强化。

4. 非侵袭性真菌性鼻腔鼻窦炎 包括真菌球和变应性真菌性鼻窦炎，较易鉴别，鉴别要点见本节"真菌球"和"变应性真菌性鼻窦炎"。

5. Wegener 肉芽肿 ①临床相对罕见的疾病，血清 c-ANCA（胞质型抗中性粒细胞胞质抗体）阳性；②CT 早期表现为黏膜增厚，进展期及晚期表现为鼻甲及鼻中隔骨质破坏，而累及的窦壁骨质表现为明显增厚，呈"双线"征；③ MR T_1WI 呈低或等信号，早期 T_2WI 多为高信号，晚期多为低信号，提示为纤维组织；④ Wegener 肉芽肿也易累及眼眶及颞骨。

6. 鼻咽癌 ①典型临床表现为回缩性涕血伴单侧中耳乳突炎及颈部肿块；②CT 表现为鼻咽部软组织增厚，常伴颅底骨质破坏和淋巴结转移；③ MRI 上病灶信号多较均匀，T_2WI 呈稍高信号，增强后可见明显强化。

7. 腺样囊性癌 ①病变缓慢生长、弥漫浸润、易沿神经血管播散等，并且易转移至肺、骨；②影像学特点,肿瘤内见多发小囊或筛囊状表现,CT表现为筛样低密度,骨质破坏多以溶骨性为主,较少伴骨质硬化;③MR T₂WI呈多发小囊状高信号,可清楚显示病变沿神经浸润、见缝就钻等特点。

(六)治疗原则

手术治疗合并药物治疗,手术的关键是彻底清除鼻腔、鼻窦病变组织,清除到组织病理学证实切缘为正常组织为止,消除真菌赖以生存的微环境,保持鼻腔鼻窦的通气引流;抗真菌治疗用两性霉素B作为首选药物;治疗潜在的疾病,如免疫功能低下状态的治疗。

(七)关键要点

1. 临床上多以眶尖或海绵窦综合征就诊,对于糖尿病或免疫功能低下的患者出现鼻窦病变伴有窦周脂肪间隙累及,即使没有骨侵蚀破坏表现,必须警惕有无侵袭性真菌性鼻窦炎的发生。

2. 影像学检查必须评估眼眶、海绵窦、颈内动脉和基底动脉等颅内有无受累的情况。

3. 典型CT表现为窦腔内中度增强的软组织密度影,伴窦壁骨质硬化和吸收破坏。

4. MR T₂WI上呈等(肉芽组织)、低(菌丝及纤维基质)信号或伴高信号(出血、积液),增强后病灶呈明显不均匀强化。

5. DWI上呈高信号、ADC图上呈低信号。

6. 病灶广泛侵犯周围结构,窦腔外病灶范围大于窦腔病灶是另一影像学特点。

(付　琳)

九、鼻腔鼻窦肉芽肿性多血管炎

(一)概述

1. **概念**　肉芽肿性多血管炎(granulomatosis with polyangiitis, GPA)既往称作Wegener肉芽肿(Wegener granulomatosis),是一种可影响多个器官系统的自身免疫性血管炎,最常累及上、下呼吸道和肾脏,它是一种少见的慢性进行性、破坏性巨细胞溃疡性肉芽肿。在病理与组织学方面,GPA表现为血管壁的急性坏死性炎症,血清中抗嗜中性多形核粒细胞和单核粒细胞胞质颗粒抗体特异性高,对诊断具有重要意义。

2. **人口统计学特点**　男性稍多于女性,年龄5～91岁和40～50岁是疾病高发年龄。

3. **病因**　可能与自体免疫、感染、环境和遗传等因素有关,但病因至今仍不清楚。目前多数学者认为是一种自身免疫性疾病。抗中性粒细胞胞质抗体(ANCA)与中性粒细胞中表达的蛋白酶3结合引发,伴发炎性异常导致内皮损伤及坏死性肉芽肿性血管炎。

(二)病理学表现

GPA是以坏死性血管炎、无菌性坏死和肉芽肿炎三联征为特征的一种血管炎性疾病。血管炎是累及中、小血管的纤维素样坏死。大体病理表现为弥漫性黏膜溃疡并伴有结痂。

GPA肉芽肿是有多种细胞浸润的异质性炎性反应,其中心常存在血管壁纤维素样坏死,周围以巨噬细胞聚集为主,伴有单核细胞浸润,并有上皮样细胞、多核巨细胞及成纤维细胞增生,细胞聚集较多时,即被称为肉芽肿性结节。

GPA 血管炎可以发生于动脉、静脉和毛细血管，直径多 < 0.5cm。病变中常不止一种类型血管受累，主要是血管慢性炎性反应，也可以有血管急性炎性反应。

无菌性坏死主要是中小型血管的纤维素样坏死，可以形成中性粒细胞微脓肿和地图样坏死。除上述典型的病理特征外，亦可出现间质纤维组织增生、淋巴细胞聚集及嗜酸性粒细胞浸润。

（三）临床表现

GPA 典型临床三联征即上呼吸道、下呼吸道的坏死性肉芽肿，动脉和静脉的坏死性血管炎，肾小球肾炎。超过 80% 的 GPA 患者会累及上呼吸道，鼻腔鼻窦受累主要表现为鼻窦炎及鼻腔病变的症状，如鼻塞、鼻出血、疼痛、嗅觉丧失、化脓性鼻漏、鼻中隔溃疡和穿孔会导致鞍鼻畸形。其他如中耳炎、耳痛、听力下降、声门狭窄、咳嗽和口腔病变等，下呼吸道病变表现为咳嗽、咯血、胸痛和发热，75% 的 GPA 患者出现肺影像学异常，可出现咯血、贫血和呼吸困难，即 GPA 所致的弥漫性肺泡出血表现。肾脏损伤表现为血尿、蛋白尿和红细胞型尿。其他可见关节痛、外周和中枢神经病变、心包炎及皮肤有红斑、瘀斑和结节等。

对于是否必须通过组织学检查来诊断 GPA 目前仍有争议，多数临床医师认为对于具有典型临床特征和 ANCA 水平升高的患者，并不追求一定要有组织学检查，因活检并非总能观察到 GPA 的典型组织学特征，而且 GPA 病灶部位的活检结果并不是特异性的，阳性率不到 40%，最常表现的是非特异性炎症和坏死。

（四）影像学表现

1. 最佳诊断线索　当表现为以鼻腔为中心的慢性、严重的鼻窦炎性病程，黏膜增厚和骨质增生硬化，伴有软组织肿块或结节、鼻中隔或非鼻中隔软骨和骨质破坏，尤其是合并鼻中隔穿孔时，应考虑 GPA，建议患者进一步实验室检查有无 c-ANCA 阳性。

2. 发生部位　以鼻腔中线结构为中心，其次是鼻窦受累。

3. 形态学表现　溃疡性病变，伴或不伴结节状病变。

4. CT 表现　①平扫表现：首先侵犯鼻部中线区，鼻中隔和双侧中下鼻甲及上颌窦内壁骨质破坏，伴有不规则索条影；双侧上颌窦腔缩小，黏膜增厚，窦壁骨质硬化、肥厚，可出现"双线"征；最终导致上颌窦内壁、筛窦间隔、纸样板、筛板、鼻甲和鼻中隔明显破坏而形成大空腔，类似术后改变。鼻窦周围软组织浸润，眼眶是该病窦外侵犯的首发部位，很少累及颅底、翼腭窝、窦后区和鼻咽部（图 1-3-26A、B）。②增强扫描表现：鼻腔及鼻窦可见结节状及肿块样黏膜增厚强化。

5. MRI 表现　①T_1WI 表现：呈低至中等信号的结节状肿块影。②T_2WI 表现：早期 T_2WI 多为高信号，中晚期多为结节状肿块影（与高信号的水肿黏膜相比），提示为纤维组织，当病变呈急性加重并侵犯邻近的软组织时，表现为软组织水肿高信号。③增强扫描表现：病变区黏膜呈结节状或肿块状强化，周围受累组织呈明显不均匀强化（图 1-3-26C～F），TIC（时间 - 信号强度曲线）整体呈平缓型，早期缓升，说明 GPA 与 TIC 单纯表现为平缓型的普通良性病变相比血管通透性更高或血管数量更为丰富，致使对比剂早期更易透过血管进入血液，产生更高的流速造成早期时相内曲线斜率略升高，这与该病的多血管炎症的发病机制密切相关。

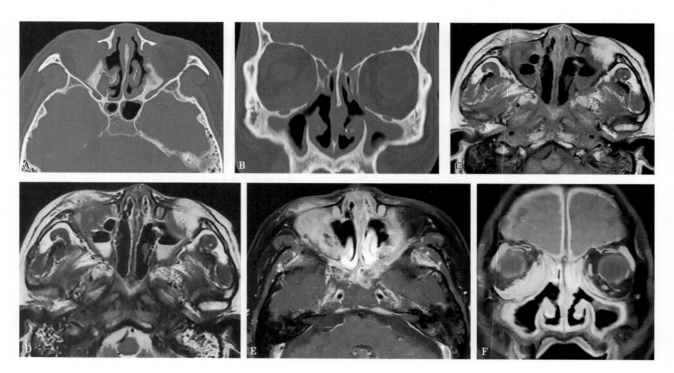

图 1-3-26　鼻腔鼻窦肉芽肿性多血管炎

A、B. 横断面 CT 及冠状面 CT 骨窗，示鼻背部塌陷，鼻中隔、双侧筛窦及上颌窦黏膜增厚，窦壁骨质增生硬化，内缘骨皮质欠光整；双侧中、下鼻甲形态欠自然，双侧眼眶内下壁骨皮质部分缺损，邻近内下象限肌锥外间隙可见弥漫性软组织增厚影，右侧为著；双侧上颌窦口 - 鼻道复合体增宽，钩突缺如；C. 横断面 T_1WI，示双侧上颌窦腔可见略低信号，气 - 液平面可见，鼻背部塌陷，鼻中隔黏膜增厚，鼻咽顶后壁软组织增厚，呈等信号；D. 横断面 T_2WI，示上颌窦腔病变呈高信号，余病变呈略低信号；E. 横断面 $T_1WI + FS + C$，示窦腔、鼻中隔增厚，黏膜及其他受累结构呈中等强化，双侧翼腭窝及上颌窦后脂肪间隙受累，强化；F. 冠状面 $T_1WI + FS + C$，示双侧眼眶内下象限肌锥外间隙病变呈中等强化，大脑纵裂及额部脑膜受累，呈弥漫性增厚强化

6. 最佳影像学检查方法选择　鼻窦螺旋 CT 多平面重建、冠状面重建骨窗是初步评估的最佳检查方法。如果 CT 或临床症状怀疑眼眶、面深部、颅底或脑膜受累，建议进一步行增强 MRI 检查，尤其是脂肪抑制序列可以评价神经、血管等微小结构的受累程度。

（五）鉴别诊断

1. 鼻 - 鼻窦炎并发症　①患者可能是免疫功能正常，急性鼻窦炎儿童多见。②骨质破坏少见，窦腔可见密度均匀的液体密度影及气 - 液平面，窦壁黏膜增厚。③眶隔后骨膜下脓肿，海绵窦血栓，脑膜炎或脑脓肿等并发症有可能表现为与急性侵袭性真菌鼻窦炎相似。④在免疫功能低下患者中表现为快速进展的鼻窦破坏性过程。

2. 鼻部结节病　①一种系统性肉芽肿性疾病，发病率低，鼻窦受累少见，c-ANCA 阴性。②鼻部骨质改变较该病轻，较为局限，MRI 有典型信号表现，比该病更易蔓延到颅内。

3. 非霍奇金淋巴瘤　①主要与 NK-T 细胞淋巴瘤（又名恶性中线区肉芽肿）相鉴别，该病进展较快，多位于鼻腔前部，常常累及鼻前庭软组织，单纯发生于鼻窦者较少见。② CT 也可表现为中线区软组织肿块伴鼻中隔和非鼻中隔骨质破坏或重塑。③影像上可能完全与 GPA 相似。

（六）治疗原则

药物治疗包括免疫抑制剂、环磷酰胺和其他细胞毒性药物，临床上一般用高剂量泼尼松，之后环磷酰胺治疗暴发性疾病。

手术多用于特定的头颈部疾病如鞍鼻畸形和声门下狭窄，不过手术操作可能加剧鼻腔内新骨的形成。

（七）关键要点

当患者表现为以鼻腔为中心的慢性、破坏性、严重的鼻窦炎，伴黏膜增厚和骨质增生硬化，同时如合并鼻中隔穿孔时，应考虑 GPA，建议患者进一步实验室检查有无 c-ANCA 阳性。

（付　琳）

十、鼻窦黏膜下囊肿

（一）概述

1. 概念　鼻窦黏膜下囊肿（mucous cyst）主要包括黏液腺潴留囊肿和黏膜下浆液性囊肿，前者为黏液腺体分泌物在腺泡内潴留形成的囊肿，多发生于上颌窦和蝶窦，可单发或多发；后者为浆液性渗出物聚集在黏膜下层结缔组织中形成的囊肿，多发生于上颌窦，一般为单发，多位于上颌窦底壁。黏膜下囊肿生长缓慢，多在鼻窦影像检查时偶然发现。

2. 人口统计学特点　可发生于任何年龄，无明显性别差异，多发生于慢性鼻窦炎的患者中。

3. 病因　黏液腺潴留囊肿为黏液腺体分泌物在腺泡内潴留形成的囊肿。黏膜下浆液性囊肿多由于炎症或变态反应所致，毛细血管渗出性的浆液流入黏膜下的疏松结缔组织内，逐渐膨大形成囊肿。

（二）病理学表现

1. 大体病理学表现　多为透明或淡黄色球状或丘状肿物，边缘清晰，切开后可有较多淡黄色清亮液体溢出。

2. 组织学表现　黏液潴留囊肿多由黏液腺阻塞所致，壁为腺体立方上皮，囊肿多较小，内含黄色液体，不含胆固醇结晶。黏膜下浆液性囊肿无囊壁上皮，表层覆盖炎性鼻窦黏膜，内含黄色血浆，多含有胆固醇结晶，易凝固。

（三）临床表现

囊肿一般不会出现特殊的临床症状和体征。但患者多伴有慢性鼻窦炎，多表现为头痛，面部压迫感，上列牙痛等症状。

（四）影像学表现

1. 最佳诊断线索　鼻窦内丘状或类圆形均匀等密度肿物，MRI 示长 T_1、长 T_2 信号病变，增强后无强化。

73

2. 发生部位　额窦、筛窦、蝶窦及上颌窦均可发生,上颌窦为最好发的部位。

3. 形态学表现　病灶较小时多表现为丘状隆起,随着病变内分泌物聚集可呈球形。

4. 病变数目　若一个窦腔内有两个或两个以上的病变,或伴有窦腔内黏膜增厚者多为黏液腺潴留囊肿;浆液性囊肿多为上颌窦内的单发球状病灶。

5. CT 表现　①平扫表现:多为低密度,部分病变内黏液较多,可呈等密度;②增强扫描表现:无强化。

6. MRI 表现　① T_1WI 表现:由于病变内所含黏液浓度不同,多呈等信号或低信号,部分可呈高信号;② T_2WI 表现:多呈高信号;③弥散加权像:多呈低信号;④增强扫描:无强化,周围增厚的黏膜可见强化(图1-3-27)。

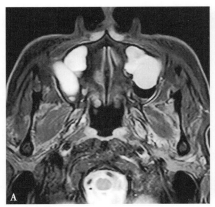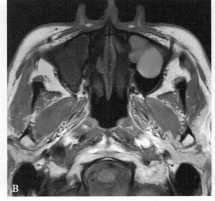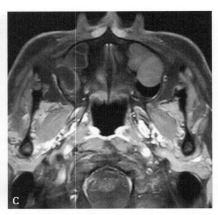

图 1-3-27　鼻窦黏膜下囊肿

A. 横断面 T_1WI,示左侧上颌窦多发丘状高信号病变,右侧上颌窦病变呈低信号;B. 横断面 T_2WI,示双侧上颌窦病变呈高信号;C. 增强后横断面 $T_1WI+FS+C$,示病变边缘黏膜强化,注意增强后左侧上颌窦病变并非真实强化

7. 最佳影像学检查方法选择　CT 是最常用的检查方法。MRI 可作为补充的检查方法。

(五)鉴别诊断

1. 鼻窦黏液囊肿　①由于鼻窦开口阻塞造成的窦腔内积液;②额窦及筛窦好发,窦壁多呈膨胀性改变。

2. 鼻窦实性肿瘤　鼻窦内均匀或不均匀强化的实性病变。

(六)治疗原则

1. 对无症状或不伴有严重鼻窦炎的患者,以观察为主,而不是首选手术。

2. 对于伴有鼻窦炎的患者,可在鼻内镜下行囊肿切除术。

(七)关键要点

1. 见于上颌窦内,沿窦壁生长的丘状或球形肿物。

2. 窦壁骨质无异常改变。

3. 增强后无强化。

（李　铮）

十一、鼻源性眼眶蜂窝织炎

（一）概述

1. 概念　鼻源性眼眶蜂窝织炎（sinonasal orbital cellulites）是一种急性感染性疾病，主要包括眶隔前蜂窝织炎、眶骨膜下脓肿、眶内蜂窝织炎、球后视神经炎。

2. 人口统计学特点　可发生于任何人群，多见于儿童。

3. 病因　①感染鼻窦的细菌或脓液经过解剖途径累及眼眶，例如鼻窦炎经过鼻泪管感染眼眶；②鼻窦外伤或手术损伤邻近眶壁；③免疫抑制状态或免疫缺陷。

（二）病理学表现

眶隔前蜂窝织炎多由葡萄球菌、链球菌和流感嗜血杆菌感染引起。眶骨膜下脓肿、眶内蜂窝织炎、球后视神经炎可由包括厌氧菌在内的多种病原微生物引起。

（三）临床表现

眶隔前蜂窝织炎最常见的临床表现为眼睑周围软组织红、肿、热、痛。①眶骨膜下脓肿：眼球突出、眼睑肿胀，压痛、视力下降，眼球运动障碍等。②眶内蜂窝织炎：最常见的表现为眼球突出伴眼眶疼痛，其他症状主要包括发热、球结膜水肿、视力下降、眼球运动障碍等。③球后视神经炎：视力下降。

（四）影像学表现

1. 最佳诊断线索　眶隔前方或眼眶深部软组织浸润伴片絮状或环形异常强化；鼻窦炎伴有或不伴有窦壁骨质破坏。

2. 发生部位　眶隔前蜂窝织炎主要累及眼睑周围软组织，眶骨膜下脓肿位于眶壁下方眼眶肌锥外间隙。眶内蜂窝织炎多累及眶脂体、眼外肌，球后视神经炎多累及眶内段视神经及周围鞘膜。

3. 形态学表现　眶隔前蜂窝织炎及眶内蜂窝织炎多表现为软组织内片絮状渗出，眶骨膜下脓肿呈丘状突向眶腔，球后视神经炎可表现为视神经增粗，视神经鞘增厚，边缘模糊。

4. 病变数目　多单侧受累，部分病变可累及双侧眼眶。

5. CT 表现　①平扫表现：眶隔前蜂窝织炎，眼睑增厚，皮下脂肪间隙模糊；眶骨膜下脓肿，眶壁下肌锥外间隙丘状肿物；眶内蜂窝织炎（图 1-3-28A），眶内结构正常界面消失，眶脂体密度增高，眼球突出；球后视神经炎，视神经增粗，边缘模糊。②增强扫描表现：多呈弥漫性不均匀强化，眶骨膜下脓肿呈边缘强化或环形强化。

6. MRI 表现　① T_1WI 表现：呈不均匀等、低信号；② T_2WI 表现：多呈不均匀高信号；③弥散加权像：眶骨膜下脓肿呈高信号，ADC 图呈低信号；④增强扫描：呈不均匀片絮状强化，眶骨膜下脓肿呈边缘强化或环形强化（图 1-3-28B）。

7. 最佳影像学检查方法选择　CT 可同时显示眼眶及邻近鼻窦病变，为首选检查方法，MRI 多用于复杂病变的鉴别诊断及侵犯范围评估。

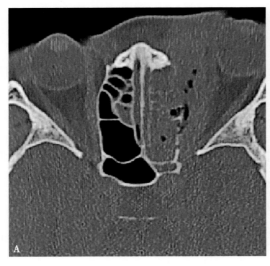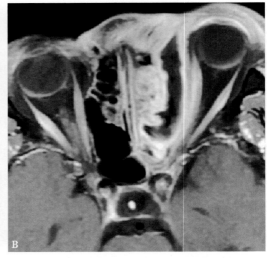

图 1-3-28　鼻源性眼眶蜂窝织炎

A. 横断面 CT 骨窗，示左侧筛窦炎，破坏左侧筛房间隔及眼眶内壁，并累及左侧眼眶内象限，注意病变内气体；B. 横断面 $T_1WI+FS+C$，示眼眶内象限边缘强化的眶骨膜下脓肿，左侧眼眶内容物受压向前外移位，左侧眼睑增厚强化

（五）鉴别诊断

1. 急性侵袭性真菌性鼻窦炎　①可广泛累及鼻腔、鼻窦周围软组织并伴有骨质破坏；②血管侵袭性改变：无强化区、死骨；③较少出现环形强化，一般不形成软组织气肿。

2. 炎性假瘤　累及肌锥内、外间隙，范围较局限；多伴有眼外肌增粗，肌腹、肌腱均增粗。

（六）治疗原则

1. 针对病原菌进行抗炎治疗。

2. 可同时应用激素治疗，减轻炎症反应。

3. 脓肿形成时应及时手术切口引流。

（七）关键要点

急性眼球肿胀或眼球突出并伴有眼眶疼痛的患者；影像检查发现眶隔前或眶内弥漫性病变；邻近鼻窦炎性改变，应首先考虑此病。

（李　铮）

十二、上颌窦口及后鼻孔息肉

（一）概述

1. 概念　鼻息肉（nasal polyps）是发生于鼻腔或鼻窦黏膜的肿块，是一种临床常见疾病，根据病因和发病部位，主要分为三种类型：①炎症性鼻息肉，单侧单发多见，多由局部感染引起，切除后不易复发；②过敏性息肉，常为双侧多发；③后鼻孔息肉，息肉经后鼻孔深入鼻咽部。

2. 人口统计学特点 可见于任何人，但好发于成年人，男性发病率高于女性，并具有家族倾向性。

3. 病因 过去认为自主神经功能失调、代谢紊乱、血管运动功能失调、离子通透性改变、气流动力学、感染和变态反应等是形成息肉的重要原因。但均只从某一侧面解释息肉的成因，未能从根本上阐明鼻息肉的发病机制。目前认为鼻息肉的发病是多因素、多步骤的病程。感染、变态反应、创伤在鼻息肉的发生中起重要作用，解剖异常、内环境和代谢紊乱，以及遗传因素参与了息肉的形成和复发。

（二）病理学表现

1. 大体病理学表现 表现为光滑、半透明、触之柔软、不痛。

2. 组织学表现 鼻息肉由极度水肿的疏松纤维组织构成，表面覆盖呼吸上皮，间质中有大量炎性细胞浸润，其中含有较多的嗜酸性粒细胞和肥大细胞。嗜酸性粒细胞浸润是鼻息肉组织学上特征性的改变。

（三）临床表现

鼻息肉主要表现为鼻塞、流涕、嗅觉减退，可伴鼻窦炎症状、头昏、头痛、耳鸣和听力下降。

（四）影像学表现

1. 最佳诊断线索 黏液样密度或信号的条状或哑铃型病变伴有边缘薄环形强化。周围骨质受压呈膨胀性改变。

2. 发生部位 最常见于上颌窦，病变经过上颌窦口或上颌窦囟门，突入到鼻腔当中，较大者可经过后鼻孔突入鼻咽腔内。

3. 形态学表现 病变多呈条状或哑铃状，较大者病变可见后鼻孔或鼻咽腔内形成球状肿物。

4. 病变数目 炎症性息肉多为单侧单发。过敏性息肉常为双侧多发，也有文献将其命名为息肉病。

5. CT 表现 ①平扫表现：呈边缘清晰的等密度或近似黏液密度的肿块，周围骨质受压、膨胀、变薄，一般无骨质破坏。息肉附着处骨质增生硬化。②增强扫描表现：病变边缘黏膜强化，内部无强化。

6. MRI 表现 ① T_1WI 表现：与脑实质相比呈低信号，长期慢性的鼻息肉信号可增高。② T_2WI 表现：接近于水样的高信号。③弥散加权像：无明显弥散受限。④增强扫描：边缘黏膜强化，内部无强化（图 1-3-29）。

7. 最佳影像学检查方法选择 CT 检查可显示鼻窦及其周围结构，评估病变数量、病灶起源部位、累及范围，为影像诊断鼻息肉的首选检查方法。MRI 可用于复杂病变的鉴别诊断。

（五）鉴别诊断

1. 内翻乳头状瘤 ①多位于中鼻道；② MR T_2WI 及增强 T_1WI 表现为特征性的卷曲脑回状改变。

2. 真菌球型鼻窦炎 ①病灶内多发点片状高密度影；② T_1WI 呈等信号，T_2WI 呈低信号，增强后病变周围黏膜强化，病变无强化。

3. 青少年鼻咽纤维血管瘤 ①好发生于青少年男性；②病变位于蝶腭孔周围，可伴有骨质破坏；③增强后明显强化。

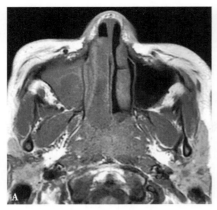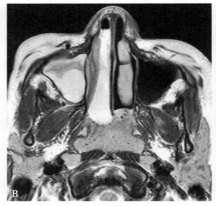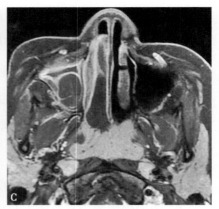

图 1-3-29　鼻息肉

A. 横断面 MR T_1WI，示右侧鼻腔内条状等低信号，右侧上颌窦实变，呈等低信号；B. 横断面 MR T_2WI，示鼻腔内病变呈高信号，右侧上颌窦内见等信号积液及高信号的黏膜下囊肿；C. MR T_1WI＋FS＋C，示鼻腔及上颌窦边缘黏膜强化

（六）治疗原则

1. 鼻息肉病的治疗应采取以手术为主的综合治疗，鼻内镜手术和合理的术后护理是提高治愈率、减少复发的重要手段。

2. 药物治疗主要是针对感染和变态反应因素。目的是限制鼻息肉和鼻炎的症状，重建鼻呼吸和嗅觉，防止鼻息肉复发。

（七）关键要点

1. 黏液样密度或信号的条状或哑铃型病变伴有边缘薄环形强化，周围骨质呈受压、膨胀性改变。

2. 后鼻孔息肉应注意不要误诊为鼻咽肿瘤。

3. 病变基底部骨质增生硬化对于判断病变附着位置具有重要作用。

4. 对于表现不典型的病变，应考虑行增强 MRI 检查。

（李　铮）

十三、鼻石症

（一）概述

1. **概念**　鼻石（rhinolith）又称鼻结石（nasal calculi）或鼻石症（rhinolithiasis），是一种临床罕见疾病。根据病变核心的不同，将鼻石分为真性和假性。以内生性异物为核心的鼻石可随时间而消失，称为无核结石，也称真性结石。而以外生性异物，如棉片、卫生纸、纽扣、石块、果核及豌豆等为核心的鼻石称为假性结石。

2. **人口统计学特点**　目前缺少大宗病例报道，国内文献多报道患者年龄多为 20～70 岁，平均年龄约 40 岁。男女患病率无显著差异。

3. **病因**　鼻石症病因不清。通常认为在鼻腔异物的基础上，以异物为核心，周围的炎性渗出物及鼻腔分泌物等经气流浓缩后，分解出多种无机盐成分包裹于病变周围而逐渐形成，可在鼻腔存留数年。

（二）病理学表现

1. 大体病理学表现 病变多呈黑褐色，表面多有污秽及肉芽肿，触之坚硬。

2. 组织学表现 病变主要由钙和镁构成，核心由含有白磷钙石的镁构成，周围为磷酸镁和磷酸钙沉积。

（三）临床表现

异物刚进入鼻腔时或病变形成早期，患者的症状通常比较轻微。鼻石生长过程中可能间断出现相关的症状，但易被误诊为鼻窦炎。典型症状为逐渐加重的单侧鼻塞，脓性鼻涕，多伴有腥味，其他少见症状包括鼻出血、鼻区痛、嗅觉丧失、头痛等。

（四）影像学表现

1. 最佳诊断线索 渐进性鼻塞伴脓涕，鼻腔内均匀高密度团块或空心高密度团块，伴周围鼻腔鼻窦炎性病变。

2. 发生部位 多见于下鼻道，少许位于中鼻道。

3. 形态学表现 多为不规则形，表面粗糙、不规则。

4. 病变数目 绝大多数为单发病变，少数患者可为多发小结石，呈簇状堆积。

5. CT 平扫表现 有核的鼻石核心为低密度影，周围环绕高密度影。无核鼻石表现为均匀高密度（图 1-3-30）。

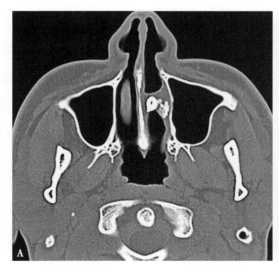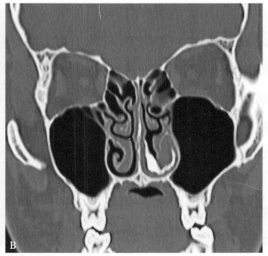

图 1-3-30 鼻石症

A、B. 横断面及冠状面 CT 骨窗，示左侧鼻腔底部不规则形高密度影，病变密度类似骨皮质

6. MRI 表现 ① T_1WI 表现：均匀或不均匀低信号；② T_2WI 表现：均匀或不均匀低信号，周围炎性病变呈高信号；③增强扫描表现：病变无强化，病变周围黏膜炎性增厚，可见强化。

7. 最佳影像学检查方法选择 CT 是鼻石症首选检查方法，可以对病变进行准确定位，评估病变数量、大小。并可与常见的骨性或软骨源性病变进行鉴别。

（五）鉴别诊断

1. 鼻腔骨瘤　骨瘤多位于筛窦、鼻甲周围，形态多规整，较少出现炎症反应。

2. 骨纤维异常增殖症　沿原骨质形态生长；常多骨受累；CT 表现为骨质增厚，骨小梁紊乱、模糊，呈磨玻璃样改变。

（六）治疗原则

较小的鼻石可从鼻孔取出，较大的鼻石可用鼻钳夹碎，分块取出或经鼻内镜取出；同时可在鼻内镜下处理并发症。

（七）关键要点

典型的鼻石症呈鼻腔内均匀高密度团块或空心高密度团块，伴周围鼻腔鼻窦炎性病变。

（李　铮　韩晓伊）

十四、鼻硬结病

（一）概述

1. 概念　鼻硬结病是一种由硬鼻结克雷伯菌感染引起的慢性进展性上呼吸道肉芽肿性病变，人类是唯一确定的宿主，该疾病已影响人类至少 1 500 年，甚至认为早在 300—600 年中美洲即已流行。病变常首先累及鼻前庭与皮肤交界部位，可向下累及鼻咽、口咽、喉咽、喉及气管等处，造成相应部位的结构和功能损害。

2. 人口统计学特点　该病变好发于欠发达地区，中非、埃及、热带非洲、印度、东南亚、中东欧、中美及我国相对常见。目前研究认为男性易受感染。患者多为 20 岁左右的年轻人，也有发生于老年人的报道。

3. 病因　目前认为鼻硬结病是由硬鼻结克雷伯菌感染引起，该细菌属于肠杆菌科克雷伯菌属，革兰氏染色阴性，具有低传染性。但硬鼻结克雷伯菌侵入人体的具体方式尚不清楚，近年研究表明，鼻硬结病可作为人类免疫缺陷病毒（HIV）的机会感染，也可作为侵袭性真菌病的机会感染。

（二）病理学表现

病理组织形态分为三期：Ⅰ期为慢性卡他性炎症期；Ⅱ期为肉芽肿期；Ⅲ期为纤维化瘢痕期。但大多数患者处于肉芽肿期。慢性卡他性炎症期以急性或慢性活动性炎症为特征，黏膜肿胀充血，局部有脓性分泌物及结痂。镜下鳞状上皮化生，上皮下中性粒细胞浸润，可见肉芽组织形成。因为此期的炎症表现不具有特异性，因此很难准确诊断。肉芽肿期大体病理可以表现为质脆的炎性息肉样病变，逐渐进展为白色、质硬的肿块；也可表现为多个小的、质硬的白色溃疡性炎性肿块，遍布并破坏黏膜表面，甚至可侵犯骨组织。镜下可见丰富的小血管，黏膜萎缩或增生，以后者更常见；间质含有许多慢性炎细胞，以密集的淋巴细胞、浆细胞浸润、Russell 小体（拉塞尔小体）和 Mikulicz 细胞（鼻硬结细胞）为特征。纤维化瘢痕期镜下表现为受累组织广泛致密瘢痕化，残存的肉芽肿周围绕以玻璃样变的胶原纤维。

（三）临床表现

鼻硬结病早期的临床表现无特异性；肉芽肿形成时，较特异的表现包括鼻尖浸润、变硬，呈结节状，外鼻增宽、变硬。瘢痕期，鼻腔狭窄和外鼻明显变形，典型症状包括鼻塞、鼻干、鼻臭和失嗅。鼻窦硬结病多表现为鼻塞、鼻出血等非特异性症状，与其他炎性或肿瘤性病变难以鉴别。侵及眼眶、颅内等邻近结构时可出现相应症状如复视、视力下降、头痛。

（四）影像学表现

1. 最佳诊断线索　易破坏鼻中隔，中、下鼻甲变形、萎缩或完全破坏，周围骨质破坏，残存的骨质常有明显硬化。结合组织学检查发现克雷伯菌确诊。

2. 发生部位　鼻腔硬结病主要累及中、下鼻甲及鼻中隔。鼻窦硬结病最常原发于上颌窦，其次为筛窦、蝶窦，额窦罕见。

3. 形态学表现　肉芽肿期病变多呈不规则肿块，易侵犯眼眶，造成眼外肌移位，包绕眼外肌或视神经；侵犯颅内常出现脑膜增厚、脑实质肉芽肿。

4. 病变数目　鼻硬结病通常两侧对称性发病，少数病例为局限性或非对称分布。

5. CT 表现　①平扫表现：早期表现为非特异性黏膜增厚，肉芽肿期表现为实性软组织影，中、下鼻甲可破坏，可有鼻中隔、鼻窦破坏，窦壁骨质增生硬化（图 1-3-31A）；②增强扫描表现：多为均匀轻、中度强化。

6. MRI 表现　早期鼻腔硬结病仅为黏膜增厚，与其他炎性病变不易鉴别。①肉芽肿期 T_1WI 和 T_2WI 表现为轻度到明显高信号，信号通常不均匀，T_1WI 表现为高信号较有特征性，可提示该病诊断；瘢痕期 T_1WI 表现为低或等信号，T_2WI 表现为明显低信号。鼻窦硬结病 MRI 表现同鼻腔硬结病，但更易向眼眶、颅内、翼腭窝等邻近的结构蔓延，鼻腔通常不受累（图 1-3-31B～D）。②增强扫描表现，通常为较均匀的明显强化。

7. 最佳影像学检查方法选择　鼻窦硬结病的诊断需结合骨质改变及信号特点综合分析；CT 可清楚地显示病变及骨质改变情况。MRI 根据信号特点可为鉴别诊断提供更多依据，并可帮助临床分期。

（五）鉴别诊断

1. 萎缩性鼻炎　①典型症状有鼻干、鼻臭，但多无鼻出血；②鼻甲萎缩，以下鼻甲最常见，通常不伴有明显实性软组织影；③一般不侵犯鼻窦，呼吸道其他部位受累罕见。

2. Wegener 肉芽肿　①肺、肾脏、呼吸道多部位受累；②鼻腔中线区骨质破坏伴鼻腔缩窄；③血清胞质型抗中性粒细胞胞质抗体（c-ANCA）升高。

3. 淋巴瘤　①主要与发生于中线区的 NK-T 淋巴瘤鉴别，B 细胞淋巴瘤多发生于鼻窦；②病变进展相对较快；③鼻中隔、鼻甲等中线结构破坏，不伴骨质硬化；④呈均匀等 T_1、等 T_2 信号，明显弥散受限，呈轻、中度均匀强化。

4. 鼻腔及鼻窦恶性肿瘤　①进展快；②多有明显骨质破坏，一般无明显骨质塑形或硬化，常形成不规则实性肿块；③MR T_1WI、T_2WI 多为中等信号，常为不均匀强化。

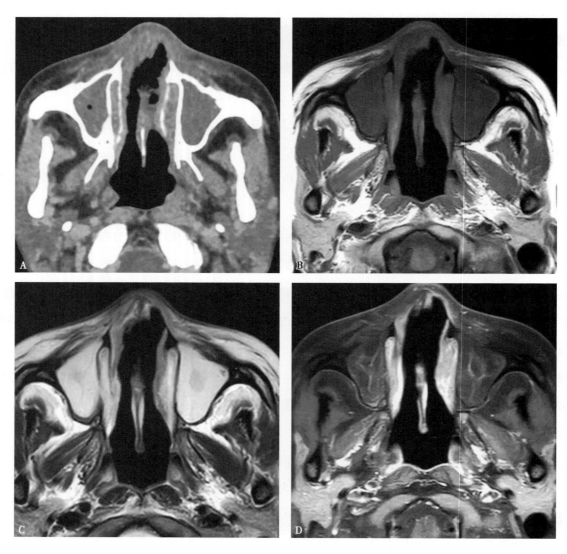

图 1-3-31　鼻硬结病

A. 横断面 CT 软组织窗，示鼻中隔前部缺损，鼻腔边缘软组织增厚，鼻背部塌陷，鼻部及双侧颌面部软组织肿胀；另外可见双侧上颌窦炎表现；B. MRI 横断面 T_1WI，示鼻腔边缘软组织增厚，呈等信号，上颌窦内病变呈低信号；C. MRI 横断面 T_2WI，示鼻腔病变呈等信号，双侧上颌窦增厚的黏膜呈高信号；D. 横断面 $T_1WI+FS+C$，示鼻腔边缘轻度强化，双侧上颌窦黏膜边缘可见强化

（六）治疗原则

1. 抗感染治疗　常用的抗生素包括头孢类、喹诺酮类、磺胺类。

2. 放射治疗　主要机制是抑制肉芽肿增生，减少瘢痕形成，而对鼻硬结杆菌无直接杀伤作用。

3. 综合疗法　根据病程，结合放射和抗生素治疗，对瘢痕闭锁、狭窄引起功能障碍可行手术切除或修复，恢复鼻腔功能。通过上述治疗，如细菌培养转变为阴性，活检已无硬结病变特征，可以认为治愈。

（七）关键要点

1. 少见的慢性进行性肉芽肿病变，多从鼻部起病。

2. CT 主要表现为鼻中隔、鼻甲及窦壁变形、萎缩及破坏，残余骨质增生硬化。

3. 确诊需要结合组织学活检发现克雷伯菌感染的证据。

（李　铮　韩晓伊）

第五节　鼻腔鼻窦肿瘤及肿瘤样病变

一、鼻腔鼻窦肿瘤及肿瘤样病变影像学分析思路

1. 定位诊断　首先应确定病变的起源部位。定位诊断是鼻腔鼻窦肿瘤及肿瘤样病变影像学诊断的首要因素，准确定位可以缩小诊断及鉴别诊断的范围，有助于进一步定性诊断；需指出一点，病变广泛累及鼻部、眼眶、翼腭窝、颞下窝及颅内等邻近结构时，定位诊断有一定困难，需结合临床表现而定。还要强调一点，由于前组筛窦与鼻腔中上部紧邻，该部位的病变有时难以准确判断其起源，可统称为鼻筛区，如嗅母细胞瘤常发生于该部位，大部分嗅母细胞瘤的影像学诊断也是主要依靠起源部位而定。

2. 定性诊断　定性诊断是影像学的重要任务。根据病变的形态、大小、密度（信号）、边缘、骨质及邻近结构改变，结合患者的临床表现，综合分析而做出诊断。密度（信号）在病变定性诊断中非常重要，不同病变的密度（信号）都有一定的特点。良性病变的边缘多较清楚，而恶性病变的边缘多较模糊；需强调的是，侵袭性炎性病变的边界多不清楚，有些局限性恶性病变的边界反而较清楚，切记不要仅依据此一点来判断病变的性质。准确认识骨质改变在病变定性中也极为重要，包括骨质受压、变薄、变形、侵蚀、破坏、硬化等表现。邻近结构改变在病变定性中也有重要的参考价值，尤其观察颅底一些重要结构，如翼腭窝、圆孔、卵圆孔、破裂孔、颞下窝、海绵窦，侵犯这些结构并且分界不清通常为侵袭性炎性病变或恶性肿瘤；良性病变可压迫这些结构，分界也较清楚。总之，在病变定性过程中，密度（信号）、边缘及骨质改变尤其重要，形态、大小及邻近结构改变可作为参考。

3. 临床表现　重视患者的临床表现。对鼻部而言，要特别注意有无鼻出血、面部麻木、牙痛、牙齿松动、视力下降及病程长短。

4. 病变范围 准确描述病变范围对临床选择治疗方案至关重要。疾病的定性诊断固然重要，不过对病变侵犯范围的描述也十分关键，尤其病变与视神经、海绵窦、颅底孔道等重要结构的关系，这些都是治疗方案的制订及预后疗效的重要指标。

二、鼻腔鼻窦内翻乳头状瘤

（一）概述

1. 概念 内翻乳头状瘤（inverted papilloma，IP）是一种比较常见的鼻腔鼻窦良性肿瘤，其发病率为0.5%～4.0%。

2. 人口统计学特点 好发于50～70岁的中老年男性，男女比例为4:1。

3. 病因 该病的病因目前仍不清楚，有两种学说，其一为炎症学说；另一种为肿瘤学说，根据该病的组织学特性及生长方式，多数学者认为是一种真正的上皮组织肿瘤。

（二）病理学表现

1. 大体病理学表现 病变呈红色或灰色的不透明乳头状肿物。

2. 组织学表现 肿瘤上皮组织高度增生并呈管状、指状或分支状伸入下方的间质内，基底膜完整。

（三）临床表现

主要表现为鼻塞、鼻出血、嗅觉减退，如出现疼痛、面部麻木可能并发恶变。

（四）影像学表现

1. 最佳诊断线索 MR T_2WI 或增强 T_1WI 表现为卷曲的脑回状强化。

2. 发生部位 主要发生于中鼻道鼻腔外侧壁，可累及邻近鼻窦，上颌窦占69%。

3. 形态学表现 形态多不规整，外观可呈分叶状。

4. 病变数目 多为单侧病变，可累及多个窦腔。

5. CT平扫表现 呈等密度，少数有高密度钙化，邻近骨质受压变形、吸收或破坏（图1-3-32A）。

6. MRI表现 ① T_1WI 表现：与脑灰质相比，病变呈等或低信号影；② T_2WI 表现：与脑灰质信号相比，病变信号欠均匀，呈等或高信号；③增强扫描表现：病变呈特征性的卷曲的脑回状强化（图1-3-32B～D）。

7. 最佳影像学检查方法选择 首选MRI检查，T_2WI 及增强扫描的特征性改变有助于与其他病变鉴别诊断。

（五）鉴别诊断

1. 鼻息肉 ①以水肿型为主，呈长 T_1、长 T_2 信号；②增强后，内部不强化，边缘强化较明显。

2. 青少年鼻咽纤维血管瘤 ①男性青少年多见；②病变中心位于鼻腔后外侧的蝶腭孔，可沿翼腭窝周围的孔道蔓延生长，累及范围较广；③MRI表现为特征的椒盐征。

3. 鼻腔鼻窦上皮性恶性肿瘤 ①病程相对较短；②肿瘤呈侵袭性生长，分界不清，骨质破坏明显。

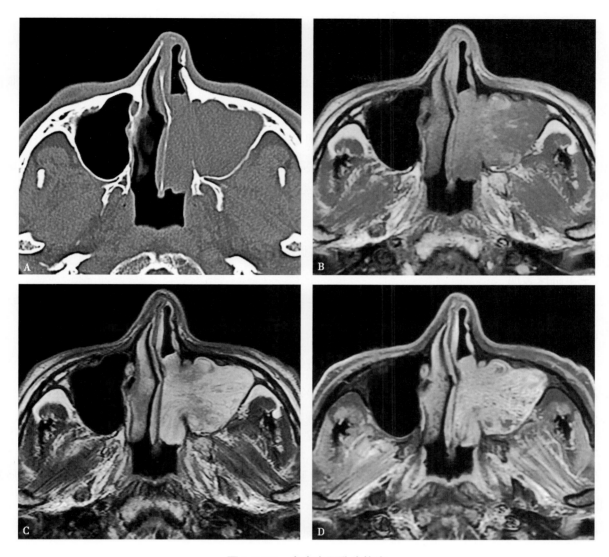

图 1-3-32　鼻窦内翻乳头状瘤

同一患者。A. 横断面 CT 骨窗，示左侧上颌窦腔可见软组织影充填，窦壁骨质受压变薄，部分骨质吸收；B. 横断面 MR T_1WI，示左侧上颌窦腔病变呈不均匀略低信号，内部可见斑点状较高信号，病变突入鼻腔与中鼻甲分界不清；C. 横断面 MR T_2WI，示病变呈混杂较高信号，中心可见不规则条片状等 T_2 信号；D. 横断面 MR $T_1WI+FS+C$，示病变呈中等不均匀强化，略呈栅栏状改变

（六）治疗原则

主要采用鼻内镜下手术切除，并强调对肿瘤基底部的处理，彻底切除肿物，否则易复发，部分可恶变为鳞癌（5%～15%），术后应定期随诊复查。

（七）关键要点

MR T_2WI 或增强 T_1WI 表现为卷曲的脑回状强化。

（王永哲）

三、鼻窦黏液囊肿

（一）概述

1. 概念　鼻窦黏膜囊肿（sinonasal mucocele）是由于鼻窦开口阻塞，窦腔内黏液积聚而形成的膨胀性病变。

2. 人口统计学特点　好发于成年人，无明显性别差异。

3. 病因　鼻窦自然开口长期阻塞，引流停滞，窦腔内黏液潴留，日久逐渐形成囊肿，引起窦口阻塞的主要原因包括鼻中隔偏曲、鼻甲肥大、息肉，也可以是一些肿瘤性病变继发引起。

（二）病理学表现

囊肿表面有鼻窦黏膜覆盖，囊液多为棕黄色的黏稠液体。

（三）临床表现

主要以眼部症状为主，如眼球突出、复视、视力下降、头痛等。

（四）影像学表现

1. 最佳诊断线索　CT 表现为膨胀性生长的软组织影并窦壁吸收、变薄、缺失。

2. 发生部位　主要发生于额窦、筛窦（83%～90%）。

3. 形态学表现　形态一般较规整，呈膨胀性改变，为圆形或椭圆形。

4. 病变数目　单发病变。

5. CT 表现　①平扫表现：病变呈等低密度影，膨胀性改变，窦壁骨质受压移位、吸收变薄或骨质缺失（图 1-3-33A）；②增强扫描表现：病变内部不强化。

6. MRI 表现　① T_1WI 表现：与囊肿内蛋白含量多少有关，与脑灰质相比，病变一般呈等低信号，有时也可呈较高信号；② T_2WI 表现：与脑灰质信号相比，病变多呈高信号，当蛋白含量进一步增高时，可呈低信号；③增强扫描表现：病变内部不强化，周边黏膜可呈较明显光滑的环形强化（图 1-3-33B～D）。

7. 最佳影像学检查方法选择　首选 CT，如累及颅内、眶内等结构时，可行 MRI 增强检查进一步观察。

（五）鉴别诊断

1. 真菌性鼻窦炎　CT 上可见片状钙化灶；窦壁增生硬化，膨胀性改变不明显。

2. 鼻窦良性肿瘤　①病变表现为 T_1WI 等信号，T_2WI 等高信号；②增强后，病变内部强化。

3. 鼻窦恶性肿瘤　①窦壁骨质不同程度破坏；②病变内部实性部分表现为 T_1WI 等信号，T_2WI 等高信号；③增强后，病变内部强化。

（六）治疗原则

经鼻内镜治疗为主，术后并发症少，恢复快，不易复发。

（七）关键要点

CT 上表现为额窦、筛窦内膨胀性生长的、形态规则的等低密度影，骨质受压变薄，增强扫描不强化。

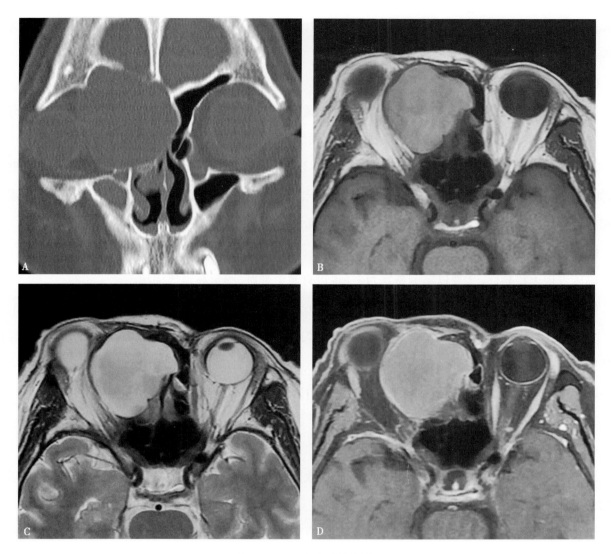

图 1-3-33　鼻窦黏液囊肿

同一患者。A. 冠状面 CT 骨窗，示右侧额窦明显扩张，窦腔内可见软组织影充填，向内下方突入眼眶、筛窦及鼻腔内，邻近骨壁受压变形，变薄并破坏；B. 横断面 MR T_1WI，示右侧额筛窦病变呈略高信号，边界清晰；C. 横断面 MR T_2WI，示病变呈较高信号，边界清晰；D. 横断面 MR $T_2WI+FS+C$，示病变主体仍然呈略高信号，与图 C 平扫图像信号无明显变化，边缘黏膜略增厚强化

（王永哲）

四、出血坏死性鼻息肉

（一）概述

1. 概念　出血坏死性鼻息肉 / 血管瘤性鼻息肉是以出血坏死为特征的特殊类型鼻息肉，仅占所有鼻息肉的 4%～5%，临床相对少见。

2. 人口统计学特点　好发于青壮年，无明显性别差异。

3. 病因　病因不明，部分学者认为由上颌窦息肉衍变而来，息肉在生长过程中经过狭窄的上颌窦口向鼻腔、鼻咽部延伸,滋养血管受压、闭塞,血流瘀滞、血管扩张,进而发生水肿、出血、梗死及新生血管形成等改变。

（二）病理学表现

1. 大体病理学表现 表现为不规则的暗红色、黄褐色组织,附有大量血凝块,有些切面较坚实,有些较脆,中心可见暗红色或黄褐色的凝血块样组织。

2. 组织学表现 表面大都被斑片状化生的鳞状上皮所覆盖,大部分区域表现为形状不规则的薄壁血管,血管中有散在纤维蛋白血栓,海绵样血管聚集区与无血管区相间,病变中散在大量吞噬含铁血黄素的巨噬细胞并伴有斑片状新鲜的出血灶及纤维素样坏死。

（三）临床表现

临床表现无特异性,主要以单侧鼻塞为主,也可有涕中带血、嗅觉减退等症状。

（四）影像学表现

1. 最佳诊断线索 MRI 表现为 T_2WI 上呈不均匀高信号肿物,周围低信号围绕,增强后呈结节状、斑片状明显强化。

2. 发生部位 主要发生于上颌窦,多以上颌窦口为中心生长,少数发生于鼻腔。

3. 形态学表现 形态不规整,外观呈分叶状。

4. 病变数目 单发病变。

5. CT 平扫表现 病变呈软组织密度,膨胀性改变,窦壁骨质受压移位、吸收变薄或骨质缺失,以上颌窦内壁最易受累,其次为后外侧壁（图 1-3-34A）。

6. MRI 表现 ① T_1WI 表现：与脑灰质相比,病变一般呈等低信号；② T_2WI 表现：与脑灰质信号相比,病变多呈不均匀高信号,内部及边缘见低信号围绕；③增强扫描表现：病变呈结节状或片状明显强化,边缘低信号环不强化（图 1-3-34B～D）。

7. 最佳影像学检查方法选择 首选 MRI 增强检查,MRI 表现具有一定特异性,有助于明确诊断。

（五）鉴别诊断

1. 炎性鼻息肉 ①主要以水肿型息肉为主,多为双侧发病；②MR T_1WI 为等、低信号,T_2WI 为高信号,增强后不强化。

2. 内翻乳头状瘤 ①起自中鼻道附近鼻腔外侧壁,易向上颌窦、鼻腔生长；②形态可规则或不规则,边界清晰,周围骨质压迫；③MR T_2WI 及增强 T_1WI 病变呈卷曲脑回状外观。

3. 真菌球 ①CT 上内部可见条状或块状钙化,周围骨质压迫吸收,相应窦壁增生、硬化；②MR T_1WI 为等或稍高信号,T_2WI 为低信号,增强后不强化,周围黏膜增厚强化。

4. 血管瘤 ①MRI 信号较均匀,T_1WI 为等、低信号,T_2WI 为高信号；②增强后明显强化。

5. 恶性上皮肿瘤如鳞癌、腺样囊性癌 ①病程短,进展迅速；②CT 上骨质多为溶骨性或侵蚀性破坏；③MRI 信号不均匀,在 T_1WI、T_2WI 上均以等信号为主,增强后呈中等强化。

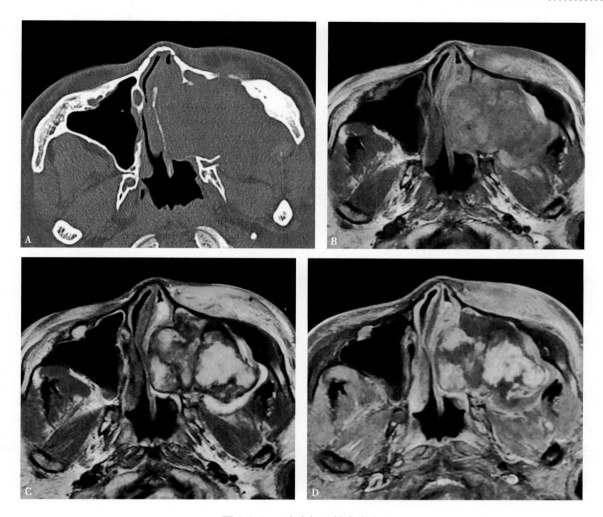

图 1-3-34　出血坏死性鼻息肉

同一患者。A. 横断面 CT 骨窗，示左侧上颌窦腔略扩张，其内可见软组织影充填，窦壁骨质吸收破坏、变形，向内突入鼻腔，分界不清，邻近面颊部软组织肿胀增厚；B. 横断面 MR T_1WI，示左侧上颌窦病变呈欠均匀等信号，内部可见小片状略高信号，病变向后突入上颌窦后脂肪间隙，向内突入鼻腔，与鼻甲分界不清；C. 横断面 MR T_2WI，示病变呈不均匀等信号，中心可见团片状较高信号，边缘围绕弧形、半环形较低信号影；D. 横断面 MR $T_1WI+FS+C$，示长 T_2 信号区明显强化，余病变呈轻到中度不均匀强化

（六）治疗原则

主要以鼻内镜下手术切除为主，预后好，很少复发。

（七）关键要点

病变以上颌窦口为中心生长，MR T_2WI 上可见高信号肿块影，周围有低信号围绕，增强后呈结节状、斑片状明显强化。

（王永哲）

五、鼻腔鼻窦血管瘤

（一）概述

1. 概念　血管瘤（hemangioma）被认为是一种血管畸形，而非真正的肿瘤，鼻腔鼻窦是好发部位之一。

2. 人口统计学特点　从年幼至老年均可发病，无明显性别差异。

3. 病因　病因不明，可能与慢性炎症、外伤及内分泌有关。

（二）病理学表现

1. 大体病理学表现　呈分叶状的暗红色（紫色）、息肉样光滑的肿物。

2. 组织学表现　病变内可见丛状或小叶状的毛细血管，周围有肉芽组织及慢性炎性细胞围绕。

（三）临床表现

主要临床表现为鼻塞、反复鼻出血，临床查体可见鼻腔内暗红色肿物。

（四）影像学表现

1. 最佳诊断线索　MRI 表现为 T_1WI 低信号，T_2WI 高信号，增强扫描明显强化，一般强化较均匀。

2. 发生部位　好发于鼻腔前部中下鼻甲处，也可发生于鼻中隔、鼻骨等骨性结构内。

3. 形态学表现　形态较规整，边缘呈分叶状。

4. 病变数目　一般为单发。

5. CT 平扫表现　等低密度软组织肿物，边界清，有时可见高密度钙化，邻近骨质受压变形（图 1-3-35A）。

6. MRI 表现　① T_1WI 表现：与脑灰质信号相比，病变呈等低信号；② T_2WI 表现：与脑灰质信号相比，病变呈较均匀的高信号；③增强扫描表现：病变明显强化（图 1-3-35B～D）。

7. 最佳影像学检查方法选择　首选 MRI。

（五）鉴别诊断

1. 鼻息肉　①主要以水肿型息肉为主，多为双侧发病；② MR T_1WI 为等、低信号，T_2WI 为高信号，增强后不强化。

2. 鼻窦癌　①病情进展快；②肿瘤呈侵袭性生长，分界不清，骨质破坏明显。

3. 内翻乳头状瘤　①起自中鼻道附近鼻腔外侧壁；②形态可规则或不规则，边界清晰，周围骨质压迫；③ MR T_2WI 及增强 T_1WI 病变呈卷曲脑回状外观。

（六）治疗原则

手术治疗为首选治疗方法，切除不彻底，容易复查，根据不同部位选取不同的手术方式。

（七）关键要点

病变在 T_2WI 呈明显高信号，增强扫描明显强化，强化一般较均匀。

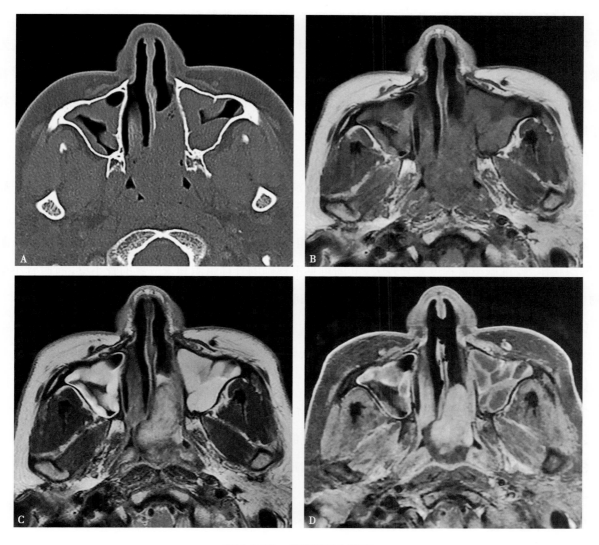

图 1-3-35 鼻腔鼻窦血管瘤

同一患者。A. 横断面 CT 骨窗，示左侧鼻腔后部可见不规则软组织影，突入鼻咽腔；B. 横断面 MR T_1WI，示左侧鼻腔及鼻咽腔病变呈略低信号；C. 横断面 MR T_2WI，示病变呈较高信号，周围结构无明显受侵破坏征象；D. 横断面 MR $T_1WI+FS+C$，示病变大部分明显强化，后缘强化程度略低

（王永哲）

六、鼻腔鼻窦骨化性纤维瘤

（一）概述

1. **概念** 骨化性纤维瘤（ossifying fibroma，OF）是一种好发于颌面骨，由纤维组织和骨组织构成的良性骨肿瘤，临床较少见。

2. **人口统计学特点** 好发于 20～40 岁年轻患者，男女发病率为 1∶5。

3. **病因** 骨化性纤维瘤病因不明，可能与染色体异常有关；其组织来源说法不一，一部分学者认为可能来自牙周韧带，因为牙周韧带能够生成在骨化性纤维瘤中特征性出现的牙骨质和骨样组织；也有学者认为位于筛骨和长骨内的原始间叶细胞可以生成牙骨质，因此，他们提出颌外骨化性纤维瘤可能来源于异位的牙周组织。

（二）病理学表现

1. **大体病理学表现** 骨化性纤维瘤质韧，边界清，常有包膜，呈灰白色，触之有沙砾感，部分肿瘤周边可形成骨壳，内部可见多房样大小不等的囊腔。

2. **组织学表现** 由富于细胞的纤维组织和骨组织构成，由梭形成纤维细胞组成的纤维组织呈漩涡状、编织状排列，细胞丰富程度差异较大，其间可见不规则的骨样组织和未成熟的骨小梁，有时骨小梁相互吻合形成网格状，其中板层状骨小梁周围有骨母细胞镶边，同时，可见出血及局灶性黏液变性发生。

（三）临床表现

主要有无痛性面部肿胀畸形、鼻塞、鼻窦炎表现，有时表现为眼球突出伴疼痛、视力障碍等。

（四）影像学表现

1. **最佳诊断线索** CT 表现为磨玻璃样密度肿物并边缘骨性包壳形成。

2. **发生部位** 主要发生于筛窦，其次为蝶窦、上颌窦。

3. **形态学表现** 形态一般较规整，呈椭圆形、圆形，边缘可有分叶样改变。

4. **病变数目** 主要为单发病变。

5. **CT 平扫表现** 病变呈磨玻璃样密度影，内部可见不同程度的囊变及出血区（图 1-3-36A）。

6. **MRI 表现** ①T_1WI 表现：与脑灰质信号相比，病变呈等信号；②T_2WI 表现：与脑灰质信号相比，病变呈低信号，信号可不均匀，囊变区呈高信号；③增强扫描表现：病变实性部分呈轻、中度强化（图 1-3-36B～D）。

7. **最佳影像学检查方法选择** 首选 CT，如累及邻近重要结构，可行 MRI 检查进一步观察。

（五）鉴别诊断

1. **骨纤维异常增殖症** ①窦壁骨质肥厚，呈磨玻璃样改变，边界不清；②多骨受累。

2. **骨瘤** ①形态可规则或不规则，边界清晰；② CT 上可表现为均匀的骨性致密影，如内部有松质骨，可见髓腔样结构。

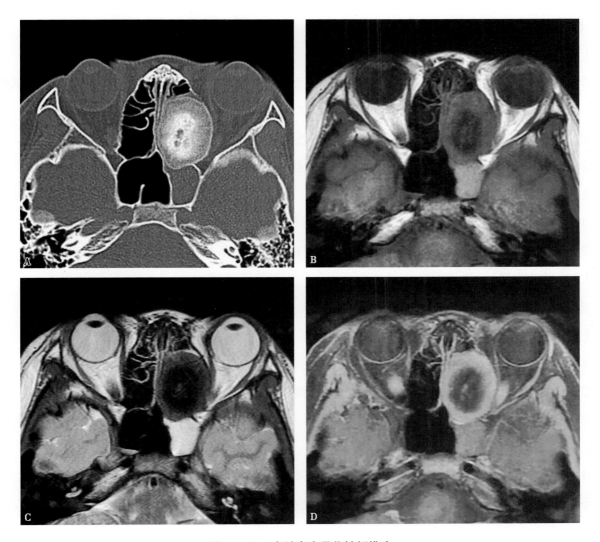

图 1-3-36　鼻腔鼻窦骨化性纤维瘤

同一患者。A. 横断面 CT 骨窗,示左侧筛窦可见椭圆形骨性磨玻璃样密度影,中心密度较高,伴囊变区,周边可见骨性包壳,左侧蝶窦可见阻塞性炎症;B. 横断面 MR T_1WI,示左侧筛窦病变呈混杂等低信号,中心呈较低信号,左侧蝶窦阻塞性炎症呈略高信号;C. 横断面 MR T_2WI,示病变大部分呈较低信号,边界清晰,左侧蝶窦阻塞性炎症呈较高信号;D. 横断面 MR T_1WI+FS+C,示病变中等不均匀强化,周边强化较著,左侧蝶窦阻塞性炎症信号无明显变化

(六) 治疗原则

1. 对于较小的病变,以随访观察为主。

2. 病变较大时,需手术彻底切除。

(七) 关键要点

CT 上鼻窦腔内单发的磨玻璃样密度肿物并边缘骨性包壳形成。

(王永哲)

七、鼻腔鼻窦神经鞘瘤

（一）概述

1. **概念** 神经鞘瘤（schwannoma）是一种起源于外周运动神经、感觉神经和脑神经鞘膜施万细胞的肿瘤，其生长缓慢且具有完整包膜，发生于鼻腔、鼻窦者少见，仅占头颈部神经鞘瘤的 4%。

2. **人口统计学特点** 好发于中老年人，无明显性别差异。

3. **病因** 发生于鼻腔鼻窦者一般起源于三叉神经眼支和上颌支的施万细胞或三叉神经终末支。

（二）病理学表现

1. **大体病理学表现** 边界清晰，有包膜，切面呈灰白色，质软，可有出血、坏死、囊变。

2. **组织学表现** 表现为细胞丰富的 Antoni A 区和疏松黏液样 Antoni B 区，其间常用小囊。

（三）临床表现

主要临床表现为鼻塞、鼻出血、嗅觉减退，面部疼痛、麻木、感觉异常等。

（四）影像学表现

1. **最佳诊断线索** MRI 表现为形态规则的软组织肿物，边界清，内部多见囊变区。

2. **发生部位** 主要发生于筛窦、上颌窦、鼻腔、蝶窦，额窦少见。

3. **形态学表现** 形态不一，病变较小时多规则，呈椭圆形，边界清晰，边缘光滑，病变大者，形态不规则。

4. **病变数目** 多为单发，多发者，需考虑神经纤维瘤病的可能。

5. **CT 平扫表现** 密度较均匀的等低密度肿物，一般无钙化，边界清，邻近骨质压迫吸收、变薄，有时病变可累及颅内（图 1-3-37A、B）。

6. **MRI 表现** ① T_1WI 表现：与脑灰质信号相比，病变呈等低信号；② T_2WI 表现：与脑灰质信号相比，病变呈等高信号，信号不均匀，内部可见囊变、出血；③增强扫描表现：病变呈不均匀强化，实性部分强化较明显，囊变、出血区不强化，DWI 上弥散轻微受限，ADC 图信号高于正常脑实质，TIC 呈持续上升型（图 1-3-37C～F）。

7. **最佳影像学检查方法选择** 首选 MRI，有助于对病变内部成分的分析。

（五）鉴别诊断

1. **鼻窦癌** 病程相对较短；肿瘤呈侵袭性生长，分界不清，骨质破坏明显。

2. **鼻息肉** ①以水肿型为主，呈长 T_1、长 T_2 信号；②增强后，内部不强化，边缘强化较明显。

3. **内翻乳头状瘤** ①多位于中鼻道鼻腔外侧壁；②MR T_2WI 及增强 T_1WI 呈栅栏状强化，边缘呈分叶状，呈卷曲脑回状强化。

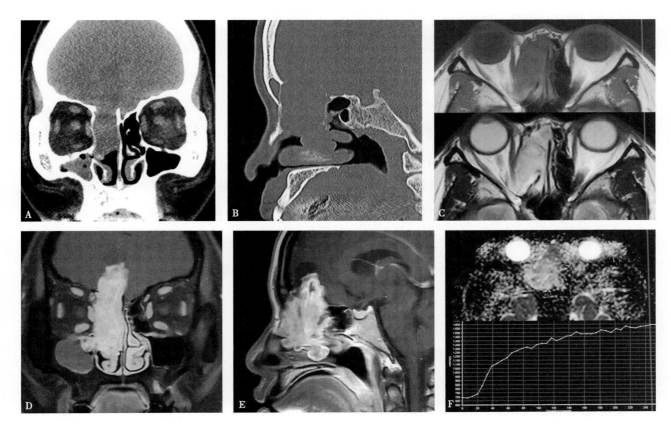

图 1-3-37 鼻腔鼻窦神经鞘瘤

同一患者。A. 横断面 CT 软组织窗，示右侧筛窦可见软组织密度肿块，向上破坏颅前窝底，骨质突入颅内，与脑实质分界不清；B. 矢状面 CT 骨窗，示颅前窝底骨质吸收、破坏，边缘残余骨质较为光整；C. MRI 横断面 T_1WI 和 T_2WI，示病变呈等 T_1、略长 T_2 信号，邻近眶腔肌锥外间隙较清晰；D. 冠状面 MR $T_1WI+FS+C$，示右侧筛窦病变明显强化，突入颅内并延伸至鼻腔及上颌窦口；E. 矢状面 MR T_1WI+FS，示病变明显不均匀强化；F. 病变的 ADC 图，呈略高信号，TIC 呈持续上升型

（六）治疗原则

手术切除治疗，如不能完整切除肿物，则会有复发的可能。

（七）关键要点

该病临床少见，影像诊断存在一定困难，对于鼻腔、鼻窦内形态规则并囊性变的病变，要考虑该病可能。

（王永哲 付 琳）

八、鼻腔鼻窦骨瘤

（一）概述

1. **概念** 是比较常见的鼻窦良性肿瘤，约占鼻窦良性肿瘤的47.1%。

2. **人口统计学特点** 好发于50～70岁的中老年，无明显性别差异。

3. **病因** 病因不明，有几种学说，如胚胎性、外伤、感染等，也有学者认为骨瘤并非真正的肿瘤，而是对某种刺激引起的骨质增生改变。

（二）病理学表现

1. **大体病理学表现** 病变可有蒂或广基底，外形呈圆形或卵圆形，形态较规则，质硬，表面光滑，表面覆有黏膜，可逐渐增大，充满或压迫窦腔。

2. **组织学表现** ①密质骨型：质硬如象牙，较小，多有蒂，生长缓慢，好发于额窦；②松质骨型：质地松，体积较大，生长较快，表面有坚硬的骨壳，多见于筛窦；③混合型：外硬而内部松软，常见于额窦。

（三）临床表现

多数临床无症状，偶然发现，少部分有症状者，可表现为头痛、面部疼痛或鼻窦炎的表现，如累及颅内，可有脑膜炎的表现。

（四）影像学表现

1. **最佳诊断线索** CT表现为窦腔内局限性的块状骨性高密度影。

2. **发生部位** 主要发生于额、筛窦内。

3. **形态学表现** 形态多不规整，外观呈分叶状。

4. **病变数目** 多为单发病变，如多发性骨瘤，需考虑是否合并加德纳（Gardner）综合征。

5. **CT平扫表现** 病变表现为窦腔内结节状或块状的骨性高密度影，边界清晰（图1-3-38A）。

6. **MRI表现** ①T_1WI表现：与脑灰质相比，病变一般呈低信号；②T_2WI表现：与脑灰质信号相比，病变多呈低信号，有时内可见高信号的骨髓信号；③增强扫描表现：病变一般无强化，有时呈轻度强化（图1-3-38B～D）。

7. **最佳影像学检查方法选择** 首选CT检查，一般可以明确诊断，如累及颅内，可行MRI进一步观察。

（五）鉴别诊断

1. **骨纤维异常增殖症** ①窦壁骨质肥厚，呈磨玻璃样改变，边界不清；②多骨受累。

2. **骨化性纤维瘤** ①窦腔内磨玻璃样密度肿块影，边界清；②典型者可有蛋壳样骨壳形态。

（六）治疗原则

1. 对于较小的病变，也无临床症状者以随访观察为主。

2. 病变较大时，可引起阻塞性鼻窦炎或侵犯邻近结构，需手术切除。

（七）关键要点

CT表现为窦腔内局限性的块状骨性高密度影。

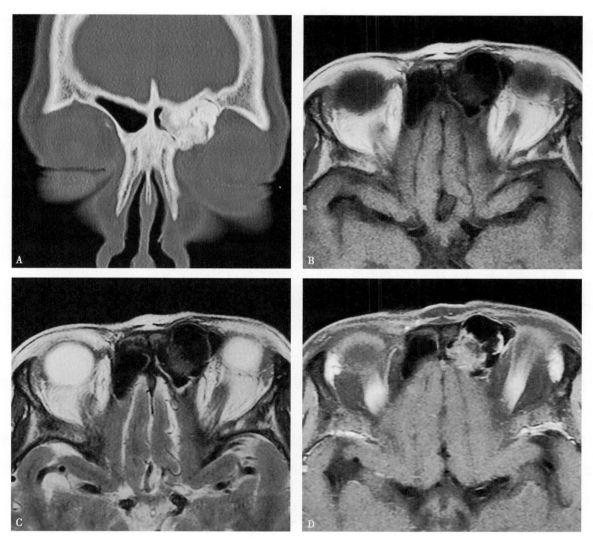

图 1-3-38　鼻腔鼻窦骨瘤

同一患者。A. 横断面 CT 骨窗，示左侧额窦可见形态不规则、结节状骨性高密度影，向内部分突入眶内，边缘骨皮质较光整；B. 横断面 MR T_1WI，示病变呈较低信号，邻近的脂肪间隙清晰；C. 横断面 MR T_2WI，示病变呈较低信号；D. 横断面 MR $T_1WI+FS+C$，示病变呈中等不均匀强化

（王永哲）

九、鼻腔鼻窦骨纤维异常增殖症

（一）概述

1. **概念** 骨纤维异常增殖症（fibrous dysplasia）是一种病因不明的良性纤维性骨病变。

2. **人口统计学特点** 好发于年轻人，一般小于 30 岁，男性多于女性。

3. **病因** 病因不明，有学者认为与内分泌及代谢功能失调有关，但大多数学者认为与胚胎原始间充质发育异常有关。

（二）病理学表现

1. **大体病理学表现** 病变区正常骨组织由灰白色坚韧的纤维组织取代，骨皮质因病变侵蚀变薄、膨胀。

2. **组织学表现** 病变内部主要由不同成熟度的纤维组织和新生骨组织构成。

（三）临床表现

病变发展缓慢，早期没有症状，随着病情进展，可出现面部畸形、视力障碍及脑神经受压的症状，该病恶变率约为 0.5%，多恶变为骨肉瘤，临床表现为症状突然加重，疼痛加剧。

（四）影像学表现

1. **最佳诊断线索** CT 表现为骨质肥厚并呈磨玻璃样密度改变，多骨受累。

2. **发生部位** 好发于颅面骨。

3. **形态学表现** 多沿骨轮廓生长，骨质肥厚。

4. **病变数目** 一般为多个颅面骨受累。

5. **CT 平扫表现** 骨质肥厚并呈磨玻璃样密度影，边缘骨质完整，多骨受累，内部可有不同程度的囊变区（图 1-3-39A）。

6. **MRI 表现** ① T_1WI 表现：与脑灰质信号相比，病变呈等低信号；② T_2WI 表现：与脑灰质信号相比，病变呈低信号，信号可不均匀，囊变区呈高信号；③增强扫描表现：病变呈轻、中度不均匀强化（图 1-3-39B～D）。

7. **最佳影像学检查方法选择** 首选 CT，如累及邻近重要结构，可行 MRI 检查进一步观察。

（五）鉴别诊断

1. **骨化性纤维瘤** ①窦腔内磨玻璃样密度肿块影，边界清；②典型者边缘可见蛋壳样骨壳。

2. **骨瘤** ①病变一般单发，边界清晰；②CT 上可表现为均匀的骨性致密影，如内部有松质骨，可见髓腔样结构。

3. **畸形性骨炎** ①常见于老年人；②多累及颞骨、颅盖骨，颅面骨受累少见；③CT 表现为棉絮样密度。

（六）治疗原则

1. 如病变范围较小，应随访观察。

2. 当病变致面部畸形严重或出现继发的压迫症状时，需手术治疗。

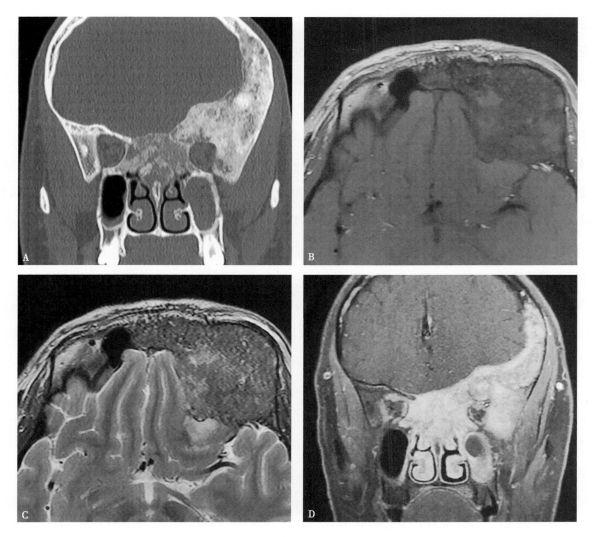

图 1-3-39　鼻腔鼻窦骨纤维异常增殖症

同一患者。A. 冠状面 CT 骨窗，示左侧额颞骨及蝶骨弥漫性骨质增生肥厚，呈不均匀磨玻璃样密度影，内部可见结节状致密影及小的囊变区，左侧眶腔受压变形、变小；B. 横断面 MR T_1WI，示病变骨质呈略低信号；C. 横断面 MR T_2WI，示病变骨质呈混杂略低信号，中心可见小斑片状略高信号；D. 横断面 MR $T_1WI+FS+C$，示病变骨质呈弥漫性中等不均匀强化，囊变区无明显强化

（七）关键要点

CT 上病变沿骨轮廓生长，受累骨质肥厚，呈磨玻璃样密度改变，多骨受累。

（王永哲）

十、鼻腔鼻窦鳞癌

（一）概述

1. 概念　鼻腔鼻窦鳞癌（sinonasal squamous cell carcinoma，SNSCC）是鼻腔鼻窦发病率最高的恶性肿瘤，占 50%～80%，最常见于鼻腔（45.7%），其次为上颌窦（40.2%），由于鼻腔鼻窦的特殊解剖位置，早期缺乏特征性临床症状，导致诊断时已为晚期。

2. 人口统计学特点　好发于男性，年龄范围为50～70岁，发生肉瘤者年龄较轻。

3. 病因　长期慢性炎症刺激、吸入木尘、金属颗粒（镍或铬）、化学物质、人乳头状瘤病毒感染、内翻性乳头状瘤恶变、甲醛、砷及石棉暴露，与吸烟、饮酒无直接相关性。

（二）病理学表现

1. 大体病理学表现　病变为质脆、息肉样、乳头样或菜花样的软组织肿块，易侵袭性侵犯邻近结构。

2. 组织学表现　病变由两种亚型构成，分别为角化型（80%）和非角化型（20%）。角化型为乳头样或内翻样结构，角化珠，低至高分化；非角化性呈外生型、连续条带状生长，富含细胞，细胞呈多形性，以前称为移行细胞癌。鳞癌乳头状亚型少见。

（三）临床表现

早期临床表现主要为鼻部症状，单侧少量鼻出血或涕中带血为最常见的症状，与慢性鼻窦炎类似，可导致延误诊断。晚期肿瘤可致外鼻隆起变形，肿瘤侵入鼻旁窦和眼眶，表现为鼻旁窦恶性肿瘤和眼眶的症状。其他可见鼻腔或鼻窦较大的肿块，单侧鼻塞、鼻出血及面颊麻木，牙痛或牙齿松动、眼突及复视、牙关紧闭、面部不对称。

（四）影像学表现

1. 最佳诊断线索　上颌窦或鼻腔内侵袭性软组织肿块，伴窦壁侵犯及破坏。

2. 发生部位　约75%病变起源于鼻窦；约30%原发于鼻腔；发生于鼻窦的患者上颌窦约占85%，筛窦约占10%，额和蝶窦占<5%；病变向内累及筛窦，向前累及颊部上颌窦前软组织；向后累及窦后脂肪间隙，翼腭窝及咀嚼肌间隙；向外累及颧突及皮下软组织；向上通过翼腭窝进入眼眶；向下累及上颌窦牙槽突及硬腭。

3. 形态学表现　一般会充满上颌窦，部分呈分叶状、有毛刺的不规则肿块，边界清晰或者不清晰。

4. 病变数目　绝大多数为单发病变。

5. CT表现　①平扫表现：软组织肿块，肿块呈乳头状或不规则状，边缘不清，可致鼻道或鼻腔狭窄，鼻甲骨质可有侵袭性骨质破坏，窦腔内可有软组织影或液平。CT骨窗可以更好地显示邻近骨质破坏情况，常见有上颌窦内壁骨质吸收破坏，向前可累及鼻前庭，鼻泪管可有吸收破坏；向内侧可致鼻中隔骨质破坏而累及对侧鼻腔；向下可破坏硬腭及牙槽突骨质；向后可累及翼腭窝；向上可累及筛骨水平板及鸡冠（图1-3-40A、B）。②增强扫描表现：病变内不均匀强化，内部可见无强化的液化坏死区。

6. MRI表现　①T_1WI表现：中等信号肿块，类似于肌肉信号，肿瘤内出血T_1信号会增高。②T_2WI表现：与肌肉相比，呈中高信号，但低于鼻腔鼻窦其他恶性肿瘤，由于核质比及细胞密度增加，T_2信号减低。③弥散加权像：由于核浆比增加，呈中度弥散受限。④T_1WI增强：一般呈轻到中度弥漫强化，不均匀；强化程度低于腺癌、嗅母细胞瘤、黑色素瘤，坏死区不强化；T_1增强＋抑脂图像显示神经周蔓延最佳（图1-3-40C～F）。

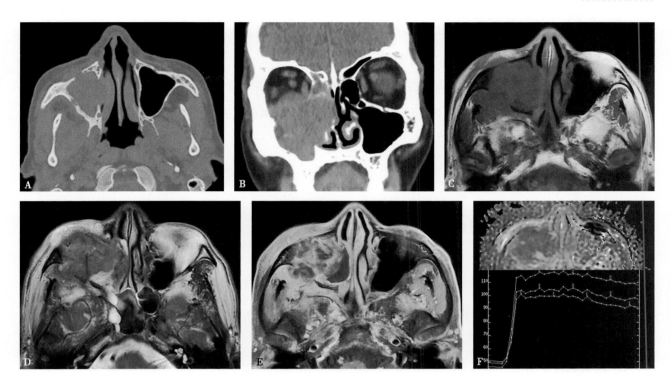

图 1-3-40 鼻腔鼻窦鳞癌

同一患者。A. 横断面 CT 骨窗，示右侧上颌窦软组织影充填，邻近骨质吸收破坏；B. 冠状面 CT 软组织窗；C. 横断面 MR T_1WI；D. 横断面 MR T_2WI；E. 横断面 MR $T_1WI+FS+C$；F. 病变的 ADC 图，示病变呈较低信号，TIC 呈速升缓降型

7. PET 扫描 因高代谢而呈 ^{18}F-FDG 高摄取，用于分期中明确有无转移。如果鳞癌起源于内翻性乳头状瘤内，两者均呈 FDG 高摄取。

8. 最佳影像学检查方法选择 多数因鼻窦炎症状而行平扫 CT 检查发现。多平面增强 MRI 显示肿瘤、神经周围侵犯，并显示咽后组淋巴结最佳。推荐平扫 T_1 或增强 T_1+ 脂肪抑制 MRI，范围从鞍底至舌骨平面。

（五）鉴别诊断

1. 鼻腔鼻窦腺癌 ①影像特征可与鳞癌类似；②筛窦多见；③强化程度一般较鳞癌明显。

2. 鼻腔鼻窦非霍奇金淋巴瘤 ①鼻腔鼻窦内信号均匀的肿块（B 细胞型）；②易于破坏鼻中隔（NK-T 细胞型）；③可与 Wegener 肉芽肿类似。

3. Wegener 肉芽肿 ①鼻中隔及鼻部其他骨质的破坏；②鼻腔鼻窦病变同时伴有肺以及肾内病变。

4. 侵袭性真菌性鼻窦炎 ①使用免疫抑制患者；②快速侵袭性破坏性病变；③可伴颈内动脉侵犯以及血栓形成。

5. 转移瘤 ①病史短，生长速度快；②病变可以多发。

（六）治疗原则

1. 联合手术及 X 线放射治疗。

2. 完整切除或内镜切除，取决于肿瘤大小及结构受累情况，X 线放射治疗可作为常规。

3. 随着对鳞癌基因学的了解,化疗逐渐普及。

(七)关键要点

原发鳞癌多见于成年男性,上颌窦内侵袭性软组织肿块,T_2 信号减低,强化程度多低于鼻腔鼻窦其他恶性肿瘤。评估邻近结构的受累情况,有无眼眶、咀嚼肌间隙、翼腭窝的侵犯;观察翼腭窝及圆孔有无骨质破坏,有无神经周围转移。

(韩晓伊　付　琳)

十一、鼻腔鼻窦腺样囊性癌

(一)概述

1. 概念　腺样囊性癌(adenoid cystic carcinoma,ACC),是一种生长较为缓慢的低度恶性肿瘤,好发于头颈部的大小涎腺以及上消化道黏膜,占涎腺肿瘤的 10%～20%,以小涎腺为多,原发于鼻腔鼻窦者较为少见。

2. 人口统计学特点　好发于中年以上,女性略多,年龄范围为 20～60 岁。

3. 病因　多数学者认为肿瘤来自涎腺导管,也可能来自口腔黏膜的基底细胞。

(二)病理学表现

1. 大体病理学表现　鼻腔鼻窦腺样囊性癌来源于鼻黏膜浆液腺、黏液腺及导管上皮,瘤细胞呈条索样排列,围成圆形或者卵圆形腔隙,呈筛孔样改变,中间有黏液,实质群集围成管状,细胞之间是索状结缔组织。

2. 组织学表现　①实体型:肿瘤细胞排列成实性团块,其内常见灶状瘤细胞破坏和筛孔样腔隙形成,分化差,预后不好;②管状型:上皮条索由基底细胞构成,其间见复层立方细胞形成腺管,肿瘤细胞分化好,预后佳;③筛状型:基底样瘤细胞排列成不规则的上皮条索,其间见圆形或椭圆形的腔隙,呈筛孔状,腔隙内是含有淡蓝色黏液样物质,上皮团周围及腔隙周围有肌上皮细胞围成,肿瘤细胞分化和预后情况介于前两者之间。

(三)临床表现

鼻腔鼻窦腺样囊性癌占头颈部 ACC 的 10%～25%。ACC 常见于成年人,以 40～70 岁居多,男女发病率无明显差异,没有明确的危险因素。ACC 生长缓慢,临床症状不典型,早期常为无痛性肿块,随着疾病的渐进性发展,患者因部位不同而出现各种症状,如位于腮腺者可见面神经麻痹,位于腭部可见溃疡或瘘管,位于喉部可见呼吸困难,位于鼻腔鼻窦时可见鼻塞、鼻出血、面部疼痛和眼部症状。

(四)影像学表现

1. 最佳诊断线索　典型者可见完全沿三叉神经走行区域的神经增粗及强化。神经侵犯是 ACC 的典型特点之一。

2. 发生部位　ACC 好发于小涎腺,是小涎腺的最常见恶性肿瘤,占 32%～71%,也是大涎腺的常见恶性肿瘤之一,另有少数可见于泪腺、耵聍腺及身体其他部位,如乳腺、气管及喉等。起源于小涎腺的ACC最常发生部位为腭,其次为鼻窦及口腔其他部位。大涎腺中最常见于腮腺,其次为颌下腺,但ACC在颌下腺恶性肿瘤中所占比例较腮腺更高,约为40%。

3. 形态学表现　大部分肿瘤呈浸润性生长,形态不规则,边界不清。

4. 病变数目　绝大多数为单发病变。

5. CT表现　低密度筛样表现,不规则团块状软组织影,增强后肿块不均匀强化,呈筛样改变;邻近窦壁骨质可呈压迫吸收及侵蚀性破坏表现。肿瘤常沿周围神经和孔道浸润性生长,多见于沿三叉神经上颌支向眶下裂、翼腭窝、圆孔、海绵窦区扩散,沿三叉神经眼支向眶上裂、海绵窦区扩散,可呈跳跃性生长,相应孔裂可扩大,呈虫蚀样改变(图1-3-41A、B)。

6. MRI表现　T_1WI呈低或等信号,T_2WI呈等、高信号,信号不均匀,内部可见高T_2WI信号囊变灶,增强后肿块不均匀强化,三叉神经和面神经及其分支常受累强化,神经支配肌肉萎缩。肿瘤呈浸润性生长,不规则,无定型,见缝就钻,可伴骨质破坏。小涎腺常分布于头颈部黏膜下,易向深部组织浸润,但很少穿破黏膜,常见血行转移,淋巴转移少见(图1-3-41C～F)。

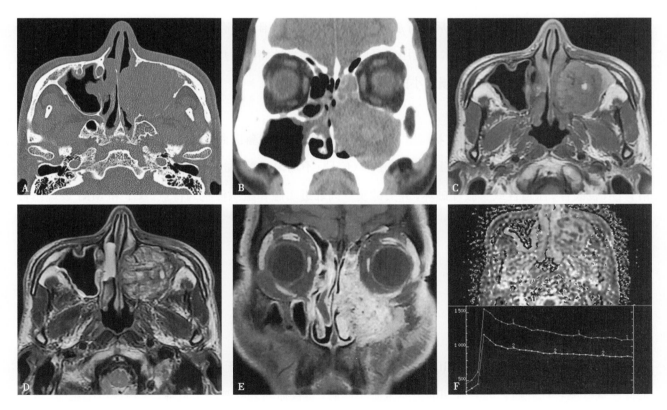

图1-3-41　鼻腔鼻窦腺样囊性癌

同一患者。A. 横断面CT骨窗,示左侧上颌窦软组织影充填,窦壁骨质吸收破坏,骨皮质毛糙,病变突入鼻腔并累及上颌窦后脂肪间隙;B. 冠状面软组织窗,示病变累及左侧鼻腔及筛窦,侵犯中、下鼻甲,分界不清,伴骨质破坏;C. 横断面MR T_1WI,示病变呈等信号;D. 横断面MR T_2WI,示病变呈混杂等高信号;E. 冠状面MR $T_1WI+FS+C$,示病变明显不均匀强化,内下壁骨质破坏、吸收;F. 病变ADC图,呈混杂略高信号,TIC呈速升流出型

7. 最佳影像学检查方法选择 MRI 对于显示病变内囊变及对周围组织累及范围显示更清楚,尤其是对肿瘤周围神经间隙及受累神经扩散范围方面显示更佳,可作为首选的检查方法。CT 能更清楚地显示骨质吸收破坏情况及骨性孔道扩大,是重要的检查手段。CT 和 MRI 的联合应用可以全面详细了解肿块的性质和侵犯范围。

(五)鉴别诊断

1. 鳞癌 发病迅速,呈不规则软组织肿块影,骨质多为溶骨性破坏,T_2WI 多为等、略低信号,增强后多为中等强化。

2. 侵袭性真菌性鼻窦炎 窦壁骨质破坏和增生硬化同时存在;病变强化更明显。

3. 非霍奇金淋巴瘤 多位于鼻腔前部,沿黏膜蔓延,鼻腔前庭、鼻翼及邻近面部软组织呈不规则增厚;中线骨质可穿孔、破坏。

4. 嗅神经母细胞瘤 发病高峰年龄为 11~20 岁及 51~60 岁,位于鼻腔顶部前 2/3;坏死相对较少,常向上突破筛板侵犯前颅窝。

(六)治疗原则

腺样囊性癌由于有沿神经生长的特点加之其解剖结构复杂,单纯手术治疗难以完全切除肿瘤,采用综合治疗方案,主张先采取手术,术后再行放疗,来消除切缘肿瘤阳性,有时也可行术前放疗来缩小肿瘤范围。现有等离子低温射频消融技术可运用于鼻腔鼻窦腺样囊性癌的治疗,其采用非传统手术的机械切割,具有切割精确、出血少、周边组织损伤小的优点。

(七)关键要点

鼻腔腺样囊性癌发展缓慢,症状隐匿,临床主要表现为鼻塞、鼻出血、头痛及面部麻木等症状。CT 和 MRI 表现为鼻腔鼻窦内不规则软组织肿块,密度(信号)不均匀,增强呈中度或显著不均匀强化;邻近骨质溶骨性、侵袭性、压迫性或膨胀性破坏,并突破窦壁向邻近窦腔和组织侵犯为特点。CT 和 MRI 表现结合临床可提示 ACC 的可能。

(韩晓伊 付 琳)

十二、嗅神经母细胞瘤

(一)概述

1. 概念 嗅神经母细胞瘤(olfactory neuroblastoma,ONB)起源于嗅神经的神经外胚层,过去被认为是良性或低度恶性肿瘤。因其确切的组织来源不明确,曾被命名为嗅神经上皮瘤、嗅神经母细胞瘤、成感觉神经母细胞瘤。1993 年世界卫生组织(WHO)肿瘤病理分类将嗅神经母细胞瘤归于神经元肿瘤,并加括号说明包括嗅神经上皮瘤。该肿瘤一般发生于鼻腔顶部、上壁,病程进展较缓慢,呈局部侵袭性生长,可侵及筛窦、上颌窦、蝶窦和额窦。

2. 人口统计学特点 该病可见于任何年龄,其中 10~20 岁、50~60 岁为双高峰,男性多见。

3. **病因**　没有明确的发病原因,起源于神经嵴的原始多能交感神经细胞,形态为蓝色小圆细胞。

（二）病理学表现

1. **大体病理学表现**　筛板区宽基底、有蒂的分叶状肿块。

2. **组织学表现**　ONB 在光镜下表现为高密度的小圆形细胞,大小一致,少数纤维状胞质,核深染,瘤细胞排列成小叶状、片状、条索状,绝大多数病例均存在,多少不一,可见到 Homer-Wright Flexner-Wintersteinei 菊形团。

（三）临床表现

嗅神经母细胞瘤发病隐匿,且大多数患者症状不明显,早期主要症状有鼻塞、鼻出血、头痛、流涕及失嗅等慢性鼻窦炎症状,其中失嗅出现率最高。进展期患者还会出现溢泪、突眼、复视和视力损害等眼部症状。极个别患者出现抽搐、意识丧失等神经精神症状。

（四）影像学表现

1. **最佳诊断线索**　常见鼻塞及鼻出血症状。多表现为以鼻腔上部及前组筛窦为中心生长的不规则形软组织肿块影,典型者跨颅内外生长。瘤内可见坏死囊变、钙化、骨化及出血,向周围结构广泛侵袭,呈浸润性生长。

2. **发生部位**　与嗅黏膜分布区一致,主要在鼻腔顶部、筛板区,少数局限于鼻腔。

3. **形态学表现**　肿瘤呈椭圆形或不规则形,侵犯颅内可见鼻腔与颅前窝肿块呈哑铃状。

4. **病变数目**　绝大多数为单发病变。

5. **CT 表现**　通常呈等密度,密度不均匀,少数伴有钙化,邻近筛板及前颅底可见骨质破坏。诸鼻甲和鼻中隔及眼眶等结构也可见骨质破坏（图 1-3-42A、B）。

6. **MRI 表现**　①肿瘤沿嗅神经走行,呈膨胀性和浸润性生长,邻近受累骨质多呈明显破坏性改变;肿瘤中心多位于鼻腔上部或前组筛窦,可跨颅内、外生长侵入前颅窝,多呈不规则形软组织肿块。②多呈 T_1WI 稍低信号,T_2WI 稍高信号,较大者边界多不清楚,信号多不均匀,可见囊变、出血、钙化及骨化区域呈低信号影。③增强扫描肿瘤呈中度至明显均匀或不均匀性强化;有时在肿瘤与脑实质交界处可见多个无明显强化的较大囊变区域;额叶脑膜受累时可见增厚并明显强化。④累及鼻旁窦时可见黏膜肿胀、增厚,且伴有分泌物潴留或继发性炎症;鼻咽部受累时可阻塞咽鼓管咽口而引起中耳乳突炎;眼眶也常有侵犯（图 1-3-42C～H）。⑤常伴有颈部淋巴结转移灶;发生远处转移时常在肺和骨内出现多发转移灶。

7. **最佳影像学检查方法选择**　冠状面 CT 可显示颅底骨质受累情况,是首选检查方法;MRI 尤其是脂肪抑制后增强 T_1WI 显示病变侵犯周围结构最佳。

（五）鉴别诊断

1. **内翻性乳头状瘤**　好发于鼻腔侧壁,特别是中鼻甲游离缘,以膨胀性生长为主,周围骨质多呈受压、吸收破坏性改变。

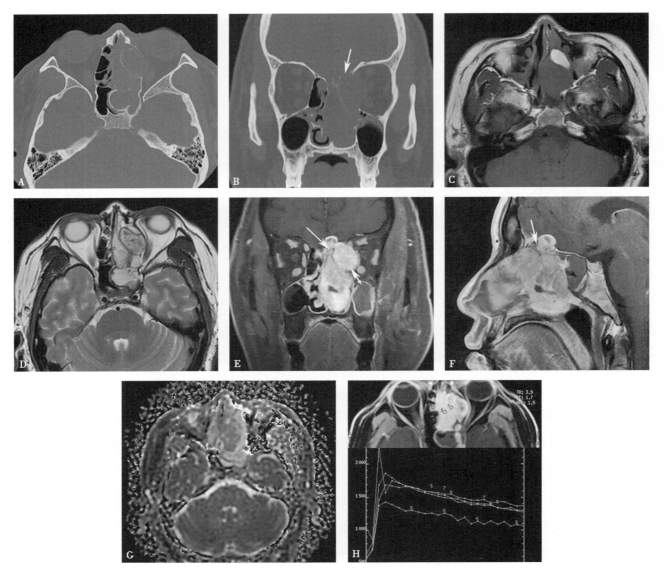

图 1-3-42　嗅神经母细胞瘤

同一患者。A. 横断面 CT 骨窗,示左侧筛窦扩张,其内可见软组织影,向后阻塞蝶筛隐窝,向内突入眶内,邻近骨质吸收、破坏,部分缺如;B. 冠状面 CT 骨窗,示筛窦病变向上破坏颅前窝底骨质(白箭),向内累及眶内,向下突入鼻腔,破坏中下鼻甲骨质;C. 横断面 MR T$_1$WI,示病变呈略低信号;D. 横断面 MR T$_2$WI,示病变呈混杂较高信号;E. 冠状面 MR T$_1$WI+FS+C,示病变明显强化,向上破坏筛骨水平板,累及嗅隐窝(长白箭)和颅内,向内突入眶内(短白箭),与内直肌分界不清;F. 矢状面 MR T$_1$WI+C,示病变向上破坏筛骨水平板前中部,累及颅内,邻近颅底脑膜增厚强化;G. 病变 ADC 图,呈等、略高信号,信号高于脑实质;H. 病变 TIC,呈速升速降型

2. 鼻腔及鼻旁窦鳞癌　多见于老年人,常见于上颌窦,其次为筛窦,多为浸润性生长,肿瘤生长迅速,骨质破坏明显,增强扫描时肿块强化程度不及嗅神经母细胞瘤明显。

3. 嗅沟脑膜瘤　中年女性多见,呈圆形或类圆形,广基底与前颅窝底相连,边界清晰,信号多均匀,邻近骨质常呈反应性增生,增强扫描呈明显均匀性强化且常见脑膜尾征。

4. 非霍奇金淋巴瘤　多位于鼻腔前部、鼻前庭、鼻翼及邻近面部软组织;无明显溶骨性骨质破坏。

5. 鼻腔横纹肌肉瘤　好发于儿童青少年,病变进展快,最终仍需病理组织学检查鉴别。

（六）治疗原则

手术切除加放射治疗,晚期或复发患者,可行化疗。

（七）关键要点

鼻腔顶前 2/3 的肿块,伴有骨质破坏,临床有失嗅、鼻塞等症状。

（韩晓伊　付　琳）

十三、鼻腔鼻窦淋巴瘤

（一）概述

1. 概念　鼻腔鼻窦淋巴瘤（nasal malignant granuloma）,淋巴瘤为发生于鼻及鼻窦淋巴细胞的恶性肿瘤,结外淋巴瘤大多数为非霍奇金淋巴瘤（NHL）,根据免疫组化分为 T 细胞淋巴瘤、B 细胞淋巴瘤和 NK-T 细胞淋巴瘤,NK-T 细胞淋巴瘤多位于鼻腔,常见于亚洲、拉丁美洲,并具有进行性血管破坏性生长方式,常引起坏死和骨侵蚀,易并发感染;我国 90% 以上鼻腔鼻窦淋巴瘤为 NK-T 细胞淋巴瘤;B 细胞淋巴瘤多位于鼻窦,北美洲和欧洲多见。

2. 人口统计学特点　多见于亚洲人、墨西哥人和南美洲人。以男性为多,男女比例约为 2∶1。平均发病年龄为 40～60 岁,也见于青年和儿童。

3. 病因　以往认为该病与感染（梅毒、结核、麻风）或自身免疫反应有关。但现在研究发现,该病 95% 以上与 EB 病毒（Epstein-Barr virus）感染有关。应用 EB 病毒编码的小 RNA 1/2（EBER 1/2）探针行核酸原位杂交,鼻 NK-T 细胞淋巴瘤组织样本呈阳性表达,EB 病毒抗体检测亦呈阳性。

（二）病理学表现

1. 大体病理学分型　结外淋巴瘤大多数为非霍奇金淋巴瘤,根据免疫组化分 T 细胞淋巴瘤、B 细胞淋巴瘤和 NK 细胞淋巴瘤,NK-T 细胞淋巴瘤多位于鼻腔。

2. 组织学表现　具有以血管为中心的多形性淋巴细胞浸润、瘤细胞浸润破坏血管继而引起坏死等特点。

（三）临床表现

最常见的体征为鼻塞、流涕、鼻出血、疼痛及鼻区或面部肿胀,检查见鼻黏膜坏死、溃疡出血,表面常有干痂或脓痂。

（四）影像学表现

1. 最佳诊断线索　原发于鼻部、面中部的进行性肉芽性溃疡应首先怀疑该病;CT 表现为鼻腔前部、鼻背及面部皮肤弥漫性软组织影。鼻腔前部或鼻中线区黏膜坏死、溃疡形成,鼻中隔骨质破坏,鼻背面颊软组织增厚要考虑 NK-T 细胞淋巴瘤;鼻窦较均匀等信号软组织肿块,周围骨质浸润性改变要考虑 B 细胞淋巴瘤。

2. **发生部位**　鼻腔前部,易累及鼻前庭、鼻翼、鼻背部及邻近面部软组织。

3. **形态学表现**　形态不规则。

4. **病变数目**　弥漫性多见,少数局限于鼻窦,上颌窦多见。

5. **CT 表现**　病变呈等密度,如与周围炎性的黏膜和分泌物混杂在一起,可见不规则低密度影;肿瘤较小时无骨质破坏,肿瘤较大时可造成骨质重塑变形和骨质侵蚀;局限型淋巴瘤骨质改变不明显,少数表现为邻近的鼻中隔及鼻甲轻微骨质侵蚀;少数淋巴瘤局限于鼻窦,其中上颌窦最常受累,CT 表现为窦腔内充以密度较均匀的软组织影,窦壁轻微骨质侵蚀,伴窦周软组织浸润;弥漫型淋巴瘤表现为鼻腔中线区及邻近鼻窦明显骨质破坏伴软组织肿块,常累及邻近的面部软组织、眼眶、鼻咽部、颞下窝、翼腭窝等(图 1-3-43A)。

6. **MRI 表现**　肿块呈等 T_1、等 T_2 信号,信号均匀,增强后轻到中度强化。DWI 呈明显高信号,ADC图信号减低(图 1-3-43B～F)。

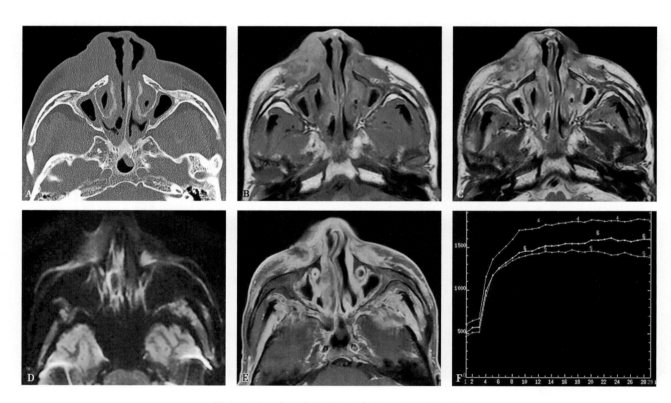

图 1-3-43　鼻腔鼻窦淋巴瘤(NK-T 细胞淋巴瘤)

同一患者。A. 横断面 CT 骨窗,示双侧面颊部软组织弥漫性增厚,右侧为著,鼻中隔及双侧下鼻甲软组织略增厚,邻近骨质略增生硬化;B. 横断面 MR T_1WI,示病变呈等信号,双侧颞下窝受累;C. 横断面 MR T_2WI,示病变呈等信号;D. DWI,示病变呈较高信号;E. 横断面 MR T_1WI+FS+C,示病变呈中等不均匀强化,右侧面颊部病变可见坏死区;F. 病变 TIC,呈速升缓降型

7. **最佳影像学检查方法选择**　NK-T 细胞淋巴瘤选用 CT,B 细胞淋巴瘤则选用 MRI。CT+MRI 联合使用有助于显示肿瘤的范围,为肿瘤分期提供准确可靠依据。

（五）鉴别诊断

1. **鼻息肉**　多发生于中鼻道、下鼻道后端,增强表现为周边黏膜强化。

2. **内翻性乳头状瘤**　多起源于中鼻甲附近的鼻腔外侧壁,无论肿瘤大小均呈分叶状,MR T_1WI 增强脑回征是其特征性表现,MR T_2WI 为等信号,呈中等强化,CT 显示病变根部骨质增生硬化。

3. **血管瘤**　年轻人多见,中下鼻甲周围好发,T_2WI 呈高信号,增强后呈显著强化。

4. **鼻腔鳞状细胞癌**　为明显的溶骨性骨质破坏,骨质破坏较严重,颈部淋巴结转移表现为中心有坏死区。

5. **Wegener 肉芽肿**　发生于中下鼻甲和鼻中隔,常累及肺和肾等。

（六）治疗原则

免疫组化明确淋巴瘤类型,根据不同类型确定不同化疗方案。

（七）关键要点

鼻腔前部或鼻中线区黏膜坏死、溃疡形成,鼻中隔骨质破坏,鼻背面颊软组织增厚要考虑 NK-T 细胞淋巴瘤;鼻窦较均匀等信号软组织肿块,周围骨质浸润性改变要考虑 B 细胞淋巴瘤。

（韩晓伊　付　琳）

十四、鼻腔鼻窦横纹肌肉瘤

（一）概述

1. **概念**　横纹肌肉瘤（rhabdomyosarcoma,RMS）是儿童和青少年最常见的软组织恶性肿瘤,起源于将分化为横纹肌的未成熟间叶细胞,分为胚胎型、腺泡型、多形性型,其中胚胎型是头颈部横纹肌肉瘤最常见的类型,约占60%。该病恶性程度高,进展迅速。

2. **人口统计学特点**　不同组织类型与发病年龄及部位相关,胚胎型最常见,占总数的50%～60%,多见于 4 岁以下婴幼儿和儿童,且年龄越小预后越差,好发于泌尿生殖道以及头颈部,如眼眶和脑膜;腺泡型以 10～20 岁青少年多见,好发四肢和躯干;多形性型见于中老年,好发于四肢。发生于鼻腔鼻窦的横纹肌肉瘤较为罕见,仅占此部位肉瘤的 1.5%,以青少年多见,也可见于成年人,12 岁以上的患者中男性略多于女性。

3. **病因**　鼻腔鼻窦横纹肌肉瘤的发病机制尚不清楚,但存在许多假说。人们普遍认为横纹肌肉瘤的产生是由于骨骼肌祖细胞生长和分化的调节紊乱。

（二）病理学表现

1. **大体病理学表现**　鼻腔横纹肌肉瘤外观呈暗红色或息肉样新生物,质脆、易出血。

2. **组织学表现**　鼻部胚胎性横纹肌肉瘤的典型结构是在疏松黏液间质中分布小圆形或梭形非分化细胞,掺杂有少量圆形、带状或蝌蚪状横纹肌母细胞,部分胞质内见横纹结构,肿瘤细胞间有丰富的血管,个别病例有出血。它有两个亚型,分别是葡萄簇型和梭形细胞型。葡萄簇型位于黏膜表面下,外生性生长,呈葡萄状；梭形细胞型可见大小一致的嗜酸型梭形细胞紧密排列成束状或席纹状结构。腺泡型主要由圆形、大的未分化梭形细胞组成，掺杂部分嗜酸性横纹肌母细胞和多核巨细胞，沿纤维结缔组织和血管排列成腺泡状结构。多形性型由各种不同分化程度的横纹肌母细胞组成，以发育后期的横纹肌母细胞为主要成分，异型性明显，排列紊乱。

（三）临床表现

主要症状有鼻塞、流涕、涕中带血，侵犯鼻窦或颅底时出现头痛，侵犯眼眶时出现眼球突出、流泪、视力障碍等，体检发现鼻腔内有暗红色或息肉样新生物，质脆、易出血。梭形细胞型预后相对较好，其次是胚胎型，腺泡型预后最差，影响预后的主要因素是局部复发和远处转移。

该病分为四期：Ⅰ期，局限性，即肿瘤局限，可完全切除，区域淋巴结未受侵犯；Ⅱ期，区域性，即肿瘤局部浸润，周围组织或区域淋巴结受侵；Ⅲ期，广泛性，即不能完全切除或仅做活检，肉眼可见残留；Ⅳ期，已有远处转移。

（四）影像学表现

1. 最佳诊断线索　鼻腔鼻窦不规则软组织肿块，进展迅速，T_2WI 呈稍高信号，DWI 显示明显弥散受限。与该部位上皮源性恶性肿瘤相比，病变更易累及颅内。

2. 发生部位　可发生于任何部位，最常见起源于鼻腔和筛窦，其次为海绵窦，也可位于鼻腔中后段，向后达后鼻孔。

3. 形态学表现　肿瘤可呈类圆形，但多数肿块被发现时已很大，呈浸润性生长，形态不规则，边界不清。

4. 病变数目　绝大多数为单发病变。

5. CT 表现　①平扫表现：与肌肉比较，多数呈等密度，部分呈稍低密度，密度均匀或不均匀，可伴更低密度区，若有出血则见斑片状高密度区。受累骨质以广泛侵蚀性吸收破坏为主，可伴有压迫吸收，以鼻甲、鼻中隔、筛窦间隔、眼眶内壁和上颌窦内壁受累较常见（图 1-3-44A、B）。肿瘤发展迅速，可侵犯周围结构，筛窦区肿块最常见侵犯同侧眼眶，可呈结节状突入或广泛浸润眼眶鼻侧肌锥外间隙，鼻腔筛窦的肿块常经窦口长入上颌窦内，或直接破坏上颌窦内壁侵入窦腔，鼻腔中后段肿块常经后鼻孔侵犯鼻咽腔内。②增强扫描表现：病变呈中等强化，强化不均匀，较大肿块内常见低密度液化坏死区。

6. MRI 表现　① T_1WI 表现：与脑灰质信号相比，肿瘤实质部分呈略低或等信号，常伴更低信号区，有时可见小片高信号出血灶；② T_2WI 表现：与脑灰质信号相比，呈等或略高信号，胚胎型内部疏松的黏液间质成分或液化坏死灶形成更高信号区，信号不均匀；③增强扫描：病变呈不均匀强化，散在大小不等低信号未强化区。MRI 增强扫描更能清晰显示颅内侵犯，特别是冠状面及矢状面图像，表现为颅底骨低信号带中断，额颞叶表面脑膜增厚强化，脑组织受压，侵犯海绵窦区可见包绕流空动脉的软组织肿块，若侵犯脑实质，脑内可见水肿带（图 1-3-44C～F）。

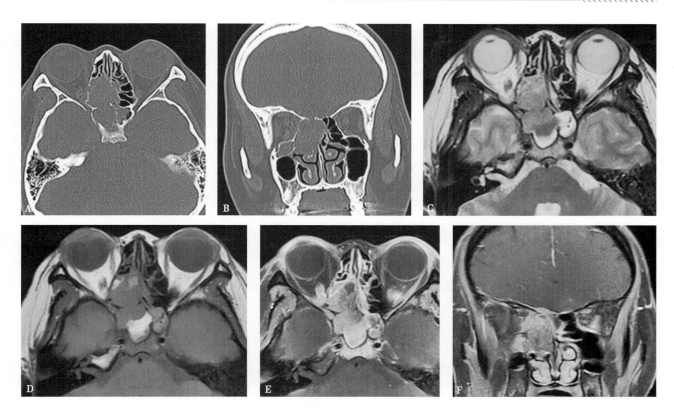

图 1-3-44　鼻腔鼻窦横纹肌肉瘤

同一患者，女，25 岁。A. 横断面 CT 骨窗，示右侧蝶、筛窦可见软组织密度肿块，周围侵蚀性骨质破坏；B. 冠状面 CT 骨窗，示病变破坏颅前窝底骨质；C. 横断面 MR T_2WI，示病变呈等信号；D. 横断面 MR T_1WI，示病变呈等信号；E. 横断面 MR T_1WI＋FS＋C，示病变呈中等明显不均匀强化；F. 冠状面 MR T_1WI＋C，示病变累及前颅底脑膜及眶尖区

7. 最佳影像学检查方法选择　首选 MRI，有助于判断肿瘤性质及清晰显示肿瘤侵犯范围。CT 可以清楚显示骨质改变。CT 联合 MRI 可以全面详细地评估肿瘤，有助于临床治疗方案的制订。

（五）鉴别诊断

1. 嗅神经母细胞瘤　①发病高峰年龄为 11～20 岁及 51～60 岁；②位于鼻腔顶、嗅裂区和筛窦，呈不均匀强化，边界不清，易向上侵犯颅前窝；③坏死相对较少，对于不典型者鉴别诊断较为困难。

2. 非霍奇金淋巴瘤　①多位于鼻腔前部、鼻前庭、鼻翼及邻近面部软组织，沿黏膜弥漫性浸润生长；②无明显溶骨性骨质破坏。

3. 鼻腔恶性上皮性肿瘤　①多位于鼻腔、上颌窦和筛窦，常侵犯两个或以上窦腔，形态不规则，边界不清，呈不均匀强化，常见液化坏死区，骨壁呈侵蚀性吸收破坏；②发病年龄不是儿童或青少年。

（六）治疗原则

1. 鼻腔鼻窦横纹肌肉瘤多采取综合治疗，包括根治性外科手术、大剂量放疗、系统化疗。

2. 术前常接受 4～8 个周期的新辅助化疗，以增加局部手术的切除率。

3. 复发或转移病例可尽量手术切除局部病灶，并施以补救性化疗。

4. 随着分子生物学研究的发展，头颈部横纹肌肉瘤的生物治疗发展迅速，部分研究初见成效。

（七）关键要点

1. 横纹肌肉瘤比较少见，是儿童和青少年较常见的软组织恶性肿瘤，进展迅速。

2. 常位于鼻腔中上段和筛窦区，生长迅速，形态不规则，边界不清，不均匀强化，骨质侵蚀性吸收破坏，可广泛累及周围结构。

3. 与该部位上皮源性恶性肿瘤相比，病变更易累及颅内，ADC 值更低。

（王 潇 付 琳）

十五、鼻腔鼻窦内翻性乳头状瘤恶变

（一）概述

1. **概念** 鼻腔鼻窦内翻性乳头状瘤（sinonasal inverted papilloma，SNIP）是鼻腔鼻窦最常见的良性肿瘤之一，其有潜在的复发和癌变倾向的特征。其恶变率高达 10%。

2. **人口统计学特点** 该病多见于 40 岁以上，以 50～60 岁发病率最高，男女比例为 3∶1。

3. **病因** 有研究表明人乳头状瘤病毒（human papilloma virus，HPV）感染与 SNIP 的发生、复发及癌变相关，可能是因为 HPV 感染介导的细胞凋亡下调而引起，其中 CD44、p53 等可能参与 SNIP 的恶变。

（二）病理学表现

1. **大体病理学表现** 肿物为红色或淡红色，质软或偏韧，易出血，表面光滑或呈颗粒状，可有恶臭分泌物或灰白色污秽苔状物附着。

2. **组织学表现** 包括异型性、非典型增生以及癌变，癌变中鳞状细胞癌最常见，其次是腺癌，罕见小细胞癌。肿瘤细胞呈内翻性乳头状生长，部分乳头粗大、融合成片，细胞排列极向紊乱、异型性明显。

（三）临床表现

SNIP 恶变可能通过两个途径发生，一是 SNIP 和恶性肿瘤可能同时发生在一个病损中，二是在已切除的 SNIP 位置发生恶性肿瘤。

临床表现无特异性，可出现单侧持续性鼻塞、流脓涕，伴嗅觉减退等，恶变后可出现症状明显加重，或出现新的症状，例如涕中带血、头痛、视力下降、面部麻木等。有研究提示下列情况应怀疑恶变：①全部切除后迅速复发；②较快侵犯邻近组织；③反复鼻出血；④头面部疼痛示有骨和神经受累。

（四）影像学表现

1. **最佳诊断线索** 肌锥内间隙的单发圆形或椭圆形肿块，动态增强扫描表现为渐进性强化征象。

2. **发生部位** 最常见于鼻腔外侧壁或鼻窦，以上颌窦和筛窦最为常见。恶变者常累及眼眶、颅底等结构。

3. **CT 表现** 可出现眶纸板、前颅底、额窦中隔等结构的骨质破坏。肿瘤易向眼眶、面颊部、翼腭窝、颞下窝及颅内等邻近结构侵犯（图 1-3-45A、B）。

4. **MRI 表现** 内翻性乳头状瘤与内翻性乳头状瘤恶变的常规 MRI 信号特点无明显差异，均表现为

等低 T_1 信号、等高 T_2 信号，增强后不均匀强化。有研究显示，病变内部出现坏死、脑回征缺失、眼眶受累均可以提示内翻性乳头状瘤恶变，有较高的特异度，但是敏感性不高。除此之外，TIC 曲线以流出型为主，ADC 值较低也具有一定提示意义（图 1-3-45C～F）。

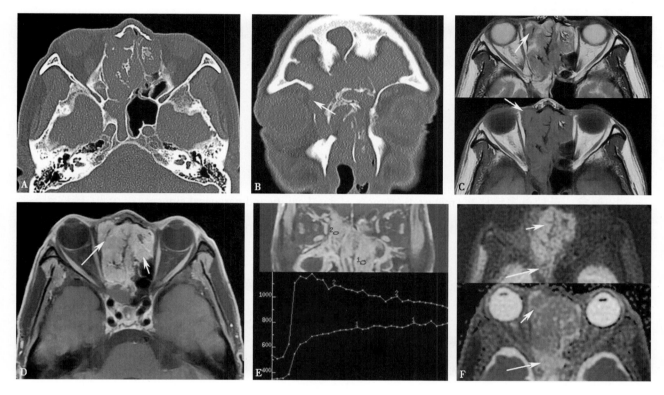

图 1-3-45 鼻腔鼻窦内翻乳头状瘤恶变

术后病理为内翻性乳头状瘤癌变。A、B. 横断面和冠状面 CT 骨窗，示右侧筛窦及蝶窦可见软组织影充填，向右侵及眶内（白箭），邻近骨质侵蚀性破坏伴增生，骨皮质毛糙；C. 横断面 MR T_2WI 和 T_1WI，示病变均呈等信号，累及眼眶及内眦皮下（白箭）；D. 横断面 MR T_1WI＋FS＋C，示病变呈中等强化（长、短白箭）；E. 侵及眶内及颅底部分病变 TIC，呈速升流出型，左侧鼻腔病变呈持续上升型；F. 示病变弥散轻微受限（短白箭），右侧蝶窦阻塞性炎症 ADC 图呈高信号（长白箭）

5. 最佳影像学检查方法选择 多参数 MRI 在内翻性乳头状瘤与内翻性乳头状瘤恶变的诊断及鉴别诊断中具有重要价值。CT 可显示周围骨质改变，对病变性质具有一定提示意义。

（五）鉴别诊断

1. 鼻窦息肉 ①CT 表现为低密度，一般无骨质破坏；②T_2WI 多为明显高信号，增强后边缘强化，内部无强化。

2. 青少年鼻咽纤维血管瘤 ①常发生于男性青少年；②病变中心位于鼻腔后外侧的蝶腭孔，早期可累及翼腭窝，可沿翼腭窝周围的孔道蔓延生长，累及范围较广；③MRI 表现为特征的胡椒盐征。

3. 淋巴瘤 ①好发于中年男性；②相邻骨质破坏少见，可向周围侵犯；③T_1WI、T_2WI 信号较均匀。

（六）治疗原则

1. 该病在治疗上应以积极的手术治疗为主，必要时辅以放、化疗。

2. 对于 SNIP 恶变的手术治疗已由传统的开放术式发展为微创的鼻内镜手术或内镜辅助下联合手术治疗。

3. 综合治疗已成为提高生存率的主要治疗方式。手术＋术后放疗是最有效的治疗方案。

（七）关键要点

鼻腔鼻窦内翻性乳头状瘤具有潜在的复发和癌变倾向的特征。影像上，病变内部出现坏死、脑回征缺失、眼眶受累、TIC 曲线以流出型为主、ADC 值较低对于提示恶变具有一定意义。

（王　潇　付　琳）

十六、鼻腔鼻窦转移瘤

（一）概述

1. **概念**　鼻腔鼻窦转移瘤（metastatic tumors of nasal cavity and paranasal sinuses）很少见，转移到鼻腔鼻窦最常见的原发恶性肿瘤是肾癌，其次为起源于支气管和乳腺的肿瘤等。最常见的部位是上颌窦，其次是筛窦和蝶窦，较少见的是额窦、鼻中隔和鼻甲。

2. **人口统计学特点**　由于原发肿瘤多见于中老年人，所以转移瘤也以 40 岁以上人群为主；男女比例由原发肿瘤而定。

3. **病因**　肿瘤转移至鼻腔鼻窦的具体机制目前尚不明确。对于肾癌转移至鼻腔鼻窦的机制，有研究报道，因为鼻腔血供丰富，无静脉瓣膜的椎静脉丛在每一个节段水平与肋间静脉、奇静脉系统和腔静脉等形成交错的血管网，增加胸腔及腹腔内压力可使癌细胞进入椎静脉丛，通过翼丛、海绵窦及咽丛等扩散至头面部，出现鼻腔鼻窦区域的逆行播散。

（二）病理学表现

鼻腔鼻窦转移瘤与原发部位肿瘤有相似的组织学改变。例如，肾透明细胞癌：瘤细胞呈弥漫性、腺泡状、管状、乳头状和肉瘤样排列，胞质透明，间质内薄壁小血管丰富；肝细胞癌：瘤细胞较大，呈多边形，核大，核仁明显，呈索状生长。

（三）临床表现

临床表现与原发肿瘤相似，鼻科常见的症状主要为鼻塞、反复鼻出血、鼻部肿胀，侵犯眼眶可引起眼球突出、视力下降，侵犯颅底引起头痛、脑神经受累症状。体检可见到鼻腔内红色新生物，表面欠光整，可覆盖坏死物，触之易出血。

（四）影像学表现

1. **最佳诊断线索**　位于筛窦、上颌窦并累及多个解剖结构交界区，以骨质破坏为中心的富血供软组织肿块。

2. **发生部位**　肾癌常转移至鼻腔、上颌窦和筛窦，前列腺癌和肺癌易转移至蝶窦。瘤体较大时可以累及多个窦腔的交界区，以蝶筛区最多见，还可以累及颅内和眼眶等结构。

3. **形态学表现**　肿瘤在窦腔内形成类圆形或不规则的软组织肿块，呈浸润性生长，边缘模糊不清。

4. **CT表现**　①平扫表现：与肌肉相比，病变呈等密度，密度欠均匀。位于上颌窦和筛窦的肿块可致窦腔膨胀，窦壁骨质侵蚀性吸收破坏；另一种常见侵犯方式为肿瘤先侵犯窦壁骨质，表现为骨壁毛糙，在骨壁周围形成软组织影；该征象一方面提示肿瘤恶性程度高，另一方面提示肿瘤可能起源于窦壁骨质或黏膜；部分病例还可合并成骨性改变，形成放射状骨膜反应（图1-3-46A、B）。②增强扫描表现：肿瘤血供均非常丰富，增强后呈中等以上不均匀强化。

5. **MRI表现**　①T_1WI表现：与脑灰质信号相比，病变呈等或略低信号；②T_2WI表现：与脑灰质信号相比，病变呈等或等高信号，可伴出血，液化坏死或囊变；③动态增强扫描表现：肿瘤血供非常丰富，增强后呈中等以上不均匀强化，动态增强扫描曲线可呈速升流出型、速升平台型（图1-3-46C～G）。

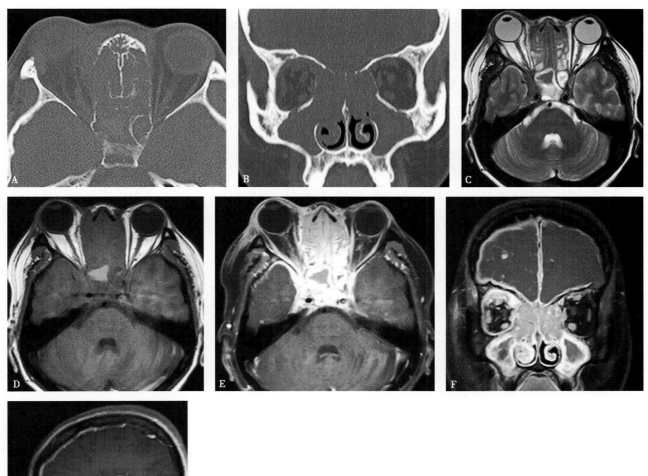

图1-3-46　鼻腔鼻窦转移瘤

同一患者，有乳腺癌病史，女，41岁。A、B.横断面及冠状面CT骨窗，示双侧筛窦及鼻腔弥漫性软组织肿块，周围骨质呈侵蚀性破坏，边缘毛糙；C.横断面MR T_2WI，示病变呈等信号；D.横断面MR T_1WI，示病变呈等信号；E～G.横断面MR $T_1WI+FS+C$、冠状面及矢状面MR T_1WI+C，示病变呈明显不均匀强化，累及双侧眼眶、海绵窦，同时伴有脑内多发转移瘤，脑膜弥漫性增厚强化

6. 最佳影像学检查方法选择　首选 MRI，可以明确肿瘤的发生部位、侵犯范围及信号特点。部分转移瘤首先表现为骨质侵犯，软组织肿块不明显，CT 更容易做出明确诊断。CT 和 MRI 的联合应用可以全面详细判断病变的性质和侵犯范围。

（五）鉴别诊断

主要与鼻部原发恶性肿瘤进行鉴别。

1. 就诊时病变范围常常较大，可以占据某一个或多个窦腔，伴有骨质破坏。

2. 鳞癌在 T_2WI 上常表现为低信号。

3. 腺癌或腺样囊性癌在 T_2WI 上呈混杂略高信号；腺样囊性癌常具有沿神经跳跃性侵犯的特点。

4. 淋巴瘤骨质破坏程度与肿块大小不成比例，即肿块较大而骨质破坏不明显。

5. 黑色素瘤常表现为典型的短 T_1、短 T_2 信号，强化程度不及转移瘤。

6. 嗅神经母细胞瘤常有沿嗅神经向颅内蔓延的倾向。

（六）治疗原则

对于恶性肿瘤鼻腔鼻窦转移癌患者，临床医师应根据原发肿瘤类型的不同，以改善患者的生存质量、延长生命为治疗目的，并根据患者的具体情况选择合适的治疗方案。例如肾透明细胞癌鼻腔鼻窦转移癌对传统放、化疗均不敏感，转移灶切除术是其主要治疗手段，术前行肿瘤供血动脉栓塞可有效减少术中出血。

（七）关键要点

1. 40 岁以上中老年人，有原发肾、肝、肺、乳腺、前列腺或肠癌病史。

2. 有鼻塞、鼻出血、面部麻木及胀痛等临床表现。

3. 位于筛窦、上颌窦，可累及多个解剖结构交界区。

4. 以骨质破坏为中心的富血供软组织肿块。

5. 对于有原发肿瘤病史的患者，无论原发肿瘤病史时间长短，均应把转移瘤放到鉴别诊断的首要位置。

（王　潇　付　琳）

十七、鼻腔鼻窦黑色素瘤

（一）概述

1. 概念　恶性黑色素瘤是起源于黑色素细胞的高度恶性肿瘤，多数位于皮肤，少数位于黏膜。鼻腔鼻窦恶性黑色素瘤（sinonasal mucosal malignant melanoma, SMMM）是一种罕见的肿瘤，多由神经嵴衍生而来，是一类起源于成色素细胞和痣细胞的恶性肿瘤，占鼻腔鼻窦原发性肿瘤的 3.5%～4.0%；其病程进展快，预后差，易局部复发及转移，5 年生存率 <5%。

2. 人口统计学特点　好发年龄为 40～70 岁，无明显性别差异。

（二）病理学表现

1. 大体病理学表现　呈实性息肉状，或无蒂与表面上皮连续，随色素含量多少可呈黑色、棕黄色、灰白色或淡红色，肿块质地脆，触之易出血，表面常有溃疡。

2. 组织学表现　典型者可见大量黑色素沉着，但也有相当数量肿瘤仅有轻微或无色素沉着。细胞形态分为大上皮样细胞型、小淋巴细胞型和梭形细胞型。组织化学显示肿瘤嗜银染色阳性，免疫组化显示S-100蛋白、HMB-45和波形蛋白染色阳性。电镜下观察到前黑色素小体和黑色素小体有助于诊断无色素型黑色素瘤。

（三）临床表现

表现为一侧进行性鼻塞、反复涕中带血，初发症状不典型，易误诊。肿瘤进展后可侵犯同侧眼眶，引起复视、眼痛、眼球移位等症状，侵犯颅内引起不同程度的头痛。早期即可发生转移，颌下、颈部可扪及肿大淋巴结，还可出现远处转移，预后差。

（四）影像学表现

1. 最佳诊断线索　单侧发病，形态欠规则，易侵犯周围组织。肿瘤无钙化、囊变。典型MRI信号特征为T_1WI呈高信号，T_2WI呈低信号。

2. 发生部位　多起源于鼻腔，以鼻中隔前下部最常见，其次是鼻腔外侧壁、中和下鼻甲。鼻窦以上颌窦好发，也可联合发生，较大的肿瘤可累及多个鼻窦，但通常为同侧。

3. 形态学表现　肿块形态欠规则，边界不清晰。

4. CT表现　①平扫表现：与肌肉比较，病变呈中等密度，密度不均匀，可伴高密度瘤内出血，通常无钙化；骨质侵犯以浸润性吸收为主，中鼻甲、钩突、筛窦间隔、上颌窦内壁较为常见（图1-3-47A）。②增强扫描表现：病变呈中等不均匀强化，可伴低密度液化坏死区。鼻腔内肿瘤可经后鼻孔侵入鼻咽腔，筛窦肿瘤可累及同侧眼眶，上颌窦肿瘤向上侵犯眼眶下壁，鼻窦、筛窦较大占位可突破筛板侵入前颅窝。

5. MRI表现　目前根据MRI的不同表现可将其分为四型：①黑色素型，T_1WI呈高信号，T_2WI呈低信号（图1-3-47B、C）；②非色素型（少或不含黑色素），T_1WI呈稍高、等信号，T_2WI呈高、等T_2信号；③出血型，表现为不同出血时期的MRI特征；④混合型，T_1WI及T_2WI均呈混杂信号。鼻腔鼻窦恶性黑色素瘤以非色素型及混合型较常见，单纯的出血型罕见。增强后多数肿块呈轻到中等强化，少数可较明显强化，强化不均匀，并伴有未强化低信号区（图1-3-47D）。

6. 最佳影像学检查方法选择　典型黑色素瘤在MRI上具有特征性信号表现，应作为首选检查方法。CT可以显示肿瘤对骨质侵犯情况，有助于良、恶性鉴别，是重要的补充方法。CT联合MRI可以全面详细评估肿瘤，有助于临床治疗方案的制订。

（五）鉴别诊断

1. 内翻性乳头状瘤　①最常见的良性肿瘤，好发于30～50岁的男性；②多见于单侧鼻腔侧壁，呈膨胀性生长，邻近骨质压迫吸收；③MRI具有典型的脑回样强化方式。

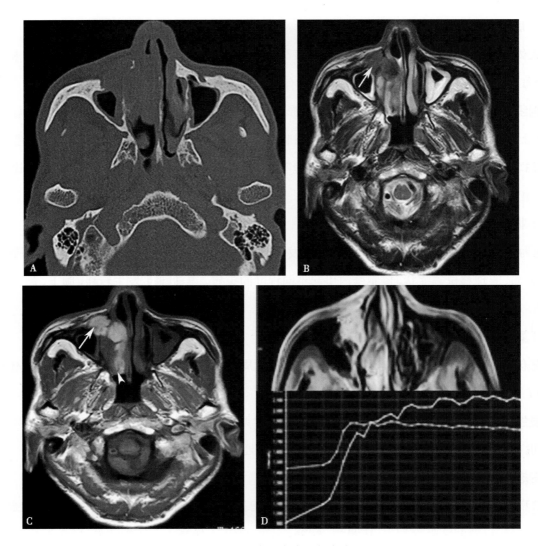

图 1-3-47　鼻腔鼻窦黑色素瘤

同一患者，男，71 岁。A. 横断面 CT 骨窗，示右侧上颌骨额突区不规则软组织肿块，周围溶骨性骨质破坏，残存骨质边缘整齐，呈刀切样改变，无硬化边；B. 横断面 MR T_2WI，示病变为不均匀较低信号；C. 横断面 MR T_1WI，示病变呈较高信号；D. 示病变中度到明显强化，TIC 呈速升缓降型

2. 鼻腔鳞癌　最常见的恶性肿瘤，发病年龄较大，病程短。① CT 表现为鼻腔内密度不均匀的不规则肿块，呈浸润性生长，邻近骨质溶骨性破坏明显；②肿块在 MR T_1WI 呈中等信号，在 T_2WI 呈高信号，因出血、坏死常导致信号不均匀，增强后呈不均匀强化。MRI 表现与无色素型相似，需病理检查鉴别。

3. 淋巴瘤　①好发于鼻腔前部，骨质破坏不明显，通常保留原骨骼形态及邻近皮肤改变为该病鉴别的重要特征；②肿块在 MR T_1WI 呈等低信号，T_2WI 以等高信号为主，信号均匀，增强后呈轻、中度强化。

（六）治疗原则

1. 肿瘤根治性切除是头颈部恶性黑色素瘤现有的最有效的方法，手术切除需达到安全切缘，保证切缘阴性至关紧要。

2. 头颈部恶性黑色素瘤对放疗敏感性差，但对于切缘阳性、颈淋巴结转移、复发或者晚期的辅助或姑息治疗时,可加以辅助放疗。

3．化疗一般用于中晚期患者的姑息治疗,目前免疫与靶向药物联合应用的疗效正在研究中。

（七）关键要点

1．40 岁以上中老年较多见。临床症状为一侧鼻塞、鼻出血,或伴有头痛。

2．鼻腔内黑色、黑褐色或淡红色新生物。

3．多位于一侧鼻腔中后段,或鼻腔筛窦内。

4．形态欠规则,易侵犯周围组织。肿瘤无钙化、囊变。典型 MRI 信号特征为 T_1WI 呈高信号,T_2WI 呈低信号。

（王　潇　付　琳）

十八、鼻腔鼻窦骨巨细胞瘤

（一）概述

1．**概念**　骨巨细胞瘤(giant cell tumor of bone,GCT)是一种常见的起源于骨髓结缔组织内间充质细胞的肿瘤,因含有大量多核巨细胞而得名。好发于长管状骨骨端,最常发生部位为股骨远端、胫骨近端,其次为桡骨远端、肱骨近端等,也可发生于手足骨、椎体、肋骨、颅骨。颅骨中,发生于蝶骨或颞骨较为常见,而发生于鼻窦诸骨者罕见。

2．**人口统计学特点**　好发于 20～40 岁青年,女性有好发倾向。

（二）病理学表现

1．**大体病理学表现**　肿瘤无明显包膜,质韧,呈灰白色或暗红色,血供丰富。

2．**组织学表现**　病理特点是生长活跃,对骨质呈侵蚀性破坏。其生物学行为是生长较快,局部有一定的侵袭性,易复发,具有恶性倾向。主要由单核基质细胞和多核巨细胞组成;Ⅰ级为良性肿瘤,Ⅱ级为生长活跃或侵袭性肿瘤,Ⅲ级为恶性肿瘤。

（三）临床表现

临床表现无明显特异性,症状因肿瘤所在部位及侵犯破坏范围不同而异。发生于鼻腔鼻窦者,可出现鼻塞、流涕、嗅觉减退等症状,累及眼眶者,可伴视力下降等眼部症状。颅骨 GCT 的首发症状常为头痛,其次则为累及脑神经受损症状。如蝶骨 GCT 可累及Ⅱ～Ⅵ对脑神经,位于蝶鞍区的 GCT 向两侧可侵犯海绵窦、向上可侵犯垂体、向下可侵犯蝶窦、筛骨、鼻腔。因此,蝶骨 GCT 临床上表现为头痛、视力障碍、眼球运动障碍、面部感觉障碍、垂体功能异常、嗅觉障碍和鼻塞等。

（四）影像学表现

1．**最佳诊断线索**　囊状膨胀性或溶骨性骨质破坏区,病灶内无钙化,少有硬化边。MRI 信号混杂。

2．**CT 表现**　非管状骨骨巨细胞瘤的影像学表现与长管状骨大致相仿,表现为囊状膨胀性骨质破坏或溶骨性骨质破坏,部分病灶内见骨嵴,多不贯穿病灶。病灶内无钙化,边缘清楚或模糊,少有硬化边。

病变骨有不同程度的膨胀，骨壳完整或残缺；可形成局限性软组织肿块；病灶内可有液 - 液平面。肿瘤位于不规则骨者病灶膨胀程度较长管状骨轻，皂泡状改变不明显，而溶骨性改变更显著（图 1-3-48A、B）。

3. MRI 表现　① T_1WI 表现：与周围软组织相比，病变多表现为低信号或中等信号。② T_2WI 表现：常表现为信号不均，呈低、等、高混杂信号，出血、液化、坏死常见，少有周围软组织肿块；可有病变内部多房状结构，周围可见低信号环；少数情况下，病变内可见液 - 液平面，有文献考虑此为合并了动脉瘤样骨囊肿。③增强扫描：肿瘤实质部分呈显著强化，而坏死、出血、囊变区无强化（图 1-3-48C～F）。

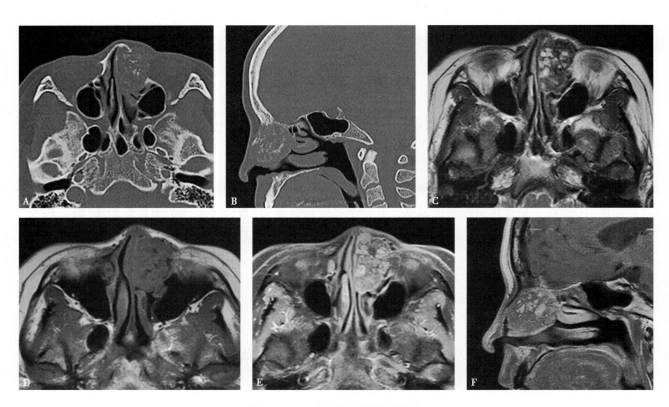

图 1-3-48　鼻腔鼻窦骨巨细胞瘤

同一患者。A、B. 横断面及矢状面 CT 骨窗，示左侧筛窦前部可见溶骨性骨质破坏，内部多发高密度影，无明显硬化边；C. 横断面 MR T_2WI；D. 横断面 MR T_1WI，示病变信号不均匀，内可见多发囊变区及不规则结节状低信号；E. 横断面 MR $T_1WI＋FS＋C$；F. 矢状面 MR $T_1WI＋C$，示病变呈中等不均匀强化

4. 最佳影像学检查方法选择　CT 和 MRI 相结合为首选。CT 可清楚显示周围骨质破坏程度，MRI 可准确定位，明确周围组织侵犯程度并帮助进行定性诊断。联合两者有助于手术方案制订。

（五）鉴别诊断

1. 巨细胞修复性肉芽肿　①与外伤致骨内出血引起的修复性反应有关；②好发于上颌骨、下颌骨，颅底骨少见，儿童与青少年好发；③ CT 表现为膨胀性骨质破坏，无硬化边及骨膜反应，灶内无骨嵴；④可伴瘤内出血及骨化，MR T_1WI、T_2WI 均为低信号。

2. 内翻性乳头状瘤　①起源鼻腔及鼻窦的黏膜上皮组织，好发于中年；②灶内无分隔，骨质破坏无特异性，偶可见骨质硬化。

3. 神经鞘瘤　①沿鼻腔纵轴呈匍匐性生长，形似哑铃状，边界清楚，囊变较为常见；②增强后实质部分明显均匀强化，周围骨质呈压迫吸收改变。

4. 淋巴瘤　①好发于中年男性；②相邻骨质破坏少见，可向周围侵犯；③ T_1WI、T_2WI 信号较均匀，少见钙化、坏死、囊变。

（六）治疗原则

1. 该病最积极的治疗方法为手术切除。

2. 术后是否放疗目前尚未统一。有报道放疗对 GCT 不敏感，且会诱导肿瘤发生肉瘤样变性，而且肿瘤复发后恶性程度显著增加。

3. 大多数学者主张对未能完全切除的肿瘤进行放疗。

（七）关键要点

1. 发生于鼻腔鼻窦的骨巨细胞瘤罕见。

2. 影像学表现为囊状膨胀性或溶骨性骨质破坏区，病灶内无钙化，少有硬化边；MRI 信号混杂。

3. 当遇到发生于罕见部位而具有典型 GCT 影像学表现的病变应考虑到 GCT 的可能。

（王　潇　付　琳）

十九、鼻腔鼻窦骨肉瘤

（一）概述

1. 概念　骨肉瘤（osteosarcoma）是一种高度恶性的骨组织肿瘤，起源于骨或软组织，特点为增生的肿瘤细胞可以产生肿瘤性骨样组织和不成熟的骨组织。WHO 将骨肉瘤定义为肿瘤细胞直接产生骨样基质或骨组织原发于骨的恶性肿瘤。

2. 人口统计学特点　好发于 30 岁左右患者，男性略高于女性。

3. 病因　病因不明，与外伤、放疗、佩吉特（Paget）病、纤维异常增殖症有一定关系。鼻咽癌放疗后，照射野附近易诱发鼻腔鼻窦骨肉瘤。

（二）病理学表现

1. 大体病理学表现　大体外观肿瘤为灰白、灰红色，切面呈灰红色，质地中等偏硬。

2. 组织学表现　镜下骨肉瘤的基本病理改变为异形的骨母细胞产生肉瘤性恶性细胞形成的不规则的肿瘤性骨样组织或骨质，骨肉瘤细胞常为短梭形、多边形、椭圆形或圆形，胞质多少不等，胞核大，形状和体积不一致，核膜、核仁清楚。可见核分裂象，瘤巨细胞多见。有时在肿瘤组织中还可以见到一些软骨成分。

（三）临床表现

头颈部骨肉瘤可以原发于下颌骨，可发生于鼻腔和鼻窦（上颌窦、筛窦、蝶窦和额窦），鼻骨少见。患者症状和体征依肿瘤的大小和部位而定，可以有面部畸形、鼻部隆起、鼻塞、鼻出血、复视、眼球突出、活动受限、失明、局部肿胀、感觉减退等。侵犯颅内可以头痛、颅内压增高、视神经乳头水肿等。

（四）影像学表现

1. **最佳诊断线索**　30 岁左右年轻患者，病程较短，鼻腔鼻窦形态不规则软组织肿块，肿瘤内部可见数量不等的象牙骨、棉絮状或放射状瘤骨，易侵犯周围结构，骨膜反应可见。临床有肿瘤放疗史可考虑为放疗诱发的骨肉瘤。

2. **发生部位**　以下颌骨常见，诸鼻窦均可见，鼻骨少见。

3. **形态学表现**　形态不规则。

4. **病变数目**　绝大多数为单发病变。

5. **CT 表现**　①平扫表现：鼻腔鼻窦形态不规则、边缘模糊的软组织密度为主的肿块影，呈膨胀性生长，病变分为溶骨性、成骨性和混合型，上颌骨区病变多为溶骨性骨质破坏，伴有软组织肿块，肿瘤内部可见数量不等的象牙骨、棉絮状或放射状瘤骨，易侵犯周围结构，邻近骨质破坏呈虫蚀状或锯齿状；各种不同形态的瘤骨形成及多种模式骨质异常是与其他肿瘤鉴别的重要依据（图 1-3-49A～C）。②增强扫描表现：病变明显不均匀强化，内部可见囊性低密度无强化区。

6. **MRI 表现**　① T_1WI 及 T_2WI 表现：软组织在 T_1WI 显示为欠均质中等信号，在 T_2WI 为欠均质中度略偏高信号，与周围结构分界不清，而瘤骨在 T_1WI、T_2WI 均显示为中、低信号影；②弥散加权像：病变呈不均匀弥散受限；③增强扫描表现：增强后软组织肿块不均匀强化，瘤骨无明显强化（图 1-3-49D～F）。

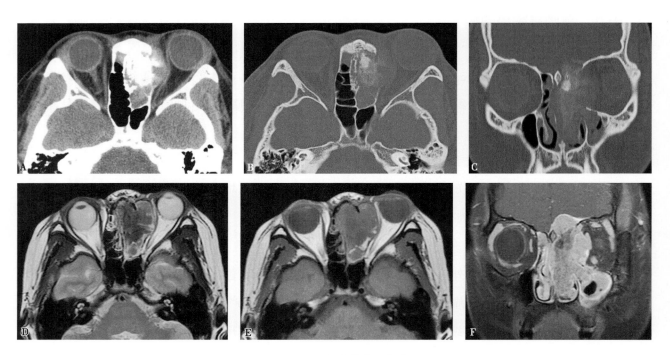

图 1-3-49　鼻腔鼻窦骨肉瘤

同一患者。A. 横断面 CT 软组织窗，示左侧筛窦可见混杂高密度肿块影，向外累及眶内，内部可见多发云絮状或结节状骨性高密度影，左侧蝶窦可见阻塞性炎症；B、C. 横断面及冠状面 CT 骨窗，示病变破坏筛窦、诸鼻甲、鼻中隔、颅前窝底及眶内壁等多处骨质，内部可见不规则瘤骨形成，左侧上颌窦可见阻塞性炎症；D. 横断面 MR T_2WI，示病变信号混杂，中心呈较低信号，周围呈略高信号；E. 横断面 MR T_1WI，示病变呈较低信号；F. 冠状面 MR $T_1WI+FS+C$，示病变明显强化，累及颅前窝底、眶腔及上颌窦口，与周围结构分界不清，颅底脑膜明显增厚强化

7. 最佳影像学检查方法选择　CT 能直接显示肿瘤区溶骨性、成骨性或混合性骨质破坏伴瘤内不同形态瘤骨形成，提示骨源性恶性病变，应作为首选检查手段。MRI 不能直接显示瘤骨，但对于进一步明确肿瘤的边界、侵犯范围具有明显优势，对肿瘤分期、临床治疗及预后评估具有重要的指导价值。

（五）鉴别诊断

1. 软骨肉瘤　①患者年龄较骨肉瘤大，多见于中年患者；②CT 示鼻窦区不规则密度混杂的软组织肿块，肿块内可见数量不等、散在分布的骨化、钙化影，MRI 信号不均匀，T_2WI 信号多较高，可呈多房样囊变影；③增强后肿块不均匀强化，典型的呈网格样或斑驳样强化。

2. 骨巨细胞瘤　①骨巨细胞瘤发病年龄为 20～40 岁；②骨巨细胞瘤呈膨胀性生长，肥皂泡样改变；③肿瘤内有不同程度的溶骨性改变，内部多无明确钙化或骨化。

3. 骨母细胞瘤　①多见于青少年；②呈膨胀性生长，有硬化边；③CT 呈混杂磨玻璃样密度影。

（六）治疗原则

1. 手术切除为首选治疗方法。

2. 术前放疗、术后化疗有助于防止局部复发和远处转移。

3. 5 年生存率为 20%～25%，患者常因局部复发或颅内侵犯死亡。

（七）关键要点

1. 发生于鼻腔鼻窦的骨肉瘤罕见。

2. 影像学表现为膨胀性生长、形态不规则且边界不清的密度混杂软组织肿块，病变分为溶骨性、成骨性和混合型，伴有软组织肿块，肿瘤内部可见数量不等的象牙骨、棉絮状或放射状瘤骨，易侵犯周围结构，邻近骨质破坏，呈虫蚀状或锯齿状；MRI 信号混杂，对于明确病变累及范围有意义。

3. 当患者较年轻，病程较短，病变内部有多种不同形态的瘤骨形成，有骨膜反应伴多种模式骨质破坏应考虑到骨肉瘤的可能性。

（付　琳）

二十、鼻腔鼻窦软骨肉瘤

（一）概述

1. 概念　软骨肉瘤（chondrosarcoma）是指具有不同形态特征和临床行为的一组病变，最初由 Lichtenstein 和 Bernstein 于 1959 年报道，描述为由梭形间充质细胞和在其间散布的软骨分化细胞组成；是起源于软骨细胞或间胚叶组织的一种少见的恶性肿瘤，发生于头颈部少见，约占全身软骨肉瘤 10%，可发生于筛窦、鼻腔及鼻中隔。

2. 人口统计学特点　平均年龄为 42.3 岁，发病高峰年龄为 30～60 岁，男女比例为 1.27∶1。

3. 病因　病因不明，患者常有外伤史，多认为与创伤、慢性炎症、佝偻病等有关。鼻腔鼻窦软骨肉瘤的起源也具有争议。一种起源理论认为软骨肉瘤起源于颅底的软骨残余，这些骨化失败的软骨残余可能会在颅底（例如，颞顶交界、中颅窝、蝶窦复合体、前颅窝和斜坡）中持续存在。在鼻腔鼻窦区域，透明软骨岛通常存在于鼻腭管区域中，这可能是上颌前部的软骨肉瘤的起源。另一大家认可的理论是间充质多能干细胞恶变，并向软骨细胞表型分化；其将骨膜软骨肉瘤的起源归于骨膜。

（二）病理学表现

1. 大体病理学表现 鼻腔鼻窦软骨肉瘤外观淡红色或灰白色，呈分叶状，肿瘤大多有包膜，有许多结缔组织分隔从包膜伸入肿瘤组织内部，将肿瘤分成许多小叶。较大的肿瘤内部可有黏液性变、囊性变、坏死、钙化、骨化等改变。

2. 组织学表现 在组织学上，软骨肉瘤显示为正常软骨结构消失，核/细胞质比率增加，核大深染，单核或多核，偶见有丝分裂，细胞增多，高级别肿瘤可见纺锤细胞。软骨肉瘤组织学上包含多种不同类型的亚型，包括普通髓腔型、透明细胞型、间充质型、去分化型及黏液型等。分化好的软骨肉瘤不易与软骨瘤鉴别。

（三）临床表现

鼻腔鼻窦软骨肉瘤临床表现无特异性，主要由局部压迫或受侵所致。鼻塞是最常见的症状。症状视肿瘤范围、大小、部位而定，常有鼻塞、鼻出血、流涕、嗅觉减退、头晕、头痛等。肿瘤侵犯硬腭、眼眶，可发生面颊或硬腭隆起变形、眼球突出、眼球移位、复视、溢泪、牙齿疼痛、松动、脱落等表现；侵犯颅底出现头痛、脑神经麻痹等。

（四）影像学表现

1. 最佳诊断线索 CT显示鼻腔鼻窦区域不规则软组织肿块影，周围骨质破坏，病变内部可见多发块状、斑片状钙化、骨化影，MRI显示病变呈不均匀长T_1、长T_2信号，增强后呈网格状、蜂窝状强化。

2. 发生部位 以上颌窦常见，占头颈部软骨肉瘤29%～33%；左、右侧无差别。

3. 形态学表现 形态不规则。

4. 病变数目 绝大多数为单发病变。

5. CT表现 ①平扫表现：由于肿瘤内部伴有软骨黏液基质或黏液变性，所以与脑实质相比，肿瘤多呈低密度或略低密度，密度不均匀，内部多伴斑片状、块状钙化、骨化（图1-3-50A～C）。有文献报道，钙化的数量越多，提示肿瘤分级越好、恶性程度越低；CT骨窗显示肿瘤区域的骨质破坏。②增强扫描表现：病变内呈不均匀强化，内部可见多发囊性低密度无强化区。

6. MRI表现 ①T_1WI及T_2WI表现：软骨肉瘤的信号特征与组织学分型相关。普通髓腔型在T_1WI呈等或稍低信号，T_2WI为等或稍高信号（图1-3-50D～H）；黏液型在T_1WI呈等、低混杂信号，T_2WI呈稍高信号。去分化型在T_1WI以低信号为主，内可见斑片状稍高信号，T_2WI呈不均匀高信号，呈双相征。透明细胞型在T_1WI及T_2WI近乎呈等信号，信号均匀。钙化在T_2WI为低信号，肿块信号混杂与肿瘤黏液基质和钙化的多少和分布有关。②弥散加权像：病变呈不均匀弥散受限。③增强扫描表现：软骨肉瘤呈中等到明显强化，典型病例表现为环形、间隔样较明显强化，中心呈斑驳或蜂窝样强化，对应于组织学上边缘及间隔有纤维血管构成，中心主要由软骨、黏液与坏死组织构成。

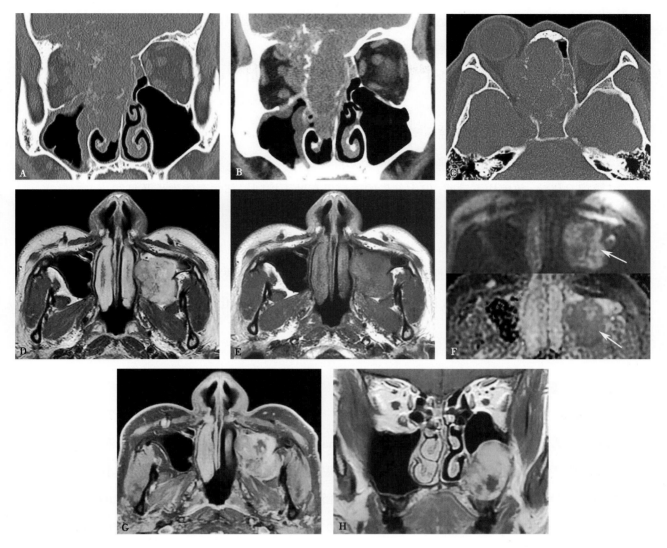

图 1-3-50 鼻腔鼻窦软骨肉瘤

A～C. 同一患者；A、B. 冠状面 CT 骨窗及软组织窗，示右侧筛窦、鼻腔内不规则软组织肿块影，侵犯右侧眼眶、前颅底，与脑实质相比，病变呈等密度，密度不均，可见多发钙化、骨化影，前颅底及右侧眼眶内壁骨质破坏；C. 横断面 CT 骨窗，示右侧筛房间隔、蝶窦前壁骨质破坏。D～H. 同一患者；D. 为横断面 MR T_2WI，左上颌骨下壁可见一不规则软组织肿块影，边缘呈分叶状，呈略高信号；E. 横断面 MR T_1WI，示病变呈等 T_1 信号；F. 横断面弥散加权成像及 ADC 图，示病变有不均匀的弥散受限；G. 横断面 MR $T_1WI+FS+C$，示肿块呈不均匀强化，可见斑片状未强化区；H. 冠状面增强 MR T_1WI，示肿块位于左侧上颌窦下壁，上颌窦下壁黏膜完整

7. 最佳影像学检查方法选择 CT 能直接显示肿瘤钙化或骨化，应作为首选检查手段。MRI 不能直接显示钙化，但对于进一步明确肿瘤的边界、侵犯范围具有明显优势，对肿瘤分期、临床治疗及预后评估具有重要的指导价值。

（五）鉴别诊断

1. 骨肉瘤 ①骨肉瘤多可见特征性的肿瘤骨，常见骨膜反应；②软组织肿块较大，增强后肿块呈较明显强化。

2. 骨巨细胞瘤 ①发病年龄为 20～40 岁；②呈膨胀性生长,肥皂泡样改变；③肿瘤内有不同程度的溶骨性改变,内部多无明确钙化或骨化。

3. 骨母细胞瘤 ①多见于青少年；②呈膨胀性生长,有硬化边；③CT 可见混杂磨玻璃样密度影。

（六）治疗原则

1. 根治性外科手术切除是鼻腔鼻窦软骨肉瘤的最佳治疗方法。

2. 对因范围广泛不能全部切除者,局部姑息切除亦能提高疗效。

3. 该病对化疗、放疗均不敏感,但大剂量的放疗仍有助于控制局部病变的生长及复发。

（七）关键要点

1. 鼻腔鼻窦软骨肉瘤比较少见。

2. CT 显示病变具有一定特征性,密度不均匀,内部多发斑片状、块状钙化。

3. MRI 显示病变信号以长 T_1、长 T_2 信号为主,增强后呈蜂窝状强化。

（王新艳）

二十一、鼻腔鼻窦肠型腺癌

（一）概述

1. 概念 原发于鼻腔及鼻窦的肠型腺癌（intestinal type adenocarcinoma,ITAC）是一种鼻腔及鼻窦的恶性腺样肿瘤,因其病理学形态类似于肠道来源的腺癌及腺瘤而得名,个别肿瘤可类似于小肠黏膜。

2. 人口统计学特点 在欧洲,每 100 000 人的年龄标准化发病率男性为 0.26,女性为 0.04,而在美国,男性为 0.058,女性为 0.034。男性好发,发病年龄为 12～86 岁,平均发病年龄为 58 岁,50～60 岁为发病高峰。鼻腔鼻窦 ITAC 可分为职业相关性或散发性,职业相关性 ITAC 多见于从事林木业及皮革业工作的男性,发病风险是正常人的 900 倍。散发性 ITAC 绝大多数见于女性患者,罕见。

3. 病因 绝大多数 ITAC（约 88%）可归因于职业暴露,最重要的风险因素是接触木屑（相对风险 RR:29.4）,其次是接触纺织工业中的产品。鼻腔鼻窦 ITAC 的组织学起源尚未明确,目前认为肿瘤可能来源于多能干细胞,向多种类型的上皮细胞分化。

（二）病理学表现

1. 大体病理学表现 鼻腔鼻窦 ITAC 常表现为突出于鼻腔或鼻道内息肉样或菜花状的肿物,亦可表现为在鼻腔及鼻窦内不规则形的较大肿块,常呈粉红色或灰红色,表面粗糙,肿瘤的表面有时可见坏死及溃疡形成。切面上见肿瘤呈灰红色及灰白色,质地较脆。肿瘤无包膜,与周围组织之间的界限不清,可向周围组织浸润生长。

2. 组织学表现 在显微镜下,病变呈现一般性腺癌的特点,如细胞异型性、核分裂象及坏死等,瘤细胞常排列成乳头状、腺样及实性巢状。此外,ITAC 的突出特点为瘤细胞内、外常有多量黏液,可见杯状细胞、印戒样瘤细胞及黏液湖等。在肿瘤的间质内可有慢性炎症细胞浸润及多核巨细胞反应。组织学上,肠型腺癌分为五型：乳头状型、结肠型、实性型、黏液性型及混合型。

（三）临床表现

鼻腔鼻窦 ITAC 临床表现无特异性。早期可表现与鼻炎及鼻窦炎类似的症状，多以鼻塞为首发症状，其次为鼻出血、嗅觉减退及头痛等症状。当肿瘤累及眼眶时，患者可出现溢泪、视力下降、复视及眼球突出等症状。

（四）影像学表现

1. 最佳诊断线索　ITAC 缺乏特征性影像学表现，最多见于筛窦，呈不规则软组织肿块，密度及信号不均匀，产生黏蛋白的 ITAC 动态增强扫描可表现为渐进性强化。

2. 发生部位　文献报道起源部位为筛窦 40%，鼻腔 28%，上颌窦 23%，不确定 9%，左、右侧无差别。

3. 形态学表现　形态不规则，病变边界不清楚，病变较大时，可侵犯颅底、眼眶。

4. 病变数目　单发病变。

5. CT 表现　①平扫表现：与脑实质相比，病变呈不均匀等密度，病变内部坏死呈现低密度（图 1-3-51A、B），伴有出血时可有高密度影；②增强扫描表现：病变内呈不均匀强化，产生黏蛋白的 ITAC 可见渐进性强化的征象，随着时间推移，强化程度逐渐增大。

6. MRI 表现　① T_1WI 表现：ITAC 的信号强度根据肿瘤内部的黏蛋白含量、细胞成分和是否伴有出血坏死而变化；依据肿瘤内黏蛋白的含量，肿瘤可呈低到等信号图，亦可呈略高信号。② T_2WI 表现：ITAC 的信号强度根据其黏蛋白含量、细胞成分和出血坏死的存在而变化；产生黏蛋白的腺癌通常在 T_2WI 呈高信号，而不产生黏蛋白的腺癌在 T_2WI 上呈低到等信号。③弥散加权像：肿瘤弥散受限，与脑实质比较呈低到等信号。④动态增强扫描结合延迟扫描表现：不均匀强化，坏死及出血区无强化；产生黏蛋白的 ITAC 动态增强扫描可表现为渐进性强化（图 1-3-51C～F）。

7. 最佳影像学检查方法选择　首选 MRI，包括高分辨率 T_2WI 和增强 MRI 对显示病变的信号特点、病变范围和强化特征最有帮助。

（五）鉴别诊断

1. 鳞状细胞癌　① T_2WI 呈低到等信号；②增强扫描无渐进性强化表现。

2. 腺样囊性癌　①信号混杂，可见多发囊变区，T_2WI 呈混杂高信号；②增强扫描呈明显不均匀强化；③沿神经侵犯。

3. 淋巴瘤　①信号均匀，T_1WI 和 T_2WI 均呈等信号；②增强扫描呈均匀强化，无渐进性强化表现；③常累及鼻翼、面颊皮肤。

（六）治疗原则

1. 鼻腔鼻窦 ITAC 的最佳治疗方法是根治性手术切除，辅以放疗。

2. 对于手术切除困难的肿瘤，可先行化疗，待肿瘤缩小后进行根治性切除。

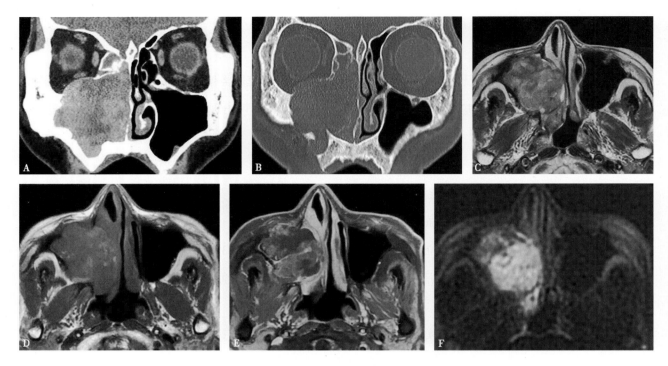

图 1-3-51 鼻腔鼻窦肠型腺癌

同一患者,肠型腺癌。A. 冠状面 CT 软组织窗,示右侧上颌窦内不规则软组织肿块影,侵犯右侧眼眶,与脑实质相比,病变呈不均匀等密度,可见多发片状低密度影;B. 冠状面 CT 骨窗,示右侧眼眶下壁、上颌窦外下壁骨质破坏;C. 横断面 MR T_2WI,示肿瘤呈不均匀高信号,内可见不规则低信号区;D. 横断面 MR T_1WI,示肿块呈等 T_1 信号,可见点状高信号区;E. 横断面 $T_1WI+FS+C$,示肿块呈不均匀强化,可见大片状未强化区;F. 横断面弥散加权成像,示病变有弥散受限

（七）关键要点

1. 鼻腔鼻窦肠型腺癌较少见。

2. 多见于中年男性,有特定职业史。

3. 据文献报道,鼻腔鼻窦肠型腺癌亦无特征性的影像学特点,出现以下特征需要考虑鼻腔鼻窦肠型腺癌:T_2WI 呈混杂高信号,内部有坏死、出血,增强后呈渐进性强化。

（王新艳）

二十二、鼻腔鼻窦炎性肌纤维母细胞瘤

（一）概述

1. **概念** 炎性肌纤维母细胞瘤（炎性肌成纤维细胞瘤,inflammatory myofibroblastic tumor,IMT）是一种少见的间叶性肿瘤,是由分化的肌纤维母细胞性梭形细胞组成的中间型肿瘤,常常伴有丰富的浆细胞和/或淋巴细胞。炎性肌纤维母细胞瘤是一种真性肿瘤而非反应性病变。由于以前对其认识不足,因此命名较多,包括炎性假瘤、浆细胞肉芽肿、炎性肌纤维组织增生以及炎性假瘤等;直至 2002 年 WHO 将此肿瘤归类于中间性纤维母/肌纤维母细胞肿瘤。

2. 人口统计学特点　不同于其他部位好发于儿童和年轻成人的炎性肌纤维母细胞瘤，鼻腔鼻窦炎性肌纤维母细胞瘤可发生于任何年龄段患者（4～88 岁；平均 39.3 岁，中位数 40.5 岁），在成人中更常见（70%）；女性略好发（62.5%）。

3. 病因　目前，炎性肌纤维母细胞瘤病因尚不明确，相关因素有炎症、异常修复、自身免疫异常、病毒感染等。研究表明炎性肌纤维母细胞瘤有克隆异常，发现其 2 号染色体长臂与 9 号染色体的短臂易位，并且存在染色非整倍体等因素。

（二）病理学表现

1. 大体病理学表现　鼻腔鼻窦炎性肌纤维母细胞瘤大体病理呈白色或棕色、肉样或胶状，质韧。肿瘤切片呈螺旋状或黏液样，伴有出血、坏死或钙化。

2. 组织学表现　在显微镜下，炎性肌纤维母细胞瘤组织学表现比较复杂、多样。炎性肌纤维母细胞瘤含有大量的细胞成分，主要是肌成纤维细胞和炎性细胞。肌成纤维细胞呈编织状或索状排列，胞质嗜酸性染色，胞核圆形或椭圆形。炎性细胞包括淋巴细胞、浆细胞、嗜酸性粒细胞和大吞噬细胞。

（三）临床表现

鼻腔鼻窦炎性肌纤维母细胞瘤的临床表现多样，缺乏特异性，一般表现为非特异的肿块引起局部压迫和疼痛，如鼻塞、鼻出血、颌面部肿胀及疼痛、眼部肿胀、突眼等。

（四）影像学表现

1. 最佳诊断线索　鼻腔鼻窦炎性肌纤维母细胞瘤影像学特征缺乏特异性，多见于上颌窦，表现为不规则软组织肿块，伴有骨质破坏的同时伴增生硬化；与恶性肿瘤相比，病变更弥漫，更易出现钙化、侵犯邻近结构。T_2WI 呈等或低信号，无高信号，增强后不会出现明显强化。

2. 发生部位　上颌窦多见，可伴有鼻腔、筛窦及蝶窦侵犯。

3. 形态学表现　形态不规则，多数病变范围弥漫，部分病变沿上颌窦壁蔓延。

4. 病变数目　单发病变。

5. CT 表现　①平扫表现：鼻腔鼻窦炎性肌纤维母细胞瘤一般呈弥漫性或膨胀性生长，具有侵袭性，骨质改变较具有特征，在骨质硬化的同时伴骨质破坏（图 1-3-52A、B）。肿块常呈均匀或不均匀的软组织密度影，多数病变（约 60%）可见点状钙化。②增强扫描表现：病变呈轻到中度均匀或不均匀强化。

6. MRI 表现　①T_1WI 表现：与脑灰质信号相比，病变呈等信号或低信号，大部分信号较均匀；②T_2WI 表现：与脑灰质信号相比，大部分病变（约 79%）T_2WI 信号均匀，少数不均匀（约 21%），呈低信号或等信号，未发现有高信号的病例报道。文献分析病变内部的等低信号是由纤维成分导致。③弥散加权像：病变弥散受限，与脑实质比较呈低到等信号。④动态增强扫描结合延迟扫描表现：呈不均匀强化（图 1-3-52C～F）。动态增强扫描曲线呈缓慢上升型或平台型。文献报道，与其他恶性肿瘤相比，炎性肌纤维母细胞瘤的达峰时间更长，类似良性肿瘤的达峰时间。

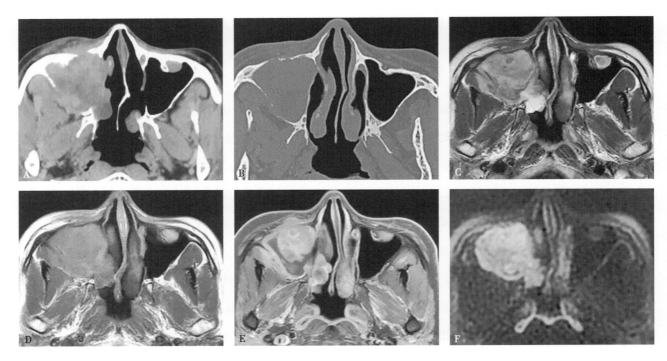

图 1-3-52　鼻腔鼻窦炎性肌纤维母细胞瘤

同一患者。A. 横断面 CT，示右侧上颌窦内不规则软组织肿块影，与脑实质相比，病变呈不均匀等密度，可见片状低密度，病变向前侵犯面颊；B. 横断面 CT 骨窗，示右侧上颌窦前壁、后壁骨质破坏，前壁残余骨质可见轻度增生硬化；C. 横断面 MR T$_2$WI，示肿瘤呈不均匀等信号；D. 横断面 MR T$_1$WI，示肿块呈等 T$_1$ 信号；E. 横断面 MR T$_1$WI＋FS＋C，示肿块呈不均匀强化，病变沿上颌窦壁蔓延，并累及右侧窦后脂肪间隙；F. 横断面弥散加权成像，示病变呈不均匀弥散受限

7. 最佳影像学检查方法选择　首选 CT，可清晰显示鼻腔鼻窦炎性肌纤维母细胞瘤骨质硬化的同时伴骨质破坏。MRI 包括动态增强 MRI 作为重要的补充，可进一步明确病变范围和信号特征，将其与恶性肿瘤进行鉴别。

（五）鉴别诊断

1. 鳞状细胞癌　①一部分鳞癌在 T$_2$WI 也呈现低信号，所以炎性肌纤维母细胞瘤与鳞癌鉴别有一定困难；②鳞癌好发于男性，60～70 岁，进展更快；③动态增强扫描显示鳞癌的达峰时间小于炎性肌纤维母细胞瘤。

2. 真菌性鼻窦炎　①T$_2$WI 信号混杂，一般表现为高信号内包含低信号；②增强扫描仅见黏膜强化。

3. 转移瘤　病史短，生长速度快。

（六）治疗原则

1. 头颈部炎性肌纤维母细胞瘤的治疗尚无原则可循，目前主要是经验性治疗。

2. 手术是头颈部炎性肌纤维母细胞瘤的主要治疗方法。

3. 若肿瘤不能完全切除或手术边缘阳性时，可给予大剂量激素治疗。

4. 侵袭性炎性肌纤维母细胞瘤需要放射治疗。

（七）关键要点

1. 鼻腔鼻窦炎性肌纤维母细胞瘤发病率较低，临床及影像学表现缺乏特异性。

2. 部分病变较恶性肿瘤范围更弥漫，可沿上颌窦壁蔓延。

3. 多数病例在 CT 图像显示骨质硬化的同时伴有破坏。

4. 肿瘤在 T_2WI 上呈现低或等信号，几乎没有高信号。

5. 动态增强扫描显示缓慢上升型或平台型曲线，达峰时间较长。

（王新艳）

二十三、鼻腔鼻窦血管外皮细胞瘤

（一）概述

1. **概念** 鼻腔鼻窦血管外皮细胞瘤（sinonasal-type hemangiopericytoma，SNTHPC）又称鼻腔鼻窦型血管周细胞瘤，是一种罕见的成纤维细胞/肌纤维母细胞来源的中间性肿瘤。2005 年，WHO 将鼻腔鼻窦血管外皮细胞瘤归类为交界性和潜在低度恶性的软组织肿瘤。

2. **人口统计学特点** 鼻腔鼻窦血管外皮细胞瘤非常少见，占鼻窦肿瘤不到 0.1%。各年龄段均可发病，以中年患者居多，也有先天性发病的报道。文献报道发病年龄最小为 8 岁，最大年龄为 80 岁，中位年龄 56 岁。发病的性别差异不明显。

3. **病因** 血管外皮细胞瘤的发病原因目前尚不明确，有报道显示可能与外伤、长期使用糖皮质激素、妊娠及高血压等因素有关。

（二）病理学表现

1. **大体病理学表现** 肉眼观大多表现为灰红色息肉样肿物，也可表现为乳头状瘤样生长方式。

2. **组织学表现** 显微镜下表现为上皮下境界清楚的肿瘤，表面被覆正常呼吸道上皮。肿瘤细胞密集排列，以短梭形细胞为主，呈短束状、席纹状、漩涡状、编织状或混合性排列；肿瘤细胞围绕呈"鹿角样"、圆形、不规则形或裂隙样血管，呈典型的血管外皮瘤样表现。部分病例中可见外溢的红细胞、肥大细胞及嗜酸性粒细胞。

免疫组织化学检查在诊断 SNTHPC 中起着重要的作用，最为重要的免疫表型是肌动蛋白和波形蛋白染色呈阳性，血管内皮 CD34 阴性，CD99 阴性。

（三）临床表现

临床症状主要为反复鼻出血、鼻塞，因肿瘤压迫或侵犯邻近器官出现突眼、眼球移位、复视、视力下降、肿胀等症状，肿瘤压迫周围神经组织时可引起头痛。

（四）影像学表现

1. **最佳诊断线索** 鼻腔鼻窦区域的富血供肿瘤，T_2WI 呈等信号，伴血管流空信号，增强后明显强化。

2. **发生部位** 鼻腔、鼻窦、鼻中隔等部位均可发生；文献报道鼻腔的发生率为鼻窦的 2 倍，鼻窦则以筛窦和蝶窦好发,其发病率为上颌窦的 4 倍;左右侧无差异。

3. 形态学表现　鼻窦或鼻腔内边界清楚的椭圆形、圆形或不规则形软组织肿块,边界清楚。

4. 病变数目　绝大多数为单发病变。

5. CT 表现　①平扫表现:鼻腔、鼻窦内类圆形或分叶状软组织密度肿块(图 1-3-53A、B),密度不均匀,可见低密度囊变、坏死或出血;病变周围骨质呈溶骨性改变,伴有细小的房隔,并常有轻度膨胀。②增强扫描表现:增强扫描肿瘤明显强化,囊变、坏死区域无强化。

6. MRI 表现　① T_1WI 表现: T_1WI 显示为边界清楚的软组织肿块,以等信号为主的等低混杂信号,可伴出血、囊变、坏死,合并出血者可伴局灶性高信号,囊变者则可见肿块内更低信号区;肿瘤内可见血管流空信号和血窦样结构。② T_2WI 表现: T_2WI 呈以等信号为主的混杂信号,可显示肿块内部明显血管流空信号(图 1-3-53C)。③动态增强扫描结合延迟扫描表现:呈均匀或不均匀显著强化(图 1-3-53D～G)。

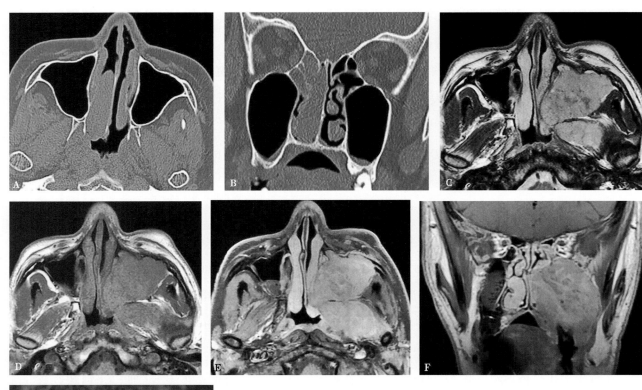

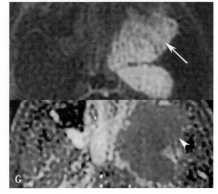

图 1-3-53　鼻腔鼻窦血管外皮细胞瘤

A、B. 同一患者;A. 横断面 CT 骨窗,示右侧鼻腔内长圆形软组织肿块影,边界清楚;B. 冠状面骨窗,示病变邻近鼻中隔及右侧筛窦,鼻中隔骨质完整,右侧筛窦可见轻度骨质吸收、破坏。C～G. 同一患者;C. 横断面 MR T_2WI,示左侧上颌窦、咀嚼肌间隙内不规则软组织肿块,边缘清楚,呈等信号,病变内可见细小血管流空影;D. 横断面 MR T_1WI,示病变呈略长 T_1 信号;E. 横断面 MR $T_1WI+FS+C$,示肿块呈明显不均匀强化,累及左侧窦后脂肪间隙;F. 冠状面增强 MR T_1WI,示强化肿块内有点状血管流空;G. 横断面弥散加权成像,示病变(白箭)呈较高信号,ADC 图显示病变(白箭头)呈较低信号,明显弥散受限

7. **DSA 表现**　DSA 检查显示肿瘤血供丰富，动脉期可见团状、粗细不均、排列紊乱的病理血管，早期静脉充盈少见，静脉期可见肿瘤明显染色，且时间延长。

8. **最佳影像学检查方法选择**　首选 MRI，T_2WI 呈等信号伴病变内部血管流空，增强后 T_1WI 显示病变明显强化伴血管流空。

（五）鉴别诊断

1. **血管瘤**　①毛细血管瘤多位于鼻中隔前部，病灶较小；②海绵状血管瘤多位于上颌窦，病灶较大，动态增强扫描显示渐进性强化。

2. **纤维血管瘤**　①同样为富血供病变，强化明显，但以青少年多见；②起源于蝶腭孔区；③ T_2WI 呈略高信号。

3. **神经鞘瘤**　①信号不均匀，多发囊变区；② T_2WI 上近似水样的高信号囊变区，增强后没有强化。

（六）治疗原则

1. 外科完整切除是治疗的关键（5 年生存率 > 90%）。

2. 手术联合放疗可用来控制局部复发的病例。

3. 对于不能切除的及发展较快的肿瘤可进行放疗和化疗。

（七）关键要点

1. 鼻腔鼻窦血管外皮细胞瘤非常少见，缺乏特异性的临床表现。

2. 病变细胞密集、血供丰富，T_2WI 呈等信号，较大的肿瘤内部可见血管流空征象。

3. 增强扫描，病变呈均匀或不均匀明显强化。

（王新艳）

二十四、鼻腔鼻窦浆细胞瘤

（一）概述

1. **概念**　浆细胞瘤包括多发性骨髓瘤、孤立性浆细胞瘤和髓外浆细胞瘤。鼻腔鼻窦浆细胞瘤属于髓外浆细胞瘤（extramedullary plasmacytoma，EMP），是指原发于骨髓造血组织以外的浆细胞肿瘤，是一种少见的、由浆细胞构成的软组织恶性肿瘤，可发生于任何髓外组织或器官，约 80% 患者发生在头颈部，而将近 2/3 的头颈部浆细胞瘤发生在鼻腔鼻窦区域。

2. **人口统计学特点**　鼻腔鼻窦浆细胞瘤发生率低，世界范围内发病率为（0.3～4.0）/100 000，好发于男性，男女之比约为 3:1～4:1，发病年龄从儿童到老年均有报道，但多集中于 50～60 岁的中老年人。

3. **病因**　病因不明。

（二）病理学表现

1. **大体病理学表现**　鼻腔鼻窦浆细胞瘤为红色或暗红色息肉状，质硬或软，易出血，表面可有坏死组织。

2. 组织学表现 病变由单一的肿瘤性浆细胞构成，浆细胞分化程度可有较大差异。分化成熟的浆细胞具有典型的浆细胞特点，胞质丰富，嗜碱性，核偏位，染色质呈车轮状排列，核周有空晕，细胞内可见散在淀粉样沉淀物。不成熟的浆细胞异型性明显，核大而不规则，核质比例较大，核膜厚，染色质分散，不呈车轮状排列；核仁大，可见双核、巨核，核分裂象常见。肿瘤间质为少量含毛细血管的结缔组织。

（三）临床表现

病变生长较缓慢，病变较小时可无症状，出现症状就诊时病变多已生长较大，常见的临床症状包括鼻塞、流涕、鼻出血及头痛，偶尔会出现面部疼痛、麻木及感觉异常、嗅觉减退、眼胀、溢泪、眼球突出、复视及视力减退。

（四）影像学表现

1. 最佳诊断线索 鼻腔鼻窦浆细胞瘤呈膨胀性生长，边界较清楚，CT 图像上呈等密度，MRI 呈较均匀等信号，增强后呈中到显著强化，内部有强化更明显的分隔。

2. 发生部位 鼻腔鼻窦浆细胞瘤最常见于鼻腔，其次为上颌窦、筛窦及蝶窦；左、右侧无差别。

3. 形态学表现 多呈椭圆形或分叶状，边界较清楚。病变突入鼻部相应腔隙，压迫相邻的结构，局部可呈轻微侵蚀状外观。

4. 病变数目 绝大多数为单发病变。

5. CT 表现 ①平扫表现：多数病变呈等密度，密度均匀，无坏死及钙化，边界清楚。病变周围骨质通常表现为膨胀、变形、吸收，局部可伴有骨质轻微破坏（图 3-54A、B）。②增强扫描表现：病变呈较均匀的中度强化；仅少数病变表现为不均匀的显著强化。

6. MRI 表现 ①T_1WI 表现：与脑灰质信号相比，病变呈等信号，信号均匀。②T_2WI 表现：与脑灰质信号相比，病变通常呈等信号，大部分病变信号均匀。③弥散加权像：病变弥散受限明显，与脑实质相比，呈高信号。④动态增强扫描结合延迟扫描表现：增强后，病变呈中到显著强化，肿块内部可见强化更显著的形态不一的间隔（图 1-3-54C～F），是鼻腔鼻窦浆细胞瘤较特征性的表现，对应组织学上血管丰富的间质结构。文献报道，部分病变由于血管丰富，可显示流空信号。动态增强扫描显示病变的时间 - 信号强度曲线多为速升缓降型，少数呈速升速降型。

7. 最佳影像学检查方法选择 首选 MRI，软组织分辨率高，能够更准确反映该病的组织学特性及其累及范围，增强扫描 MRI 可显示病变内较特征的线状强化更明显的分隔。HRCT（高分辨率 CT）能清晰显示鼻区骨性结构的吸收、压迫及轻微破坏等改变，通常能够提示为低度恶性肿瘤；但在进一步判断病变的组织学类型及显示其范围方面尚存一定限度。

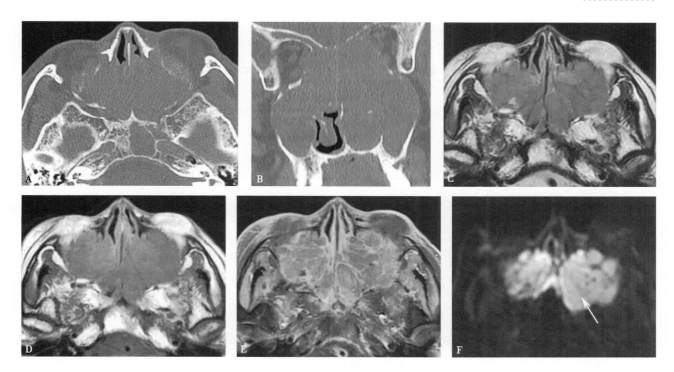

图 1-3-54　鼻腔鼻窦浆细胞瘤

同一患者。A、B. 横断面及冠状面 CT 骨窗，示双侧筛窦及上颌窦内不规则软组织肿块影，双侧筛房间隔、筛窦外壁及鼻中隔、前颅底骨质可见吸收破坏；C. 横断面 MR T_2WI，示肿瘤呈均匀等信号；D. 横断面 MR T_1WI，示肿块呈均匀等 T_1 信号；E. 横断面 MR $T_1WI+FS+C$，示肿块呈轻度不均匀强化，病变内部可见细线状强化更明显的分隔；F. 横断面弥散加权成像，示病变（白箭）呈明显弥散受限

（五）鉴别诊断

1. 内翻性乳头状瘤　①起源于鼻腔外侧壁近中鼻道区域；② T_2WI 或增强 T_1WI 呈较特征性的脑回征表现；③大部分病例在矢状面图像呈分叶状。

2. 淋巴瘤　①形态不规则，在黏膜下蔓延；②易浸润鼻背、鼻翼及邻近面部软组织；③ NK-T 细胞淋巴瘤常造成鼻中线结构、血管壁破坏，病变的密度、信号不均匀。

3. 鳞状细胞癌　①进展较快，病程较短；②信号不均匀；③形态不规则；④骨质破坏明显。

（六）治疗原则

1. 对于鼻腔鼻窦浆细胞瘤的治疗尚无统一标准。

2. 目前，多数学者认为肿瘤对放射治疗敏感，对于行单纯放射治疗的患者，中等放射剂量（40～60Gy）即可达到 80%～100% 的局部控制率。

3. 手术也是鼻腔鼻窦浆细胞瘤的重要治疗方法之一，文献报道手术患者 5 年总生存率与放疗患者无显著差异。

（七）关键要点

1. 鼻腔鼻窦浆细胞瘤发生率很低，临床表现缺乏特异性。

2．常发生于鼻腔、上颌窦，呈椭圆形或分叶状，边界清楚。

3．CT显示病变呈均匀等密度。

4．T_1WI及T_2WI显示病变呈等信号，信号均匀。

5．增强扫描显示病变整体呈较均匀强化，但内部可见强化更明显的分隔。

（王新艳）

二十五、鼻腔鼻窦肌上皮癌

（一）概述

1．**概念**　肌上皮癌又称恶性肌上皮瘤（malignant myoepithelioma，MME），多发生于大小涎腺，其中以腮腺最为多见，仅少数可发生于鼻咽和鼻窦、咽旁间隙、乳腺等部位，为恶性上皮性肿瘤的一个独特亚型。鼻腔鼻窦肌上皮癌可能起源于鼻窦黏膜的小涎腺，属于低级别肿瘤，呈局限性侵袭生长。

2．**人口统计学特点**　好发于女性，男女比例约1:1.5，平均发病年龄（54.1±15.7）岁，偶可见于儿童。

3．**病因**　肌上皮癌已经证实是由腺上皮细胞和肌上皮细胞方向分化的两种细胞成分构成的腺管状癌，肌上皮细胞广泛存在于人体腺体的分泌部和导管，如大小涎腺、汗腺、乳腺、泪腺和胰腺等。鼻腔鼻窦黏膜有小腺体，为肿瘤的发生提供可能。

（二）病理学表现

1．**大体病理学表现**　肌上皮癌肉眼观多呈结节状，可有不完整包膜。剖面呈实质性，灰白色，部分区域可有出血坏死。

2．**组织学表现**　鼻腔鼻窦肌上皮癌的组织学表现较为复杂多样，国内外有不同的分类。通常，肿瘤是由大而透明的肌上皮细胞组成的、周围有不同比例的上皮细胞内衬的导管。有学者将瘤细胞分为五个类型：①透明细胞型，最多见，瘤细胞弥漫成片分布，细胞呈大多角形或类圆形；②上皮细胞型，少见，癌细胞巢呈索状或弥漫分布，呈圆形或多边形；③梭形细胞型，少见，瘤细胞为梭形，可呈编织状排列；④浆细胞样细胞型，细胞呈团块状或结节状，排列较疏松，细胞较大，呈圆形或多边形；⑤混合细胞型，少见，由以上各型细胞以不同比例混合组成。肌上皮细胞可产生黏液和软骨样组织。

（三）临床表现

鼻腔鼻窦肌上皮癌的主要临床表现为无痛性肿块引起的阻塞症状，包括鼻塞、脓血涕、鼻溢液、鼻出血，也可见面部肿胀、溢泪、嗅觉减退、头痛和单侧视力丧失。体检为鼻腔易出血性淡红肿物，表面粗糙。

（四）影像学表现

1．**最佳诊断线索**　鼻腔鼻窦有形态不规则的肿块，呈等或长T_1、稍长或长T_2信号，信号不均匀，呈明显不均匀强化，局部骨质破坏，邻近组织广泛受累。

2．**发生部位**　文献报道均为单侧发病，上颌窦和下鼻甲最常见，其次为额筛窦；左、右侧无差别。

3．**形态学表现**　形态均不规则，与周围组织结构分界不清。

4. **病变数目**　单发病变。

5. **CT表现**　①平扫表现：病灶均呈软组织密度肿块影，大多数病例密度均匀（图1-3-55A、B），少数肿块内部密度不均匀，可见钙化灶。肿瘤侵犯周围组织，伴有明显周围骨质破坏。②增强扫描表现：病变呈不均匀强化。

6. **MRI表现**　①T_1WI表现：与脑灰质信号相比，病变呈等信号或低信号，信号不均匀；②T_2WI表现：与脑灰质信号相比，T_2WI呈高信号或稍高信号，信号不均匀，内部可见坏死囊变；③弥散加权像：弥散受限，呈略高信号或高信号影；④增强扫描表现：增强后呈不均匀强化，坏死囊变区无强化（图1-3-55C～F）。

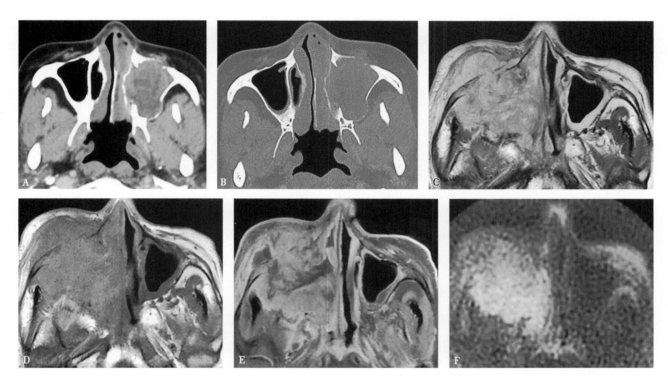

图1-3-55　鼻腔鼻窦肌上皮癌

A、B. 同一患者；A. 横断面CT软组织窗，示左侧上颌窦内不规则软组织肿块影，密度不均匀，可见斑片状低密度区；B. 横断面CT骨窗，示左侧上颌窦病变破坏上颌窦内壁、前壁骨质，后壁受压变形伴骨质吸收。C～F. 同一患者；C. 横断面MR T_2WI，示右侧上颌窦内软组织肿块与脑实质相比呈不均匀高信号；D. 横断面MR T_1WI，示肿块呈均匀等T_1信号；E. 横断面MR T_1WI＋FS＋C，示肿块呈中度不均匀强化，内部可见多发斑片状未强化区，病变累及面颊软组织、窦后脂肪间隙及右侧鼻腔；F. 横断面弥散加权成像，显示病变弥散受限

7. **最佳影像学检查方法选择**　首选MRI，可显示病变内部成分和累及范围，以及对周围重要结构的侵犯。CT可显示肿瘤对邻近骨质的溶骨性破坏。

（五）鉴别诊断

1. **鳞状细胞癌**　①T_2WI显示病变呈等低信号为主；②发病年龄大，病程短。

2. **腺样囊性癌**　①早期即可出现神经侵犯；②增强后呈明显不均匀强化。

3. **转移瘤**　①病史短，生长速度快；②T_2WI显示病变以等信号为主。

（六）治疗原则

1. 由于鼻腔鼻窦肌上皮癌比较少见，目前还没有关于这种肿瘤的最佳治疗方法的共识，一般建议采用大范围外科手术切除术，并应留有安全切缘。

2. 与其他头颈部恶性肿瘤一样，鼻腔鼻窦肌上皮癌有浸润和局部复发的倾向。因此，建议辅助放射治疗。

（七）关键要点

1. 鼻腔鼻窦肌上皮癌比较罕见，临床表现缺乏特异性。

2. 较多见于中年女性。

3. T_2WI 显示病变呈高信号或者较高信号，内部可伴囊变坏死。

4. 增强后明显强化，强化不均匀。

5. 鼻腔鼻窦肌上皮癌缺乏特异性影像学征象，与鳞癌、腺样囊性癌等恶性肿瘤鉴别困难。

（王新艳）

二十六、鼻腔鼻窦尤因肉瘤

（一）概述

1. **概念** 骨外尤因肉瘤（extraskeletal Ewing sarcoma）是一种起源于神经外胚层的高度恶性、小圆形细胞肿瘤，和骨尤因肉瘤具有相似的组织学和分子遗传学特点。

2. **人口统计学特点** 男性发病率较女性稍高，多发于10～20岁。

3. **病因** 骨外尤因肉瘤的起源和发病机制尚不清楚。作为一种低分化肿瘤，骨外尤因肉瘤是起源于间充质，还是起源于神经外胚层，仍有争议。骨外尤因肉瘤与骨尤因肉瘤具有相同的组织病理学、免疫组化和细胞遗传学特征。

（二）病理学表现

1. **大体病理学表现** 肿瘤大体呈不规则分叶状或多结节状，包膜少而不完整，质软而脆，切面呈灰白或灰黄色，常伴片状出血坏死，肿瘤坏死后，可形成假囊肿，囊肿内充满液化的坏死物质。

2. **组织学表现** 鼻腔鼻窦尤因肉瘤与骨尤因肉瘤有相同的组织病理学特征，均由均一排列的小圆形细胞组成，被血管纤维组织分割成巢状或片状。小圆细胞嗜酸性，胞质中富含糖原（PAS阳性），核质比增加，呈圆形或卵圆形，核膜清楚，核分裂象少见，核染色质呈细粉状。

（三）临床表现

鼻腔鼻窦尤因肉瘤起病急，病程短，临床表现缺乏特异性。早期症状多不明显，为生长迅速、无痛性软组织肿块。晚期常出现疼痛，其次为鼻塞、鼻出血。

（四）影像学表现

1. **最佳诊断线索** 病变生长迅速，呈较大的不规则软组织肿块，破坏周围结构，影像表现无特异性。

2. **发生部位** 鼻腔鼻窦均可发生,上颌窦最常见;左、右侧无差别。

3. **形态学表现** 形态不规则。

4. **病变数目** 绝大多数为单发病变。

5. **CT 表现** ①平扫表现:与脑实质相比,病变呈不均匀等密度,内部常伴出血坏死。病变生长迅速,无钙化。与长骨的尤因肉瘤不同,鼻腔鼻窦尤因肉瘤很少有洋葱皮样骨膜反应,多为虫蚀样、溶骨性骨质破坏(图 1-3-56A、B)。②增强扫描表现:病变呈不均匀强化,出血坏死区无强化。

6. **MRI 表现** ①T_1WI 表现:与脑灰质信号相比,病变呈低到等信号;②T_2WI 表现:与脑灰质信号相比,T_2WI 呈等到高信号;③弥散加权像:病变呈不均匀的弥散受限;④增强扫描表现:病变呈不均匀增强(图 1-3-56C~F)。

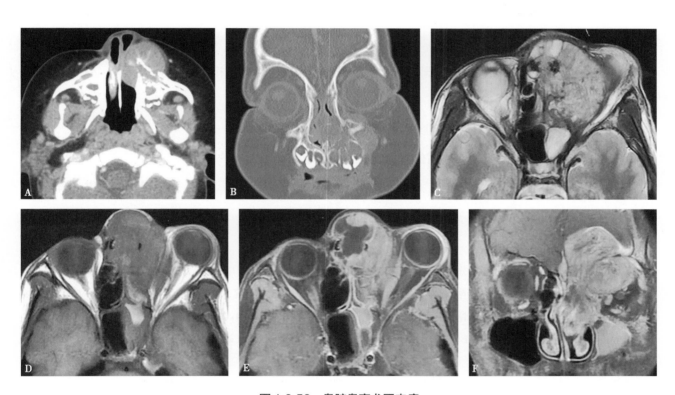

图 1-3-56 鼻腔鼻窦尤因肉瘤

A、B. 同一患者,男,7 个月;A、B. 为横断面 CT 软组织及骨窗,示左侧上颌骨额突区可见不规则软组织肿块,邻近骨质吸收破坏、毛糙,肿块内可见线状及结节状瘤骨形成。C~F. 同一患者;C. 横断面 MR T_2WI,示鼻根及左侧筛窦内不规则软组织肿块,肿瘤与脑实质相比呈不均匀高信号;D. 横断面 MR T_1WI,示肿块呈不均匀等 T_1 信号;E. 横断面 MR $T_1WI+FS+C$,示肿块呈不均匀强化,鼻根部病变内部可见斑片状未强化区;F. 冠状面 MR $T_1WI+FS+C$,示病变累及左侧鼻腔、额叶、眼眶;左侧上颌窦内为阻塞性炎症

7. **最佳影像学检查方法选择** CT 可以显示肿瘤周围骨质改变情况,有助于良、恶性的判断,可作为首选检查方法;MRI 可显示肿瘤内部成分、结构,有助于区分肿瘤组织和炎症,是非常重要的补充检查方法。CT 和 MRI 的联合应用可以全面详细了解肿块的性质和侵犯范围,有助于临床治疗方案的制订。

（五）鉴别诊断

1. 鳞状细胞癌　①MR T$_2$WI 显示病变呈等低信号为主；②发病年龄大。

2. 软骨肉瘤　①CT 显示病变密度不均匀，肿瘤内部多伴有大块或散在钙化影；②MRI 显示病变增强后呈明显不均匀强化，似蜂窝状。

3. 骨肉瘤　①起源于骨质；②CT 显示病变内部不规则的高密度瘤骨；③部分由肿瘤放疗时诱发。

（六）治疗原则

1. 鼻腔鼻窦尤因肉瘤治疗多采取局部手术切除联合术后放、化疗的综合治疗方案。

2. 一般进行术前 4～8 个周期的新辅助化疗，以增加局部手术的切除率。

3. 复发或转移病例可尽量手术切除局部病灶，并施以补救性化疗。

4. 手术通常采取局部广泛切除，保证切缘阴性和足够的安全边缘。

（七）关键要点

1. 鼻腔鼻窦尤因肉瘤非常少见，国内外文献报道均为个例报道，临床表现无特异性。

2. 好发于上颌窦。

3. CT 显示病变周围骨质呈溶骨性骨质破坏。

4. MR T$_2$WI 显示病变呈高或略高信号，增强后呈不均匀强化。

（王新艳　付　琳　鲜军舫）

参 考 文 献

[1] 张琳，王业达，李宝玖，等. 用高分辨率 CT 鉴别鼻骨孔与鼻骨骨折. 中华放射学杂志，2008，42（4）：359-362

[2] 侯开渝，肖德贵，王锡增，等. 鼻骨细微解剖结构和鼻骨骨折的高分辨 CT 研究. 中华放射学杂志，2005，39（5）：527-529

[3] 赵启利，李彩辉，张琳，等. 鼻窦骨折的 HRCT 诊断. 中国医学影像技术，2004，20（9）：1472-1473

[4] Tuntiyatorn L，Laothammatas J. Evaluation of MR cisternography in diagnosis of cerebrospinal fluid fistula. J Med Assoc Thai，2004，87（12）：1471-1476

[5] 李天成，曾镇罡，肖水芳，等. 慢性侵袭性真菌性鼻 - 鼻窦炎临床分析. 中华耳鼻喉头颈外科杂志，2016，51（4）：262-267

[6] 何春燕，朴颖实，田澄. 侵袭性曲霉菌及毛霉菌性鼻 - 鼻窦炎临床病理学分析. 中华病理学杂志，2012，41（10）：662-665

[7] 杨本涛，王振常，刘莎，等. 慢性侵袭性真菌性鼻窦炎的 CT 和 MRI 诊断. 中华放射学杂志，2005，39（8）：826-830

[8] Stringer SP，Ryan MW. Chronic invasive fungal rhinosinusitis. Otolaryngol Clin North Am，2000，33（2）：375-387

[9] 钟玉凤，唐作华，强金伟，等. 慢性侵袭性真菌性鼻腔鼻窦炎影像学表现. 中国医学计算机成像杂志，2017，23（2）：113-117

[10] 杨本涛，王振常，高爱英，等. 鼻部韦格纳肉芽肿的 CT 诊断. 放射学实践，2003，18（11）：779-782

[11] Reddy CE，Gupta AK，Singh P，et al. Imaging of granulomatous and chronic invasive fungal sinusitis：comparison with allergic fungal sinusitis. Otolaryngol Head Neck Surg，2010，143（2）：294-300

[12] 李洋，李颖端，郝大鹏，等. 鼻腔鼻窦肉芽肿性血管炎的 CT 和 MRI 表现. 实用放射学杂志，2016，32（2）：192-195

[13] 闫利娟，朱剑. 肉芽肿性多血管炎临床病理特点并文献复习. 外科研究与新技术，2016，5（1）：44-48

[14] Falk RJ，Gross WL，Guillevin L，et al. Granulomatosis with polyangiitis（Wegener's）：an alternative name for Wegener's

granulomatosis. Arthritis Rheum，2011，63（4）：863-864

[15] 江冰，赵燕燕，魏世辉. Wegener 肉芽肿病的眼部表现及其与鼻部的关系. 中华耳科学杂志，2009，7（4）：311-315

[16] 杨本涛，宋照亮，王振常，等. 鼻腔 T/NK 细胞型淋巴瘤的影像学诊断. 实用放射学杂志，2007，23（10）：1308-1311

[17] 杨本涛，王振常，刘莎，等. 鼻硬结病 CT 和 MRI 诊断. 临床放射学杂志，2005，24（7）：586-590

[18] 孙燕，罗志强. 嗜酸性粒细胞与慢性鼻 - 鼻窦炎伴鼻息肉的相关性研究进展. 中国耳鼻咽喉颅底外科杂志，2019，25（1）：104-108

[19] Hopkins C. Chronic rhinosinusitis with nasal polyps. N Engl J Med，2019，381（1）：55-63

[20] Tsirouki T，Dastiridou AI，Ibánez NF，et al. Orbital cellulitis. Surv Ophthalmol，2018，63（4）：534-553

[21] 孙彦. 鼻硬结病：历史与挑战. 国际耳鼻咽喉头颈外科杂志，2016，40（5）：319-320

[22] Courson AM，Stankiewicz JA. Contemporary management of frontal sinus mucoceles: a meta-analysis. Laryngoscope，2014，124（2）：378-386

[23] 郑晓雨，金姬，谢华英. 儿童眶周和眼眶蜂窝织炎的临床分析. 国际眼科杂志，2011，11（7）：1234-1236

[24] 陈钟杰，陈伟丽. 螺旋 CT 在眼眶蜂窝织炎中的临床应用. 医学影像学杂志，2011，21（10）：1565-1567

[25] Rath S，Honavar SG，Naik M，et al. Orbital cysticercosis: clinical manifestations，diagnosis，management，and outcome. Ophthalmology，2010，117（3）：600-605

[26] 王飞，王振常，鲜军舫. 眼眶蜂窝织炎的 CT、MR 表现. 临床放射学杂志，2009，28（5）：618-620

[27] 史剑波，李健，张盛忠. 鼻硬结病. 中国耳鼻咽喉头颈外科，2005，12（4）：261-262

[28] 蒲红，傅凯，宋彬. 鼻窦黏液囊肿 CT 表现及临床价值. 中国临床医学影像杂志，2004，15（11）：604-605

[29] 杨本涛，刘延军，汪卫中，等. 鼻石的 CT 诊断. 中华放射学杂志，2003，37（4）：341-343

[30] 张盛忠，卢志达，倪鑫. 鼻硬结病的病原学检测及病理形态观察. 中华病理学杂志，2000，29（6）：421-423

[31] Aksungur EH，Binokay FB，Biçakçi K，et al. A rhinolith which is mimicking a nasal benign tumor. Eur J Radiol，1999，31（1）：53-55

[32] Batsakis JG，El-Naggar AK. Rhinoscleroma and rhinosporidiosis. Ann Otol Rhinol Laryngol，1992，101（10）：879-882

[33] Fayed A，Tohamy IA，Kahla H，et al. Urinary podocyte-associated mRNA profile in Egyptian patients with diabetic nephropathy. Diabetes Metab Syndr，2019，13（5）：2849-2854

[34] Ibrahim D，Fayed A. Report of a case of giant rhinoscleroma: CT and MRI. BJR Case Rep，2018，4（4）：20180027

[35] 国婉华，刘俊刚. 新生儿先天性鼻腔阻塞性疾病的影像学表现. 放射学实践，2013，28（9）：906-908

[36] 甘莆英，刘琪，王耀华，等. CT- 泪道造影术（CT-DCG）在泪道阻塞性疾病中的临床应用. 眼科新进展，2019，39（3）：264-266

[37] 王荣光，杨仕明，王洪田. 内镜下经鼻中隔进路鼻皮样窦囊肿手术. 中华耳鼻咽喉头颈外科杂志，2006，41（2）：116-119

[38] 杨本涛，王振常，刘莎，等. 鼻腔及鼻窦内翻性乳头状瘤的 MRI 诊断. 中华放射学杂志，2008，42（12）：1261-1265

[39] 房高丽，王成硕，张罗，等. CT 和 MRI 对鼻腔鼻窦内翻性乳头状瘤的诊断价值. 中国耳鼻咽喉头颈外科，2015，22（8）：422-425

[40] 陈小丽，刘建滨，毛志群，等. 鼻腔及鼻窦内翻乳头状瘤的影像学分析. 实用临床医学，2012，13（5）：73-75

[41] 丁健慧，关中，李海光，等. 鼻窦黏液囊肿的临床解剖及组织学特点. 广东解剖学通报，1998，20（1）：9-10

[42] 鲜军舫，燕飞，王振常，等. 鼻窦黏液囊肿的 CT 和 MRI 表现及其诊断价值. 中华放射学杂志，1999，33（4）：275-277

[43] 蒲红，傅凯，宋彬. 鼻窦黏液囊肿 CT 表现及临床价值. 中国临床医学影像杂志，2004，15（11）：604-605

[44] 白光辉，杜美美，陈伟，等. MSCT 与 MRI 对蝶筛窦巨大黏液囊肿诊断价值的比较. 医学研究杂志，2012，41（2）：95-97

[45] 王永哲，王振常，杨本涛，等. 出血坏死性鼻息肉的 CT 和 MRI 诊断. 中华放射学杂志，2010，44（2）：142-146

[46] Wang YZ，Yang BT，Wang ZC，et al. MR evaluation of sinonasal angiomatous polyp. AJNR Am J Neuroradiol，2012，33（4）：767-772

[47] 李鹏，刘莹，侯炜寰，等 . MRI 诊断出血坏死性鼻息肉 . 中国医学影像技术，2015，31（1）：37-40

[48] Zou J，Man F，Deng K，et al. CT and MR imaging findings of sinonasal angiomatous polyps. Eur J Radiol, 2014, 83（3）：545-551

[49] Yang BT，Li SP，Wang YZ，et al. Routine and dynamic MR imaging study of lobular capillary hemangioma of the nasal cavity with comparison to inverting papilloma. AJNR Am J Neuroradiol, 2013, 34（11）：2202-2207

[50] 杨本涛，王振常，刘莎，等 . 鼻窦海绵状血管瘤的 CT 和 MRI 诊断 . 中华放射学杂志，2007，41（11）：1153-1157

[51] 方芳，刘小剑，郭占芳，等 . 鼻及鼻窦骨化性纤维瘤 CT 诊断价值 . 医学影像学杂志，2016，26（6）：1124-1126

[52] 王永哲，陈光利，王振常，等 . 鼻腔及鼻窦骨化性纤维瘤的 MRI 诊断 . 临床放射学杂志，2007，26（11）：1088-1091

[53] 费家勇，陈忠伟 . 鼻腔 / 鼻窦砂粒体性骨化性纤维瘤的 CT 诊断 . 中国医学影像学杂志，2010，18（1）：27-28

[54] 王永哲，杨本涛，陈光利，等 . 颅面部骨化性纤维瘤的 CT 和 MRI 诊断 . 中国医学影像技术，2007，23（10）：1461-1464

[55] 杨本涛，王振常，刘莎，等 . 鼻腔鼻窦神经鞘瘤的 CT 和 MRI 表现 . 中华放射学杂志，2008，42（6）：618-622

[56] 余长亮，余永强，赵本胜，等 . 鼻腔及鼻旁窦神经鞘瘤的影像学表现 . 临床放射学杂志，2007，26（1）：26-29

[57] 胡云兰，万保罗，宋秀琴，等 . 鼻腔鼻窦神经鞘瘤（附 12 例临床分析）. 临床耳鼻咽喉头颈外科杂志，1999，13（9）：409-410

[58] 戴艳红，窦鑫，陈骏，等 . 鼻腔鼻窦神经鞘瘤的诊断与治疗 . 中国中西医结合耳鼻咽喉科杂志，2015，23（6）：422-427

[59] 董佳迪，陆美萍，周涵，等 . 原发性鼻窦骨瘤临床分析 . 中华耳鼻咽喉头颈外科杂志，2015，50（1）：8-13

[60] 张莹 . CT 在骨肿瘤定性诊断中的价值 . 实用医学影像杂志，2014，15（3）：225-226

[61] 陈晓丽，王振常，鲜军舫，等 . 颅骨骨纤维异常增殖症的 CT 和 MRI 诊断 . 放射学实践，2009，24（8）：888-891

[62] 杨本涛，汪卫中，王振常，等 . 颞骨骨纤维异常增殖症 HRCT 研究 . 临床放射学杂志，2003，22（10）：835-839

[63] 刘金有 . 颅面骨纤维异常增殖症的 CT 和 MRI 诊断 . 中国 CT 和 MRI 杂志，2009，7（4）：69-70

[64] Dubal PM，Bhojwani A，Patel TD，et al. Squamous cell carcinoma of the maxillary sinus: a population-based analysis. Laryngoscope, 2016, 126（2）：399-404

[65] Roh L，Park JP，Kim JS，et al. [18]F fluorodeoxyglucose PET/CT in head and neck squamous cell carcinoma with negative neck palpation findings: a prospective study. Radiology, 2014, 271（1）：153-161

[66] Sanghvi S. Epidemiology of sinonasal squamous cell carcinoma: a comprehensive analysis of 4994 patients. Laryngoscope, 2014, 124（1）：76-83

[67] Ansa B，Goodman M，Ward K，et al. Paranasal sinus squamous cell carcinoma incidence and survival based on Surveillance, Epidemiology, and End Results data, 1973 to 2009. Cancer, 2013, 119（14）：2602-2610

[68] Alos L，Moyano S，Nadal A，et al. Human papillomaviruses are identified in a subgroup of sinonasal squamous cell carcinomas with favorable outcome. Cancer, 2009, 115（12）：2701-2709

[69] 李书玲，王振常 . 头颈部腺样囊性癌的 MRI 诊断 . 磁共振成像，2012，3（6）：420-423

[70] 刘文胜，徐震纲，唐平章 . 鼻腔腺样囊性癌 42 例临床分析 . 临床耳鼻咽喉头颈外科杂志，2011，25（12）：548-550

[71] 郝大鹏，满凤媛，王振常，等 . CT 和 MRI 对鼻腔和鼻窦腺样囊性癌的诊断价值 . 实用放射学杂志，2009，25（10）：1408-1411

[72] Lupinetti AD，Roberts DB，Williams MD，et al. Sinonasal cystic carcinoma: the M. D. Anderson cancer center experience. Cancer, 2007, 110（12）：2726-2731

[73] Dublin AB，Bobinski M. Imaging Characteristics of Olfactory Neuroblastoma（Esthesioneuroblastoma）. J Neurol Surg B Skull Base, 2016, 77（1）：1-5

[74] Darouassi Y，Chihani M，Touati MM，et al. Adenocarcinoma of the sphenoid sinus. Pan Afr Med J, 2014, 18：284

[75] van Osch T，Overtoom HA，Meulen BT. Olfactory neuroblastoma: a frontal lobe disorder and a runny nose. Neurology, 2016, 86（13）：1264-1265

[76] 杨本涛，王振常，姜祖超，等 . 鼻腔鼻窦淋巴瘤的 CT 和 MRI 诊断 . 临床放射学杂志，2006，25（6）：518-523

[77] 杨智云，钟运其，张翎，等. 嗅神经母细胞瘤的 CT 和 MRI 表现. 中华放射学杂志，2005，39（3）：244-247

[78] 吴文秀，袁国奇，叶敬志. 鼻 - 鼻咽 NK-T 型淋巴瘤的影像学表现. 罕少疾病杂志，2016，23（1）：8-10

[79] 王龙胜，郑穗生，陈立芳，等. 原发鼻腔 NK-T 细胞淋巴瘤 CT 诊断. 放射学实践，2012，27（12）：1316-1319

[80] 齐自萍，单军，唐磊，等. 鼻及鼻咽部 NK-T 细胞淋巴瘤的 CT 表现. 中国影像技术，2010，26（5）：848-851

[81] 杨本涛，王振常，姜祖超，等. 鼻腔鼻窦淋巴瘤的 CT 和 MRI 诊断. 临床放射学杂志，2006，25（6）：518-523

[82] 韩忠龙，于彤，高军，等. 儿童头颈部横纹肌肉瘤的 CT 及 MR 影像学特点. 武警医学，2017，28（2）：171-174

[83] Radzikowska J, Kukwa W, Kukwa A, et al. Rhabdomyosarcoma of the head and neck in children. Contemp Oncol, 2015, 19（2）: 98-107

[84] Huh WW, Skapek SX. Childhood rhabdomyosarcoma: new insight on biology and treatment. Curr Oncol Rep, 2010, 12（6）: 402-410

[85] Herrmann D, Seitz G, Warmann SW, et al. Cetuximab promotes immunotoxicity against rhabdomyosarcoma in vitro. J Immunother, 2010, 33（3）: 279-286

[86] 于小平，梁赵玉，王平. 成人鼻部横纹肌肉瘤的影像学表现. 临床放射学杂志，2006，25（7）：612-615

[87] 尹如娇，朱云，赵卫，等. 鼻腔鼻窦原发恶性黑色素瘤的影像学表现. 实用放射学杂志，2017，33（1）：24-27

[88] Montone KT. The differential diagnosis of sinonasal/nasopharyngeal neuroendocrine/neuroectodermally derived tumors. Arch Pathol Lab Med, 2015, 139（12）: 1498-1507

[89] 李建钢，陈新晖，庄广义，等. 鼻腔鼻窦内翻性乳头状瘤的 MSCT 及 MRI 分析. 实用放射学杂志，2013，29（8）：1218-1220

[90] Xu QG, Fu LP, Wang ZC, et al. Characteristic finding of malignant melanoma in the sinonasal cavity on magnetic resonance imaging. Chin Med J, 2012, 125（20）: 3687-3691

[91] 李培岭，翟昭华，王萍，等. 鼻腔原发性恶性黑色素瘤的影像学表现及鉴别诊断. 放射学实践，2011，26（4）：1156-1158

[92] Gal TJ, Silver N, Huang B. Demographics and treatment trends in sinonasal mucosal melanoma. Laryngoscope, 2011, 121（4）: 2026-2033

[93] 王茂华，于爱民，关兵，等. HPV 感染与鼻内翻性乳头状瘤复发及恶变相关的 Meta 分析. 中国耳鼻咽喉颅底外科杂志，2018，24（4）：350-355，360

[94] 王新艳，陈青华，王英，等. 多参数 MRI 鉴别鼻腔鼻窦内翻性乳头状瘤恶变的价值. 中华放射学杂志，2017，51（7）：500-504

[95] 房高丽，王成硕，张罗. CT 和 MRI 对鼻腔鼻窦内翻性乳头状瘤的诊断价值中国耳鼻咽喉头颈外科，2015，22（8）：422-425

[96] 于焕新，刘钢，鼻内翻性乳头状瘤恶变 32 例临床分析. 中华耳鼻咽喉头颈外科杂志，2013，48（12）：1002-1005

[97] Choi JW, Kim SG, Kim YM, et al. Clinical and histologic features of inverted papilloma-associated malignancy. Eur Arch Otorhinolaryngol, 2012, 269（11）: 2349-2354

[98] Ingle R, Jennings TA, Goodman ML, et al. CD44 expression in sinonasal inverted papillomas and associated squamous cell carcinoma. Am J Pathol, 1998, 109（3）: 309-314

[99] Ralli M, Altissimi G, Turchetta R, et al. Metastatic renal cell carcinoma presenting as a paranasal sinus mass: the importance of differential diagnosis. Case Rep Otolaryngol, 2017, 2017（4）: 1-5

[100] 刘丹青，叶树凤，童卫芳，等. 肾透明细胞癌鼻腔 - 鼻窦转移 1 例报告及文献复习. 吉林大学学报（医学版），2017，43（4）：829-831，861

[101] 梁文卿，李芊芊，张田，等. 转移性上颌窦腺癌 1 例. 临床耳鼻咽喉头颈外科杂志，2016，30（1）：74-75

[102] 姜滨，李建红，燕飞，等. 鼻腔鼻窦转移瘤的影像表现分析. 中华放射学杂志，2015，（5）：372-375

[103] Remon J, Lianes P, Martinez S. Brain metastases from renal cell carcinoma. Should we change the current standard. Cancer Trea Rev, 2012, 38（4）: 249-257

[104] Ilvan S, Akyildiz EU, Calay Z, et al. Endometrial clear cell carcinoma metastatic to the paranasal sinuses: a case report and

review of the literature. Gynecol Oncol, 2004, 94 (1): 232-234

[105] 朱霞, 宋玲玲. 鼻腔骨巨细胞瘤 1 例. 实用放射学杂志, 2017, 33 (1): 160-161

[106] Uslu GH, Canyilmaz E, Yöney A, et al. Giant cell tumor of the occipital bone: a case report and review of the literature. Oncol Lett, 2014, 8 (1): 151-154

[107] Garg D, Mathur K. Clinico-pathological study of space occupying lesions of nasal cavity, paranasal sinuses and nasopharynx. J Clin Diagn Res, 2014, 8 (11): FC04-FC07

[108] 宋承汝, 程敬亮, 孙梦恬. 筛骨骨巨细胞瘤 1 例. 实用放射学杂志, 2013, 29 (10): 1715-1716

[109] 谢长浓, 黄泽光, 周永红. 非管状骨骨巨细胞瘤的影像学诊断. 实用放射学杂志, 2012, 28 (6): 903-906

[110] 施万印, 殷信道, 王丽萍, 等. 特殊部位骨巨细胞瘤的 CT、MR 及 DSA 表现. 实用放射学杂志, 2010, 26 (1): 74-76

[111] 郭丽敏, 迟放鲁, 王纾宜, 等. 鼻腔鼻窦软骨肉瘤 9 例临床分析. 临床耳鼻咽喉科杂志, 2003, 17 (2): 78-80

[112] Stavrakas M, Nixon I, Andi K, et al. Head and neck sarcomas: clinical and histopathological presentation, treatment modalities, and outcomes. J Laryngol Otol, 2016, 130 (9): 850-859

[113] Coca-Pelaz A, Rodrigo JP, Triantafyllou A, et al. Chondrosarcomas of the head and neck. Eur Arch Otorhinolaryngol, 2014, 271 (10): 2601-2609

[114] Healy DY Jr, Lee NG, Freitag SK, et al. Endoscopic bimanual approach to an intraconal cavernous hemangioma of the orbital apex with vascularized flap reconstruction. Ophthal Plast Reconstr Surg, 2014, 30 (4): e104-e106

[115] Guo L, Liu J, Sun X, et al. Sinonasal tract chondrosarcoma: 18-year experience at a single institution. Auris Nasus Larynx, 2014, 41 (3): 290-293

[116] Knott PD, Gannon FH, Thompson LD. Mesenchymal chondrosarcoma of the sinonasal tract: a clinicopathological study of 13 cases with a review of the literature. Laryngoscope, 2003, 113 (5): 783-790

[117] 穆红, 盖俊芳, 刘云云, 等. 鼻腔及鼻窦肠型腺癌的临床病理学特点. 现代医学, 2014, 42 (12): 1485-1488

[118] Rampinelli V, Ferrari M, Nicolai P. Intestinal-type adenocarcinoma of the sinonasal tract: an update. Curr Opin Otolaryngol Head Neck Surg, 2018, 26 (2): 115-121

[119] Nicolai P, Schreiber A, Bolzoni Villaret A, et al. Intestinal type adenocarcinoma of the ethmoid: Outcomes of a treatment regimen based on endoscopic surgery with or without radiotherapy. Head Neck, 2016, 38 (Suppl 1): E996-E1003

[120] Sklar EM, Pizarro JA. Sinonasal intestinal-type adenocarcinoma involvement of the paranasal sinuses. AJNR Am J Neuroradiol, 2003, 24 (6): 1152-1155

[121] Antognoni P, Turri-Zanoni M, Gottardo S, et al. Endoscopic resection followed by adjuvant radiotherapy for sinonasal intestinal-type adenocarcinoma: retrospective analysis of 30 consecutive patients. Head Neck, 2015, 37 (5): 677-684

[122] Surabhi VR, Chua S, Patel RP, et al. Inflammatory Myofibroblastic Tumors: Current Update. Radiol Clin North Am, 2016, 54 (3): 553-563

[123] Gao F, Zhong R, Li GH, et al. Computed tomography and magnetic resonance imaging findings of inflammatory myofibroblastic tumors of the head and neck. Acta Radiol, 2014, 55 (4): 434-440

[124] Yan Z, Wang Y, Zhang Z. Inflammatory myofibroblastic tumor: an entity of CT and MR imaging to differentiate from malignant tumors of the sinonasal cavity. J Comput Assist Tomogr, 2014, 38 (1): 14-19

[125] Yuan XP, Li CX, Cao Y, et al. Inflammatory myofibroblastic tumour of the maxillary sinus: CT and MRI findings. Clin Radiol, 2012, 67 (12): e53-e57

[126] Devaney KO, Lafeir DJ, Triantafyllou A, et al. Inflammatory myofibroblastic tumors of the head and neck: evaluation of clinicopathologic and prognostic features. Eur Arch Otorhinolaryngol, 2012, 269 (12): 2461-2465

[127] Gasparotti R, Zanetti D, Bolzoni A, et al. Inflammatory myofibroblastic tumor of the temporal bone. AJNR Am J Neuroradiol, 2003, 24 (10): 2092-2096

[128] 兰忠，杨一兵，汤勇，等. 上颌窦炎性肌纤维母细胞瘤病例报告及文献回顾. 中国耳鼻咽喉颅底外科杂志，2008，24（1）：57-61

[129] Park ES，Kim J，Jun SY. Characteristics and prognosis of glomangiopericytomas：a systematic review. Head Neck，2017，39（9）：1897-1909

[130] Walker EA，Salesky JS，Fenton ME，et al. Magnetic resonance imaging of malignant soft tissue neoplasms in the adult. Radiol Clin North Am，2011，49（6）：1219-1234

[131] Palacios E，Restrepo S，Mastrogiovanni L，et al. Sinonasal hemangiopericytomas：clinicopathologic and imaging findings. Ear Nose Throat J，2005，84（2）：99-102

[132] Al Saad S，Al Hadlaq R，Al-Zaher N. Glomangiopericytoma（Hemangiopericytoma）of the maxillary sinus and sinonasal tract. Hematol Oncol Stem Cell Ther，2017，10（2）：96-98

[133] Asimakopoulos P，Syed M，Andrews T，et al. Sinonasal glomangiopericytoma：is anything new. Ear Nose Throat J，2016，95（2）：E1-E5

[134] 韩云，张跃. 影像学表现与临床相结合对鼻腔鼻窦血管外皮细胞瘤的诊断价值. 实用医学影像杂志，2018，19（4）：309-311

[135] 廉姗姗，王德玲，谢传淼，等. 少见部位血管外皮细胞瘤的影像学表现. 中国 CT 和 MRI 杂志，2014，12（9）：85-88

[136] 王蠡，祝小莉，朱莹莹，等. 头颈部髓外浆细胞瘤 17 例临床分析. 中国实验诊断学，2019，3（5）：862-864

[137] Venkatesulu B，Mallick S，Giridhar P，et al. Pattern of care and impact of prognostic factors on the outcome of head and neck extramedullary plasmacytoma：a systematic review and individual patient data analysis of 315 cases. Eur Arch Otorhinolaryngol，2018，275（2）：595-606

[138] 王婷婷，董江宁，林婷婷. 头颈部及胸部髓外浆细胞瘤影像学征象分析. 中国 CT 和 MRI 杂志，2018，16（11）：30-32

[139] Patel TD，Vázquez A，Choudhary MM，et al. Sinonasal extramedullary plasmacytoma：a population-based incidence and survival analysis. Int Forum Allergy Rhinol，2015，5（9）：862-869

[140] Agarwal A. Neuroimaging of plasmacytoma. A pictorial review. Neuroradiol J，2014，27（4）：431-437

[141] 杨本涛，刘淑玲，王振常，等. 鼻及鼻咽孤立性髓外浆细胞瘤的 CT 和 MRI 表现. 临床放射学杂志，2010，29（3）：307-311

[142] Nguyen S，Perron M，Nadeau S，et al. Epithelial myoepithelial carcinoma of the nasal cavity：clinical，histopathological，and immunohistochemical distinction of a case report. Int J Surg Pathol，2018，26（4）：342-346

[143] Schuman TA，Kimple AJ，Edgerly CH，et al. Sinonasal epithelial-myoepithelial carcinoma：report of a novel subsite and review of the literature. Allergy Rhinol（Providence），2018，9：2152656718764229

[144] 张春艳，程敬亮，张勇，等. 鼻咽及鼻窦肌上皮癌的影像学特征. 临床放射学杂志，2017，36（2）：179-183

[145] Kim SH，Park SE，Bae HG，et al. Epithelial-myoepithelial carcinoma of the nasopharynx：a case report and review of the literature. Oncol Lett，2015，10（2）：927-930

[146] 古庆家，奚玲，冯勇，等. 鼻腔鼻窦肌上皮癌临床分析. 中国耳鼻咽喉头颈外科杂志，2011，18（7）：353-355

[147] Petersson F，Chao SS，Ng SB. Anaplastic myoepithelial carcinoma of the sinonasal tract：an underrecognized salivary-type tumor among the sinonasal small round blue cell malignancies. Report of one case and a review of the literature. Head Neck Pathol，2011，5（2）：144-153

[148] 戴艳红，窦鑫，陈骏，等. 鼻腔鼻窦神经鞘瘤的诊断与治疗. 中国中西医结合耳鼻咽喉科杂志，2015，23（6）：422-427

[149] Aldandan A，Almomen A，Alkhatib A，et al. Pediatrics Ewing's sarcoma of the sinonasal tract：a case report and literature review. Case Rep Pathol，2019（2019）：8201674

[150] Suzuki T，Yasumatsu R，Nakashima T，et al. Primary Ewing's Sarcoma of the sinonasal tract：a case report. Case Rep Oncol，2017，10（1）：91-97

[151] Lombardi D，Mattavelli D，Redaelli De Zinis LO，et al. Primary Ewing's sarcoma of the sinonasal tract in adults：a

challenging disease. Head Neck，2017，39（3）：E45-E50

[152] Negru ME，Sponghini AP，Rondonotti D，et al. Primary Ewing's sarcoma of the sinonasal tract，eroding the ethmoid and sphenoid sinus with intracranial extension：a rare case report. Mol Clin Oncol，2015，3（4）：807-810

[153] Dutta M，Ghatak S，Biswas G，et al. Primary soft tissue Ewing's sarcoma of the maxillary sinus in elderly patients：presentation，management and prognosis. Singapore Med J，2014，55（6）：e96-e100

[154] 杨奉玲，赵宇，黄石，等. 头颈部骨外尤文肉瘤 4 例并文献复习. 临床耳鼻咽喉头颈外科杂志，2013，27（18）：1000-1005

[155] Siddiqui SH，Siddiqui E，Bavier RD，et al. Clinicopathologic traits and prognostic factors associated with pediatric sinonasal rhabdomyosarcoma. Int Forum Allergy Rhinol，2019，9（4）：363-369

[156] Wang X，Song L，Chong V，et al. Multiparametric MRI findings of sinonasal rhabdomyosarcoma in adults with comparison to carcinoma. J Magn Reson Imaging，2017，45（4）：998-1004

[157] Franco A，Lewis KN，Lee JR. Pediatric rhabdomyosarcoma at presentation：can cross-sectional imaging findings predict pathologic tumor subtype? Eur J Radiol，2011，80（3）：446-450

[158] Yang JC，Wexler LH，Meyers PA，et al. Parameningeal Rhabdomyosarcoma：outcomes and opportunities. Int J Radiat Oncol Biol Phys，2013，85（1）：61-66

[159] Ferrari A，Dileo P，Casanova M，et al. Rhabdomyosarcoma in adults：a retrospective analysis of 171 patients treated at a single institution. Cancer，2003，98（3）：571-580

[160] 宋乐，杨本涛，陈光利，等. 鼻腔鼻窦横纹肌肉瘤的 CT 和 MRI 诊断. 中国医学影像技术，2008，24（3）：366-369

第四章
鼻腔与鼻窦术后影像

鼻腔、鼻窦病变种类繁多，包括先天畸形、外伤、炎性病变及肿瘤性病变等，手术治疗是临床常用的治疗手段。了解临床常见手术方式、手术并发症及术后影像表现，对术后随诊及影像诊断具有非常重要的意义。

鼻内镜外科是鼻科学领域划时代的变革，随着鼻内镜外科技术不断发展和完善，其在临床应用越来越广泛，应用范围已拓展到耳鼻咽喉外科整个领域。在治疗鼻窦炎、鼻息肉等鼻普通疾病、内翻性乳头状瘤、鼻咽纤维血管瘤等良性肿瘤，以及外伤、鼻窦异物、后鼻孔闭锁等先天性疾病方面都得到了很好的应用。鼻内镜外科手术不仅可以在鼻内镜直视下清除病变，改善鼻腔鼻窦通气功能，还可以尽可能保留鼻腔、鼻窦正常解剖结构和功能。

一、临床常用手术方式

（一）Caldwell-Luc 手术

一百多年前 Caldwell（1893 年）于美国纽约、Luc（1897 年）于法国巴黎各自开展该手术并报道以来，经过长期不断地改进与完善，该术式已成为以治疗慢性化脓性上颌窦炎为主要适应证的一个成熟的、规范化的手术。不仅可以直接处理上颌窦的各种有关病变，同时可通过上颌窦途径处理邻近结构的很多病变。临床应用广泛，即使在鼻内镜广泛应用于临床的今天，部分病例仍然需要使用 Caldwell-Luc 手术，或者使用改良的 Caldwell-Luc 手术。

Caldwell-Luc 手术操作要点包括以下两个方面：

1. **上颌窦前壁开孔** 开孔位置位于尖牙根的外上方，孔径一般约 12mm。

2. **下鼻道上颌窦内侧壁造孔** 先将该侧下鼻甲向内不全骨折并偏向鼻中隔，以扩大下鼻道空间。从下鼻道外侧壁上方切开黏骨膜，在相应部位凿开上颌窦内侧骨壁，开孔大小约 15mm×20mm。造孔完毕后将下鼻甲复位。

（二）犬齿窝穿刺上颌窦开窗进入上颌窦

在 Caldwell-Luc 手术时代，该径路是进入上颌窦的基本途径，上颌窦犬齿窝开窗的主要并发症是面颊部肿胀、牙齿麻木、面部麻木、麻刺感和疼痛等，发生率约 75%。原因多为损伤眶下神经分支。

（三）下鼻道上颌窦开窗术

手术包括将下鼻甲向中线反转骨折移位、定位鼻泪管鼻腔开口并结合病灶部位选择开窗位置，以避免损伤鼻泪管开口，切开或切除开窗部分的黏膜，咬骨钳完成下鼻道开窗。可以单独使用，与犬齿窝穿刺上颌窦开窗联合使用即为 Caldwell-Luc 手术。

（四）鼻内镜下鼻腔侧壁切除术

针对上颌窦或鼻腔外侧壁肿瘤，采用鼻内鼻腔外侧壁切除。术中切除下鼻甲和鼻泪管，鼻腔外侧壁行泪囊切开造孔。手术方式以根治性目的为主，鼻腔和鼻窦结构切除和破坏较多。

（五）鼻内镜下鼻腔侧壁切开入路上颌窦手术

沿下鼻甲前缘上方鼻腔外侧壁，自上而下至鼻底做弧形切开，黏骨膜下剥离至下鼻甲骨鼻腔外侧壁附着最前端，将下鼻甲附着根部剪断后，下鼻甲根部以上向后剥离至上颌窦自然口或开窗口前缘，下鼻甲根部以下向后剥离至鼻泪管开口处周围；以下鼻甲附着鼻腔外侧壁根部为标志，用电钻或骨凿由前向后去除上颌窦内壁，以鼻泪管鼻腔开口为标志在去除骨壁同时开放骨性鼻泪管并游离鼻泪管下端，形成膜性鼻泪管 - 下鼻甲瓣，将其内移显露上颌窦腔；切除上颌窦腔内病灶，视鼻窦发育大小和病灶位置确定是否扩大去除上颌窦前壁或前内下骨壁；清理术腔并复位膜性鼻泪管 - 下鼻甲瓣，黏膜切口对位缝合固定后，切开下鼻道外侧壁黏膜做下鼻道上颌窦开窗，便于术后观察和引流；术腔填塞。

（六）鼻侧切开术

经眉弓转内眦切口或内眦鼻侧切口，根据患者的实际情况将患者鼻腔鼻窦内的上颌窦内侧壁、肿物、中下鼻甲及残余筛窦切除。

（七）中鼻道上颌窦开窗术

手术包括钩突切开，筛泡切除，以钩突和筛泡前下为标志开放并扩大上颌窦自然口。

（八）Denker 手术

包括传统 Denker 手术及改良 Denker 手术。传统 Denker 手术于唇齿龈处切口，向上分离暴露梨状孔缘，当病变累及上颌窦上部及外侧时视野欠佳，器械操作较为困难，并且鼻腔病变及鼻泪管的处理还要在鼻内进行，使手术的创伤及难度增加。改良 Denker 手术是将传统 Denker 手术的唇齿龈切口改良为鼻内梨状孔缘切口，经鼻内镜下鼻甲前端梨状孔缘弧形切开避免了唇龈切口，面部不留瘢痕及畸形。

（九）面中部翻揭术

面中部翻揭术有标准术式及改良术式。20 世纪 80 年代由 Maniglia 首先应用于临床，该术式能为鼻腔、鼻窦、鼻咽部手术提供良好术野。手术切口包括第一切口和第二切口。第一切口为双侧唇下切口，即双侧 Caldwell-Luc 切口；标准面中部翻揭术式第二切口是在距鼻孔缘 0.5cm 的鼻前庭内作一个完整的环形切口。改良面中部翻揭术不作鼻前庭内的环形切口，而是在双侧唇下切口后，于中线处将大翼软骨内侧脚自前鼻棘处分开，并从此处用弯剪斜行向上全层剪断鼻中隔方形软骨，直达鼻骨下缘面中部翻揭。

上述切口完成后，沿梨状孔缘剪开两侧鼻腔底壁及侧壁黏膜，将鼻腔打开，用拉钩将上唇、外鼻及面颊部软组织一起向上翻揭,暴露出面中部完整的梨状孔及周围的骨性结构。根据病变的性质和范围,咬除梨状孔周围的骨质,拓宽梨状孔,并可将鼻中隔脱位推向健侧鼻腔,使患侧鼻腔更宽阔。当术野暴露后,彻底清除鼻腔、鼻窦及鼻咽部病变。面中部软组织复位,切口对位缝合。剪断的鼻中隔软骨施行对位贯穿缝合。

面中部翻揭术的适应证非常广泛。它可应用于鼻腔、鼻窦、鼻中隔、鼻咽部、前颅底各种炎性病变、良性肿瘤及早期或低度恶性肿瘤的手术。因为当面中部软组织向上翻起后暴露出完整的梨状孔及周围骨性结构,这时只需根据病变的性质和范围,切除相应的骨质,拓宽术野,就可到达病变部位,彻底清除病变。

面中部翻揭术经唇龈入路避开了面部的多血管区,较传统鼻侧切术出血减少。

二、术后术腔病理生理

有作者将功能性鼻内镜手术后术腔分为术腔清洁阶段、黏膜转归竞争阶段及上皮化完成阶段三个阶段。

1. 术腔清洁阶段　术后因渗血、渗液,术腔形成大量血痂及纤维素渗出膜,鼻窦内大量陈旧性血液和分泌物潴留以及黏膜反应性水肿。

2. 黏膜转归竞争阶段　术后4~6周可以再次出现病变高峰,此时黏膜再次出现水肿。黏膜再生上皮化与病理改变同时存在,主要病理改变为术腔再次出现水肿、囊泡、息肉、肉芽等。

3. 上皮化完成阶段　术腔多在24周内完全上皮化,且多发生在术后8~16周。术腔黏膜愈合最终可出现两个结局,一是术腔完成上皮化,各个窦口通畅,鼻窦炎治愈;另一是术腔粘连、窦口闭锁、息肉再生等迁延不愈病变。

三、常见并发症

鼻腔鼻窦手术并发症的发生率文献报道不一,可高达29%,并发症包括术中、术后及随访中出现的各种并发症。出血过多是术中常见并发症,其他并发症包括伤口麻木、脑脊液漏、鼻泪管损伤、鼻中隔穿孔、鼻腔粘连等,眼部可以出现眼睑淤血、皮下气肿、眼眶内出血、血肿、眶纸板损伤、眶内感染、复视与失明、溢泪等并发症。颅内出现脑膜炎、颅内积气、颈内动脉损伤等并发症,有文献报道颈动脉破裂大量出血造成死亡的严重并发症。

眼肌损伤(图1-4-1)是鼻内镜鼻窦手术严重的并发症之一,常因操作不当引起,误将眼外肌当作鼻窦内病变切除,造成眼外肌部分损伤或断裂,内直肌及下直肌常受累及。在术中或术后常发现眼球位置发生异常,常向颞侧偏斜,眼球运动受限,患者出现复视。可以伴发眶内出血、渗出及软组织肿胀。

鼻中隔穿孔是鼻内镜鼻窦手术的并发症之一,发生率较低,确切原因尚不完全清楚。孙亚男等分析一组鼻内镜鼻窦手术后发生鼻中隔穿孔的病例后,认为可能是多因素综合损伤的结果。鼻腔鼻窦炎症累及鼻中隔黏膜、术中鼻中隔软骨段摩擦损伤、术中运用较多的凡士林纱条填塞鼻腔对鼻中隔黏膜造成严重的挤压、全身及局部应用皮质类固醇导致鼻中隔黏膜溃疡糜烂等。穿孔范围大小不等,直径0.3~3.0cm。多发生在鼻中隔软骨部。

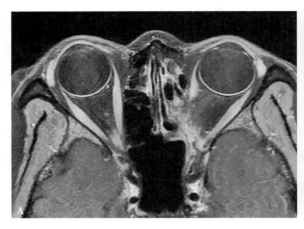
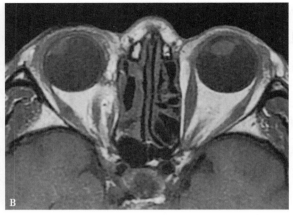

图 1-4-1　眼外肌损伤

A．左侧内直肌损伤，中后段明显变细，邻近脂肪间隙模糊，左侧视神经向鼻侧移位，局部与内直肌分界不清；

B．右侧内直肌后段较细，中前段未见明确显示，相应区域脂肪间隙信号混杂；右侧眼球外展位

四、术后影像表现

（一）钩突切除术后

钩突是筛骨的一个钩状骨片突起，来自筛甲第一基板，是筛骨的前部结构，由前上向后下走行，长约1cm。钩突向上的附着决定额隐窝的引流，包括向上外附着于筛骨纸板，向上附着于前颅底或向上内与中鼻甲融合。

鼻内镜鼻窦手术分为从前向后法和由后向前法两种，钩突切除术是从前向后法的起始步骤，钩突切除是否完整，决定手术野的宽敞程度和上颌窦口能否顺利暴露。

影像表现为钩突缺如或部分缺如（图 1-4-2），临床提示鼻内镜术后，注意观察钩突尾部有无残留，上颌窦口是否通畅。阅读影像时发现钩突不完整或缺如，要详细询问病史除外术后状态。

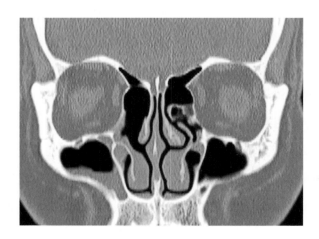

图 1-4-2　钩突术后缺如

鼻窦炎术后，右侧钩突及筛房间隔骨质缺如，中鼻甲、下鼻甲结构完整；左侧钩突显示良好

（二）鼻中隔偏曲术后

鼻中隔偏曲是耳鼻喉科较为常见的疾病，主要是由于鼻中隔偏向一侧或两侧引起鼻腔功能发生异常而发病，患者常出现鼻腔出血、鼻塞或者头痛等症状，严重影响患者的生活质量。鼻中隔矫正术是临床治疗鼻中隔偏曲的重要手段，患者经矫正后不适症状可以得到有效改善。

临床采用的术式包括传统的鼻中隔矫正术和经鼻内镜进行的鼻中隔矫正手术。传统的鼻中隔矫正术在给予患者全身麻醉或者局部麻醉后，利用额镜进行鼻中隔黏膜切口，将黏膜与软骨膜分离后暴露软骨，随后实施鼻中隔切除术，保留未经切除的部分软骨。经鼻内镜进行鼻中隔矫正手术，首先经过鼻内镜进行局部麻醉或全身麻醉。根据患者的实际情况，在合适的部位进行切口，分离黏骨膜，切除偏曲的鼻中隔骨质，对歪曲的鼻中隔进行矫正，使鼻内通道保持畅通，解决鼻塞等症状。

有研究表明，鼻内镜下鼻中隔矫正术可有效治疗变态反应性鼻炎，并且不良反应较少。该治疗方法不仅有效缓解变态反应性鼻炎患者的鼻塞症状，还可以达到治愈的目的。研究认为鼻内镜下鼻中隔矫正术后患者病情好转率显著高于经保守药物治疗组的患者。

CT 表现为鼻中隔骨质部分缺如，密度减低，偏曲的鼻中隔部分或全部回归中线位置（图 1-4-3）。

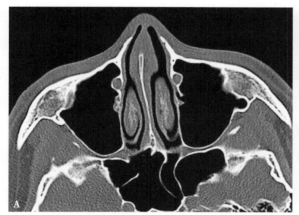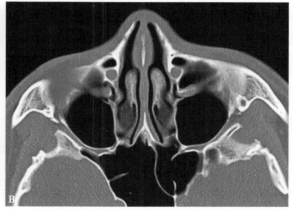

图 1-4-3　鼻中隔偏曲手术前后

鼻中隔偏曲手术前后对照。A. 术前轴位像，示鼻中隔向右偏曲，鼻中隔骨质显示清晰；B. 示鼻中隔骨质部分缺如，鼻中隔居中，未见明显偏曲

（三）鼻窦炎术后

慢性鼻 - 鼻窦炎是耳鼻喉科常见疾病，可发生于一个或多个鼻窦，主要表现为鼻塞、头晕、流黏性鼻涕等。严重者出现记忆力下降、嗅觉减退，对患者的身体健康与生活质量造成极大影响，故一旦确诊即应给予手术治疗。

目前临床常采用鼻内镜手术治疗慢性鼻 - 鼻窦炎。应用鼻内镜手术治疗慢性鼻 - 鼻窦炎，可显著提高治疗效果，迅速改善临床症状。与鼻内镜手术相比，传统开放手术视野小，操作盲目性较大，准确切除病灶困难，疗效不甚理想。同时术中容易损伤黏膜，增加术后并发症发生的风险。

影像表现：不同术式术后骨质及鼻腔结构缺如有所不同，传统 Caldwell-Luc 手术表现为上颌窦前壁、内侧壁骨质部分缺如；上颌窦炎鼻内镜术后常见钩突、鼻甲等鼻腔结构部分缺如，上颌窦口扩大，部分病例上颌窦内侧壁骨质部分缺如；窦腔内在术后不同时期可以出现积血、黏膜水肿及黏膜略增厚等表现。筛窦炎鼻内镜术后除了上述表现，筛房间隔部分或大部分缺如，筛窦呈一含气空腔。蝶窦炎鼻内镜术后表现为鼻腔部分结构缺如及蝶窦口扩大。

（四）真菌性鼻窦炎

真菌可以长期存在于健康人的鼻腔黏膜表面而不发病，当长期使用抗生素、糖皮质激素或器官移植的患者长期服用免疫抑制剂，或者糖尿病、放射治疗、艾滋病的患者因其免疫力低下，中老年女性体内激素波动或紊乱，真菌可侵入组织内致病。一般免疫抑制的患者可出现急性侵袭性真菌性鼻 - 鼻窦炎与慢性侵袭性真菌性鼻 - 鼻窦炎，而免疫力正常的患者慢性侵袭性真菌性鼻 - 鼻窦炎多见，急性侵袭性真菌性鼻 - 鼻窦炎罕见，愈后较差。

手术是临床常用治疗手段。手术的关键是彻底清除鼻腔、鼻窦病变组织，清除鼻窦内病变的黏膜和骨质，消除真菌赖以生存的微环境，保持鼻腔鼻窦的通气引流。多数患者经鼻内镜手术可达到鼻窦的清创目的，但也有部分患者因病变侵犯范围广泛，经鼻内镜手术入路难以达到彻底清除的目的，需要开放性手术，手术范围需按恶性肿瘤原则处理：彻底清除死骨，并且清除附近不健康、无活力的组织。由于真菌菌丝或孢子已经侵入黏膜、腺体、血管或骨质中，残留的病变黏膜术后复发率高，故多数学者主张行鼻腔鼻窦清创术和术后给予规范的足量和足疗程全身抗真菌药物治疗。术前常规给予全身抗真菌药物，一方面可控制疾病的进展，另一方面可缩小手术范围、减少手术创伤和最大可能地保留功能，术后继续应用抗真菌药物，剂量要足、疗程要够，根据疾病的严重程度和术后随访结果，确定使用时间。

根据真菌侵犯范围不同，手术常采取鼻内镜下病灶清理术、上颌骨扩大切除术、鼻侧切开术及颅面联合入路病灶清理术等。

影像表现：除了手术入路切除的结构缺如外，病变造成的骨质破坏区骨质也缺如（图 1-4-4），对照术前影像进行辨别，以免误认为手术所致。

（五）内翻性乳头状瘤术后

鼻窦内翻性乳头状瘤属于较常见的一种上皮源性良性肿瘤，好发于筛窦、鼻腔外侧壁及上颌窦部位，有易恶变、易复发及局部侵袭性较强等一系列特点，占鼻腔鼻窦肿瘤的 0.5%～4.0%。手术治疗鼻窦内翻性乳头状瘤是目前最佳的治疗方法。

1. 临床常见术式 ①鼻侧切开术：经眉弓转内眦切口或内眦鼻侧切口，根据患者的实际情况将患者鼻腔鼻窦内的上颌窦内侧壁、肿物、中下鼻甲及残余筛窦切除。②鼻内镜下手术：患者鼻腔充分收缩后，先对鼻腔内的肿瘤组织进行详细探查，确定肿瘤大概范围。用削刨器将鼻腔中的肿瘤组织切除，同时将钩突切除，筛泡打开，使上颌窦口扩大，在鼻内镜直视条件下切除肿瘤及其周围的鼻窦及鼻腔黏膜。对于筛窦及上颌窦受侵犯的患者，则应将其病变组织彻底清除，将肿瘤基底及其边缘均全层刮除。③鼻内镜下手

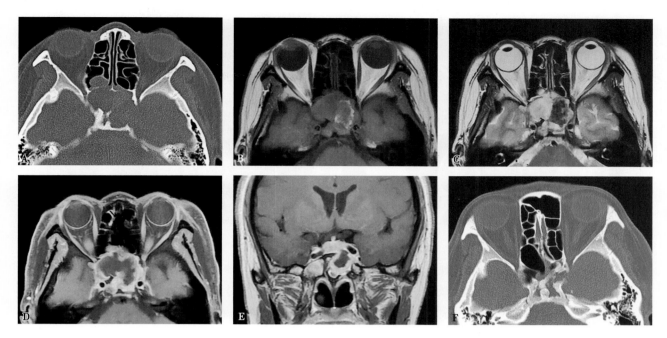

图 1-4-4 真菌性鼻窦炎手术前后

A. 双侧蝶窦密度增高，窦壁骨质增生，左侧蝶窦外侧壁骨质破坏；B～E. 术前 MRI 平扫（B、C）及增强扫描（D、E），示双侧蝶窦信号异常，左侧蝶窦可见短 T_1 高信号、短 T_2 低信号影，增强扫描可见双侧蝶窦黏膜不规则增厚，左侧蝶窦外壁骨质破坏，病变累及左侧海绵窦；左侧蝶窦短 T_1 高信号影未见强化；F. 蝶窦鼻内镜术后 CT，示双侧蝶窦异常密度影较手术前明显减少，窦壁骨质较术后增厚，窦腔变小

术＋Caldwell-Luc 进路联合术：对于上颌窦内有较多病变组织的患者，可联合 Caldwell-Luc 切口进行手术。将可疑病变组织完全清除，全层剥离刮除可疑处黏膜及原发肿瘤。

2. 影像表现 内翻性乳头状瘤术后影像表现除了相关结构缺如，应高度注意鉴别术后病变残留、复发及手术区黏膜在术后不同时期的反应，病变残留及复发病变的密度、信号及强化特点与术前类似（图 1-4-5），黏膜水肿及增厚与邻近鼻腔鼻窦的黏膜相应改变相近。增强扫描尤其是 MRI 增强扫描对病变性质判断有较大帮助。

（六）鼻腔鼻窦腺样囊性癌

头颈部腺样囊性癌可以发生于舌部、鼻窦、腭部、鼻咽及泪腺等部位的小涎腺。鼻腔鼻窦腺样囊性癌的患者常常因为症状不明显而被认为是鼻窦炎症或感染性疾病。

鼻腔鼻窦腺样囊性癌是少见的头颈部恶性肿瘤，由于发病部位隐匿而常被延误治疗，多数患者确诊时已为晚期。研究发现神经浸润是转移或复发的危险因素，转移和复发患者预后不佳。

手术一直被认为是鼻腔鼻窦腺样囊性癌的主要治疗方式，然而由于鼻腔鼻窦腺样囊性癌常侵犯颅底、颌面深处及眼部结构，加上该肿瘤的高侵袭性和沿着神经浸润生长的习性，手术往往难以清除干净，术后复发率较高。腺样囊性癌复发后早发现、早治疗，对于延长患者的生存时间是至关重要的。

手术治疗的策略是尽可能完整地切除原发性肿瘤组织，之后根据病理切缘情况、神经浸润与否和术前分期决定是否给予术后放疗，术前放疗的主要目的是降低肿瘤分期及缩小肿瘤范围，利于手术治疗。

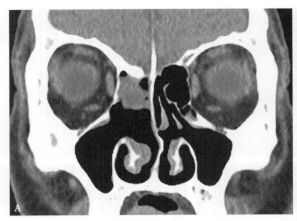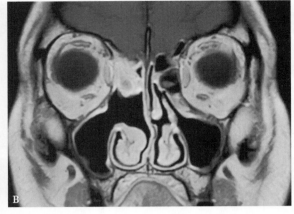

图 1-4-5　内翻性乳头状瘤术后复发

同一患者。A. 右侧鼻腔鼻窦内翻性乳头状瘤鼻内镜术后 CT，右侧钩突、中鼻甲及筛房间隔骨质缺如，右侧上颌窦口扩大；右侧筛窦区空间不规则软组织密度影，与鼻中隔及右侧筛骨纸板分界不清；B. 术后 MRI 冠状面 T_1WI 增强扫描，示右侧筛窦区病变强化欠均匀，呈卷发样；右侧中鼻甲、钩突缺如，右侧上颌窦口扩大

　　鼻 - 鼻窦恶性肿瘤病灶彻底切除术后的组织缺损有时较大，造成严重的功能障碍及面部畸形，影响患者生存质量和心理健康。鼻 - 鼻窦恶性肿瘤手术切除需在确保肿瘤病灶彻底切除的前提下尽可能保留具有重要功能的结构，解决肿瘤病灶切除后组织、器官缺损的修复和功能重建问题，如颌面外形、眶壁、颅底的完整性等，最大限度满足美学要求、恢复重建重要功能。因此，精确的术前评估、保留重要结构的手术方式及缺损的修复重建是鼻 - 鼻窦恶性肿瘤手术的关键。

　　部分鼻 - 鼻窦恶性肿瘤术后依据骨缺损的部位、大小有时需使用合适的材料予以重建修复。运用 3D 打印技术，对鼻 - 鼻窦恶性肿瘤侵犯上颌骨、眼眶、颅底等重要结构的复杂病例进行术前 3D 医学重建和评估，使得术者术前充分了解患者的病变范围，完善个体化术前设计，确定不同的手术路径，并对缺损区进行修复。

　　影像表现：除手术造成的相应结构缺如，密切关注肿瘤有无残留，尤其是受累神经残端有无异常。由于手术造成的缺损一般较大，常使用自身或假体进行填充或修复，注意观察眼眶等重要结构的修复情况。

（常青林）

第五章
鼻腔鼻窦病变影像鉴别诊断

鼻腔、鼻窦与眼眶和颅脑毗邻，解剖关系密切。其间骨壁较薄，甚至先天缺损，而且血管、淋巴相互通连，因此鼻腔、鼻窦疾病可引起眶内、颅内并发症，肿瘤性病变易侵犯眼眶及颅内。

CT 对解剖细节、空间关系显示良好，尤其是多排螺旋 CT（multi-detector spiral computed tomography，MDCT）一次扫描可进行任意平面图像重组，可直观显示鼻、鼻窦及周围毗邻关系。MRI 对软组织分辨率高，可显示鼻及鼻窦黏膜，根据组织信号特征可对部分病变进行定性诊断，尤其对病变组织侵犯范围和界定边界方面占有优势。CT 和 MRI 两者联合应用，共同确定肿瘤的性质、范围、与周围结构的关系，以提高肿瘤的检出率、诊断准确度及预后判定，目前已成为鼻及鼻窦主要的影像检查方法。DSA 用于部分鼻与鼻窦病变的介入治疗，以减少术中出血或对肿瘤供血动脉进行栓塞治疗，一般不用于鼻与鼻窦疾病的诊断。

鼻腔、鼻窦病变根据性质分为炎性病变和肿瘤性病变，炎性病变的诊断除了观察影像图像，必须密切结合临床病史。肿瘤性病变影像表现复杂，很多良、恶性病变的影像表现存在部分重叠，除了少数典型病例，大部分肿瘤需要结合多种影像检查和临床特征综合考虑、诊断。

第一节 概 论

鼻腔鼻窦部位及解剖结构重要且复杂，可发生各种病变，其中以炎性息肉及各种良、恶性肿瘤为主，诊断必须密切结合病史，详细询问患者的年龄、病程、鼻内镜检查、实验室检查及有无手术史、有无手术活检及其病理结果，其次根据影像学表现给病变定位，初步判断病变起源；然后是定量诊断，判定病变累及范围；最后定性诊断。一般可分为先天性病变、炎性病变和肿瘤性病变，本章将单节讨论鼻腔鼻窦炎性病变，而把先天性病变和肿瘤性病变综合在一起，按照部位分为鼻腔筛窦来源、额窦、上颌窦、蝶窦、鼻眶沟通性病变、鼻颅眶沟通性病变和骨源性病变分别加以分析、讨论。

根据鼻腔、鼻窦肿瘤细胞的起源可以将之总结为五大类，即上皮组织源性、软组织源性、淋巴造血系统源性、骨及软骨组织源性和异位颅内组织源性。良性肿瘤少见，但种类繁多，目前分类方法也不统一，大部分良性肿瘤根据病史、结合 CT、MRI 常规及功能成像检查可以定性诊断。

155

　　常见的鼻腔鼻窦恶性肿瘤性病变包括淋巴造血系统肿块（淋巴瘤）、恶性上皮及间叶组织肿块（鳞癌、内翻性乳头状瘤恶变、腺样囊性癌、横纹肌肉瘤、嗅神经母细胞瘤、神经内分泌肿瘤、恶性纤维组织细胞瘤）。鼻腔鼻窦恶性肿瘤以原发于上颌窦者多见，其次为筛窦，原发于额窦与蝶窦者较少。按发病率依次为鳞癌、淋巴瘤、腺样囊性癌、恶性黑色素瘤及嗅神经母细胞瘤等，这些肿瘤影像学表现复杂，存在"异病同影"及"同病异影"的现象，且常与继发性炎症并存，大多数缺乏特异性影像学表现，需要综合临床病史、实验室检查判断。

　　儿童及青少年鼻腔、鼻窦肿瘤病变总体发病率低，且多以先天性良性病变居多。病变起病隐匿，且大部分病症缺乏特异性的临床表现，早期症状体征不典型，极易出现漏诊、误诊，另外儿童自诉能力和体检依从性差，易延误治疗。临床上常见的良性病变为毛细血管瘤、鼻咽纤维血管瘤累及筛窦和鼻腔、良性幼年型血管内皮瘤、骨纤维异常增殖症，恶性病变包括淋巴瘤、神经母细胞瘤、白血病累及、横纹肌肉瘤、上颌窦非角化型鳞癌、上颌窦黏液性软骨肉瘤及朗格汉斯细胞组织细胞增生症（LCH）。儿童头颈部淋巴瘤（包括霍奇金淋巴瘤和非霍奇金淋巴瘤）的发病率约占整个头颈部恶性肿瘤的55%，大多数颈部淋巴瘤为颈部淋巴结受累，表现为淋巴结增大、融合，少部分结外淋巴瘤，常发病于鼻腔、鼻窦、咽淋巴环及咽旁间隙。

　　总之，青少年发病率最高的是软组织肿瘤，而老年患者中发病率最高的是上皮组织来源的肿瘤，这可能与青少年在青春前期，纤维组织、横纹肌及血管等软组织生长活跃有关，此外胚胎时期组织残留，也可能是某些肿瘤发生的原因，如神经组织肿瘤；青少年恶性肿瘤主要来自胚胎时期组织残留和中胚层，因此以胚胎源性肿瘤和肉瘤为主。老年人因为长期慢性炎症刺激、环境污染及经常接触致癌物质，恶性肿瘤多为内胚层来源的上皮细胞发展为癌。

　　良、恶性肿瘤的病程长短有差异，其临床表现没有明显差异，均表现为鼻塞、黏脓鼻涕带血或鼻出血等，普通影像学检查包括X线、CT及MRI检查，其中MRI平扫加普通延迟期增强扫描因其较高的软组织分辨率及多平面成像等特点已成为鼻腔鼻窦病变尤其是占位的常规检查方法。而MRI目前已经从单纯的解剖成像向功能成像发展。MR功能成像包括动态增强扫描（dynamic contrast-enhanced magnetic resonance imaging，DCE-MRI）、弥散加权成像（diffusion weighted imaging，DWI）、磁共振波谱（MR spectroscopy，MRS）、灌注加权成像（perfusion weighted imaging，PWI）、磁敏感加权成像（susceptibility weighted imaging，SWI）等，它们被广泛应用于全身各个系统中，对肿瘤的鉴别及分期、治疗预后等起着重要的作用。

　　由于鼻腔鼻窦解剖结构复杂，干扰较多，MRS、SWI等功能成像的应用受到局限，目前通过联合应用动态增强和弥散加权MRI，结合MRI常规平扫增强图像、MDCT扫描及临床病史大多能成功鉴别鼻腔鼻窦肿瘤的良、恶性。

　　鲜军舫等研究DCE-MRI定量参数在鼻腔鼻窦肿瘤诊断应用中的可行性及价值，认为鼻腔鼻窦恶性肿瘤的三个参数具有显著的差异，这三个参数分别为容量转移参数（Krans）、速率常数（Kep）及血管外细胞外间隙容积比（Ve），良性病变参数值分别为0.5、2.1、0.3，而恶性病变分别为0.7、3.5、0.2；由于恶性肿瘤组织细胞核质比增大、密度增加、细胞外间隙减小以及组织间液压力升高等原因，导致水分子扩散明显受限，DWI表现为高信号，ADC值降低。王永哲及Razek等均认为ADC值对鼻腔鼻窦肿物具有较高的鉴别诊断价值。王永哲等研究发现淋巴造血系统肿块、恶性上皮及间叶组织肿块、良性上皮及间叶组织肿块和血管源性肿块的ADC值差异有统计学意义。当ADC值为$1.08 \times 10^{-3} mm^2/s$时，约登指数最大，所得诊断指标数据较高，因此以此值作为鼻腔鼻窦良、恶性肿块鉴别的诊断阈值。

上皮源性恶性肿瘤多生长速度较快，肿块密度和／或信号欠均匀，增强后明显强化，常见低密度和／或信号液化坏死灶，骨质呈广泛侵蚀性破坏，易侵犯周围结构。不过由于肿物病理类型多样，影像表现复杂，部分良性肿瘤亦可出现邻近骨质破坏等侵袭性表现，良、恶性肿瘤的ADC值及TIC曲线仍有较大的重叠性，所以部分病变的定性仍以术后病理及穿刺活检为主，影像学定性诊断存在一定难度。

第二节　鼻窦炎性病变诊断与鉴别诊断

鼻窦炎（sinusitis）是鼻部最常见的病变，可继发于感染、过敏、免疫状态改变或以上几种因素共同作用。由于炎性反应，鼻窦黏膜肿胀，窦口鼻道复合体狭窄，导致黏液阻塞和分泌物潴留。

鼻腔鼻窦炎性病变根据发病部位可分为鼻炎和鼻窦炎；按病程分为急性和慢性炎症，前者病程小于4周，而慢性鼻窦炎指一组持续超过12周的鼻腔鼻窦炎性病变的总称，病变种类很广；根据病因可分为细菌性、病毒性、真菌性、变态反应性和自身免疫性等。

单纯细菌、病毒感染的急、慢性鼻窦炎根据病程、病史和CT表现即容易诊断，难以诊断的是非特异性、肉芽肿性炎症，比如真菌性鼻窦炎、肉芽肿性多血管炎（Wegener肉芽肿）累及鼻腔鼻窦、鼻硬结病和结节病等，这些非特异性炎性病变临床表现与某些肿瘤性病变相似，如果临床治疗不及时，可导致许多并发症的发生，严重影响患者的生存质量，甚至危及生命。不同部位、不同类型的炎症在影像学表现上有一定特征，充分认识其影像学表现，对病变的定位、定性诊断及治疗方案的选择、预后评估具有重要价值。

真菌性鼻窦炎主要包括真菌球、变应性真菌性鼻窦炎、急性及慢性侵袭性真菌性鼻窦炎，真菌球最常发生于上颌窦，CT一般可明确诊断。变应性真菌性鼻窦炎结合病史、实验室检查和CT较容易诊断。

侵袭性真菌性鼻窦炎大多发生于免疫功能低下或缺陷的患者，由于鼻窦与眶尖、海绵窦解剖关系密切，侵袭性真菌性鼻-鼻窦炎极易通过中间的孔裂或侵袭破坏菲薄的骨板而侵犯上述结构，引起眶尖综合征或海绵窦综合征。

急性侵袭性真菌性鼻窦炎的诊断由危险因素、临床特征、微生物学检查及组织病理学四部分组成，组织病理学仍是诊断"金标准"，主要诊断标准是影像学检查提示的鼻窦部位侵袭性感染，邻近骨质广泛破坏，次要诊断标准包括上呼吸道症状（流涕、鼻塞）、鼻溃疡、鼻黏膜黑色结痂、鼻出血、眶周肿胀、上颌窦压痛等。慢性侵袭性真菌性鼻窦炎多发生于蝶窦病变，通常因侵犯海绵窦或眶尖引起眼运动神经麻痹等症状而就诊、进行影像检查而发现（具体鉴别诊断要点详见第一篇第三章第四节）。

临床医师对于免疫功能低下、存在危险因素的患者，出现上呼吸道症状、鼻窦感染症状，应考虑到真菌感染的可能性，如出现面部肿胀、眼肌受累、脑神经损伤，应尽快进行手术，并进行系统性抗真菌药物治疗。

CT影像检查发现患者窦壁骨质弥漫性增生硬化，窦壁及鼻腔黏膜明显增厚，除了提示慢性鼻窦炎性病变，还要警惕是否属于非特异性炎性病变及能否排除肿瘤性病变，后者包括范围广泛，其诊断要点如下。

（一）肉芽肿性血管炎（Wegener肉芽肿）

1. 一种自身免疫性疾病 临床多有长期慢性鼻窦炎史，伴鼻腔异味，抗炎治疗效果不满意；实验室检查抗中性粒细胞胞质抗体（ANCA）阳性。

2. CT分为三期 ①病变早期：鼻腔、鼻窦黏膜增厚和窦腔内见气-液平面，无特异性；②进展期：鼻甲、鼻中隔骨质破坏，鼻腔内带状软组织影，提示为坏死组织，上颌窦内壁骨质常破坏，窦腔内充以软组织影，窦壁骨质增生、硬化，可出现双线征；③晚期：鼻甲、鼻中隔及上颌窦内壁明显破坏，形成较大空腔，伴有多发索条影，类似术后改变，窦壁骨质增厚，出现典型的双线征，窦腔狭窄，病情严重者出现窦腔的部分或完全闭塞。

3. MRI可显示病变累及范围 肉芽肿 T_1WI 多呈低或混杂等低信号，T_2WI 呈混杂较低信号，增强扫描无强化，提示为坏死组织，无明确肿瘤性病变。

（二）鼻硬结病

较少见的慢性进行性肉芽肿性病变，由硬鼻结克雷伯菌引起，最常侵犯鼻部，又称鼻硬结病，通常两侧对称性发病，少数病例为局限性或非对称分布。易向邻近结构蔓延，最常见于上颌窦，鼻腔通常不受累，这一点与GPA不同。发病年龄多在20～40岁，男性更常见。诊断要点如下。

1. 临床表现 早期临床表现无特异性，多表现为鼻塞、鼻出血等非特异性症状，肉芽肿形成时，较特异的表现包括鼻尖变硬、呈结节状。瘢痕期可出现鼻腔狭窄和外鼻明显变形，典型症状包括鼻塞、鼻干、鼻臭和失嗅；侵及眼眶、颅内等邻近结构时可出现相应症状如复视、视力下降、头痛等。血清胞质型抗中性粒细胞胞质自身抗体（c-ANCA）阴性。

2. CT表现 多为两侧对称性发病，而鼻硬结病多原发于上颌窦或筛窦，表现为软组织肿块，且多向鼻翼部皮肤浸润，可破坏邻近骨质，下鼻甲最易受累，受累鼻骨骨小梁呈特征性宽网状改变，残存骨质多有骨质硬化，鼻腔扩大。

3. MRI表现 信号与病程相关，早期仅为黏膜增厚；肉芽肿期 T_1WI 和 T_2WI 表现为轻度到明显高信号，T_2WI 信号通常不均匀，T_1WI 表现为高信号较有特征性；瘢痕期 T_1WI 表现为低或等信号，T_2WI 表现为明显低信号。增强后病变呈中等到明显强化，TIC呈平台型。

CT对鼻硬结病诊断有重要价值，列为首选检查，如临床需进一步观察病变向邻近结构侵犯的范围，则行MRI检查，CT和MRI联合应用更有利于诊断和治疗评估。确诊该病前务必排除肿瘤性病变。

（三）结节病

结节病（sarcoidosis）以往又称为肉样瘤病或类肉瘤病，是累及多系统的无干酪样坏死的上皮样细胞的肉芽肿性病变，最常累及肺、淋巴结和眼部，鼻窦受累少见。可发生于任何年龄，临床多见于女性。其诊断要点如下。

1. 一般伴有胸部及皮肤病变，所以必须咨询临床医师有关其他器官系统受累史。实验室检查 ANCA 阴性。

2. 病变更易于发生在鼻腔，伴或不伴骨侵蚀，累及鼻中隔呈结节样软组织增厚，鼻腔鼻窦受累不如 Wegener 肉芽肿常见，但与之难以鉴别。

3. 结节病累及鼻骨时，CT 示鼻骨骨小梁呈特征性宽网状改变。常累及鼻中隔和鼻甲的黏膜，下鼻甲最常受累。鼻腔、鼻窦黏膜增厚，鼻窦多伴软组织影。

对于临床患者无明显感染诱因的葡萄膜炎和／或泪腺肿大，临床上伴发皮肤结节性红斑和斑状丘疹，X 线检查有双侧肺门淋巴结肿大，同时伴有难治性鼻窦炎时，要考虑到结节病累及鼻窦的可能性，最终需要活检证实。

（四）IgG$_4$ 相关性鼻窦炎

IgG$_4$ 相关性鼻窦炎指 IgG$_4$ 相关性疾病的鼻部表现符合慢性鼻 - 鼻窦炎诊断标准，并且鼻黏膜病理除满足 IgG$_4$ 相关性疾病病理特点外，同时满足 IgG$_4$ 阳性浆细胞／IgG 阳性浆细胞 > 40%、IgG$_4$ 阳性浆细胞数 ≥50/HP 的试验标准。病理表现与普通的慢性鼻 - 鼻窦炎有所不同，两者的发病机制及预后不同，临床治疗中需要区别对待。其诊断要点如下。

1. 中老年患者，男性多见，多伴有眼睑肿胀、突眼等眼部不适，男性患者常有烟龄较长病史，部分患者有哮喘、过敏性鼻炎等病史。

2. CT 表现无特异性，为慢性鼻窦炎的征象，以筛窦及上颌窦炎最为常见。

3. MRI 上以除了鼻窦炎的表现，鼻筛区黏膜增厚较为明显，T$_1$WI 呈等信号，T$_2$WI 呈略低或较低信号（与病程相关），增强后呈中等到明显强化。

4. 临床上还可见到少见的肿块型 IgG$_4$ 相关性鼻窦炎，和眼眶的炎性假瘤及鼻筛区增厚黏膜的影像表现类似，T$_1$WI 呈等信号，T$_2$WI 呈略低或较低信号（与病程相关），增强后多呈中等强化。

总之，对于临床上难治性慢性鼻窦炎患者，尤其是合并眼眶多个结构异常、哮喘或过敏等疾病的患者，要考虑到 IgG$_4$ 相关性鼻窦炎的可能性，除了相关的影像学检查，建议临床进一步进行实验室和活检明确诊断。

（五）淋巴瘤

原发于鼻腔的淋巴瘤绝大多数为 NK-T 细胞型和 T 细胞型，鼻窦的多为 B 细胞型，我院最常见的鼻腔鼻窦淋巴瘤是 NK-T 细胞淋巴瘤，其与 EB 病毒感染密切相关，易浸润并破坏血管壁，常引起坏死和骨质侵蚀，预后最差。各个年龄段均可见，NK-T 细胞型患者平均发病年龄 45 岁，较 B 细胞型、T 细胞型患者年轻，但预后最差。后两种类型淋巴瘤多见于中老年人。鼻腔鼻窦淋巴瘤诊断要点如下。

1. 中老年人多见，NK-T 及 T 细胞淋巴瘤病变进展快，短期可致鼻中隔、鼻甲等中线结构破坏，累及范围更广,常引起面颊部软组织肿胀,易侵犯硬腭、牙槽骨、颞下窝、翼腭窝及眼眶等;B细胞淋巴瘤相对"惰性",呈慢性病程,主要表现为鼻塞、患侧面部肿胀等。

2. 淋巴瘤与癌比较,CT显示骨质破坏较轻,不同病理类型亦有所不同。以鼻腔为中心并累及鼻面部皮肤的局限性或弥漫性淋巴瘤多为NK-T和T细胞淋巴瘤,前者更为常见,局限于鼻腔前部的病变骨质破坏少见,仅少数有轻微浸润性破坏,弥漫性的淋巴瘤易破坏中线区包括鼻甲、鼻中隔及上颌窦内壁结构,早期骨质轮廓尚存,而晚期失去正常轮廓,少数伴有骨质硬化。原发于鼻窦的淋巴瘤以B细胞型多见,常见窦壁浸润性骨质破坏,容易侵犯眼眶,但仍保持原有的皮质轮廓,多无骨质硬化,且内壁骨质破坏轻微;少数为溶骨性破坏,影像缺乏特异性,提示征象包括鼻窦软组织肿块大,骨质破坏轻,两者明显不成比例。

3. 肿瘤在MR T_1WI 上呈稍低或等信号,信号较均匀,在 T_2WI 上呈等或稍高信号,NK-T细胞型易出现液化坏死,在 T_2WI 上显示斑片状更高信号,DWI弥散明显受限,呈高信号,ADC值较低,增强后肿块呈轻到中等强化,强化程度低于鼻腔黏膜,TIC以速升速降型、速升平台型为主。弥漫型鼻腔恶性淋巴瘤多沿鼻黏膜下淋巴管扩散,可呈跳跃式累及翼腭窝、颞下窝处,且与鼻腔处病变不相连。

(六)鼻腔筛窦恶性肿瘤

鼻腔筛窦恶性肿瘤如鳞癌、腺样囊腺癌、腺癌及小圆细胞肿瘤具有明显骨质破坏,一般无骨质塑形或骨质硬化,且破坏区可见软组织肿块形成,边界不清,密度不均匀、信号混杂,邻近软组织及骨质结构可见受累,累及范围并不局限于鼻腔、鼻窦中线区,可累及眼眶、诸鼻旁窦、鼻咽、翼腭窝等结构,肿瘤浸润范围不规整,无对称性。DWI示病变弥散不同程度受限,ADC图呈较低信号,TIC以速升速降型、速升平台型为主。

第三节　鼻腔与筛窦肿块的诊断与鉴别诊断

儿童及青少年常见的鼻腔与筛窦肿块样病变,除了炎性息肉外,常见的良性病变为毛细血管瘤、鼻咽纤维血管瘤累及筛窦和鼻腔、良性婴儿型血管内皮瘤、骨纤维异常增殖症,恶性病变包括淋巴瘤、神经母细胞瘤、白血病累及、横纹肌肉瘤及朗格汉斯细胞组织细胞增生症等。

鼻腔鼻窦良性肿物多表现为非侵袭性生长,边界清楚,少数也可表现为侵袭性生长,根据不同病理类型其信号及强化方式而有所不同。如果因其他病变出现症状而占位本身为"意外发现",虽然体积较大,但考虑肿瘤可能生长缓慢、偏良性。

鼻腔鼻窦恶性肿瘤以原发于上颌窦者多见,按发病率依次为鳞癌、淋巴瘤、腺样囊性癌、恶性黑色素瘤及嗅神经母细胞瘤等,MRI表现为浸润性生长的不规则软组织肿物,可伴邻近骨质破坏、骨皮质低信号中断。鳞状细胞癌是鼻腔最常见的原发恶性肿瘤,腺样囊性癌是常见的涎腺来源恶性肿瘤,约占鼻腔鼻窦恶性肿瘤的13%,最常见发病于上颌窦。

儿童常见良性及恶性肿瘤性病变的诊断要点如下。

（一）鼻腔筛窦毛细血管瘤

血管瘤分为毛细血管瘤和海绵状血管瘤两大类，儿童最常见的血管瘤为毛细血管瘤，约占鼻腔鼻窦所有血管瘤的80%。①毛细血管瘤多位于鼻中隔前部，病灶较小。临床上常有单侧鼻塞和反复鼻出血病史，查体鼻腔可见病变多较小、有蒂，色鲜红或暗红色，质地柔软且富血供，触之易出血。②CT上呈分叶状、边界清楚的软组织肿块，有时可见高密度钙化或静脉石影。③MR T_2WI 多为高信号，较大肿瘤内可见血管流空信号。

（二）鼻腔筛窦脑膜脑膨出伴或不伴脑脊液鼻漏

脑膜脑膨出指脑膜及脑组织从颅骨的先天性缺损即颅裂向外膨出，可伴脑脊液鼻漏，婴幼儿常见，成年患者多伴有外伤史或手术史，有鼻塞、流清水涕或呼吸困难等症，男性多于女性，需要结合高分辨率CT及MRI脑脊液水成像共同辅助临床诊断。诊断要点：①临床上表现为鼻根部或内眦部搏动性肿物，脑脊液鼻漏或反复发作脑膜炎；②CT示病变邻近颅前窝底骨质缺损；③MRI的 T_2 水成像可清晰显示疝入的位置，疝出物有典型脑脊液及脑组织信号表现，向上与颅内蛛网膜下腔相通，颅底见较光滑骨质缺损；④增强后可评估膨出的脑膜、脑组织以及颅内有无并发感染。

（三）鼻腔筛窦鼻神经胶质瘤

又称鼻神经胶质异位，罕见，发生于新生儿和婴幼儿，与脑膜脑膨出的胚胎发育基础相同，前者由于脑组织膨出后，其上部近端退化，使膨出物不与颅内相通，质硬，压缩多无变形，多数位于鼻腔内，或眉间区皮下、筛窦。诊断要点：

①患儿病变区皮肤可有毛细血管扩张，呈红色或紫蓝色，鼻梁增宽，肿块大小及形状不因用力或啼哭而改变；②CT显示病变上端颅底骨质完整或局部缺损，病变呈脑实质等密度软组织团块影，增强后无强化；③在MRI上病变与脑灰质呈等信号，与蛛网膜下腔不连通，增强后无明显强化；④该病的诊断结合病史及鼻内镜检查非常重要。

（四）鼻咽纤维血管瘤累及鼻腔及筛窦

鼻咽纤维血管瘤的原发位置是鼻咽部，主要由致密的纤维组织和扩张的血管组成，因血管壁缺乏弹性组织而极易出血，影像检查有助于明确病变的主体累及范围。主要诊断要点：①青少年多见，鼻内镜检查可见鼻腔或鼻咽部肿物，淡红或紫红色，质韧，触之易出血，表面常光滑；②CT上病变主体多为单侧蝶腭孔或后鼻孔区不规则形软组织肿块，向前延伸累及鼻腔及筛窦，边界较清楚，密度均匀，病变没有包膜而容易沿孔缝、裂隙生长，邻近骨质破坏与受压吸收改变共存；③MRI示病变信号不均匀，可见血管流空信号影，增强后呈明显不均匀强化，容易沿颅底自然孔道、骨缝或裂隙生长，颈部淋巴结无异常增大；④DSA显示病变早期主要是颌内动脉供血，随着肿瘤长大，咽升、腭大、脑膜返动脉等加入供血，当侵犯颅底或颅内时颈内动脉系统也会参与供血。

（五）良性婴儿型血管内皮瘤

非常少见的良性肿瘤，是婴儿肝脏最常见的肿瘤类型，常合并皮肤、脑、消化道及其他器官血管畸形，通常患儿血 AFP 升高,发生于鼻窦更为罕见。其临床特点是发病早,多在出生后 6 个月内,男孩多发,病因可能与母亲口服避孕药有关。

(六)鼻腔筛窦横纹肌肉瘤

病理类型包括胚胎型、腺泡型、多形性型。不同的病理组织类型与发病年龄及部位均相关,头颈部病变以胚胎型最常见,约占全部的 74%,多见于 4 岁以下婴幼儿和儿童。腺泡型以 10～20 岁青少年多见,好发于四肢和躯干,多形性型见中老年,好发于四肢。其诊断要点如下:①好发于青少年儿童,也可见于成年人,年龄越小预后越差。肿瘤生长迅速,侵袭性强,就诊时病变多广泛侵犯周围结构。②文献报道肿瘤多数位于鼻腔中上部和筛窦,我院病变以蝶筛区病变最为常见,其次是上颌窦。③ CT 上显示病变呈形态不规则、边界不清的等密度软组织肿块,邻近骨质受累以广泛侵蚀性吸收破坏为主,易侵犯窦壁及邻近结构如眼眶、颅底等,钙化罕见,增强后呈不均匀强化。④ MRI 上病变呈 T_1WI 等或稍低信号,T_2WI 为等或稍高信号,信号欠均匀,增强后呈中度强化,颅内受累表现为颅底脑膜增厚、强化,脑内可出现长 T_1、长 T_2 信号水肿带,海绵窦增宽等,且脑膜受累容易发生蛛网膜下腔播散。⑤病变动态增强曲线多呈速升缓降型,少数呈速升速降型,DWI 示病变弥散明显受限,ADC 图呈较低信号。

总之,遇到发生于儿童及青少年蝶筛区的病变,急性发病,病程短、进展快,且伴有颅底及眼眶等邻近结构广泛受累,在 MRI 上呈稍长 T_1、稍长 T_2 信号,ADC 值较低,TIC 呈速升缓降型时,应该考虑横纹肌肉瘤的可能。

(七)鼻腔筛窦淋巴瘤

儿童头颈部淋巴瘤(包括霍奇金淋巴瘤和非霍奇金淋巴瘤)的发病率占整个头颈部恶性肿瘤的 55%,大多数颈部淋巴瘤为颈部淋巴结受累,表现为淋巴结增大、融合,少部分结外淋巴瘤常发病于鼻腔、鼻窦、咽淋巴环及咽旁间隙。

(八)血液病累及鼻腔筛窦

主要继发于髓系白血病,是异常白细胞在骨膜下或软组织内局限性浸润形成的一种肿瘤,称为粒细胞肉瘤,根据肿瘤切面有无特征性的绿色分成两类:具有绿色的称为绿色瘤,缺乏绿色的称为原粒细胞瘤。该病变可与白血病、骨髓增生异常综合征等同时或前后出现,也可作为复发的首发表现,累及鼻窦很少见,我院绿色瘤病例多为原发于眼眶外上部受累,鼻窦可继发受累。影像学表现无特异性,呈现恶性肿瘤的生长特征,可伴有淋巴结转移等。

(九)鼻腔筛窦朗格汉斯细胞组织细胞增生症

是一种病因不明、往往发生于外伤后的全身性骨病。好发于儿童和青少年,男性较女性多见。颅骨为好发部位,病变多为单发,占 70%～85%,多位于眶壁,发生于鼻窦非常少见,其发展分四个阶段:①增殖期;②肉芽期;③黄色肿块期;④纤维化期。起病初时常有低热、局部肿胀疼痛,主要以手术治疗为主,术后加用放疗。单发者预后较佳。诊断要点如下:①头颈部 LCH 多位于眶壁,发生于鼻窦非常少见,多见于 1～15 岁儿童,男女比例为 2:1～3:1;② CT 上表现为溶骨性骨质破坏伴窦腔内略低密度软组织肿块,常有多发骨质破坏,边缘较为锐利;③MRI 上病变信号多欠均匀并呈轻度到中度均匀强化。

(十)儿童鼻腔筛窦转移瘤

儿童鼻腔筛窦转移瘤较为罕见,最常见的转移瘤为神经母细胞瘤转移,而神经母细胞瘤颅面骨转移时可见特征性针状骨膜反应。神经母细胞瘤转移至眼眶较鼻窦更为常见,多引起局部骨质呈虫蚀状的溶骨性骨质破坏,边缘无硬化边,针状骨膜反应是神经母细胞瘤的特征性表现。影像科对于儿童鼻窦区伴有骨质破坏的病变,不仅需与考虑前述的几类原发恶性肿瘤,还应该建议进一步全身系统检查明确有无原发灶。

成年人鼻腔筛窦最常见的良性肿瘤样病变是炎性息肉,最常见的良性肿瘤为内翻性乳头状瘤、血管瘤,其他良性肿瘤很少见。

(十一)鼻腔筛窦内翻性乳头状瘤

鼻腔鼻窦内翻性乳头状瘤(sinonasal inverted papilloma,SNIP)是鼻腔鼻窦最常见的良性肿瘤之一。以往文献报道好发于鼻腔外侧壁近中鼻道区域,总结我院 SNIP 手术病例,发现起源于上颌窦及窦口鼻道复合体更为常见,其次是筛窦、鼻腔,额窦及蝶窦最少见,以往认为好发于鼻腔,可能是上颌窦、窦口鼻道复合体及筛窦病变容易延伸至鼻腔中鼻道区域,易被临床发现,影像中上颌窦肿瘤边缘与窦腔阻塞性炎症分界欠清,恶变率为 5%~10%。影像诊断要点如下:①CT 显示鼻腔筛窦软组织密度影,与炎症鉴别较难,可延伸至上颌窦、筛窦、蝶窦及鼻咽部,肿瘤大多密度较均匀,少数可伴钙化,位于鼻咽部或生长空间较大的病变易囊变。②病变周围骨质受压变薄,局部可有吸收、侵蚀、破坏,但原发肿瘤基底部骨质多有增生、硬化,钩突的骨质吸收与 SNIP 起源一致性较好。③MRI 表现为 T_1WI 略低信号,T_2WI 多为混杂略高信号,实质部分多见相间条纹征,即栅栏征,延伸至鼻腔及鼻咽部的病变囊变多见。④增强后肿瘤多为中度强化,MRI 上表现为脑回状、栅栏状强化,脑回状强化见于肿瘤终末端,栅栏状强化一般从肿瘤起源部位向终末端呈辐射状分布;43% 的 MRI TIC 呈速升平台型,35% 呈速升流出型,22% 呈持续上升型。⑤肿瘤邻近眶纸板、前颅底骨质破坏和吸收,MRI 显示脑回征欠规整或局部缺失、坏死,往往提示肿瘤恶变或伴发恶性肿瘤,另外肿瘤癌变区域 TIC 呈现为速升速降型,也可能有一定参考价值。

(十二)鼻腔筛窦异位脑膜瘤

多为继发型异位脑膜瘤,如嗅沟脑膜瘤累及筛窦,该病变起源于颅前窝底中线旁,自一侧筛板的硬脑膜长出,主体位于颅前窝底的脑膜瘤通过全面的 CT 及 MRI 检查较易诊断,对于颅底病变较小,主体肿瘤位于鼻腔、筛窦的肿瘤,有时不易与侵犯颅前窝底的鼻腔筛窦恶性肿瘤相鉴别,除了常规的 CT、MRI 检查方法,需要结合 MRI 的 DWI、TIC 曲线及病史综合分析。其影像诊断要点如下:①CT 示肿瘤呈膨胀性生长、均匀或密度混杂的软组织肿块,边界较清,邻近骨质有增生硬化,其密度是否均匀与病理类型相关,一般继发于颅前窝底脑膜瘤的鼻窦病变以上皮型更为常见,密度多比较均匀;②鼻腔鼻窦原发型脑膜瘤以沙砾体型更为多见,密度不均匀,可见大小不等的钙化灶,囊变少见;③MR T_1WI 及 T_2WI 均呈等信号,增强后明显强化,颅底病变脑膜尾征常见。

（十三）骨纤维异常增殖症

又称骨纤维结构不良，是一种发展缓慢、自限性、以骨的纤维变性为特点的骨骼系统性病变，主要分为三型：单骨型、多骨型和 Albright 综合征。单骨型约占 70%，多骨型约占 30%，多骨型伴皮肤色素沉着及性早熟等内分泌异常则称为 Albright 综合征。临床有多骨性骨纤维异常增殖症病变、皮肤色素沉着和女性性早熟等三大特征，但无甲状旁腺功能亢进表现。本质上该病虽非真正肿瘤，但具有良性肿瘤的许多特征。常见于青少年男性，预后良好，因边界不清、手术不彻底者易复发。诊断要点：① CT 多表现为单骨或多骨弥漫性增生、肥厚膨大，无明显包壳，绝大多数呈均匀一致磨玻璃状，除靠近骨缝外，其他边缘与正常骨分界不清楚，亦可表现为不均匀及不规则的疏密相间的高低混合密度，瘤体内可见岛屿状低密度影；② MR T_1WI、T_2WI 多表现为中、低混杂信号病灶，T_2WI 可伴有高信号病灶，边界不清，增强后可部分不同程度强化。

（十四）鼻腔筛窦血管瘤

常发生于鼻腔，发生于鼻窦者少见，女性多见。婴幼儿及年轻患者多为毛细血管瘤，多发生于鼻中隔，约占所有鼻腔鼻窦血管瘤的 80%。成年人鼻腔鼻窦血管瘤多为海绵状血管瘤，其他较为少见的还包括纤维血管瘤。其诊断要点如下：①海绵状血管瘤多发生于上颌窦口、鼻底侧壁及下鼻甲，纤维血管瘤好发于上颌窦及中鼻道，动静脉畸形特征性位于鼻腔外侧壁。② CT 上海绵状血管瘤呈膨胀性生长、分叶状、边界清楚的软组织肿块，周围骨质受压吸收，病变内有时可见高密度钙化或静脉石影，增强后呈明显强化；动静脉畸形表现为不规则分叶状或多结节状软组织肿块。③ MRI 上海绵状血管瘤 T_2WI 多为高信号，较大肿瘤内有时可见血管流空信号，纤维血管瘤因富含纤维，T_2WI 呈等信号，增强后病变通常呈不均匀强化，前者有扩散式或渐进性强化的特点。动静脉畸形的 T_2WI 信号不均匀且变化多端，多呈高低混杂信号影，增强后呈轻度强化和延迟强化。

总之，该病的诊断结合病史及鼻内镜检查非常重要。

（十五）鼻腔及筛窦神经鞘瘤

鼻腔鼻窦的神经鞘瘤多起源于三叉神经分支眼支、上颌支或自主神经，尤以支配鼻中隔前部、鼻腔外侧壁前部眼支的鼻睫分支、前筛分支和支配鼻中隔后下部上颌支的鼻腭分支更为多见，因此原发肿瘤多位于鼻筛区，受累神经多数无明显功能障碍，大多数有包膜，但神经鞘瘤如来源于缺乏神经周围细胞自主神经纤维，则没有包膜。主要诊断要点如下：①非常少见，生长缓慢的良性肿瘤，症状无特异性，如鼻塞、鼻出血、嗅觉丧失等，通常有症状时病变体积较大，以单侧进行性鼻塞为著；30～60 岁女性多见，很少恶变。②鼻内镜检查肿物呈灰白色、淡黄色或粉红色，光滑而覆有黏膜，质地较硬且基底广不易活动。③ CT 上呈沿着鼻腔纵向或前后生长的膨胀性病变，边缘光滑，一般体积较大，囊性成分越多，增强后呈轻度或中等不均匀强化，邻近骨质吸收变薄，肿瘤边缘可见钙化灶。④ MRI 上呈边界清楚、膨胀性生长的病变，T_1WI 呈等、低信号，T_2WI 呈不均匀等、高信号，一般体积越大信号越不均匀，不过鼻腔鼻窦神经鞘瘤多数为 Antoni A 型，T_2WI 信号低于身体其他部位的神经鞘瘤，因此信号与其他肿瘤较难鉴别。增强后病变因血供丰富而多呈明显不均匀强化，有延迟强化趋势，包膜无强化或呈轻度强化，动态增强曲线呈持续上升型。DWI示病变弥散无明显受限。

（十六）鼻腔筛窦多形性腺瘤

鼻腔鼻窦多形性腺瘤非常少见，几乎均发生于鼻腔内，生长缓慢，约占鼻腔鼻窦良性肿瘤的1.71%，恶变少见，约为6%。鼻内镜检查肿瘤呈表面光滑、圆形或椭圆形、中等硬度的肿物，发病年龄以30～60岁居多，女性略多于男性。其诊断要点如下：①临床上主要表现为单侧鼻塞并进行性加重，可伴鼻出血，随着病变增大，可表现为鼻面部畸形、眼球移位等。②几乎均发生于鼻腔内，鼻窦病变多为继发性；原发位置多发生于鼻中隔（约80%），其次为鼻甲的鼻腔外侧壁，其他可见于上颌窦。③CT上呈边界清楚、分叶状肿物，侵犯鼻中隔，周围骨质受压吸收、移位，多无明显破坏，瘤内无钙化，当伴有周围骨质破坏伴钙化出现，提示为侵袭性生长的恶性病变。④MR T_1WI 呈等、低信号，T_2WI 呈不均匀等、高信号，增强后呈中等强化，强化程度较神经鞘瘤更为均匀，有学者认为呈分叶状团块是鼻腔多形性腺瘤较为特殊的征象。影像上较难与神经鞘瘤等鉴别。

（十七）鼻腔筛窦脑膜瘤

鼻腔鼻窦脑膜瘤多为颅内脑膜瘤扩展而来，异位原发者则非常少见，常起源于脑神经和颅骨裂缝中异位蛛网膜细胞巢。可发生于任何年龄，女性略多于男性，多为单发，常发生于鼻腔、额窦，其次是上颌窦、蝶窦和筛窦。鼻腔鼻窦异位脑膜瘤以沙砾体形多见，平扫密度较高，呈混杂密度，可有瘤内不规则钙化，瘤周环形钙化。其诊断要点如下：①临床症状和体征无特异性，由于脑膜瘤多为良性，生长缓慢，肿瘤较小常无症状，逐渐长大可对周围组织进行压迫并扩展，出现鼻塞、鼻出血、嗅觉丧失及前额部头痛等症状而被发现。②CT表现，鼻腔鼻窦异位脑膜瘤以沙砾体形多见，所以平扫多呈略高密度、边界清楚的肿块，瘤内有不规则钙化，瘤周可见环形钙化，周围骨质可见增生硬化或受压变薄，增强扫描后多呈明显均匀强化，可有窦腔扩大，偶见骨破坏，侵入颅内的脑膜瘤可见瘤周脑水肿，增强后可见脑膜尾征。③MRI表现，肿瘤的分型不同信号也不一样，与肌肉相比，多数肿瘤表现为等 T_1、等 T_2 信号，信号均匀或不均匀，瘤内常有斑点状低或无信号区，为纤维增生和钙化，增强扫描肿瘤明显强化；嗅沟区脑膜瘤起自鼻顶筛板处脑膜，可突入颅前窝，压迫额叶。

总之，鼻腔筛窦区明显强化的肿块，当伴有较多钙化和/或周围骨质增生，需考虑鼻腔鼻窦脑膜瘤。

（十八）鼻腔筛窦炎性肌纤维母细胞瘤

原发于鼻窦的IMT较为罕见，多见于中年人，肿瘤早期伴急或慢性炎性细胞浸润黏膜，中晚期伴广泛纤维化及多细胞浸润，部分为低度恶性或交界性，既往部分IMT被诊断为炎性假瘤，确诊依赖于病理免疫组化分析。易复发，且有浸润性生长的趋势，预后不好。而鼻窦外的IMT更多见于儿童及青少年，病变密度不均匀，内可见形态多样的钙化灶（儿童更多见）。鼻窦IMT临床影像诊断要点如下：①多见于中年人，女性多见，临床症状不明显。②更多见于上颌窦，病变沿着鼻中隔黏膜生长。③CT示病变呈实性软组织肿块，邻近骨质可增生硬化，增强后呈明显均匀强化。④MRI上病变信号与病程相关，早期炎性细胞浸润为著，则 T_2WI 呈略高信号，中晚期病变内有广泛纤维化，则 T_2WI 呈略低信号；DWI 示病变弥散受限，TIC 呈缓慢上升平台型。⑤注意该病的诊断是排除性诊断，必须排除其他疾病，其影像学缺乏特异性。

（十九）鼻腔筛窦嗅神经母细胞瘤

嗅神经母细胞瘤（olfactory neuroblastoma，ONB）是起源于嗅神经上皮、嗅神经基板或嗅神经膜的恶性神经外胚层肿瘤，占鼻腔鼻窦肿瘤的 2%～3%。多数患者就诊时常已到中晚期，肿瘤侵犯鼻腔鼻窦以外结构、部分伴有淋巴结或血行转移。其诊断要点如下：① 11～20 岁和 50～60 岁是两个发病高峰，临床表现为单侧鼻塞、鼻内流血或涕中带血，嗅觉丧失。②CT 示病变呈以鼻顶嗅区为中心的等密度软组织肿块，可伴出血坏死、钙化及骨化，早期位于一侧鼻腔上部、筛窦顶沿嗅丝分布，多数发现时为中晚期，鼻中隔上部骨质破坏最常见，易侵及对侧鼻腔、筛窦、同侧眼眶并向上突破筛骨水平板。③MRI 示病变呈浸润性生长，形态不规则，边界欠清楚，T_1WI 呈略低或等信号，T_2WI 呈略高信号，DWI 示病变弥散受限，呈略高信号，增强后呈中等或明显强化。④肿瘤常向上突破筛骨水平板，典型者呈葫芦样或长条状突入颅前窝底，局部骨质破坏较明显。

（二十）鼻腔筛窦鳞癌

发生于鼻腔的鳞癌占所有鼻腔鼻窦鳞癌的不到 30%，而筛窦鳞癌相对少见，约占所有鼻窦鳞癌的 10%，多见于中老年男性患者，病程较短，CT 及 MRI 影像学表现呈恶性肿瘤特点，广泛累及周围结构，伴邻近骨质破坏，DWI 呈略高信号，弥散中度受限，TIC 多呈速升缓降型及速升流出型。

（二十一）鼻腔筛窦腺癌

指非小涎腺来源的一种恶性肿瘤，约占鼻部恶性肿瘤的 6.3%，是鼻窦第二常见恶性肿瘤，包括肠型腺癌和非肠型腺癌，非肠型腺癌有低级别和高级别之分，低级别多见于筛窦。主要诊断要点如下：①中年以上男性，患者有特定职业史，常以鼻塞、鼻出血为首发症状就诊。②筛窦最多见，其次是鼻腔，常侵犯上颌窦、眼眶；呈浸润性生长，形态不规则，边界不清晰。③密度（信号）欠均匀或不均匀；窦壁可以受压扩大，骨壁常见吸收破坏。④增强后呈中度到明显强化，可伴低密度（信号）未强化区。

（二十二）鼻腔筛窦腺样囊性癌

一种生长较为缓慢的低度恶性肿瘤，原发于鼻腔鼻窦者较为少见，约占全部鼻腔恶性肿瘤 5%，原发于上颌窦者占 50% 以上，为上颌窦恶性肿瘤的第二位。其临床及影像诊断要点如下：①中年以上多见，女性略多。临床症状出现较晚，包括鼻塞、鼻出血、面部麻木和胀痛感等。②肿瘤原发于上颌窦多见，其次位于鼻腔和筛窦，没有完整的包膜，常常侵犯周围结构，包括面颊部、眼眶、颞下窝、硬腭等，边界不清楚。③CT 示窦腔内不规则软组织团块影，伴多发低密度囊变区，窦腔扩大，骨质吸收稀疏或呈虫蚀样骨破坏。④MR T_1WI 平扫呈等信号，T_2WI 呈等、高混杂信号，信号不均匀，病灶内可见略低信号分隔，增强后肿块呈不均匀强化，ADC 图呈略高信号，增强后肿块不均匀强化，TIC 多呈速升缓降型。⑤沿神经分支及骨性管道、孔裂浸润性生长是其典型表现。

（二十三）鼻腔筛窦神经内分泌癌

一种罕见的高度恶性肿瘤，可能起源于鼻腔鼻窦内副涎腺内神经嵴的内分泌细胞。鼻腔筛窦最为常见，其次为蝶窦，小细胞型最多见（约 76%），占鼻腔鼻窦恶性肿瘤的 2.5%～4.0%，少数病例出现神经内分泌症状，有助于明确诊断，确诊需依靠病理及免疫组化检查。该病变恶性程度高、进展快、易复发、预后差。诊断要点如下：①罕见的高度恶性肿瘤，中年男性多见。②多数瘤体位于鼻腔上部和筛窦区，一般体积较大，呈不规则分叶状并广泛累及周围多个结构，边界不清。③ CT 常表现为溶骨性和 / 或膨胀性骨质破坏，肿块内可见钙化，增强后多呈中等强化。④ MRI 信号多不均匀，可见囊变及出血，增强后呈中度不均匀强化，TIC 曲线呈速升平台型及速升缓降型，ADC 值较低，且低于鳞状细胞癌和腺样囊性癌。

（二十四）鼻腔筛窦黑色素瘤

肿瘤多起源于鼻腔鼻窦黏膜中的树突状黑色素细胞，鼻腔更多见，早期即可发生转移，预后差。据瘤细胞胞质内黑色素的量分为色素型和无色素型，无色素型约占 1/3，典型的鼻腔黑色素瘤表面呈黑色或黑褐色，无色素或少色素型黑色素瘤易与鼻腔息肉混淆，诊断困难，但表面常有溃疡，质脆和触之易出血为共同特征。诊断要点如下：① 40 岁以上中老年较多见，一侧鼻塞、鼻出血，或伴有头痛，鼻腔内可见黑色、黑褐色或淡红色新生物。②鼻腔病变多位于中鼻道或鼻腔后 2/3，鼻中隔前下部，鼻窦病变以单侧筛窦、上颌窦更为多见。③ CT 上鼻腔病变呈息肉样软组织沿鼻腔腔道生长，鼻窦病变进展较快，多密度不均，常侵犯邻近眼眶、颅底、翼腭窝等结构，形态欠规则，边界欠清楚，无钙化，坏死囊变相对少见，周围骨质呈溶骨性吸收破坏，无硬化边。④ MRI 表现多种多样，伴有黑色素的典型病变内可见条片状 T_1WI 高信号，T_2WI 低信号影；但无色素型病变 T_1WI 呈低信号，T_2WI 呈高信号，不易与其他恶性肿瘤鉴别；合并出血的病变在血肿不同时期信号也变化多端，易与黑色素的特殊信号混淆，出血灶在 SWI 上呈低信号有助于与之鉴别。⑤较大肿瘤黑色素含量较少时，T_1WI 以等信号为主，局部可见斑片状、条状高信号，T_2WI 以高信号为主，内可见条状、斑片状低信号，该征象可能与肿瘤内部丰富的血管网及胶原纤维间隔有关，增强后病变呈中等或明显强化，可伴低密度和 / 或信号液化坏死，恶性黑色素瘤的动态增强曲线绝大部分呈速升流出型，DWI 示病变弥散明显受限，ADC 图呈较低信号。

（二十五）鼻腔筛窦未分化癌

一种罕见的高侵袭性肿瘤，临床症状相对较轻，可表现为头痛等。患者预后差，平均生存期少于 18 个月。其影像诊断要点如下：①病变特征是迅速、广泛组织破坏，易侵犯眼眶和颅前窝，临床上可有鼻塞、鼻出血、疼痛、眼球突出等症状。②病变多起源于鼻腔顶部和筛窦，CT 表现为大的软组织肿块，边界不清楚，平扫密度尚均匀，但增强后呈不均匀强化；常侵犯颅前窝、眼眶、翼腭窝、咽旁间隙和海绵窦等邻近结构。③肿块在 MR T_1WI 呈中等信号，T_2WI 呈中等到高信号，增强后呈不均匀强化。

（二十六）鼻腔筛窦淋巴上皮癌

低分化鳞状细胞癌或组织学未分化癌伴明显反应性淋巴浆细胞浸润，大多发生于鼻咽部，属于非角化未分化型鼻咽癌。发生于鼻腔鼻窦少见，相对更多见于鼻腔，与 EB 病毒感染有密切相关性，我国南方更常见。该肿瘤恶性度较高，进展较快，容易伴淋巴结转移，治疗方面采取联合放化疗效果较好，影像学表现为恶性肿瘤模式，无明显特异性。

（二十七）鼻腔筛窦非霍奇金淋巴瘤

90% 以上为 NHL，是鼻腔较常见的非上皮源性恶性肿瘤，其发生率仅次于咽淋巴环和胃肠道的结外淋巴瘤，各年龄段均可见，男性患者多于女性患者。原发于鼻腔的淋巴瘤绝大多数为 NK-T 细胞型和 T 细胞型，鼻窦病变多为 B 细胞型，以鼻腔为中心并累及鼻面部皮肤的局限性或弥漫性淋巴瘤多为 NK-T 细胞淋巴瘤和 T 细胞淋巴瘤，前者更为常见，其与 EB 病毒感染密切相关，易浸润并破坏血管壁，常引起坏死和骨质侵蚀，预后最差。局限于鼻腔前部的病变骨质破坏少见，仅少数有轻微浸润性破坏，弥漫性的淋巴瘤易破坏中线区包括鼻甲、鼻中隔及上颌窦内壁结构，早期骨质轮廓尚存，而晚期失去正常轮廓，少数伴有骨质硬化。淋巴瘤为乏血供肿瘤，肿瘤内血管数量少且细胞排列紧密因此增强后多呈轻度强化，极少出现低密度坏死灶，MRI 为均匀无血管流空信号。另外淋巴瘤少向黏膜下深层组织侵犯多无颅底及相邻骨质破坏。

（二十八）鼻腔 Wegener 肉芽肿

1. 一种自身免疫性疾病　临床多有长期慢性鼻窦炎史，伴鼻腔异味，抗炎治疗效果不满意；实验室检查抗中性粒细胞胞质抗体（ANCA）阳性。

2. CT 分为三期　①病变早期，鼻腔、鼻窦黏膜增厚和窦腔内见气 - 液平面，无特异性；②进展期，鼻甲、鼻中隔骨质破坏，鼻腔内可见带状软组织影，提示为坏死组织，上颌窦内壁骨质常破坏，窦腔内充以软组织影，窦壁骨质增生、硬化，可出现双线征；③晚期，鼻甲、鼻中隔及上颌窦内壁明显破坏，形成较大空腔，伴有多发索条影，类似术后改变，窦壁骨质增厚，出现典型的双线征，窦腔狭窄，病情严重者出现窦腔的部分或完全闭塞。

3. MRI 可显示病变累及范围　肉芽肿在 T_1WI 多呈低或混杂等低信号，在 T_2WI 呈混杂较低信号，增强扫描无强化，提示为坏死组织，无明确肿瘤性病变。

（二十九）成人鼻腔及筛窦转移瘤

转移到鼻腔鼻窦最常见的原发恶性肿瘤是肾癌，其次为起源于支气管和乳腺的肿瘤等。国外文献报道鼻腔鼻窦转移瘤最常见的部位是上颌窦，其次是筛窦和蝶窦。我院比例最高的是筛窦，原发肿瘤多为肾癌，肿瘤较大且累及多个结构，病变多位于蝶、筛窦区，其次是发生于上颌窦和鼻腔，额窦最少见。影像诊断要点如下：① 40 岁以上中老年人有原发肾、肝、肺、乳腺、前列腺或大肠癌病史，表现为鼻塞、鼻出血、面部麻木感及胀痛、眼球突出、头痛，尤以鼻出血最为常见，进展较快。② CT 上表现为溶骨性骨质破坏伴富血供软组织肿块，形态不规则，边界不清，侵犯眼眶和 / 或颅内，部分病灶伴有成骨性改变，肿瘤密度和强化表现常与原发病灶相似，增强后多呈明显不均匀强化；瘤体较大时可以累及多个窦腔的交界区以蝶筛区最多见。③ MRI 信号特点与原发肿瘤类似，边界清晰，血供非常丰富，增强后呈中等以上不均匀强化，动态增强曲线以速升流出型的供血高灌注型为主。

（三十）鼻腔及筛窦孤立性纤维瘤（血管外皮细胞瘤）

以往认为血管外皮细胞瘤与孤立性纤维瘤是两类肿瘤，通过肿瘤组织基因染色体分析证实这两类是一种肿瘤，目前统称为孤立性纤维瘤。其临床影像诊断要点如下：①发生于鼻腔鼻窦的孤立性纤维瘤为罕见病变，任何年龄可见，以中年人为著；多位于鼻腔，其次是上颌窦、蝶窦。恶性度较高者瘤径多大于5cm，预后较差。②CT平扫多呈边界清楚、形态规整、类圆形或分叶状软组织密度肿块，呈膨胀性生长，可伴出血、坏死，极少伴钙化，邻近多为骨质受压、变形，交界性及恶性病变多形状不规则，且伴有邻近骨质侵蚀破坏，增强后呈中等或明显强化。③在MR T_1WI上多呈低或等信号，T_2WI呈等或高信号，恶性度较高者以等信号为著，增强后呈均匀或不均匀显著强化，少数病灶内可见流空信号。④MR动态增强曲线多呈持续上升型或速升缓慢流出型，DWI弥散受限不明显，ADC值明显高于其他恶性肿瘤，与肿瘤富含薄壁毛细血管及外皮细胞胞质丰富有关。⑤DSA检查肿瘤血供丰富，动脉期可见团状、粗细不均、排列紊乱的病理血管，早期静脉充盈少见，静脉期可见肿瘤明显染色，且时间延长。

总之，如果病变的临床和CT、MRI常规影像特点不能除外恶性肿瘤，结合其较高ADC值要考虑到孤立性纤维瘤（血管外皮细胞瘤）的可能性。

第四节　上颌窦肿块的诊断与鉴别诊断

上颌窦最常见的恶性肿瘤是鳞癌，其他包括腺样囊性癌、腺癌、淋巴瘤及转移瘤等；良性肿瘤或肿瘤样常见病变包括息肉、出血坏死性鼻息肉和内翻性乳头状瘤，其他良性肿瘤非常少见。

（一）上颌窦息肉

常两侧发病，单侧发病相对少见，由于组织学上绝大多数为水肿型，CT表现为低密度影，边缘强化，一般无骨质破坏；MR T_2WI多为明显高信号，增强后周边增生、肥厚的黏膜可见明显强化，病变内部一般无强化。

（二）上颌窦出血坏死性鼻息肉

是一种以出血坏死为特征的特殊类型的息肉，其命名一直以来未得到统一，但国内常命名为出血坏死性鼻息肉，国外多称血管瘤性息肉、出血性息肉及血管扩张性息肉。常单侧发病，好发于上颌窦。其影像诊断要点如下：①多数位于中鼻道内及上颌窦开口，可达后鼻孔。②CT平扫表现为密度不均匀的膨大性生长的软组织肿块影，邻近骨质均呈压迫吸收改变，局部骨质不连续，以上颌窦内壁最易受累，病变边缘或内部可见高密度灶，但少见。③MR T_1WI病变呈低信号，T_2WI呈混杂高信号，周边有不规则的低信号环以及内部的线样低信号分隔，增强后呈结节状、斑片状的强化特征均是其特异的MRI表现。④常伴有其他类型如水肿型息肉，TIC大多呈持续上升型，具有渐进性强化特征。

（三）上颌窦内翻性乳头状瘤

临床和影像诊断要点：①为上颌窦最常见的良性肿瘤。②CT呈上颌窦腔软组织密度影，与炎症鉴别较难，易经增宽的上颌窦口延伸至鼻腔、中鼻道及鼻咽部，肿瘤大多密度较均匀，少数可伴钙化，鼻咽部较大的病变易囊变，病变周围骨质受压变薄，局部可有吸收、侵蚀、破坏，但肿瘤基底部骨质多有硬化，有时可见锥状骨性突起，强烈提示起源部位。③ MRI 表现为 T_1WI 略低信号，T_2WI 多表现为混杂略高信号，实质部分多见相间条纹征，即栅栏征，延伸至鼻腔及鼻咽部病变囊变多见。④增强后肿瘤多为中度强化，MRI 上表现为脑回状、栅栏状强化，脑回状强化见于肿瘤终末端，栅栏状强化一般从肿瘤起源部位向终末端辐射状分布。⑤肿瘤邻近骨质吸收破坏，MRI 上脑回征欠规整或局部缺失，坏死往往提示肿瘤恶变或伴发恶性肿瘤，另外文献报道癌变区域 TIC 呈速升速降型，也可能有一定参考价值。

（四）上颌窦鳞癌

又称皮样癌，是鼻腔鼻窦最常见的恶性肿瘤，占鼻腔鼻窦恶性肿瘤的 60%～70%，肿瘤最常侵犯部位为上颌窦，约占 70%，其次为鼻腔和筛窦，好发年龄为 40 岁以上中老年人，以男性居多。其诊断要点如下：①常发生于 40 岁以上中老年人，生长迅速，临床表现为鼻塞、鼻出血、面部麻木感及胀痛等。多位于鼻腔、上颌窦和筛窦，可侵犯两个或以上窦腔。② CT 上呈形态不规则、边界不清楚、密度混杂的软组织肿块影，邻近骨壁呈弥漫性、侵蚀性吸收破坏，并侵及周围间隙，增强后呈中等到明显不均匀强化，可见液化坏死区。③ MR T_1WI 上呈等信号，T_2WI 呈混杂等或略高信号，增强后病变呈中等到明显不均匀强化；TIC 多呈速升速降型和速升平台型，DWI 呈略高信号，弥散受限，但其 ADC 值低于 ACC。

（五）上颌窦腺样囊性癌

一种生长较为缓慢的低度恶性肿瘤，50% 以上原发于上颌窦，为上颌窦恶性肿瘤的第二位，鼻内镜显示病变呈红色或暗红色肿块，质脆，易出血。上颌窦 ACC 容易沿三叉神经上颌支及眼支扩散，可呈跳跃性生长，由于肿瘤累及骨质时可以在哈弗斯系统（骨单位）中或在骨小梁周围浸润，而不引起明显破坏，所以 CT 影像估计的肿瘤侵犯范围可能不足。其临床及影像诊断要点如下：①中年以上多见，女性略多。临床症状出现较晚，包括鼻塞、鼻出血、面部麻木和胀痛感等。②肿瘤没有完整的包膜，常常在黏膜下蔓延并侵犯周围结构，包括面颊部、眼眶、颞下窝、硬腭等，边界不清楚。③ CT 示上颌窦腔内不规则软组织团块影，边界不清，伴多发低密度囊变区，窦腔扩大，骨壁骨质呈虫蚀样吸收、破坏。④ MR T_1WI 平扫呈等信号，T_2WI 呈等、高混杂信号，信号不均匀，病灶内可见略低信号分隔，ADC 图呈略高信号，增强后肿块呈不均匀强化，TIC 多呈速升缓降型。⑤沿神经血管分支及骨性管道、孔裂浸润性生长是其典型表现。

（六）上颌窦横纹肌肉瘤

起源于向横纹肌分化的原始间叶细胞，由不同分化程度的横纹肌母细胞构成。横纹肌肉瘤发生于头颈部最常见，约占 40%。可以发生于任何年龄，以儿童和青少年常见，诊断要点如下：①病变生长迅速，侵袭性强，最常累及邻近眼眶。②上颌窦原发横纹肌肉瘤少见，多为鼻腔筛窦病变累及所致。③ CT 示肿瘤形态不规则、边界不清伴周围溶骨性骨质破坏，密度较均匀，钙化罕见。④ MR T_1WI 呈等信号，T_2WI 呈等或稍高不均匀信号，DWI 呈较高信号，TIC 多呈速升缓降型。

总之，遇到发生于儿童及青少年上颌窦较大病变，病程短、进展快，且伴有邻近眼眶等结构广泛受累，在 MRI 上呈稍长 T_1、稍长 T_2 信号，ADC 值较低，TIC 呈速升缓降型时，应该考虑到横纹肌肉瘤的可能。

（七）上颌窦神经内分泌肿瘤

可能来源于鼻腔鼻窦内的副涎腺组织的高度恶性肿瘤，进展快、预后差，平均发病年龄为 42～55 岁，筛窦最常见，其次为蝶窦，其他也可见于上颌窦及鼻腔等。病理上小细胞型最多见。诊断要点如下：①中老年男性多见，进展快，发现时病变多体积较大。② CT 表现无特异性，呈溶骨性和 / 或膨胀性骨质破坏，肿块内可见钙化，增强后多呈中等强化。③ MRI 信号无特异性，多不均匀，可见囊变、出血，增强后呈中度强化，TIC 曲线多呈速升缓降型，弥散明显受限，ADC 值较低，且低于最常见的上颌窦恶性肿瘤（鳞癌）。

（八）上颌窦非霍奇金淋巴瘤

原发于鼻腔的淋巴瘤绝大多数为 NK-T 细胞型和 T 细胞型，原发于鼻窦的淋巴瘤以 B 细胞型多见，弥漫性大 B 细胞淋巴瘤最常见，多见于中老年人。NK-T 细胞型患者平均发病年龄 45 岁，较 B 细胞型、T 细胞型患者年轻，但预后最差。其影像诊断要点如下：① B 细胞淋巴瘤相对"惰性"，呈慢性病程，但 NK-T 细胞淋巴瘤及 T 细胞淋巴瘤病变进展快，主要表现为鼻塞、患侧面部肿胀等。②上颌窦 B 细胞淋巴瘤 CT 上常见窦壁浸润性骨质破坏，易侵犯眼眶，但仍保持原有的皮质轮廓，多无骨质硬化，且内壁骨质破坏轻微；少数为溶骨性破坏，影像缺乏特异性，提示征象包括鼻窦软组织肿块大，骨质破坏轻，两者明显不成比例。③ MR T_1WI 呈较均匀稍低或等信号，T_2WI 呈等或稍高信号，NK-T 细胞型易出现液化坏死而呈斑片状更高信号，DWI 弥散明显受限，呈高信号，ADC 值较低，增强后肿块呈轻到中等强化，强化程度低于鼻腔黏膜，TIC 以速升速降型和速升平台型为主。

（九）上颌窦炎性肌纤维母细胞瘤

原发于鼻窦的 IMT 较为罕见，多见于中年人，肿瘤早期伴急或慢性炎性细胞浸润黏膜，中晚期伴广泛纤维化及多细胞浸润，部分为低度恶性或交界性，既往部分 IMT 被诊断为炎性假瘤，确诊依赖于病理免疫组化分析。易复发，且有浸润性生长趋势，预后不好。临床影像诊断要点如下：①多见于中年人，女性多见，临床症状不明显。②更多见于上颌窦，病变沿着鼻中隔黏膜生长。③ CT 示病变呈实性软组织肿块，邻近骨质可增生硬化，增强后明显均匀强化。④ MRI 上病变信号与病程相关，早期炎性细胞浸润为著，则 T_2WI 呈略高信号，中晚期病变内有广泛纤维化，则 T_2WI 呈略低信号；DWI 示病变弥散受限，TIC 呈缓慢上升平台型。⑤注意该病的诊断是排除性诊断，必须排除其他疾病，其影像学缺乏特异性。

（十）白血病局部浸润上颌窦

①年轻患者多见，进展较快，血常规异常，皮肤黏膜有出血点。②窦壁骨质破坏严重，肿块向周围浸润明显，肿瘤内部合并出血改变。③ MRI 示邻近颅骨骨质信号有异常。

（十一）上颌窦孤立性浆细胞瘤

发生于鼻窦的孤立性浆细胞瘤非常少见，大多为个案报道，总结我院病例，其中上颌窦略多见，常见于中老年人，占头颈部恶性肿瘤不到 1%，影像上呈形态相对规则的软组织密度肿块，受累骨质呈溶骨性破坏，CT 密度和 MRI 信号相对较为均匀，T_2WI 呈等或稍低信号，肿块边界较清晰，增强后呈中等明显不均匀强化，病变内部可见数量不一、形状各异、强化更显著的间隔，为该病较特征性表现，液化坏死少见，TIC多呈速升流出型，DWI示病变弥散受限明显，ADC值较低。

（十二）上颌窦转移癌

转移到鼻腔鼻窦最常见的原发恶性肿瘤是肾癌，其次为起源于支气管和乳腺的肿瘤等。国外文献报道鼻腔鼻窦转移瘤最常见的部位是上颌窦，其次是筛窦和蝶窦。我院比例最高的是筛窦，原发肿瘤多为肾癌，其次是发生于上颌窦和鼻腔，额窦最少见。影像诊断要点如下：① 40岁以上中老年人有原发肾、肝、肺、乳腺、前列腺或大肠癌病史，表现为鼻塞、鼻出血，面部麻木感及胀痛、眼球突出、头痛，尤以鼻出血最为常见，进展较快。② CT上表现为溶骨性骨质破坏伴富血供软组织肿块，形态不规则，边界不清，侵犯眼眶和/或颅内，部分病灶伴有成骨性改变，肿瘤密度和强化表现常与原发病灶相似，增强后多呈明显不均匀强化。瘤体较大时可以累及多个窦腔的交界区，以蝶筛区最多见。③ MRI信号特点与原发肿瘤类似，边界清晰，血供非常丰富，增强后呈中等以上不均匀强化，动态增强曲线以速升流出型的供血高灌注型为主。

第五节　蝶窦肿块的诊断与鉴别诊断

蝶窦位于蝶骨体内，所有鼻窦中位置最深，且与颅中窝的颈内动脉、蝶鞍、视神经管、海绵窦、视交叉、第Ⅲ～Ⅵ对脑神经密切相连，造成蝶窦区域疾病临床诊断及治疗的高难度。蝶窦疾病缺乏特异性临床症状和体征，头痛是其最常见的临床症状，但无特异性，因为蝶窦和眼眶的解剖位置相邻，蝶窦一旦发生病变，可直接蔓延或间接蔓延至眼部及眼部周围相关神经，较容易向眶内蔓延，因此会出现相应眼部的症状，如视力下降、复视、眼球活动受限等。蝶窦位于眶尖的后内侧，与滑车神经、动眼神经、视神经相隔，蝶窦病变患者视神经较其他脑神经易受累，蝶窦疾病伴发眼部症状较为常见，对于不明原因的视力下降或复视患者应考虑蝶窦疾病的可能。

CT检查应作为诊断蝶窦病变的首选检查方法，它不但可显示蝶窦内肿物侵袭范围及骨质破坏情况，还可以清楚地显示蝶窦内的液平面，MRI可以极好地显示蝶窦病变内软组织的情况，对于占位性病变为主要表现的炎症、肿瘤、囊肿均有较高的鉴别诊断能力。

（一）蝶窦黏膜下囊肿

黏膜下囊肿是鼻窦常见病之一，生长极缓慢，包括黏液腺潴留囊肿和黏膜下浆液性囊肿两种类型；前者多发生于上颌窦，蝶窦次之，可单发和多发；后者仅发生于上颌窦，一般为单发，大多位于窦底壁。诊断要点如下：①沿窦壁生长的半圆形或圆形肿块；②窦壁多无异常改变；③增强后内容物不强化。

（二）蝶窦黏液囊肿

黏液囊肿是鼻窦囊肿中常见的一种，是由于窦口阻塞而导致窦腔膨胀性病变。多发生于筛窦和额窦，原发于蝶窦罕见，诊断要点：①窦腔呈膨胀性改变，但轮廓保持完整；②增强后内容物不强化；③易突入后组筛窦及颅前窝底，边缘光整，与周围结构分界清楚。

（三）蝶窦真菌球型蝶窦炎

真菌球型鼻窦炎以单侧上颌窦受累多见，蝶窦相对少见，临床缺乏特异的症状，在没有出现并发症之前很难被确诊，多因头痛等不适 CT 检查发现。其诊断要点如下：①蝶窦腔内填充软组织密度影，伴有高密度钙化或磨玻璃样高密度影；②窦壁骨质增生、肥厚，或窦壁骨质吸收、侵蚀；③ MRI 信号不均匀，CT 所见高密度钙化区在 T_1WI 呈低、等信号，T_2WI 呈低信号；④增强检查无实质性强化区。

（四）蝶窦内翻性乳头状瘤

原发于蝶窦的 NIP 非常少见，可经蝶筛隐窝突入筛窦内，CT 难以与炎症相鉴别，密切结合病史及鼻内镜检查结果从而避免漏诊，MRI 诊断要点同额窦 NIP，注意内翻性乳头状瘤可恶变，影像上需要与其他恶性肿瘤相鉴别。

（五）蝶窦鳞癌

发生于蝶窦的鳞癌较为罕见，占所有鼻窦鳞癌的不到 5%，部分为内翻性乳头状瘤恶变，多见于中老年男性患者，病程较短，CT 及 MRI 影像学呈恶性肿瘤表现，广泛累及周围结构，伴邻近骨质破坏，DWI 呈略高信号，弥散中度受限，TIC 多呈速升缓降型及速升流出型。

（六）蝶窦腺样囊性癌

一种生长较为缓慢的低度恶性肿瘤，原发于上颌窦者占 50% 以上，蝶窦比较罕见。其临床及影像诊断要点如下：①中年以上多见，女性略多，临床症状出现较晚，头痛较为常见，如累及眶尖及海绵窦可出现视神经及眼运动神经受累的症状；②肿瘤没有完整的包膜，常常侵犯周围结构，如海绵窦、鞍内、眶尖甚至斜坡等结构，边界不清楚；③ CT 示窦腔内不规则软组织团块影，伴多发低密度囊变区，窦腔扩大，骨质吸收稀疏或呈虫蚀样骨破坏；④ MR T_1WI 平扫呈等信号，T_2WI 呈等、高混杂信号，信号不均匀，病灶内可见略低信号分隔，增强后肿块不均匀强化；⑤沿神经分支及骨性管道、孔裂浸润性生长是其典型表现。

（七）蝶窦神经内分泌肿瘤

一种罕见的高度恶性肿瘤，鼻腔筛窦最为常见，其次是蝶窦，好发于中年患者，男性多见，该病变恶性程度高、进展快、易复发、预后差，病理上以小细胞型最多见。诊断要点如下：①罕见的高度恶性肿瘤，中年男性多见；②瘤体一般较大，呈不规则分叶状并累及多个鼻窦，易侵犯邻近结构，边界不清；③ CT 常表现为溶骨性和 / 或膨胀性骨质破坏，肿块内可见钙化，增强后多呈中等强化；④ MRI 信号多不均匀，可见囊变及出血，增强后呈中度强化，TIC 曲线呈速升平台型及速升缓降型，ADC 值较低，且低于鳞状细胞癌和腺样囊性癌。

（八）蝶窦未分化癌

一种罕见的高侵袭性肿瘤，临床症状相对较轻，可表现为头痛等。患者预后差，平均生存期少于 18 个月，5 年生存率低于 20%。其影像诊断要点如下：①病变特征是迅速、广泛组织破坏，易侵犯眼眶和颅前窝，临床上可有鼻塞、鼻出血、疼痛、眼球突出等症状。② CT 显示病变多起源于鼻腔顶部和筛窦，表现为大的软组织肿块，边界不清楚，平扫密度尚均匀，但增强后呈不均匀强化；常侵犯颅前窝、眼眶、翼腭窝、咽旁间隙和海绵窦等邻近结构。③肿块在 MR T_1WI 呈中等信号，T_2WI 呈中等到高信号，增强后呈不均匀强化。

（九）蝶窦慢性侵袭性真菌性鼻窦炎

大多发生于免疫功能低下或缺陷的患者，最常见的危险因素是糖尿病，其他危险因素包括鼻部结构异常、长期使用抗生素、免疫抑制剂或糖皮质激素等。由于鼻窦与眶尖、海绵窦解剖关系密切，侵袭性真菌性鼻 - 鼻窦炎极易通过中间的孔裂侵袭破坏菲薄的骨板而侵犯上述结构，引起眶尖综合征或海绵窦综合征。该病的诊断要点如下：①老年人多见，多以眶尖或海绵窦综合征就诊；②窦壁骨质破坏，邻近骨质伴有硬化；③ T_2WI 信号通常不均匀，内可见低信号，增强后窦壁黏膜及邻近受累神经孔道结构强化较明显；④病变易蔓延到眼眶、颅内；⑤对于老年眶尖或海绵窦综合征患者，影像检查发现病变比较弥漫，累及多个孔道，同时伴蝶窦异常强化，务必详细追问病史，有无糖尿病，血糖控制如何，是否患有原发或继发的免疫力低下疾病，还要除外老年人常见的转移瘤，最终确诊依赖于活检。

（十）蝶窦转移瘤

转移至蝶窦的恶性肿瘤比较少见，最常见的原发恶性肿瘤为肾癌，其次为支气管和乳腺肿瘤。病变有恶性肿瘤生长的临床及影像特点，当患者为中老年人，病程较短，进展较快，伴有明显的骨质破坏，首先要除外转移瘤，详细询问病史，并建议患者进一步行腹部和 / 或胸部 CT 检查除外肾癌、肺癌等。

（十一）侵袭性垂体瘤累及蝶窦

多见于 40～70 岁中老年人，无明显男女性别差异，临床症状与肿瘤的侵袭性相关，常有头痛、鼻塞等，可伴有激素水平异常。垂体瘤内钙化罕见，鞍底骨质欠连续，肿瘤 T_2WI 呈略高信号，内可见弥漫、多发小泡状更高信号，还可见出血坏死囊变区，动态增强表现为快速强化、快速流出。

（十二）蝶窦异位垂体瘤

临床表现与侵袭性垂体瘤累及蝶窦一致，影像表现相似，区别点在于该病变的鞍底硬脑膜完整，而且多伴有空蝶鞍，CT 示病变呈稍高或等密度肿块，钙化罕见，增强后呈中等强化，邻近骨质受压吸收变薄，局部可见骨质破坏。MR T_1WI 呈略低或等信号，T_2WI 呈不均匀略高信号，内可见小泡状更高信号，还可见出血坏死囊变区，增强后呈轻度到中等不均匀强化，局部或整个肿瘤呈筛网状改变，动态增强曲线呈速升缓降型。

（十三）蝶窦孤立性浆细胞瘤

是一种浆细胞单克隆增生所导致的恶性肿瘤，发生于骨组织和髓外组织，其发病部位局限，骨髓无异常改变，包括骨的孤立性浆细胞瘤和髓外浆细胞瘤。通常采用手术加放射治疗，预后较好，不过部分孤立性浆细胞瘤患者最终可转化为骨髓瘤，临床需要密切随访。

蝶窦孤立性浆细胞瘤 CT 表现为蝶窦区边界相当清楚的等密度软组织肿块，通常具有膨胀性，伴发骨骼变形、斜坡等骨质侵蚀而呈溶骨性破坏，但较其他恶性肿瘤破坏轻，增强后呈中等到明显强化；MR T_1WI 呈等或略低信号，T_2WI 呈等信号，DWI 呈较高信号，弥散明显受限，增强后中等到明显强化，TIC 多呈速升速降型。

（十四）软骨肉瘤累及蝶窦

头颈部软骨肉瘤发生率为 5%～12%，男性多见，主要发生于 40～70 岁的患者，头颈部软骨肉瘤多位于喉部，发生于鼻窦少见。

①累及蝶窦的病变多起源于蝶枕软骨结合区。②CT 示病变密度不均匀，内可见多少不等的斑点状、结节状及环形钙化，是诊断该病的特征性征象。不过其 CT 表现与组织病理类型相关，低度恶性钙化较多，边界清，与软骨瘤鉴别较难，而高度恶性病变的钙化灶稀少、散在、边缘模糊，与周围结构分界不清。③MRI 信号不均匀，T_2WI 呈混杂较高信号，增强后呈斑驳或蜂窝状强化，有一定特征性。

（十五）鼻咽癌累及蝶窦

鼻咽癌肿瘤起源于鼻咽部咽隐窝区，向上可破坏蝶窦底壁侵及蝶窦腔内，与蝶窦其他原发恶性肿瘤相似，但其中心位于鼻咽部，而且多偏于一侧，很少有钙化或碎骨，咽后组淋巴结转移较为常见。

（十六）斜坡脊索瘤累及蝶窦

肿瘤中心位于斜坡中上部，局部骨质呈膨胀性骨质破坏，内部可见多发钙化或碎骨，邻近蝶鞍骨质受累破坏。MR T_2WI 多呈较高信号，且信号欠均匀，增强后多呈蜂房状不均匀强化，动态增强曲线呈缓慢持续上升型。

（十七）鼻咽部脊索瘤累及蝶窦

位于鼻咽部的脊索瘤非常少见，肿瘤除了中心位于鼻咽部，其他影像特点与斜坡区脊索瘤一致。

对于累及邻近颅内结构的蝶窦肿瘤、肿瘤样病变，最常见的包括蝶窦异位垂体瘤、内翻性乳头状瘤恶变、侵袭性垂体瘤累及蝶窦、鼻咽癌侵犯蝶窦、慢性侵袭性真菌性鼻窦炎累及海绵窦等。

（十八）蝶窦脑膜脑膨出及脑脊液鼻漏

脑膜脑膨出指脑膜及脑组织从颅骨的先天性缺损即颅裂向外膨出，可伴脑脊液鼻漏，男性多于女性，婴幼儿常见，成年患者多伴有外伤史或手术史，临床上有鼻塞、流清水涕或呼吸困难等症。

①需要结合高分辨 CT 及 MRI 脑脊液水成像共同辅助临床诊断。②CT 检查可明确诊断或可疑的颅底骨质缺损区。③进一步行 MR 俯卧位薄层冠状面水成像可清晰显示漏口的位置，可见漏口处蝶窦内线样 T_2 高信号影与颅中窝底脑脊液信号相连。由于 MRI 软组织分辨率较高，即使无活动性漏液的情况下，通过改变体位，或压迫双侧颈静脉等措施，也能清晰地显示漏口的位置。④常规 MR 薄层冠状面水成像加上 T_1WI、T_2WI 及增强检查不仅可显示漏口的位置，而且可进一步评价有无脑膜膨出、膨出的脑组织以及颅内有无并发感染，这样可在术前制订详细的手术计划。

第六节 额窦肿块的诊断与鉴别诊断

原发的额窦肿瘤或肿瘤样病变比较罕见，良性病变最常见的是黏液囊肿，其他包括内翻性乳头状瘤和息肉等。原发恶性肿瘤更为罕见，其占鼻腔鼻窦癌的 0.3%～0.9%，早期症状隐匿，等到发现时肿瘤常已明显扩展为晚期,累及范围广泛,有时不易明确判断原发部位是额窦还是筛窦。

临床上出现鼻塞、流涕、嗅觉下降等征象相对少见,既往文献及我院病例报道均显示其临床症状多为眼球突出、胀痛、睁眼困难及头痛等,常首诊于眼科,易漏诊、误诊。恶性肿瘤发病高峰年龄为50～60岁,男女比例约为5:1,大部分为鳞癌,其次是淋巴瘤、腺癌、浆细胞瘤、横纹肌肉瘤和黑色素瘤等。

额窦恶性肿瘤早期局限于窦腔内,窦壁可有一定程度的扩大,有时被误认为是良性占位,但仔细观察可发现,无论肿块大小,均会出现骨壁的吸收破坏,以底壁和后壁多见且较早出现,早期可呈局部吸收,中晚期呈广泛侵蚀性破坏。

影响额窦恶性肿瘤预后的两个重要因素,一是侵犯眼眶,另一个是侵犯颅前窝。眼眶与额窦之间仅有一层较薄的骨壁相隔,眼眶极易受累及。在CT上首先表现为眼眶顶内壁(额窦下壁)吸收或破坏,此处骨壁最薄,且肿块受重力作用向下压迫此处,更易引起骨质破坏,单纯轴位图像不易准确判断此处的骨质改变,需结合冠状面重建图像帮助诊断,当肿块侵入眼眶后可以进一步推移眼球,致其向前下方突出,所以临床上额窦肿瘤患者常因眼部不适首诊于眼科。额窦与颅前窝仅有一层后上骨壁相隔,且额窦后上壁常较为薄弱,肿块易突破此处侵入颅前窝内,引起额叶受压,脑膜增厚,矢状面CT有助于更清楚地显示额窦后壁的吸收破坏,矢状面MRI对此处脑膜和额叶有无受累可以给出较准确的判断,这对治疗和预后的判断非常重要,肿块偶尔侵入额叶导致脑水肿。

原发于额窦的恶性肿瘤罕见,以鳞癌、浆细胞瘤和黑色素瘤为主。而原发于鼻腔或筛窦的恶性肿瘤侵犯额窦更为常见,其发生率远高于原发额窦的恶性肿瘤,肿瘤主体位于鼻腔或筛窦,累及额窦时首先侵犯额隐窝或筛漏斗,额窦前、后壁受侵犯一般相对较少和较晚。

(一)额窦黏液囊肿

黏液囊肿是鼻窦囊肿中常见的一种,是由于窦口阻塞所致窦腔的膨胀性病变。多发生于筛窦和额窦,多为单发,常见于青年和中年人,诊断要点:①窦腔呈膨胀性改变,易突入眼眶、颅内等邻近组织,但轮廓保持完整;②增强后内容物不强化;③易突入后组筛窦及颅前窝底,边缘光整,与周围结构分界清楚;④MRI信号多变,一般T_1WI呈低或等信号,也可呈高信号,T_2WI呈高信号,增强后囊壁呈轻微强化而囊内容不强化。合并感染则囊壁增厚且明显强化。

(二)额窦内翻性乳头状瘤

原发于额窦的NIP非常少见,影像诊断要点与筛窦及上颌窦相似,起源部位骨质增生硬化,MR T_2WI及增强图像上肿瘤实质部分的脑回征和栅栏征有特征性,原发的肿瘤大多位于单侧窦腔内,但复发的额窦病变易通过缺失的中隔累及对侧。

(三)额窦鳞癌

①常发生于40岁以上的中老年人,生长较快,临床表现为鼻塞、鼻出血、面部麻木感及胀痛等。原发于额窦者少见,多为筛窦、鼻腔病变累及所致。②CT上呈形态不规则、边界不清楚、密度混杂的软组织肿块影,邻近骨壁呈弥漫性、侵蚀性吸收破坏,并侵及周围间隙,增强后呈中等到明显不均匀强化。③MR

T_1WI 上呈等信号，T_2WI 呈混杂等或略高信号，常可见液化坏死长 T_2 信号区，增强后病变呈中等到明显不均匀强化。

（四）额窦孤立性浆细胞瘤

发生于鼻窦的孤立性浆细胞瘤非常少见，大多为个案报道，总结我院病例，其中上颌窦略多见，常见于中老年人，占头颈部恶性肿瘤不到 1%，形态为相对规则的软组织密度肿块，受累骨质呈溶骨性破坏，CT 密度和 MRI 信号相对较为均匀，T_2WI 呈等或稍低信号，肿块边界较清晰，增强后呈中等到明显不均匀强化，病变内部可见数量不一、形状各异、强化更显著的间隔，为该病较特征性表现，液化坏死少见，TIC 多呈速升流出型，DWI 示病变弥散受限明显，ADC 值较低。

（五）额窦未分化癌

一种罕见的高度侵袭性肿瘤，预后差，5 年生存率低于 20%。诊断要点：①病变特征是迅速、广泛组织破坏，易侵犯眼眶和颅前窝，临床上可有鼻塞、鼻出血、疼痛、眼球突出等症状。② CT 显示病变多起源于鼻腔顶部和筛窦，表现为大的软组织肿块，边界不清楚，平扫密度尚均匀，但增强后不均匀强化；常侵犯颅前窝、眼眶、翼腭窝、咽旁间隙和海绵窦等邻近结构。③ MR T_1WI 显示肿块呈中等信号，T_2WI 呈中等到高信号，增强后不均匀强化。

（六）额窦骨肉瘤

CT 表现为软组织团块内散在斑片状高密度肿瘤骨，窦壁呈溶骨性吸收破坏，当肿瘤骨较多时，MRI 信号相对偏低，当肿块内发生囊变坏死或出血后，T_2WI 可呈高低混杂信号。DWI 对鼻腔鼻窦恶性肿瘤的定性有很大帮助。

（七）额窦异位脑膜瘤

分为原发型和继发型，原发型的起源目前仍有争议，有学者认为由胚胎发育期异位到颅骨孔道、颅缝的蛛网膜细胞演变而成；继发型异位脑膜瘤与中枢神经系统相通，转移或向下侵蚀入鼻腔或鼻窦等部位，影像学检查可见颅底骨质破坏且肿瘤起源于颅内。异位脑膜瘤最常见的病理类型为纤维型，而鼻腔鼻窦最常见的异位脑膜瘤类型为沙砾体型。鼻腔、额窦最为常见，诊断要点与鼻腔筛窦脑膜瘤的影像特点相似，即发现额窦明显强化的肿块，同时伴有钙化或周围骨质增生，需考虑异位脑膜瘤。

（八）额窦脑膜脑膨出及脑脊液鼻漏

脑膜脑膨出指脑膜及脑组织从颅骨的先天性缺损即颅裂向外膨出，可伴脑脊液鼻漏，婴幼儿常见，有鼻塞、流清水涕或呼吸困难等症，男性多于女性，诊断要点如下：①临床上表现为鼻根部或内眦部搏动性肿物，可有脑脊液鼻漏或反复发作脑膜炎；② CT 示额窦后壁骨质缺损；③ MRI 的 T_2 水成像可清晰显示疝入的位置，疝出物有典型脑脊液及脑组织信号表现，向上与颅内蛛网膜下腔相通，颅底见较光滑的骨质缺损；④增强后可评估膨出的脑膜、脑组织以及颅内有无并发感染。

第七节 鼻眶沟通病变诊断与鉴别诊断

鼻窦与眼眶关系非常密切，眼眶的上方为额窦，下方为上颌窦，内侧为筛窦，后方为蝶窦；眼眶内侧壁大部分为筛窦纸板，下壁为上颌窦的顶壁，故鼻窦的炎症和肿瘤等病变常涉及眼眶。眼眶蜂窝织炎的主要病因就是鼻窦炎症，以筛窦炎症最为多见，其次为额窦。总结我院鼻眶沟通性肿瘤的影像及病理，将之分为以下几种。

1. **原发于鼻腔的鼻眶沟通性肿瘤** 鼻腔的恶性肿瘤相对少见，但向眶内侵犯的更多见于恶性肿瘤，常见的始发症状包括鼻塞、面部疼痛、鼻出血、流涕等，随着病情的发展出现眼球突出、复视，以及上颌神经支配区域的面部麻木等。好发于鼻腔的恶性肿瘤病理类型以鳞状细胞癌多见，影像上可见鼻腔不规则软组织肿块，邻近骨质侵蚀破坏，易沿着鼻泪管侵犯眼眶泪囊、内眦等结构，手术多采取鼻侧切开或鼻内镜下肿瘤摘除的方式进行治疗，鼻腔的鼻眶沟通性肿瘤预后最好。

2. **原发于上颌窦的鼻眶沟通性肿瘤** 累及眼眶的鼻窦肿瘤以发生于上颌窦者最多，开始症状与鼻腔肿瘤原发者大致相似，但大多数到后期有面部麻木和肿胀及随后出现的眼部症状。其中原发于上颌窦上壁和内侧壁者更易出现鼻眶沟通性肿瘤，其影像诊断要点见本章第四节及第九节。

3. **原发于筛窦的鼻眶沟通性肿瘤** 仅次于上颌窦，恶性多于良性，恶性中以嗅神经母细胞瘤和淋巴瘤常见，良性以骨和软骨类肿瘤多见，其影像诊断要点见第三章第五节及第五章第九节。症状和鼻腔原发者大致相似，但眼球突出、视力下降、复视等症状出现更早，可能因为筛窦的内侧壁是眶纸板，而很多患者的眶纸板很薄甚至缺如，恶性肿瘤更易向眶内生长。筛窦的鼻眶沟通性肿瘤多采取鼻内镜下肿瘤切除的方式，必要时行眶内容物剜出术或眼球摘除术。筛窦的鼻眶沟通性肿瘤预后较差，其影像诊断要点见本章第三节及第九节。

4. **原发于蝶窦的鼻眶沟通性肿瘤** 比较少见，侵犯眼眶主要是从眶尖部位开始，从后向前生长，压迫或侵犯视神经，患者眼球突出非常明显，视力改变较早，除了侵袭性真菌性鼻窦炎，其他多是恶性肿瘤，预后不佳，其影像诊断要点见本章第五节及第九节。

5. **原发于额窦的鼻眶沟通性肿瘤** 较少且以良性多见，如骨瘤、骨化纤维瘤、骨纤维结构不良、黏液囊肿等，恶性的有神经内分泌癌、鳞癌、软骨肉瘤、骨肉瘤等，其影像诊断要点见本章第六节及第九节。

6. **骨及软骨肿瘤鼻眶沟通性肿瘤** 包括良性和恶性两种，良性最常见的是骨化纤维瘤，恶性肿瘤最常见的是软骨肉瘤。

婴幼儿及儿童鼻眶沟通性病变比较罕见，其中炎性病变最为常见，恶性肿瘤主要包括横纹肌肉瘤、尤因肉瘤等。影像鉴别诊断如下。

（一）鼻源性眼眶炎症

①临床较常见，起病急并全身症状，可见于任何年龄，儿童更为多见；②眼睑肿胀或眼球突出、伴疼

痛、伴或不伴有视力下降；③影像检查发现多单侧发病，不同阶段影像表现各异，眶内软组织病变并邻近鼻窦内软组织影。眶骨膜下脓肿表现为肌锥外间隙类圆形、梭形密度增高影，在 MR T_1WI 呈低信号、T_2WI 高信号，病变与邻近眶壁宽基底相连，边界清楚，未跨越骨缝，边界清楚或模糊，增强后周边强化。

（二）鼻眶沟通性横纹肌肉瘤

原发于筛窦横纹肌肉瘤最为常见，文献及临床中发现儿童鼻窦横纹肌肉瘤更容易侵犯眼眶，可能是儿童颅骨发育不成熟，易导致肿瘤早期即向同侧眼眶内突破，常以明显的眼部症状或体征就诊（特别是突眼）。成年鼻窦横纹肌肉瘤累及眼眶较少见，可能与成人颅骨发育成熟，对肿瘤的限制作用较儿童更强，所以肿瘤更易向鼻腔鼻窦等空腔或孔道蔓延，导致成年人肿瘤中心位置多偏向鼻窦或鼻咽，使得鼻部症状表现得更为突出并常以此为主诉就诊。其影像诊断要点见本章第三节。

（三）鼻眶沟通性尤因肉瘤

尤因肉瘤是一种恶性程度高、发生于骨、软组织的小圆细胞肿瘤，主要征象包括骨髓腔骨质破坏、骨膜反应及软组织肿块，发生于鼻腔及鼻窦非常少见，最常见症状为鼻出血，其次为鼻塞、嗅觉减退及上颌麻木等，影像表现为窦腔不规则软组织密度影，边界不清，密度不均，邻近骨质侵蚀、破坏，增强后呈明显不均匀强化，影像符合恶性病变表现，但无特异性，但该病变好发于儿童及青少年，且进展较快，早期可出现转移，提示恶性肿瘤的诊断，除了横纹肌肉瘤，应该想到该病。

成年人鼻眶沟通性病变包括炎性病变、良性及恶性肿瘤，炎性病变包括鼻源性眼眶炎症、自身免疫性疾病如 Wegener 肉芽肿累及眼眶，良性肿瘤及肿瘤样病变包括：黏液囊肿（最为常见）、炎性肌纤维母细胞瘤；恶性病变较为少见，主要包括淋巴瘤，其中 B 细胞淋巴瘤多见，其他如鳞癌、横纹肌肉瘤等。

（四）鼻窦黏液囊肿突入眶内

以额窦最为常见，筛窦、上颌窦罕见，详细临床及影像诊断要点见本章第六节。

（五）鼻 - 鼻窦肉芽肿性多血管炎累及眼眶

肉芽肿性多血管炎即 Wegener 肉芽肿，中晚期 Wegener 肉芽肿易累及眼眶，鼻腔鼻窦的病变较为明显，可见鼻背部塌陷，鼻中隔缺损，鼻腔鼻窦黏膜增厚，呈结节、肿块状，增强后明显强化，窦壁骨质增生硬化，累及邻近眼眶者主要以眼眶内下象限肌锥外间隙为著，TIC 呈缓慢上升平台型。

（六）鼻 - 鼻窦炎性肌纤维母细胞瘤累及眼眶

原发于鼻窦的炎性肌纤维母细胞瘤（inflammatory myofibroblastic tumor，IMT）较为罕见，多见于中年人，易复发，且有浸润性生长趋势，预后不好。而发生于鼻窦外的 IMT 更多见于儿童及青少年，病变密度不均匀，内可见形态多样的钙化灶（儿童更多见）。鼻窦 IMT 临床影像诊断要点如下：①多见于中年人，女性多见，临床症状不明显。②更多见于上颌窦，病变沿着鼻中隔黏膜生长。③ CT 示病变呈实性软组织肿块，邻近骨质可增生硬化，增强后呈明显均匀强化。④ MRI 上病变信号与病程相关，早期炎性细胞浸润为著，则 T_2WI 呈略高信号，中晚期病变内有广泛纤维化，则 T_2WI 呈略低信号；DWI 示病变弥散受限，TIC 呈缓慢上升平台型。⑤注意该病的诊断是排除性诊断，必须排除其他疾病，其影像学缺乏特异性。

（七）鼻腔鼻窦淋巴瘤累及眼眶

多为 NK-T 细胞淋巴瘤，好发于中年男性，好发于鼻中隔前部及下鼻甲，外观呈息肉样或肉芽样新生物，质脆伴出血、坏死，早期临床表现无特异性，易误诊及漏诊，中晚期进展快，预后差。病变易累及邻近面颊部及周围结构，周围骨质破坏相对较轻，肿块范围较大，两者不成比例，有一定诊断提示性。另外病变 MRI 上弥散明显受限，ADC 值较低，TIC 以速升速降型和速升平台型为主，结合 DWI 及 TIC 更有助于该病的诊断。

（八）鼻窦鳞癌累及眼眶

原发于上颌窦更为常见，筛窦鳞癌其次，好发年龄为 40 岁以上中老年人，以男性居多，其影像诊断要点见上颌窦鳞癌。

（九）鼻窦腺癌累及眼眶

腺癌有两种类型，即肠型腺癌和非肠型腺癌。腺癌是鼻窦第二好发的恶性肿瘤，筛窦更为常见。鼻眶沟通的腺癌以肠型多见，男性多见，外观呈不规则的粉红色或白色肿块突出于鼻腔或鼻窦黏膜，肿块表面常坏死、变脆。影像表现呈恶性肿瘤特点。

（十）嗅神经母细胞瘤累及眼眶

嗅神经母细胞瘤比较容易侵犯眼眶及颅前窝底，临床表现无特异性，影像上注意观察病变中心是否位于鼻腔顶部嗅裂区，有无颅前窝底葫芦状、长条状受累。

（十一）鼻窦转移癌累及眼眶

原发于筛窦、上颌窦或额窦的肿瘤，有恶性肿瘤的临床及影像特点，当患者为中老年时，务必要除外转移瘤，建议患者进一步行腹部、胸部 CT 等影像检查除外最常见的肾癌，其次是肺癌、乳腺癌和胃肠道恶性肿瘤等。其他需要考虑到的鼻眶沟通性肿瘤及肿瘤样病变包括腺样囊性癌、内翻性乳头状瘤伴中到重度不典型性增生、低度恶性肌纤维母细胞瘤、炎性假瘤、不典型类癌、颗粒细胞肉瘤及神经内分泌癌等病变。

第八节 鼻颅及鼻颅眶沟通病变诊断与鉴别诊断

鼻颅眶沟通性病变是指病变累及颅底、眼眶、鼻窦、鼻腔等区域，其与眶尖、海绵窦、视神经管、颈内动脉、垂体等关系密切，涉及神经外科、耳鼻喉科及眼科等领域。

婴幼儿鼻颅沟通性病变以先天性、良性肿瘤性病变为主，先天性病变包括鼻部脑膜膨出或脑膜脑膨出、鼻部神经胶质瘤、鼻部先天性鼻皮样囊肿、表皮样囊肿和瘘管等；良性肿瘤性病变包括肌纤维母细胞瘤；恶性病变较为少见。

成年人鼻颅沟通性病变多为肿瘤性病变，炎性病变包括鼻源性脑脓肿，良性病变包括额筛窦黏液囊肿、内翻性乳头状瘤、神经鞘瘤及脑膜瘤等。恶性肿瘤主要包括嗅神经母细胞瘤、ACC、低分化癌、横纹肌肉瘤、鳞癌及血管外皮瘤等，与鼻眶及鼻颅眶沟通性恶性肿瘤大致相似。鉴别诊断除了需要完善的影像学检查，还必须密切结合临床病史。下面主要分析先天性及良性肿瘤性病变，恶性鼻颅及鼻颅眶沟通性肿瘤病变的影像学分析与鼻眶沟通性恶性肿瘤表现基本相似，详见本章第七节。

（一）鼻部脑膜膨出或脑膜脑膨出

在鼻科临床中遇到的病例主要为额筛型（前顶型）和颅底型（蝶骨）。额筛型患者自幼鼻根部或内眦部肿物，质软有搏动感，哭闹时颅内压增高，肿块可增大；鼻内型患者发病年龄较大，临床表现比较隐匿，多表现为自幼鼻腔流清水即脑脊液鼻漏或反复发作脑膜炎，临床检查可见鼻腔肿块，易误诊为鼻息肉而手术。诊断要点如下：①临床表现，鼻根部或内眦部搏动性肿物、脑脊液鼻漏或反复发作脑膜炎；②CT示颅底多呈类圆形骨质缺损，边缘光滑伴有硬化边，邻近骨性结构受压，盲孔扩大，鸡冠变形；③MRI可多方位观察病变与颅内交通情况。

（二）鼻部神经胶质瘤

又称神经胶质异位，是神经外胚层的脑组织异位，与蛛网膜下腔并不相通。①临床罕见，发生于新生儿和婴幼儿，位于鼻腔、眉间区皮下或筛窦，质硬逐渐增大，皮肤有毛细血管扩张，呈红色或紫蓝色；约60%位于鼻外，30%位于鼻内。②CT显示颅底局部骨质缺损，邻近病变呈软组织密度，增强后无强化。③MR T_1WI 呈等信号，T_2WI 呈高信号，增强后无明显强化。

（三）鼻部先天性鼻皮样囊肿、表皮样囊肿和瘘管

①婴幼儿发病，鼻背部小肿物缓慢增长，如有瘘管则瘘管口常在眉间到鼻尖的正中线上，可挤出皮脂样物。②CT显示鼻背部中线区管条状骨质缺损，局部可见类圆形等或低密度囊性病变，边缘锐利，增强后仅囊壁轻微强化，可伴鼻中隔分叉、盲孔扩大、鸡冠偏移，有时骨质缺损区可见分支向后经盲孔达前颅底；若伴感染则表现为边界模糊，邻近软组织肿胀，包膜增厚并明显强化。③MRI显示，囊肿内容物在 T_1WI 上呈低或等信号，在 T_2WI 上多呈高信号，增强后不强化；包膜多呈低信号，反复感染后可增厚并明显强化；MR水成像可多方位观察瘘管走行，也能更准确判断与颅内结构关系。

良性肿瘤性病变鉴别诊断主要如下。

（一）肌纤维母细胞瘤

①少见，但属于婴幼儿最常见的纤维性肿瘤，60%～80%为先天性，绝大多数发病年龄小于2岁，多位于头颈部及躯干部皮肤等表浅组织，鼻窦罕见；②肿瘤具有浸润性生长的特点，突出的生物学特征是术后多次复发；③治疗原则是广泛彻底切除并辅以放疗和激素治疗等，即使切除病变周围1～3cm正常组织，但是复发率仍高达20%～30%；④该病有一定自限性，手术＋放疗或化疗最有效。

（二）额筛窦及蝶窦脑脊液鼻漏

①多见于成年人，多有外伤史，常表现为一侧或双侧鼻孔持续或间歇性流出清亮液体；②冠状面CT显示颅底骨质连续性中断，以筛板、额窦上壁多见，其次为蝶窦上壁，邻近窦腔可见软组织密度影填充；③薄层、高分辨冠状面重 T_2WI 水成像序列可见漏口部位颅内蛛网膜下腔与邻近鼻腔、鼻窦内液体样信号

交通,漏口较小时表现为线样长 T_2 信号,较大时可合并漏口部位的脑膜脑组织膨出,下疝;④鼻窦壁骨折常累及眶壁,多见于筛窦外壁、上颌窦上壁并有邻近眼外肌增粗、肿胀等,异常蝶窦壁骨折易伴视神经管骨折。

（三）额筛窦黏液囊肿累及颅内和 / 或眼眶

额筛窦黏液囊肿是鼻窦黏液囊肿最常见的部位,其中尤以额窦更为常见,由于邻近眼眶内上壁骨质菲薄,所以黏液囊肿更易突入眶内,其次突入颅前窝底。诊断要点:①窦腔膨胀性改变,但轮廓保持完整;②增强后内容物不强化;③易突入后组筛窦及颅前窝底,边缘光整,与周围结构分界清楚。

（四）鼻颅或鼻颅眶沟通性神经鞘瘤

①发生于鼻窦的神经鞘瘤非常少见,生长缓慢,有症状时病变体积较大,突入颅内可引起头痛等症状,30～60 岁女性略多见,很少恶变;② CT 上病变呈膨胀性生长,边缘光滑,一般体积较大,多以囊性为主,实性部分增强后呈中等强化,较大的肿瘤边缘可见钙化灶,病变向上突入颅前窝底,压迫邻近脑实质变形移位,分界较清,缺损区边缘骨质变形、吸收;③ MRI 上病变信号不均匀,一般体积越大信号越不均匀,T_1WI 呈等、低信号,T_2WI 呈等、高信号,增强后实性部分明显强化,受压的额叶多变形移位,可出现脑水肿征象,增强后局部脑膜可轻微增厚强化,脑实质无异常强化;④较大病变突入眼眶内象限,压迫邻近结构变形移位,但分界较清,脂肪间隙较清晰。

（五）鼻源性脑脓肿

鼻源性脑脓肿以额叶多见,其次为颞叶。多继发于慢性鼻窦炎急性发作期,既往有慢性鼻窦炎近期急性发作史、头痛、颅内高压症状,影像示脑实质内病变环状强化,周围水肿显著并邻近脑膜增厚强化。诊断要点如下:①鼻窦炎史、鼻腔鼻窦软组织影,可发生于任何年龄,以青中年占多数。②头痛、呕吐、发热等全身症状及颅内高压表现;鼻源性真菌性脑脓肿多见于免疫力低下者,死亡率高。③影像发现脑实质内病变环形强化并周围水肿,邻近脑膜增厚强化。④抗生素治疗效果明显。

第九节　鼻腔鼻窦骨源性病变诊断与鉴别诊断

鼻腔鼻窦骨源性病变少见,临床上多见的为骨瘤、骨纤维异常增殖症、骨化纤维瘤等,其他骨源性病变如骨肉瘤、软骨瘤、软骨肉瘤、骨血管瘤、骨母细胞瘤及软骨母细胞瘤等少见。X 线检查临床已基本不用,高分辨 CT 对骨质显示良好,并可兼顾软组织的显示,因此鼻腔鼻窦骨源性病变应以 CT 作为首选检查方法,特别对于骨瘤、骨化纤维瘤、骨纤维异常增殖症 CT 检查可明确诊断。MRI 对骨质显示不敏感,易导致误诊,不建议以 MRI 作为首选检查方法,但 MRI 对于肿块的软组织情况及肿瘤侵犯周围的范围显示敏感,可作为 CT 的补充检查。

骨源性病变必须密切结合临床、患者的年龄、病程及病史,对于疾病的诊断至关重要。30 岁以下的年轻患者,如影像上边缘清晰,良性病变多见,相对常见的如骨瘤、骨化纤维瘤、骨纤维异常增殖症、骨纤维结构不良，少见的包括软骨瘤、动脉瘤样骨囊肿、软骨黏液性纤维瘤、血友病性假瘤。婴幼儿及儿童患者骨源性恶性肿瘤少见，包括尤因肉瘤、神经母细胞瘤转移、嗜酸性肉芽肿、血液病累及、横纹肌肉瘤转移等，青少年患者的恶性骨源性肿瘤还要考虑到骨肉瘤。老年患者骨源性恶性肿瘤主要包括多发性骨髓瘤、孤立性浆细胞瘤、转移瘤、骨母细胞瘤、软骨母细胞瘤和软骨肉瘤等。这些肿瘤各自临床影像特点如下。

（一）尤因肉瘤

尤因肉瘤是一种恶性程度高，发生于骨、软组织的小圆细胞肿瘤，主要征象包括骨髓腔骨质破坏、骨膜反应及软组织肿块，发生于鼻腔和鼻窦非常少见，最常见症状为鼻出血，其次为鼻塞、嗅觉减退及上颌麻木等，影像表现为窦腔性不规则软组织密度影，边界不清，密度不均，邻近骨质侵蚀、破坏，增强后呈明显不均匀强化，影像符合恶性病变表现，但无特异性，该病变好发于儿童及青少年，且进展较快，早期可出现转移，提示恶性肿瘤的诊断，除了横纹肌肉瘤，应该想到该病。

（二）骨肉瘤

约 10% 骨肉瘤出现在头颈部，除了继发于骨纤维异常增殖症、畸形性骨炎、骨母细胞瘤、骨软骨瘤等或颌面部放疗的患者，其他病例无明显性别差异，年龄较其他部位肿瘤患者大 10～20 岁。

① 30 岁左右患者，病程较短，表现为面部疼痛性肿胀、鼻塞伴鼻出血等；② CT 示病变形态不规则，边缘模糊，分为溶骨性、成骨性和混合型，伴有软组织肿块，肿瘤内部可见数量不等的象牙骨、棉絮状或放射状瘤骨，易侵犯周围结构，邻近骨质破坏呈虫蚀状或锯齿状；③ MRI 示肿瘤大多表现为边界不清、形态不规则、信号较混杂的病变，有蔓延的趋势，增强后强化不均匀；④诊断主要靠 CT，注意观察病变内的瘤骨形态，MRI 显示病变累及范围较 CT 更有优势。

（三）软骨肉瘤

头颈部软骨肉瘤发生率为 5%～12%，男性多见，主要发生于 40～70 岁，头颈部软骨肉瘤多位于喉部，发生于鼻窦少见。

①临床主要表现为鼻塞、鼻出血、突眼、牙齿松动等，可伴有疼痛等症状；② CT 表现为破坏性骨质改变，单或多发透亮区、实变或混合型改变及病灶内散在点状、结节状、环形或片状钙化是诊断该病的特征性征象；③ CT 表现与组织学相关，低度恶性肿瘤表现为均一钙化、边界清楚，与软骨瘤很难鉴别；高度恶性肿瘤表现为边界不清的软组织肿块，内可见散在、边缘模糊的无定形钙化；④ MR T_1WI 呈略低信号，T_2WI 呈混杂中到高信号，增强后呈中等到明显不均匀的斑驳、蜂窝状强化，有一定特征性。

（四）骨化性纤维瘤

骨化纤维瘤是一种良性纤维性骨病变，单发多见，鼻窦病变好发于筛窦，上颌窦次之。有两个发病年龄高峰期，即少儿时期及 30～40 岁；女性略高于男性，病变多生长缓慢，有时也生长较迅速，伴"恶变"或侵袭行为，确诊后应行彻底手术切除，手术是唯一有效的治疗方法。肿瘤可复发，往往因手术不够彻底所致，诊断要点如下：①最常见的鼻窦病变位于筛窦，其次为上颌窦；② CT 表现为椭圆形或圆形边界清晰的病变，骨质硬化较明显，呈磨玻璃样，密度较正常骨密度低，边缘清楚，肿块周边有厚薄不一的骨性包壳，其内可见多发大小不一的片状偏低密度的囊性变区；③MRI 表现为 T_1WI 低和中等混杂信号，T_2WI 呈低、中、高混杂信号，增强后可不均质强化；④骨化性纤维瘤在疾病早期阶段因为钙化不充分在 X 线下表现为低密度影，随病程进展钙化增多而表现为高密度；可向邻近的眼眶和颅底扩展，表现为膨胀压迫性改变。

（五）骨母细胞瘤

又称成骨细胞瘤，很少见，术前易误诊为骨化性纤维瘤，两者影像学表现相似，但成骨细胞瘤骨壳多不完整，瘤体内可见钙化或骨化影，但边缘较模糊，易侵犯邻近结构，受累颅底脑膜有不同程度的强化；侵袭性成骨细胞瘤具有形态不规整、边界模糊、侵犯邻近结构等恶性征象。

（六）骨瘤

为鼻部最常见的良性肿瘤之一，发病率仅次于血管瘤和乳头状瘤。生长缓慢，早期可长期无自觉症状，常在影像学检查时偶然发现。多见于鼻窦内，而原发于鼻腔和外鼻部的骨瘤很少见。其中额窦最常见，其次为筛窦，再次为上颌窦，蝶窦最少见，预后良好。诊断要点如下。

①好发生于额窦、筛窦，生长缓慢，可无自觉症状。②X 线及 CT 均显示鼻窦内骨性高密度的肿块，呈圆形或分叶不规则状，边界清楚。③CT 显示病变的密度依其类型而不同，密质型骨瘤的密度为均匀致密的骨性肿块；松质型骨瘤边缘有细薄的骨皮质，瘤内可见均匀致密的骨小梁；混合型骨瘤多为纤维骨瘤，内部可为不均质高、中和偏低混杂密度影，周边为高密度骨皮质。④MRI 上致密型骨瘤典型的表现为 T_1WI、T_2WI 上均显示为极低信号，增强后无明显强化；部分松质型和混合型骨瘤 T_1WI 为中、低混杂信号，T_2WI 可表现为不均质低、中混杂信号，增强后可有不均质强化。⑤较大的骨瘤可侵犯眼眶等周围结构引起邻近结构压迫、移位改变，近颅底的筛窦、额窦大骨瘤可引起相关颅内并发症。

（七）骨血管瘤

位于鼻腔鼻窦的骨血管瘤比较少见，我院所见的相关病例多发生于上颌骨额突，影像学表现与颅骨其他部分骨血管瘤相似，呈局部骨质膨胀，边缘骨质可硬化，病变内有时可见中心向四周放射状排列的骨间隔，典型的呈太阳光芒样新生骨，增强后明显强化。

（八）嗜酸性肉芽肿

是一种病因不明的全身性骨病。好发于儿童和青少年，更多见于 5～10 岁儿童，尤其是男性较女性多见。除指骨和趾骨，全身各扁平骨均可发病。颅骨为好发部位，病变多为单发，占 70%～85%，多位于眶壁，发生于鼻窦非常少见；治疗主要以手术为主，术后加用放疗；单发者预后较佳。

①好发于儿童和青少年，病初时常有低热、局部肿胀疼痛；②为溶骨性骨质破坏伴窦腔内略低密度软组织肿块，常多发骨质破坏，边缘较为锐利，无骨膜反应；③MRI 上病变信号与病变发展阶段相关，多欠均匀，增强后呈轻度到中度不均匀强化。

（九）骨纤维结构发育不良

又称骨纤维异常增殖症，是一种发展缓慢、自限性、以骨的纤维变性为特点的骨骼系统性病变，主要分为三型：单骨型、多骨型和 Albright 综合征。单骨型约占 70%，多骨型约占 30%，多骨型伴皮肤色素沉着及性早熟等内分泌异常则称为 Albright 综合征。临床有多骨性骨纤维异常增殖症病变、皮肤色素沉着和女性性早熟三大特征，但无甲状旁腺功能亢进表现。本质上该病虽非真正肿瘤，但具有良性肿瘤的许多特征。常见于青少年男性，预后良好，因边界不清、手术不彻底者易复发。

①CT 多表现为单骨或多骨弥漫性增生、肥厚膨大，无明显包壳，绝大多数呈均匀一致磨玻璃状，除靠近骨缝外，其他边缘与正常骨分界不清楚，亦可表现为不均匀及不规则的疏密相间的高低混合密度，瘤体内可见岛屿状低密度影。②MR T_1WI、T_2WI 多表现为中、低混杂信号病灶，T_2WI 可伴有高信号病灶，边界不清，增强后可部分不同程度强化。

（十）颅骨动脉瘤样骨囊肿

目前认为是一种特异性的病理生理结果，可能继发于外伤及非特异性的血管病变，好发于 20 岁以下，累及颅骨者十分少见，仅约占所有动脉瘤样骨囊肿的 1%。许多骨疾患如成软骨细胞瘤、骨肉瘤、成骨细胞瘤、骨巨细胞瘤及骨纤维结构不良等都可存在动脉瘤性骨囊肿样区域，是出血及囊变的结果，因此诊断的时候注意避免诊断为这种继发性疾病而发生漏诊、误诊。其诊断要点如下。

①好发于青少年及青壮年；②CT 呈膨胀性、溶骨性、囊状骨质破坏；③囊灶内有粗细不均的骨小梁样或骨嵴样分隔；④CT 及 MRI 显示囊内液 - 液平面具有特殊性；⑤MRI 显示轮廓清楚的分叶状病灶，边缘有低信号环绕具有特殊性。

（十一）转移瘤

病变呈溶骨性骨质破坏，且破坏较为彻底，内部残损骨质较为少见，单发少见，临床多见于中老年人，多有原发肿瘤病史，具体诊断要点详见本章第三节。

（十二）孤立性浆细胞瘤

是一种浆细胞单克隆增生所导致的恶性肿瘤，发生于骨组织和髓外组织，其发病部位局限，骨髓无异常改变，包括骨的孤立性浆细胞瘤和髓外浆细胞瘤。通常采用手术加放射治疗，预后较好，不过部分孤立性浆细胞瘤患者最终可转化为骨髓瘤，临床需要密切随访。

鼻腔及鼻窦浆细胞瘤 CT 表现为边界相当清楚的等密度软组织肿块，通常具有膨胀性，伴发骨骼变形、骨质侵蚀而呈溶骨性破坏，但较其他恶性肿瘤破坏轻，增强后呈中等到明显强化，MR T_1WI 呈等或略低信号，T_2WI 呈等信号，DWI 呈较高信号，弥散明显受限，增强后呈中等到明显强化，TIC 多呈速升速降型。

（十三）多发性骨髓瘤

起源于骨髓造血组织，以浆细胞为主的恶性肿瘤，较常见。有单发性和多发性之分，以后者多见。多发生在 40 岁以上，男性与女性之比约 2∶1，好发部位依次为脊椎、肋骨、颅骨、胸骨等。易累及软组织，晚期可有广泛性转移，但少有肺转移，40% 以上的患者尿中 Bence-Jones 蛋白阳性。

CT 显示受累颅面部骨质中可以发现多数分布不规则、溶骨性、穿凿形缺损，周围无反应性新骨增生，此为骨髓瘤的典型特点。

（付　琳　鲜军舫）

参 考 文 献

[1] 郭金宝，张维天，殷善开，等. 手术治疗鼻窦 - 颅底区域良性纤维骨性病变. 临床耳鼻咽喉头颈外科杂志，2011，25（5）：226-231

[2] 张春艳，程敬亮，薛康康，等. 鼻腔鼻窦神经内分泌癌的常规 CT、MRI 表现及 ADC 值. 中国医学影像技术，2016，32（12）：1857-1861

[3] 王永哲，杨本涛，鲜军舫，等. MR 扩散加权成像表观扩散系数鉴别鼻腔鼻窦实性肿块的价值. 中华放射学杂志，2014，48（3）：207-210

[4] Razek A，Sieza S，Maha B. Assessment of nasal and paranasalsinus masses by diffusion-weighted MR imaging. Neuroradiol，2009，36（4）：206-211

[5] Kim YS，Kim HJ，Kim CH，et a1. CT and MR imaging findings of sinonasal schwannoma：a review of 12 cases. AJNR Am J Neuroradiol，2013，34（3）：628-633

[6] 戴艳红，窦鑫，陈骏，等. 鼻腔鼻窦神经鞘瘤的诊断与治疗. 中国中西医结合耳鼻咽喉科杂志，2015，23（6）：422-427

[7] bin Sabir Husin Athar PP，bte Ahmad Norhan N，bin Saim L，et al. Metastasis to the sinonasal tract from sigmoid colon adenocarcinoma. Ann Acad Med Singapore，2008，37（9）：788-783

[8] 鲜军舫，何立岩，李彬，等. 眼眶血管内皮瘤的影像表现. 中华放射学杂志，2007，41（6）：593-597

[9] 鲜军舫，王振常，杨本涛，等. 眶壁转移瘤的 CT 和 MRI 诊断. 中华放射学杂志，2006，6（40）：581-584

[10] 杨本涛，王振常，姜祖超，等. 鼻腔鼻窦淋巴瘤的 CT 和 MRI 诊断. 临床放射学杂志，2006，25（6）：518-523

[11] 张青，王振常，鲜军舫，等. 鼻道、鼻咽恶性黑色素瘤的 MRI 诊断. 中华放射学杂志，2011，45（10）：947-950

[12] 姜滨，李建红，燕飞，等. 鼻腔鼻窦转移瘤的影像表现分析. 中华放射学杂志，2015，49（5）：372-375

[13] 王永哲，王振常，杨本涛，等. 出血坏死性鼻息肉的 CT 和 MRI 诊断. 中华放射学杂志，2010，4（2）：142-146

[14] 房高丽，王成硕，张罗. CT 和 MRI 对鼻腔鼻窦内翻性乳头状瘤的诊断价值. 中国耳鼻咽喉头颈外科，2015，22（8）：422-425

[15] Jeon TY，Kim HJ，Chung SK，et al. Sinonasal inverted papilloma：value of convoluted cerebriform pattern on MR imaging. AJNR Am J Neuroradiol，2008，29（8）：1556-1560

[16] Lee DK，Chung SK，Dhong HJ，et al. Focal hyperostosis on CT of sinonasal inverted papilloma as a predictor of tumor origin. AJNR Am J Neuroradiol，2007，28（4）：618-621

[17] 房高丽，王成硕，张罗. 鼻腔鼻窦内翻性乳头状瘤起源部位的影像学研究进展. 临床耳鼻咽喉头颈外科杂志，2014，28（23）：1902-1906

[18] 陈晓丽，王振常，鲜军舫. 鼻咽纤维血管瘤的 CT 和 MRI 诊断. 实用放射学杂志，2007，23（1）：30-32

[19] 王永哲，杨本涛，鲜军舫，等. 磁共振扩散加权成像鉴别诊断鼻腔、鼻窦实性肿块的适宜 b 值. 中国医学影像技术，2014，36（10）：1481-1485

[20] Wang X，Zhang Z，Chen X，et al. Value of magnetic resonance imaging including dynamic contrast-enhanced magnetic resonance imaging in differentiation between inverted papilloma and malignant tumors in the nasal cavity. Chin Med J（Engl），2014，127（9）：1696-1701

[21] Xian J，Du H，Wang X，et a1. Feasibility and value of quantitative dynamic contrast enhancement MR imaging in the evaluation of sinonasal tumors. Chin Med J（Engl），2014，127（12）：2259-2264

[22] Kim JH，Park SW，Kim SC，et al. Computed tomography and magnetic resonance imaging findings of nasal cavity hemangiomas according to histological type. Korean J Radiol，2015，16（3）：566-574

[23] 杨本涛，王振常，王永哲，等. 鼻腔、鼻窦血管外皮瘤的 CT 和 MRI 表现. 中华放射学杂志，2010，44（5）：495-498

[24] 唐维，周艺默，任玲，等. 磁共振动态增强对鼻腔鼻窦肿瘤良恶性鉴别诊断价值研究. 放射学实践，2017，32（3）：227-232

[25] 李硕丰，车延旭，高志胜，等. 鼻腔鼻窦血管外皮细胞瘤的影像学表现（附一例报告并文献复习）. 临床放射学杂志，2011，30（1）：133-135

[26] 廉姗姗，王德玲，谢传淼，等. 少见部位血管外皮细胞瘤的影像学表现. 中国CT和MRI杂志，2014，12（9）：85-88

[27] 于晓伟，刘利，刘秀玲. 鼻-鼻窦多形性腺瘤. 国际耳鼻咽喉头颈外科杂志，2014，38（3）：183-184

[28] 潘宇澄，黄文虎. 额窦原发恶性肿瘤的CT和MRI表现. 中国临床医学影像杂志，2016，27（12）：855-863

[29] 王小婷，时光刚，刘亦青，等. 鼻腔鼻窦肿瘤临床特征和病理组织学特点的分析. 临床耳鼻咽喉头颈外科杂志，2011，25（23）：1071-1075

[30] 唐维，周艺默，任玲，等. 磁共振动态增强对鼻腔鼻窦肿瘤良恶性鉴别诊断价值研究. 放射学实践，2017，32（3）：227-232

[31] 许庆刚，尹红霞，鲜军舫，等. MRI及动态增强扫描对鼻腔及鼻窦恶性黑色素瘤的诊断价值. 放射学实践，2016，31（2）：155-158

[32] 计早，阎艾慧. 鼻窦CT及MRI检查在单侧良性蝶窦病变中的临床应用. 山东大学耳鼻喉眼学报，2017，31（2）：75-79

[33] Xian JF，Du HR，Wang XY. Feasibility and value ofquantitative dynamic contrast enhancement MR imaging in the evaluation of sinonasal tumors. Chin Med J（Engl），2014，127（12）：2259-2264

[34] Wang XY，Zhang ZY，Chen XL，et al. Value of mag-netic resonance imaging including dynamic contrastenhanced magnetic resonance imaging in differentiation between inverted papilloma and malignant tumors in the nasal cavity. Chin Med J（Engl），2014，127（9）：1696-1701

[35] 涂建华. 颅骨动脉瘤样骨囊肿的影像学表现. 临床放射学杂志，2004，23（9）：791-794

[36] 袁菁，高培毅. 颅底骨孤立性浆细胞瘤的CT和MRI诊断. 实用放射学杂志，2009，25（10）：1416-1419

[37] 杨本涛，刘淑玲，王振常，等. 鼻及鼻咽孤立性髓外浆细胞瘤的CT和MRI表现. 临床放射学杂志，2010，29（3）：307-311

[38] 李书玲，王振常. 鼻、眶髓外浆细胞瘤的MRI诊断. 磁共振成像，2012，3（5）：352-354

[39] 董怿，周兵，王成硕，等. CT与MRI检查对单侧上颌窦病变的诊断价值. 中华耳鼻咽喉头颈外科杂志，2013，48（11）：895-900

[40] 宋承汝，程敬亮，孙梦恬，等. MRI动态增强在鼻咽癌和鼻咽部淋巴瘤鉴别诊断中的应用价值. 实用放射学杂志，2014，309（3）：404-407

[41] 汪韦平，曹志伟. 上颌窦出血性息肉的影像学分析. 临床耳鼻咽喉头颈外科杂志，2017，31（15）：1164-1167

[42] 司建荣，张雅丽，姜兆侯. 骨的纤维结构不良、骨性纤维结构不良和骨化性纤维瘤：易混淆的病名、病理本质和影像学表现. 临床放射学，2016，35（2）：308-310

第二篇

咽喉部影像学

第一章
咽喉部影像学检查方法及影像解剖

第一节 咽喉部正常解剖概述

咽（pharynx）是呼吸与消化道共同通道，承担两套系统的连接、协同作用。根据解剖部位不同分为鼻咽、口咽、下咽三部分。咽部呈一漏斗状肌性管道，上起颅底，下至环状软骨下缘，前方与鼻腔及口腔相通，向下与食管开口相连，功能上参与呼吸、吞咽及发音等。

喉（larynx）是由软骨和喉肌构成，既是呼吸的管道，又是发音器官。上界是会厌上缘，下界为环状软骨下缘。喉镜为临床主要检查方法，能观察喉腔表面的结构和病变，但难以观察病变浸润的深度、软骨及周围结构侵犯的情况，影像学检查在喉部病变的诊断方面有重要价值。

第二节 咽喉部影像学检查方法

影像学检查在咽喉部病变的检查中发挥着重要作用。传统 X 线检查由于其密度分辨率低而应用逐渐减少，钡剂造影只能显示下咽癌黏膜表面变化，仅限于病变筛查。断面影像 CT 和 MRI 广泛应用，不仅能观察咽喉腔表面结构，而且能显示病变范围及浸润深度、淋巴结转移等情况，有助于判断病变性质和准确定位，为临床提供治疗方案、手术途径选择、预后估计、肿瘤复发等方面判断。

一、X 线平片

咽喉部 X 线平片检查是基本的检查方法，最常用的位置是颈侧位和颅底位。咽喉部正位摄片由于咽喉部和颈椎以及部分颅骨重叠而影响咽部的观察，故常规采用颈部侧位摄片检查。颈侧位主要显示咽腔及咽后壁软组织结构情况（图 2-1-1）。按临床需要，

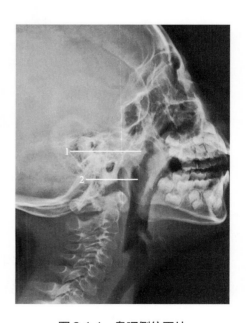

图 2-1-1　鼻咽侧位平片

1. 鼻咽顶后壁；2. 鼻咽腔

球管中心位置可有不同,重点在鼻咽部时,球管中心对准外耳道口上、前各 2cm 处;在口咽部时,球管中心对准下颌角;在喉咽部时,球管中心对准喉结。受检者取直立正侧位,两肩放松下垂,下颌略上翘,以减少下颌支与咽腔重叠。受检者进行平静呼吸,小儿或婴儿可采用侧卧位,使颈部矢状面与检查床面平行。颅底位主要观察鼻咽腔前后壁和侧壁及颅底骨质改变,受摆位限制已被 CT 取代。

二、钡剂造影检查

咽部为软组织所构成,前后位摄影又为颈椎所重叠,故需用钡剂增强对比以勾描出咽腔轮廓及功能。包括单对比造影、双对比造影和动态造影。

(一)咽部吞钡检查

受检者吞服 150%~200%(W/V)双重造影钡悬浮液一大口后,在正位透视下即可显示钡剂经两侧会厌谷、梨状窝后进入颈段食管。梨状窝呈倒置三角,两侧形态、大小相仿,后壁在中线相连称环后线,呈"W"形,中间凹陷为杓间间隙。正常时在空咽 2~3 次后,会厌谷、梨状窝内钡剂应完全排空。正常梨状窝随发音、呼吸、Valsalva 动作(瓦尔萨尔瓦动作)、屏气时扩张。还可取左、右斜位和侧位来观察梨状窝的前、后壁(图 2-1-2)。

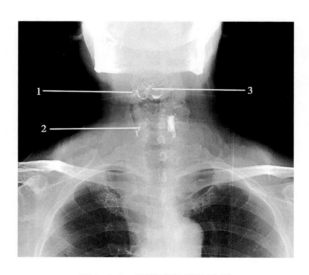

图 2-1-2 梨状窝前后位造影
1. 会厌谷;2. 梨状窝;3. 舌会厌正中韧带

(二)吞咽功能检查

吞咽障碍需进行吞咽功能检查,其是诊断吞咽障碍的"金标准"。包括 X 线吞钡摄片、X 线吞钡录像、X 线数字胃肠机吞钡检查(连续摄影)。常可发现以下异常表现:钡剂(在会厌谷、梨状窝)滞留、钡剂吸入或漏溢、不对称吞咽、钡团阻滞、结构异常和吞咽迟缓等,尤其是吞咽迟缓是吞咽功能异常的重要征象,正常人钡剂通过咽部的时间为 0.7 秒(指钡头进入口咽至钡尾抵达食管入口的时间),若钡剂通过咽部时间明显大于 0.7 秒,则可诊断吞咽迟缓,吞咽迟缓是吞咽障碍的一个重要信号,时间的延长与吞咽障碍的程度成正比,钡剂通过咽 - 食管连接处极快,X 线透视下难以观察吞咽细节,利用 X 线录像或数字胃肠机复帧图像可进行钡剂通过咽部时间的测定。

三、CT 检查

螺旋 CT 扫描可利用多平面重组技术进行横断面、冠状面、矢状面观察,对咽喉部病变定位、了解病变范围、与周围重要解剖结构的关系及淋巴结的转移有重要价值,已成为临床常规检查方法。一般用软组织窗位和骨窗位同时观察,便于了解骨质结构;对肿瘤病例或血管丰富的病变要采用注射对比剂增强检查,按检查部位不同其方法如下。

【咽喉部 CT】

(一)适应证

分为肿瘤性病变和非肿瘤性病变两种检查技术。肿瘤性病变检查技术适用于颈部、咽喉部、涎腺、甲状腺等占位性病变和颈部淋巴结病变、血管性病变等;非肿瘤性病变检查技术适用于颈部外伤或气管插管术后评估等、食道异物、上气道狭窄、声带麻痹(双侧声带不对称)等。

(二)检查技术

1. 咽喉部肿瘤性病变检查技术

(1)扫描定位:根据肩部厚度使用不同厚度头托,保持颈部与床面平行,使用侧位定位相,光定位灯水平线对准外耳孔。扫描基线为听眶下线,扫描范围从颅底到主动脉弓水平,嘱受检者平静呼吸,尽量避免吞咽动作。

(2)扫描参数:螺旋扫描方式,管电压 100～120kV,有效管电流量 150～250mAs/ 层,准直器宽度采用 40mm 以上或 CT 扫描仪可用的最大准直器宽度,螺距 0.8～1.0。

(3)源图像(薄层图像)重建:软组织算法和骨算法图像重建,重建层厚 0.8～1.2mm,层间距为层厚的 80%～100%。

(4)增强扫描:对比剂碘浓度 300mg/ml,用量 1.0～1.5ml/kg,注射流率 2.5～3.5ml/s。增强扫描时间为对比剂开始注射后 50～60s。

2. 咽喉部(含涎腺、甲状腺)非肿瘤性病变检查技术 扫描定位和参数同咽喉部肿瘤性病变,扫描范围依病变范围和临床申请目的调整,外伤时增加骨算法重建。

3. 上气道检查技术 用于阻塞性睡眠呼吸暂停综合征评估。

(1)受检者仰卧位,听眶下线与床面垂直,两外耳孔与床面等距,两肩放松,上臂置于身体两侧。

(2)扫描范围从鼻腔顶至第 7 颈椎下缘,前面包括鼻尖。

(3)嘱受检者用鼻吸气,然后发出缓慢均匀呼气指令并同时启动扫描,扫描呼气过程。

(4)扫描参数同颈部肿瘤性病变检查技术,采用较大准直器宽度和较大螺距。

（三）图像后处理

1. 咽喉部肿瘤性病变图像重组 重组横断面、冠状面和矢状面软组织窗图像，重组范围从颅底到主动脉弓水平（设定此重组范围的主要原因是颈部间隙恶性肿瘤需评估颈部淋巴结转移），怀疑骨质破坏时增加横断面和矢状面骨窗图像重组，横断面重组基线垂直于气管（或颈椎）或平行于听眶下线，范围从颅底至主动脉弓水平，软组织算法重建窗宽/窗位 350/40HU，层厚/层间距 4/4mm，骨算法重建窗宽/窗位 2 000/200HU，层厚/层间距 2/2mm。冠状面重组基线平行于气管（或颈椎），范围包含咽喉部病变，软组织算法重建窗宽/窗位 350/40HU，层厚/层间距 3/3mm。矢状面重组基线平行于正中矢状面，范围包含咽喉部病变。软组织算法重建窗宽/窗位 350/40HU，层厚/层间距 3/3mm。

2. 咽喉部（含涎腺、甲状腺）非肿瘤性病变图像重组 重组横断面、冠状面和矢状面软组织窗图像，依病变范围和临床申请目的调整，颈部外伤增加横断面和矢状面骨窗图像重组，横断面重组基线平行于硬腭或垂直于颈椎，范围根据病变范围和临床申请目的调整，软组织算法重建窗宽/窗位 350/40HU，层厚/层间距 3/3mm，骨算法重建窗宽/窗位 4 000/700HU，层厚/层间距 2/2mm。冠状面重组基线垂直于硬腭或平行于颈椎，范围根据病变范围和临床申请目的调整，软组织算法重建窗宽/窗位 350/40HU，层厚/层间距 3/3mm。矢状面重组基线平行于正中矢状面，范围根据病变范围和临床申请目的调整。软组织算法重建窗宽/窗位 350/40HU，层厚/层间距 3/3mm。骨算法重建窗宽/窗位 4 000/700HU，层厚/层间距 2/2mm。

3. 上气道图像重组 重组横断面和矢状面软组织窗图像，横断面重组基线平行于听眶下线，范围鼻腔顶到第 7 颈椎下缘，软组织算法重建窗宽/窗位 350/40HU，层厚/层间距 3/3mm。矢状面重组基线平行于正中矢状面，范围包括整个上气道，软组织算法重建窗宽/窗位 350/40HU，层厚/层间距 3/3mm。根据临床申请目的采用 MinIP 和 VR 技术重组上气道三维图像并进行容积测量。

四、MRI 检查

MRI 对咽喉部及周围组织结构的分辨率高，可清晰显示病变向周围侵犯路径、范围及病变性质，主要评价鼻咽、口咽、喉部及颈部淋巴结等病变。任意方向断面直接扫描、多参数成像等优点，有利于咽喉部病变的检查。近年来灌注成像、弥散成像成为新的成像方式，两者反映的是分子水平的动态信息，对咽喉部影像学的发展有很大的推动作用。

咽喉部 MRI 扫描一般采用头颈联合多通道线圈，横断面扫描基线为听眶下线，冠状面扫描基线为听眶下线的垂线，矢状面扫描基线平行于正中矢状面。扫描序列常选用 FSE 序列，横断面采用 T_1WI 和 T_2WI，横断面 DWI（b 值 1 000s/mm²）。层厚 4～5mm，层间隔 1mm，FOV 22cm，扫描起始层面为颅底。增强扫描：横断面动态增强扫描及横断面、冠状面、矢状面 T_1WI，同时在横断面及冠状面使用脂肪抑制技术。

五、数字减影血管造影

头颈部血管畸形、动脉瘤等血管性疾病和富血管肿瘤的血供主要来自颈外动脉分支，血运较为丰富，手术切除过程中出血量大,可进行介入栓塞治疗或术前辅助性治疗。顽固性鼻出血行病变血管或颌内动脉和面动脉的介入栓塞更是立竿见影。

介入栓塞的方法:采用 Seldinger 技术,局麻下经皮右侧股动脉穿刺插管,先行双侧颈总动脉或患侧椎动脉造影,以充分了解脑血管解剖与颜面部病变血供情况,再行双侧或患侧颈外动脉或分支超选择性插管造影,多角度头照,并利用路径图,将导管头尽量送到病变附近或供血动脉远段造影,证实无危险吻合和血管痉挛后再行栓塞。

第三节　咽部正常影像解剖

一、咽部影像学解剖基础

(一)鼻咽部正常解剖

鼻咽部是悬挂在颅底呈倒置的"J"形肌群,表面覆以黏膜。在上面,它以蝶骨底和斜坡为界,后面以第 1 颈椎和第 2 颈椎的椎前肌为界,外侧以咽肌、咽旁间隙、深部软组织和颞下窝为界。鼻咽部向前与鼻腔相通,向下与口咽相续,其间以硬腭平面为分界,两者交界较窄部称鼻咽峡。在吞咽时软腭向后上提起抵达咽后壁,使鼻咽和口咽隔开,防止食团反流至鼻咽和鼻腔内。鼻咽腔顶壁由蝶骨体及枕骨斜坡颅外面构成,其下有一团淋巴组织称为增殖腺(咽扁桃体或增殖体)。它发生于胚胎第 4 个月,5 岁左右呈生理性肥大,6～7 岁开始萎缩,至 14～15 岁时达到成人状态。增殖腺后下有一小凹陷称咽囊(位于蝶骨体和枕骨交界处),其大小、深浅不一。咽囊为黏膜向退化的脊索处延伸而成,可发生囊肿或脊索残余肿瘤。鼻咽腔在下鼻甲后 1cm 处,左、右侧壁各有一漏斗状开口,为咽鼓管咽口。通过咽鼓管与中耳腔沟通,以调节中耳腔气压。咽口边缘的前、后、上三面有软骨呈铁蹄状隆起,以上唇和后唇较明显,称为咽鼓管圆枕。圆枕后方有一纵行深窝为咽隐窝(也称咽侧隐窝)。该隐窝位于颅底破裂孔下面,两者相距 1cm,中间无明显结构。鼻咽癌如发生于咽隐窝,故向上很容易侵及破裂孔向颅内蔓延。

(二)口咽部正常解剖

口咽部是指软腭以下到会厌游离缘这一段咽部,是呼吸和消化道的共同通道,前方以咽峡和舌根部与口腔相通。咽峡由软腭的两侧游离缘、中央悬雍垂和两侧腭舌弓组成。口咽侧壁由腭舌弓、扁桃体、腭咽弓和咽侧壁组成。扁桃体(又称腭扁桃体)是一淋巴组织,儿童期较肥大,它位于腭舌弓和腭咽弓所组成的扁桃体窝内。口咽部后壁为第 2 颈椎、第 3 颈椎和前方头长肌,椎前筋膜和黏膜所组成,正常成人约厚0.5cm,老年人因萎缩较薄。咽侧壁有咽肌,咽肌可分为上、中、下缩肌,分别在咽后壁的中线左右相会于一条垂直的结缔组织为咽缝,三对咽缩肌自下而上依次呈叠瓦状排列。咽缩肌内侧有咽提肌(茎突咽肌、腭咽肌和咽鼓管咽肌),它们收缩时能提咽向上以协调吞咽动作,软腭内有腭肌(包括腭帆张肌、腭帆提肌、悬雍垂肌和腭舌肌)。

（三）下咽部正常解剖

喉咽又称下咽，为自会厌游离缘（或舌骨平面）至环状软骨下缘一段咽腔，它是环绕喉腔外的间隙，解剖上由两侧梨状窝和环状软骨后的环后间隙所组成。梨状窝是位于喉腔两侧的尖向下的三角空隙，其内壁为会厌侧壁、杓状会厌襞和杓状软骨外壁。梨状窝外壁上段附着于舌甲膜，下段紧贴甲状软骨板内面。侧壁在咽会厌皱襞下反折，后壁与环后间隙相连，喉咽后壁为相当于第4～6颈椎体范围的咽后壁软组织。当食物经口腔咀嚼后吞咽，食团经两侧梨状窝挤压入环后间隙，进入食管入口。

（四）咽部血管、淋巴及神经

咽部动脉主要来自颈外动脉的咽升动脉。此外，腭升动脉（为面动脉分支）和腭降动脉（上颌动脉）也参与咽部的血供。甲状腺上动脉的分支供应咽下段。咽静脉在咽后壁的外膜内，互相吻合形成咽静脉丛，其中一部分汇入翼丛，另一部分流入椎静脉丛。其余各支合成咽静脉注入颈内静脉。咽部感觉和运动神经主要来自舌咽神经、迷走神经、副神经和交感神经的咽丛（位于咽后壁），分布于咽侧壁和咽缩肌处；运动神经纤维主要来自副神经。

咽部淋巴随部位不同其引流也各异。鼻咽部（包括增殖体）向后汇入咽后淋巴结，继入颈深淋巴结上组及胸锁乳突肌后缘的淋巴结。口咽部向外汇入下颌角淋巴结和颈内静脉二腹肌淋巴结。喉咽部淋巴管向前与声带上喉前淋巴结汇合穿过舌甲膜汇入颈深淋巴结中组；梨状窝淋巴汇入舌骨下淋巴结，再进入颈深淋巴结中组。

二、咽部 CT 正常影像解剖

（一）鼻咽部 CT 正常表现

1. 鼻咽部 CT 横断面解剖　鼻咽腔在不同层面中其形态各异。在软腭层面呈方形，软腭上层面呈长方形，咽鼓管圆枕层面呈双梯形，咽隐窝层面呈梯形。咽鼓管圆枕层面是较典型的鼻咽部 CT 横断面解剖结构，两侧壁半圆形突起为咽鼓管圆枕，因含钙量增加，在 CT 片上显示较周围组织密度略高，其前方黑色凹陷为咽鼓管咽口，其后方较宽的斜形裂腔为咽隐窝。咽鼓管圆枕外后椭圆形肌团为腭帆提肌和该肌前外方的腭帆张肌。咽隐窝是一个充气的间隙，它投影到圆枕和腭帆提肌的后面，主要在鼻咽中上部显示，其大小可以有很大变化，青年人由于大量淋巴组织充填而变得很小，老年人因淋巴组织萎缩而变得较大。咽侧壁深部各有一狭长形低密度为咽旁间隙，其前界为翼内、外肌，翼内肌前端可见两条线形骨结构，分别为翼外板和翼内板，两板间为翼窝。鼻咽壁外侧的脂肪间隙为咽旁间隙，其外侧有中等密度的翼内肌、腮腺、翼外肌、颞肌、咬肌、茎突诸肌和高密度的下颌骨、茎突，前有高密度的蝶骨翼突，后有中等密度的椎前肌。在鼻咽中上部，肌肉间有脂肪组织，在 CT 片上，显示为中等密度肌肉间有低密度脂肪。在硬腭水平，因咽壁肌肉间无脂肪组织，在 CT 片上均不能分辨各肌束，表现为中等密度。咽旁间隙后部有颈内动脉、颈内静脉，颈内动脉居前内，颈内静脉位于后外，边界光整，呈圆形或类圆形中等密度影，第Ⅸ～Ⅻ对脑神经呈点状中等密度影，迷走神经位于颈内动脉后外，副神经位于颈内静脉内后，舌咽神经和舌下神经位于颈内动脉的前外,颈内静脉附近有散在的颈深淋巴结,呈边界光整的中等密度影,与神经、血管不易区别,但注入对比剂增强扫描后血管明显强化。在咽后壁有两个并列的头长肌团块影,CT片上于两个团块影之间有低密度三角形脂肪间隙,间隙中央可见一条中等密度的咽缝。肌前方黏膜下为咽后间隙所在,正常时CT扫描多不显示;在咽后壁中,由前向后依次有咽后间隙、椎前间隙(图2-1-3)。

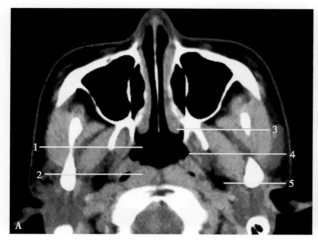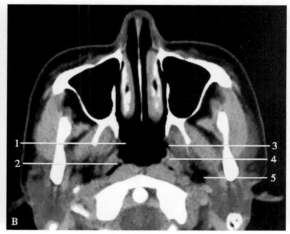

图 2-1-3　鼻咽 CT 横断面

A. 1. 鼻咽腔;2. 头长肌;3. 下鼻甲后端;4. 咽鼓管咽口;5. 咽旁间隙;B. 1. 鼻咽腔;2. 咽隐窝;3. 咽鼓管咽口;4. 咽鼓管圆枕;5. 咽旁间隙

2. 鼻咽部 CT 冠状面解剖　在蝶窦下面可见鼻咽顶壁软组织,正常成人厚度约 0.5cm,两侧均匀一致。两外侧壁上方隐窝为咽隐窝所在,其下隆起为咽鼓管圆枕软骨,圆枕下方为咽鼓管咽口。两侧鼻咽侧壁表面为黏膜和黏膜下纵行咽上缩肌。咽侧壁的外侧为上下行类长方形咽旁间隙,因间隙内为脂肪组织,故 CT 扫描为低密度,间隙外侧可见两条肌束,上行者为翼外肌,下行者为翼内肌,外侧纵行肌束为颞肌。CT 矢状面对于鼻咽部后壁及邻近斜坡骨质改变显示清晰。

(二)口咽部 CT 正常表现

1. 口咽部 CT 横断面解剖　不同层面的口咽形状各有不同。在舌根层面,含气的口咽腔呈横置的椭圆形位于中央。口咽部横断面的前界为软腭和舌根部,两侧壁由扁桃体与邻近肌组织(咽缩肌)构成,在 CT 上两者呈相仿密度,故无法区分。咽组织侧壁外侧为较宽的低密度咽旁间隙,其前方是下颌下腺及下颌骨体,外侧为翼内肌及腮腺深部和下颌支。下颌下腺外缘有舌动脉,腺体后外缘有面总静脉。咽旁间隙内从前内到后外,分别为颈外动脉、颈内动脉和颈内静脉,在颈内、外动脉相接处,即为颈总动脉分叉部,增强时易于识别。咽后壁为头长肌和颈长肌及颈椎椎体。在口底层面,于舌体两侧和下颌骨内侧之间可见下颌舌骨肌,舌根外侧可见舌骨舌肌和茎突舌肌,在下颌下腺后方可见茎突舌骨肌和二腹肌后腹(图2-1-4)。

2. 口咽部 CT 冠状面解剖　在较前层面可见软腭和两侧腭弓,舌体之下有舌下间隙,两旁为舌外肌。

口底部以细薄而宽阔的下颌舌骨肌为界，下颌舌骨肌下有二腹肌前腹。舌体下外侧可见舌下腺。在咽峡与舌体外侧的咀嚼肌间隙内，翼外肌和翼内肌分别居于其上、下区。在较后的口咽层面上，口咽部壁对称，外侧间隙内可见茎突咽肌和二腹肌后腹分别在上、下斜行。舌根外侧和下颌骨内侧间可见下颌下腺。CT矢状面对于口咽后壁定位明确，并能清晰显示前方舌根及会厌游离缘。

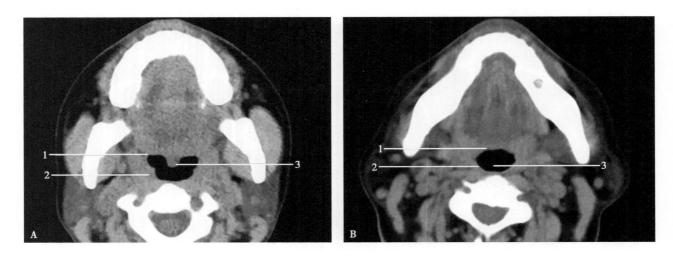

图2-1-4　口咽CT横断面

A. 1. 腭舌沟；2. 腭扁桃体；3. 腭垂；B. 1. 舌根；2. 口咽侧壁；3. 口咽腔

（三）下咽部CT正常表现

喉部横断面扫描检查时喉咽部也同时显示，正常环后区呈闭合状态，横断面图像不能显示，环后区软组织正常厚度不超过1cm。正常时梨状窝呈类圆形，两侧大小和形态基本对称，但当切面倾斜可使两侧不对称，当有积液时可使梨状窝闭塞，易误诊为占位病变（图2-1-5～图2-1-7）。

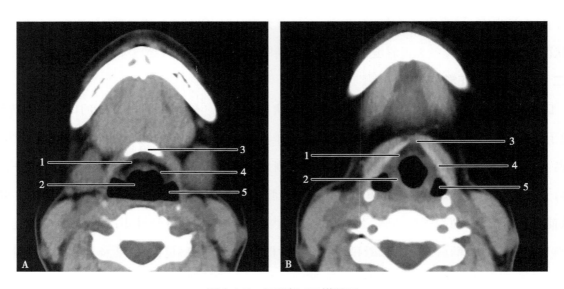

图2-1-5　下咽部CT横断面

A. 1. 会厌前间隙；2. 喉前庭；3 舌骨；4. 会厌；5. 梨状窝开口；B. 1. 喉旁间隙；2. 杓状会厌襞；3. 甲状软骨板切迹；4. 甲状软骨板；5 梨状窝

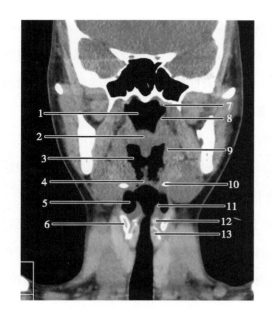

图2-1-6　咽部CT冠状面

1. 鼻咽腔；2. 软腭；3. 口咽腔；4. 会厌；5. 梨状窝；6. 甲状软骨；7. 咽鼓管咽口；8. 鼻咽侧壁；9. 口咽侧壁；10. 舌骨；11. 杓状会厌襞；12. 杓状软骨；13. 环状软骨

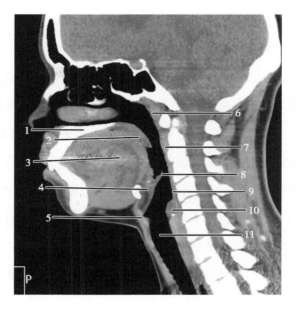

图2-1-7　咽部CT矢状面

1. 硬腭；2. 软腭；3. 舌体及舌根；4. 会厌前间隙；5. 声门区；6.（鼻）咽后壁；7.（口）咽后壁；8. 会厌；9.（喉）咽后壁；10. 食管入口；11. 气管

三、咽部 MRI 正常影像解剖

（一）鼻咽部 MRI 正常表现

1. 鼻咽部 MRI 横断面解剖　T_1WI 能很好地显示鼻咽部解剖结构，横断面 T_2WI 对于鼻咽部的黏膜、肌肉与脂肪的显示优于 T_1WI。最突出的表面标志是咽鼓管圆枕，咽鼓管圆枕软骨端可以有一个十分强的信号；在质子像或 T_2WI 上，咽鼓管圆枕均可有稍高或较高信号，覆盖其上的黏膜信号强度稍低（图2-1-8A～D）。咽鼓管咽口和咽隐窝在咽鼓管圆枕前后方，稍向侧后壁凹入。翼板和上颌窦在 T_1WI 上肌组织呈灰黑色，筋膜呈黑色，脂肪组织呈白色。咽后壁由两侧头长肌构成，其正中结构则表现为高信号脂肪影中间一纵行低信号线影的咽缝，在咽后壁中，由前向后依次有咽后间隙、椎前间隙。在鼻咽中上部，咽鼓管圆枕后外侧为腭帆提肌，前外方为腭帆张肌，均为低信号。在它们的侧方，由后内向前外，有翼外肌、颞肌与咬肌。这些肌肉之间有高信号线条状脂肪相隔。在鼻咽中部，鼻咽腔的前方为软腭，其脂肪组织较丰富，呈较高信号，其周围为低信号的上颌骨牙槽嵴。后方为头长肌，外方为翼内肌。咽旁间隙位于腭帆张肌的外侧，呈较高信号，边界明确，其内常常可见多个小点状 T_2WI 高信号的咽静脉。鼻咽下部，软腭、腭帆张肌与腭帆提肌汇合成帕萨万特嵴（Passavant ridge），呈低信号。其前方为较高 T_2WI 信号的软腭淋巴管和舌上部淋巴管。其外侧为较高信号的咽旁间隙。牙槽嵴的外方为颊肌，可见颈内动脉、颈内静脉。

2. 鼻咽部 MRI 冠状面解剖　在 T_1WI 上，鼻咽中部层面的标记为咽鼓管圆枕。其两外侧壁上方隐窝为咽隐窝所在，圆枕下方为咽鼓管咽口。翼板与斜坡呈高信号，成为鼻咽腔的顶，其下方为较低信号的黏膜。翼管在翼板的内上方。鼻咽腔的侧壁为中缩肌以及扁桃体，其下方中央为悬雍垂。两侧纵行的咽旁间隙把其外侧的翼内肌和扁桃体分开，延伸至颌下腺。在后部层面，两侧鼻咽侧壁表面为黏膜和黏膜下纵行的咽上缩肌。在咽鼓管圆枕软骨外侧可见腭帆张肌，腭帆提肌居圆枕软骨下方。鼻咽侧壁的外侧为高信号咽旁间隙，间隙外侧可见翼外肌和翼内肌，外侧纵行肌束为颞肌。

3. 鼻咽部 MRI 矢状面解剖 T_1WI 能较好地显示鼻咽部顶壁、后壁以及外侧壁的形态与厚度。在 T_1WI 上，正中矢状面鼻咽腔顶壁软组织呈薄层（2～3mm）均匀中等信号结构，向后连续构成稍厚的咽后壁组织（3～4mm）。鼻咽腔前界为鼻中隔，鼻中隔由上部骨性（筛骨垂直板和犁骨）构成，呈灰白色信号，下方为中隔软骨和大翼软骨内脚构成，信号较强。鼻咽腔顶部上方为低信号的蝶窦和高信号的斜坡骨髓腔。儿童时由于蝶骨体和斜坡间有软骨存在（蝶枕联合），使两者间有裂隙，勿误诊为异常，蝶窦上方为鞍垂体窝容纳脑垂体，其前方有视交叉，后方为脑桥。蝶窦侧壁为海绵窦，窦内有颈内动脉及第Ⅱ～Ⅵ对脑神经。鼻咽腔前下为软腭和硬腭，软腭与咽后壁间的狭窄口为鼻咽峡。随着层面向外移，鼻腔内可见上、中、下鼻甲，鼻咽侧壁可显示咽鼓管圆枕以及咽侧诸肌组织。后外侧壁由黏膜与淋巴组织组成，附着于头长肌（图 2-1-8E、F）。

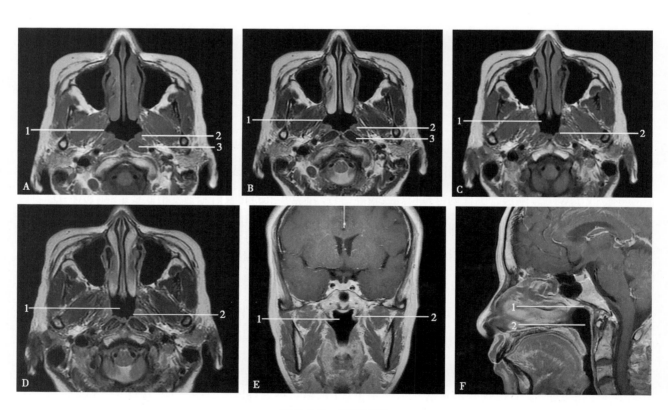

图 2-1-8 鼻咽 MRI

A、B. 鼻咽 MRI 横断咽鼓管层面 T_1WI 和 T_2WI，1. 咽鼓管咽口；2. 咽鼓管圆枕；3. 头长肌；C、D. 鼻咽 MRI 横断咽隐窝层面 T_1WI 和 T_2WI，1. 鼻咽腔；2. 咽隐窝；E. 鼻咽 MRI 增强后冠状面 T_1WI，1. 鼻咽腔；2. 咽鼓管圆枕；F. 鼻咽 MRI 增强后矢状面 T_1WI，1. 鼻咽顶壁；2. 鼻咽腔

（二）口咽部 MRI 正常表现

口咽部 MRI 横断面解剖：口咽部上界为软腭，后界为椎前筋膜，三部分咽缩肌构成后外侧缘。舌根和口底部因腺体较多，常呈混杂信号。腭舌骨肌、腭咽肌从软腭下延并形成扁桃体的支柱。扁桃体在 T_1WI 上呈中等信号，在 T_2WI 上呈较高信号（图 2-1-9A～D）。扁桃体外由低信号咽基底筋膜所包绕，使之能与肌组织区别，咽旁间隙呈高信号区；淋巴组织在 T_1WI 信号高于肌组织。在矢状面正中位，上部前方是舌根等口腔底壁结构，口咽位于其后，下界是会厌上部。会厌位于舌根后下方，呈叶片状由前下伸向后上方，其与舌根间的间隙为会厌谷。会厌以下至环状软骨下缘（平第 6 颈椎下缘）为喉咽，下与气管相连。在冠状面垂直于喉室中部的层面，会厌软骨在黑色的气腔内，呈"八"字拱形突入口咽，其下是喉咽（图 2-1-9E、F）。

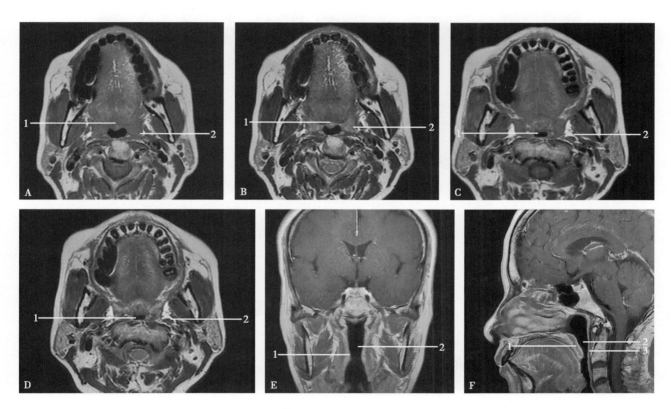

图 2-1-9　口咽 MRI

A、B. 口咽 MRI 横断面 T_1WI 和 T_2WI，1. 软腭及腭垂；2. 咽扁桃体；C、D. 口咽 MRI 横断面 T_1WI 和 T_2WI，1. 口咽腔；2. 咽旁间隙；E. 口咽 MRI 增强后冠状面 T_1WI，1. 口咽侧壁；2. 口咽腔；F. 口咽 MRI 增强后矢状面 T_1WI，1. 软腭；2. 口咽腔；3. （口）咽后壁

（三）下咽部 MRI 正常表现

在梨状窝层面显示喉咽与喉紧邻，喉咽腔平时常处于塌陷状态，环后间隙和梨状窝尖狭小，喉咽与食管入口在横断面上显示常欠清晰，下咽各结构在冠状面及矢状面解剖定位明确（图 2-1-10）。

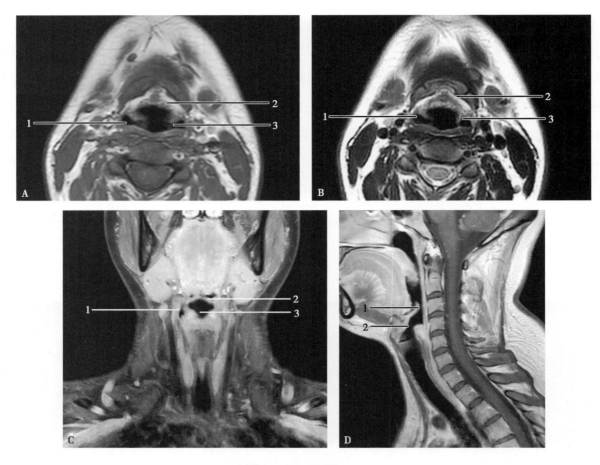

图2-1-10 下咽MRI

A、B. 下咽MRI横断面T_1WI和T_2WI, 1. 梨状窝; 2. 会厌前间隙; 3. 杓状会厌襞; C. 下咽MRI增强后冠状面T_1WI, 1. 梨状窝; 2. 会厌; 3. 喉前庭; D. 下咽MRI增强后矢状面T_1WI, 1. 会厌; 2. 会厌前间隙

第四节 喉部正常影像解剖

一、喉部影像学解剖基础

喉既是呼吸的重要通道又是发音的重要器官。喉位于颈前正中,舌骨之下,其上为会厌,下端为环状软骨下缘,在成人相当于颈3～5椎体水平,女性及儿童喉位置较男性高。喉为由软骨、肌肉、韧带、纤维结缔组织和黏膜等构成的锥形管状器官。

(一)喉软骨

喉软骨构成喉的支架,包括单个软骨(甲状软骨、环状软骨、会厌软骨)和成对软骨(杓状软骨、小角软骨和楔状软骨),共9块。

1. **甲状软骨**(thyroid cartilage) 甲状软骨是喉支架最大的一块软骨,构成喉的前壁和侧壁,由两块对称的四边形甲状软骨板在前方正中融合而成,融合处为前角(anterior horn),前角上缘向前突出,在成年男性尤为明显,称喉结(laryngeal prominence)。甲状软骨上缘正中为一"V"形凹陷,称之为甲状软骨切迹

（thyroid notch）。甲状软骨板后缘上、下各有一小角状突起，分别称甲状软骨上角和下角。上角较长，下角较短。两侧下角的内侧面分别与环状软骨的后外侧面形成环甲关节（cricothyroid joint）。

2. 环状软骨（cricoid cartilage）　位于甲状软骨下方，第一气管环之上，由前部低窄的环状软骨弓（cricoid arch）和后部高阔的环状软骨板（cricoid lamina）构成。板上缘两侧各有一与杓状软骨形成环杓关节的关节面；弓与板交界处有与甲状软骨构成环甲关节的甲关节面。该软骨是喉软骨中唯一完整的软骨环，对保持喉气管的通畅至关重要，如果外伤或疾病导致环状软骨缺损常可引起喉狭窄。

3. 会厌软骨（epiglottic cartilage）　扁平呈叶片状，上缘游离呈弧形，下端借甲状会厌韧带附着于甲状软骨前角的内面，婴幼儿会厌质软呈卷叶状。会厌分舌面和喉面，舌面组织疏松，故感染时易肿胀。舌面与舌根之间黏膜形成舌会厌皱襞，其两侧为舌会厌谷。

4. 杓状软骨（arytenoid cartilage）　位于环状软骨板外上缘，呈三角锥形，左右各一，顶尖向后内方倾斜，其底部和环状软骨之间形成环杓关节，它在关节面上的滑动和旋转可使声带张开或闭合。杓状软骨底部前端为声带突（vocal process），有甲杓肌和声带附着于此；底的外侧角名为肌突（muscular process），为环杓侧肌和环杓后肌附着之处。

5. 小角软骨（corniculate cartilages）　左右各一，位于杓状软骨顶部，杓状会厌襞之中。

6. 楔状软骨（cuneiform cartilages）　左右各一，有时缺如，呈小棒状，位于小角软骨前外侧，杓状会厌襞黏膜下，形成杓状会厌襞上的白色隆起，名为楔状结节。

（二）喉的连接

分喉软骨间的连接和舌骨、气管与喉之间的连接。

1. 环甲关节　甲状软骨两侧下角的内侧面分别与环状软骨的后外侧关节面形成环甲关节，为联合关节。在环甲肌牵引下，甲状软骨在冠状轴上做前倾和复位运动，前倾时声带紧张，复位时声带松弛。

2. 环杓关节　由环状软骨板上缘关节面和杓状软骨底构成，杓状软骨可以沿垂直轴向内、外侧旋转。内旋使声带突互相靠近，缩小声门；外旋则开大声门。

3. 甲状舌骨膜（thyrohyoid membrane）　位于甲状软骨上缘与舌骨内下缘之间有甲状舌骨膜连接，其中央及两侧后缘增厚部分，称甲状舌骨正中韧带（median thyrohyoid ligament）及甲状舌骨外侧韧带（lateral thyrohyoid ligament）。

4. 环甲膜　位于甲状软骨下缘与环状软弓上缘之间的纤维韧带组织，其前面中央增厚部分称环甲正中韧带（median cricothyroid ligament）。

5. 喉弹性膜　为宽阔的弹性组织，左右各一，被喉室分为上下两部，上方称为方形膜，下方称为弹性圆锥。方形膜位于会厌软骨外缘和小角软骨、杓状软骨声带突之间，上下缘游离，上缘构成杓会厌韧带，下缘构成室韧带，其表面黏膜分别为杓状会厌襞和室带。弹性圆锥前端附着在甲状软骨板交角线的稍外侧，后端位于杓状软骨声带突下缘。前后附着处游离缘边缘增厚形成声韧带，向下附着环状软骨上缘中前部形成环甲膜。

6. 环气管韧带 为连接环状软骨下缘与第一气管环之间的结缔组织膜。

（三）喉肌

喉肌分为喉外肌和喉内肌。喉外肌将喉与周围结构相连，分升喉肌群（二腹肌、茎突舌骨肌、下颌舌骨肌及颏舌骨肌）和降喉肌群（胸骨舌骨肌、肩胛舌骨肌、中咽缩肌及下咽缩肌）。

喉内肌依据其作用分为四组：①声带外展肌，环杓后肌；②声带内收肌，环杓侧肌和杓肌；③声带紧张肌，环甲肌；④声带松弛肌，甲杓肌。

（四）喉腔

临床上常以声带为界，将喉腔分为声门上区、声门区和声门下区三部分。

1. 声门上区（supraglottic portion） 指声带上缘以上的喉腔，此区包括会厌、杓状会厌襞、杓状软骨、室带和喉室。从解剖上来分，喉入口是指其前上缘为会厌游离缘，两侧为杓状会厌襞，下后缘为两侧杓状软骨之间的范围。杓状会厌襞内含茎突咽肌、杓会厌肌、小角软骨、楔状软骨及杓状软骨。

从喉入口至喉室带游离缘平面这一范围的喉腔上部，称喉前庭，此部上宽下窄。此部后壁为杓状软骨和小角软骨的前面，随着杓状软骨的活动，后壁的形状可有改变。

室带由黏膜、韧带（甲杓上韧带，方形膜下缘）和少量肌纤维组成。前端附于甲状会厌韧带的下方，声带附着处的上方。后端附于杓状软骨声带突的上方。其游离缘在声带一侧，并与之平行。在正常发音时，两侧室带间的空隙称为前庭裂。

2. 声门区（glottic portion） 包括两侧声带与声门裂。声带是位于室带下面的皱襞，左、右各一，由黏膜、韧带（甲杓下韧带，也是弹力圆锥的延展部分）及肌肉（甲杓内肌，即声带肌）组成。两侧声带前端相融合成声带腱，附着于甲状软骨交角的内侧，称前联合。后端附着于杓状软骨的声突。两侧声带之间的空隙称声门裂（亦称声门），是喉部最狭窄之处。声门裂从上下观呈等腰三角形，尖端在前，底在后，两腰为声带游离缘。深吸气时，两侧声带外展，声门裂扩大；发声时，两侧声带内收在中线靠拢，声门裂关闭。正常人的声带前端厚度为 5mm，后端厚度为 10mm。正常男性长约 20mm，女性约为 15mm。声门裂的前 3/5 为膜部，相当于前联合至杓状软骨声突的前端；后 2/5 为软骨部，即杓状软骨声突的部位，此部也称后联合。喉室是室带游离缘与声带游离缘之间空隙，呈纺锤形隐窝，前、后狭窄，中间稍宽。前壁和两侧是甲状软骨翼板。喉室前部向上延展形成一小憩室，称喉囊或喉室附属部。此囊向上可达甲状软骨上缘，少数人可突入舌甲膜附近。

3. 声门下区（infraglottic portion） 为声带下缘至环状软骨下缘这一段喉腔。上部较狭小呈圆锥形，下部变宽呈圆形，如倒置的漏斗。此区前壁及两侧壁为甲状软骨翼板的下部，环甲膜及环状软骨弓，后壁主要为环状软骨背板。

（五）喉区间隙

1. 喉旁间隙（声门旁间隙） 其包绕喉室和喉小囊之外，前外侧界为甲状软骨，内下界为弹性圆锥，后界为梨状窝黏膜。原发于喉室的肿瘤易向声门旁间隙扩散。

2. 会厌前间隙 上方为舌骨会厌韧带，前方为甲状舌骨膜，侧方为方形膜，后方为会厌前面，此间隙呈楔形，由脂肪组织充填，便于会厌运动。

（六）喉部神经、血管和淋巴引流

喉部神经为喉上神经和喉下神经，两者均为迷走神经的分支。喉上神经是迷走神经在颈部的第三分支，管理喉黏膜的感觉和环甲肌的运动。喉下神经（即喉返神经）发自迷走神经干的胸段，分左右两支，其行径不完全相同，变异亦多；管理环甲肌以外喉内肌的运动。

喉部的动脉来自甲状腺上动脉和甲状腺下动脉。甲状腺上动脉自颈外动脉起始处分出，向前下行于颈总动脉和喉之间，是喉部主要供血动脉。甲状腺下动脉从锁骨下动脉的甲状颈干发出。喉部的静脉与动脉伴行，喉上部的静脉血经甲状腺上、中静脉回流至颈内静脉；喉下部的静脉血经甲状腺下静脉直接汇入无名静脉。

喉部不同区淋巴引流不同。声门上区淋巴管丰富，声带及声门下区淋巴管较少。声门上区包括会厌、杓状软骨、喉室和室带，淋巴管汇集于杓状会厌襞，形成粗大淋巴管，穿过舌甲膜达颈内静脉周围的颈深淋巴结。再向第二级淋巴结运行，绝大多数向下进入肩胛舌骨肌淋巴结，少数向上进入二腹肌下的淋巴结和颈内静脉周围的颈深淋巴结上群。声门下区淋巴管较少，又分为前、后两组。前组穿过环甲膜汇入环甲膜前的喉前淋巴结和气管前的气管前淋巴结，随后进入颈深淋巴结。后组在气管外方及后方，穿过环气管膜汇入喉返神经周围的气管旁淋巴结，最后汇入颈内静脉前外侧的颈深淋巴结下群；少部分可达锁骨上淋巴结。声门区的淋巴管极少，向上引流与声门上区淋巴管汇合。

二、喉部 CT 影像解剖

甲状软骨、环状软骨及杓状软骨为透明软骨，CT 上呈低密度；随着年龄增加而骨化，骨化在 20～25 岁开始，至 65 岁几乎全部骨化，CT 上呈高密度。会厌、杓状软骨的尖部、小角软骨等起初为透明软骨，随后由于弹性纤维沉积而呈弹性软骨，较少发生钙化或骨化，CT 上呈软组织密度。

声带向前附着于前联合，向后附着于杓状软骨声带突，声带突为确定声带平面的标志。声带内含声韧带（甲杓下韧带）及声带肌（甲杓内肌）。声带的 CT 值与邻近的肌肉密度相似。

室带为附着于甲状软骨板两侧的两条平行带状软组织，因含肌纤维较少，脂肪组织较多，所以密度较声带低。室带层面可清楚显示声门旁间隙为室带与甲状软骨板之间的低密度间隙，至声带水平声门旁间隙变窄至消失。

喉室是位于声带与室带之间的含气腔，呈纺锤形，前、后狭窄，中间稍宽。

喉部 CT 也以声带为界，从下往上将喉腔分为声门下区、声门区、声门上区。主要横断面各层面重要结构显示如下。

1. 声门上区层面 位于声带以上的喉腔。典型层面又分为舌骨体层面、甲状软骨切迹层面及假声带层面。此区域层面可见甲状软骨切迹变宽，甲状软骨上角呈圆形高密度影，位于梨状窝后外侧。杓状会厌襞外侧为梨状窝，内侧空隙为喉前庭，呈椭圆形，梨状窝与喉前庭完全分开。会厌呈软组织密度，构成喉前庭的前壁，侧壁由杓状会厌襞形成。会厌的游离缘突出于舌骨水平之上，在此层面可见会厌谷、舌会厌韧带等。会厌前间隙为脂肪密度，位于会厌与甲状软骨板之间，两侧甲状软骨板内侧为室带。喉旁间隙位于喉前庭与甲状软骨板之间并延伸入杓状会厌襞（图2-1-11～图2-1-13）。

2. **声门区层面**　该层面主要显示双侧杓状软骨基底部、环状软骨背板、双侧声带及声门裂，双侧声带内缘平直，前方附着于甲状软骨内表面，为前联合，正常厚度为1～2mm，后方双侧杓状软骨间软组织为后联合（图2-1-14）。声门旁两侧脂肪密度为喉旁间隙。

3. **声门下区层面**　为声带下缘至环状软骨下缘的喉腔。CT上显示后部由环状软骨所包绕，下方层面为一完整的环，气道呈圆形，前后径大于左右径。甲状软骨在声门下区中上部出现（图2-1-15）。

CT冠状面、矢状面对于真假声带、喉室腔、声门裂、喉旁间隙空间定位明确，显示清晰。对于病理情况下累及范围更直观全面（图2-1-16，图2-1-17）。

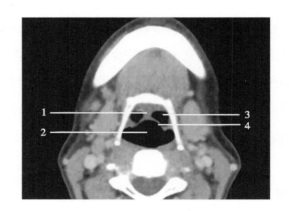

图2-1-11　舌骨体层面，CT增强横断面

1. 舌会厌皱襞；2. 喉前庭；3. 会厌谷；4. 会厌游离缘

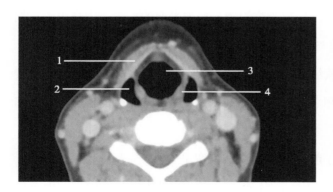

图2-1-12　甲状软骨切迹层面，CT增强横断面

1. 甲状软骨；2. 梨状窝；3. 声门上区；4. 杓状会厌襞

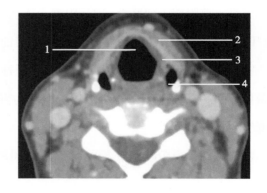

图2-1-13　假声带层面，CT增强横断面

1. 声门上区；2. 甲状软骨板；3. 室带（假声带）；4. 梨状窝

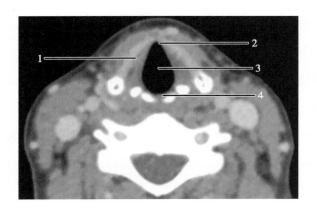

图 2-1-14　声带层面，CT 增强横断面

1. 声带；2. 前联合；3. 声门裂；4. 后联合

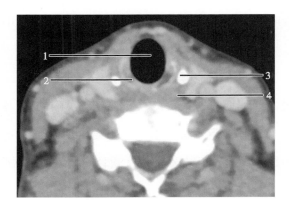

图 2-1-15　声门下区层面，CT 增强横断面

1. 声门下区；2. 环状软骨；3. 甲状软骨下角；

4. 环后区软组织

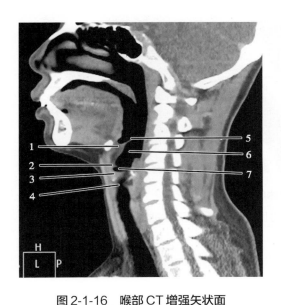

图 2-1-16　喉部 CT 增强矢状面

1. 会厌前间隙；2. 室带；3. 声带；4. 声门下区；

5. 会厌；6. 声门上区；7. 喉室

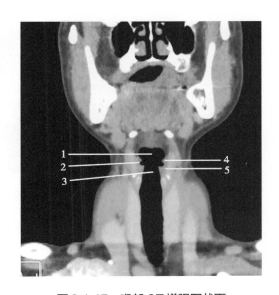

图 2-1-17　喉部 CT 增强冠状面

1. 声门上区；2. 喉室；3. 声门下区；4. 室带；

5. 声带

三、喉部 MRI 影像解剖

喉部 MRI 解剖与 CT 所见类似，喉部信号特点随着喉透明软骨的骨化或钙化程度，脂肪及水的含量而不同，应结合患者年龄具体分析并与病理状况区别。骨化、骨皮质及钙化在 T_1WI 及 T_2WI 上均呈低信号，中老年喉软骨完全骨化，中间的骨髓腔含脂肪常呈稍高信号。MRI 软组织分辨率高是其优势。会厌、杓状会厌襞黏膜下含脂肪较多，T_1WI 及 T_2WI 上均为高信号。室带因黏膜下组织疏松并有腺体呈稍高信号，声带含声带肌而呈等或稍低信号。喉旁脂肪间隙在 T_1WI 及 T_2WI 均呈高信号。常用扫描技术包括控制患者吞咽伪影及选用磁敏感伪影少的序列，合理利用脂肪抑制技术。

喉部各层面均可在 MRI 上显示（图 2-1-18～图 2-1-24）。

1. 声门上区层面　位于声带以上的喉腔。典型层面上（舌骨体层面、甲状软骨切迹及室带层面）会厌、会厌前间隙、梨状窝、杓状会厌襞、喉前庭、室带、喉旁间隙等均可明确显示（图 2-1-18～图 2-1-20）。

2. 声门区层面　该层面主要显示双侧声带及声门裂，双侧声带内缘平直，前方附着于甲状软骨内表面，为前联合，后方双侧杓状软骨间软组织为后联合。声门旁两侧为喉旁间隙（图 2-1-21）。

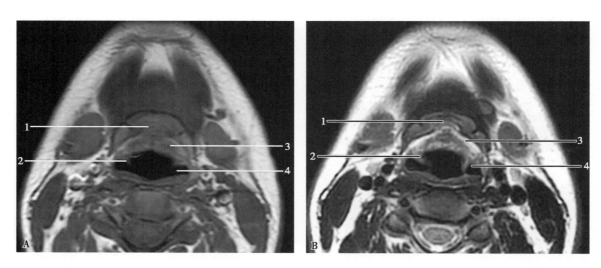

图 2-1-18　舌骨体层面

A、B. MRI 横断面 T_1WI 及 T_2WI，1. 舌骨体；2. 杓状会厌襞；3. 会厌前间隙；4. 梨状窝

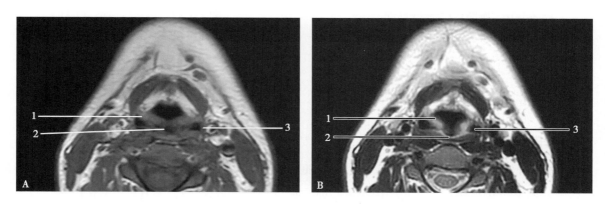

图 2-1-19　甲状软骨切迹层面

A、B. MRI 横断面 T_1WI 及 T_2WI，1. 杓状会厌襞；2. 喉后壁；3. 梨状窝

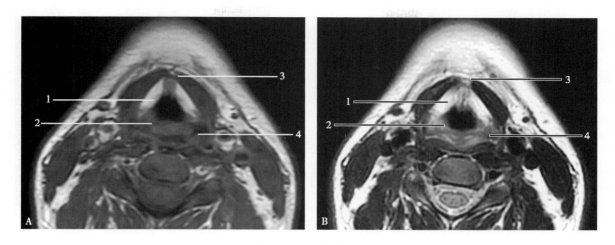

图 2-1-20　室带层面

A、B. MRI 横断面 T₁WI 及 T₂WI，1. 喉旁间隙；2. 杓状会厌襞基底部；3. 甲状软骨切迹下；4. 梨状窝

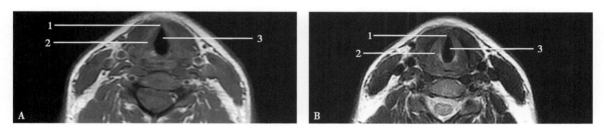

图 2-1-21　声带层面

A、B. MRI 横断面 T₁WI 及 T₂WI，1. 前联合；2. 声带及声带肌；3. 声门裂

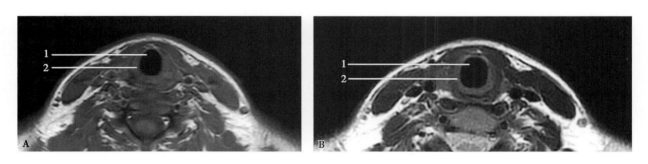

图 2-1-22　声门下区层面

A、B. MRI 横断面 T₁WI 及 T₂WI，1. 气管；2. 环状软骨

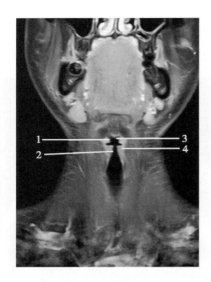

图 2-1-23 冠状面 MRI 脂肪抑制 T$_1$WI 序列

1. 室带；2. 声门下区；3. 喉前庭；4. 声带

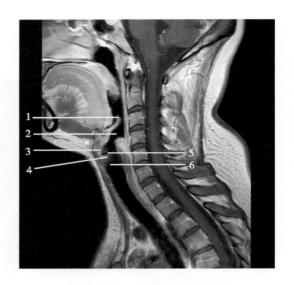

图 2-1-24 矢状面 MR T$_1$WI

1. 会厌；2. 声门上区；3. 室带；4. 声带；5. 喉室；

6. 声门下区

（闫钟钰 鲜军舫）

第二章
咽喉部病变的影像检查路径及诊断分析思路

第一节 概 论

咽喉部为呼吸道、消化道沟通要道，解剖结构极其复杂。病变部位、性质不同引起的症状会有不同。常见症状包括鼾症、痰中带血、声音嘶哑、咽部异物感、咽喉痛、吞咽痛及吞咽困难等，本章从常见症状入手分析不同病变的影像诊断思路。

针对咽喉部病变的影像诊断强调几点：

1. 首先，要有规范的影像检查，鉴于甲状腺组织对射线敏感，建议咽喉部增强 CT 行单个静脉期扫描，一般注射对比剂开始 50 秒扫描可以兼顾颈部动脉和静脉。咽喉部 MRI 检查前要与患者充分沟通，尽量避免运动伪影，尤其是吞咽伪影。增强 MRI 至少有一个断面为脂肪抑制序列，以更清晰显示病变范围及其与周围结构关系。

2. 其次，必须熟知颈部解剖结构及断面解剖，各组织结构关系及连带作用，颈部各解剖间隙的沟通等。影像分析按解剖部位、结合内镜所见和临床表现进行综合分析。鼻咽部常见肿瘤性病变有鼻咽癌、淋巴瘤、青少年鼻咽纤维血管瘤，儿童常见为腺样体肥大。口咽部常见舌根淋巴组织增生、舌根癌、扁桃体淋巴组织增生、扁桃体感染及扁桃体癌、口咽部淋巴瘤等，对于口咽部病变影像诊断时注意关注腭舌弓有无受累。喉部肿瘤性病变早期容易引起声音嘶哑，影像学价值在于帮助临床进行病变的分期，即病变有无向深部结构侵犯，如喉旁间隙、喉软骨、中线结构等。下咽部肿瘤最常见的是下咽癌，包括梨状窝癌、咽后壁癌、环后区癌，其中咽后壁及环后区病变容易上下蔓延累及食管上端，需要影像诊断给予足够关注。

3. 在数字化的今天，影像诊断不再是固定窗宽、窗位的读片，临床工作中需养成随时调整窗宽、窗位软阅读的良好习惯，对于咽喉部和颈部病变的定位、定量及定性诊断帮助较大。例如对于咽喉部病变，如果能随时调整窗宽、窗位观察肺尖情况，会对喉部结核的诊断有非常大的价值。

第二节　鼾症的影像检查路径及诊断分析思路

鼾症，即阻塞型睡眠呼吸暂停综合征（obstructive sleep apnea syndrome，OSAS）的中文命名之一。目前普遍认为其是一种全身性疾病，是高血压的独立危险因素，与冠心病、心力衰竭、心律失常、糖尿病密切相关，同时又是引起猝死、道路交通事故的重要原因。其发病机制是多因素的，在发病部位、病因学诊断方面，影像检查发挥着重要作用。

一、影像检查路径

1. **上气道 CT 平扫**　仰卧位，听眶下线与床面垂直。扫描范围从鼻腔顶至环状软骨，包括鼻尖。嘱受检者用鼻吸气，然后发出缓慢均匀呼气指令的同时启动扫描，螺旋扫描呼气过程。软组织算法重建，行横断面和矢状面软组织算法重组，推荐窗宽/窗位为 350/50HU。

2. **鼻窦 CT**　常规平扫，仰卧位，下颌稍上抬。扫描范围从额窦上缘至上颌骨下缘。螺旋扫描，软组织算法，并骨算法重建。常规 MPR 进行横断面、冠状面和矢状面的骨算法重组，推荐窗宽/窗位为 2 000/200HU，并冠状面增加软组织算法重组，推荐窗宽/窗位为 350/40HU。用于可疑鼻腔鼻窦占位性病变的筛查与诊断。

3. **鼻窦 MRI**　用于鼻腔鼻窦占位性病变的诊断与鉴别诊断，需要 MRI 平扫＋增强，增强后图像至少选择一个序列加用脂肪抑制，以利于更明确显示病变范围。

4. **咽喉部 CT**　常规增强扫描，扫描延迟时间 40～50 秒。仰卧位，不使用头托，头稍后仰，正中矢状面垂直于床面并与其中线重合。扫描范围从颅底到主动脉弓水平，嘱受检者平静呼吸，不要做吞咽动作。用软组织算法重建，有骨质破坏时重建骨算法图像。图像后处理行横断面、冠状面和矢状面软组织算法重组，范围是包含颈部及病变，推荐窗宽/窗位为 350/40HU。用于咽喉部占位性病变的筛查、诊断及鉴别诊断。

5. **咽喉部 MRI**　用于发现咽喉部占位性病变的诊断、鉴别诊断、分期及治疗前后评价。常规平扫＋增强，增强后图像至少选择一个断面加用脂肪抑制参数，以利于更明确显示病变范围。

二、影像诊断分析思路

1. **上气道解剖异常**　因为上气道周围组织病理性改变引起气道塌陷、变窄，常见病变包括腺样体肥大（图 2-2-1）、扁桃体肥大、软腭松弛、悬雍垂过长或过粗、舌体肥大、舌根后坠、下颌后缩及小颌畸形等。观察不同平面气道塌陷度，测量咽喉部、舌后区、鼻咽部及腭后区等不同层面气道狭窄程度，帮助临床进行治疗方案的制订，并进行疗效观察。

2. **鼻腔阻塞**　鼻腔鼻窦病变引起鼻道气流受阻可导致症状产生，如鼻中隔显著偏曲、鼻甲明显肥大、鼻息肉及鼻部肿瘤等（参见第一篇第二章第三节）。

3. 咽喉部病变　可见于各种咽喉部疾病导致的咽腔狭窄，以咽喉部及咽旁间隙肿瘤性病变多见（参见本章第三节）。

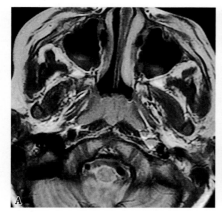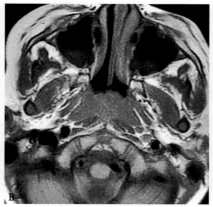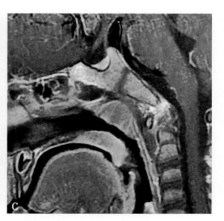

图 2-2-1　腺样体肥大

患儿男，3 岁，打鼾 1 年。A. 横断面 MR T_2WI，示鼻咽顶后壁软组织弥漫性增厚，呈均匀稍高信号；B. 横断面 MR T_1WI，示病变呈均匀等信号；C. 矢状面 MRI 增强，示病变呈中度强化，局部气道明显变窄

第三节　痰中带血的影像检查路径及诊断分析思路

可引起痰中带血疾病谱很广，几乎涵盖了上、下呼吸道所有疾病，本文仅讨论由上呼吸道引起的痰中带血相关疾病。

一、影像检查路径

1. 鼻窦 CT 检查　常规平扫，仰卧位，下颌稍上抬。扫描范围从额窦上缘至上颌骨下缘。螺旋扫描，软组织算法，并骨算法重建。常规 MPR 进行横断面、冠状面和矢状面的骨算法重组，推荐窗宽 / 窗位为 2 000/200HU，并冠状面增加软组织算法重组，推荐窗宽 / 窗位为 350/40HU。

2. 鼻窦 MRI 检查　用于鼻腔鼻窦病变的进一步定位、定量及定性诊断，常规 MRI 平扫＋增强，增强后图像至少选择一个断面加用脂肪抑制参数，以利于更明确显示病变范围。

3. 鼻咽部 CT 检查　平扫或增强，仰卧位，下颌稍上抬。螺旋扫描，扫描范围从颅底至下颌骨下缘，包含病变。增强扫描延迟时间 40～50 秒。软组织算法、并骨算法重建。后处理常规 MPR 进行横断面、冠状面和矢状面的软组织算法重组，推荐窗宽 / 窗位为 350/40HU，肿瘤性病变增加骨算法重组，推荐窗宽 / 窗位为 4 000/700HU。用于鼻镜检查病变初步定位在鼻咽及口咽水平患者病变的筛查与诊断，注意观察病变邻近及颅底骨质情况。

4. 鼻咽部 MRI 检查　用于鼻咽、口咽病变的诊断与鉴别诊断，尤其注意病变有无侵及颅内。增强扫描后至少有一个断面加用脂肪抑制参数，推荐冠状面用脂肪抑制序列。

5. **咽喉部 CT** 常规增强扫描，扫描延迟时间 40～50 秒。仰卧位，不使用头托，头稍后仰，正中矢状面垂直于床面并与其中线重合。扫描范围从颅底到主动脉弓水平，嘱受检者平静呼吸，不要做吞咽动作。用软组织算法重建，有骨质破坏时重建骨算法图像。图像后处理行横断面、冠状面和矢状面软组织算法重组，范围是包含颈部及病变，推荐窗宽 / 窗位为 350/40HU。用于咽喉部病变的筛查与诊断，尤其注意咽喉部病变邻近喉软骨有无变化及颈部淋巴结情况。

6. **咽喉部 MRI** 常规平扫＋增强，增强后图像至少选择一个断面加用脂肪抑制参数，以利于更明确显示病变范围。用于咽喉部病变的鉴别诊断、精准分期及疗效评价。

7. **胸部 CT 检查** 用于病变范围广泛，累及下呼吸道或者上、下呼吸道共患疾病的筛查与诊断。

二、影像诊断分析思路

痰中带血病变种类繁多，涉及上、下呼吸道各种疾病，定位诊断是临床医师选择治疗方案的依据。此处根据不同部位病变分类讨论。

1. **鼻腔鼻窦病变** 由鼻腔鼻窦病变导致的痰中带血多为血涕倒流所致，详见第一篇第二章第四节鼻出血的影像分析思路。

2. **口咽部影像诊断分析** ①首先根据临床病史及内镜检查初步考虑炎症或肿瘤，炎性病变影像表现病变边缘模糊，急性发病者注意排除扁桃体炎伴或不伴脓肿形成，而肿瘤性病变与正常组织分界较清。②肿瘤性病变，口咽部常见的恶性肿瘤包括扁桃体鳞癌、舌根鳞癌，其次是腺样囊性癌，注意腭舌弓有无累及。③淋巴瘤在口咽部多表现为双侧扁桃体区病变，对称或不对称，MRI 呈等 T_1、等 T_2 信号，并呈中度均匀强化，邻近黏膜线完整。

3. **鼻咽部病变影像诊断分析** ①鼻咽癌是鼻咽部最常见恶性肿瘤，多为鳞癌，其次是腺样囊性癌，表现为鼻咽部偏侧性病变，容易累及颅底骨质、血管神经孔道，并蔓延至颅内海绵窦、颅底等。②鼻咽部淋巴瘤，多为鼻咽部弥漫、对称性病变，MRI 呈等 T_1、等 T_2 信号，并呈中度均匀强化，邻近黏膜线完整。③需要和鼻咽癌鉴别的有典型影像学征象的另一个疾病是青少年鼻咽纤维血管瘤，虽然是一种良性肿瘤，但具有明显的恶性生物学行为。发生于青少年、男性，CT 表现难以与青少年鼻咽癌鉴别，主要征象与鼻咽癌类似，即软组织肿块，并邻近浸润性骨质破坏。MRI 典型征象是病变内部可见血管流空征象，增强扫描病变呈显著不均匀强化，而鼻咽癌多为中度均匀强化，无血管流空征象。

4. **咽喉部病变分析** 可以引起痰中带血的咽喉部病变范围广，种类多。①咽喉部异物、伴或不伴周围肉芽组织生成：慢性患者异物史可不明确，CT 可明确显示高密度异物并周围软组织增厚，边界多模糊不清。②炎性病变：包括特异性感染，如咽喉部结核，咽喉部 CT 检查随时调整窗宽、窗位肺窗观察肺尖情况，肺尖显示的阳性病变对结核诊断帮助很大；非特异性感染如结缔组织疾病（淀粉样变性、复发性多发性软骨炎，Wegener 肉芽肿等）咽喉部累及较常见。③肿瘤性病变：良性肿瘤可见于血管瘤、喉乳头状瘤等,恶性病变可见于喉癌、血管肉瘤、下咽癌,咽喉部淋巴瘤、黑色素瘤等;对于肿瘤性病变分析应从病变位置、形态、大小、累及范围、密度或信号特点及其强化方式、病变与邻近结构关系等逐一分析,并同时关注颈部淋巴结情况。和其他部位肿块类似,恶性病变多呈侵袭性生长,邻近结构容易受侵犯,常伴有颈部淋巴结转移。

5. 上下呼吸道共患疾病　可见于呼吸道结核(图 2-2-2)、结缔组织疾病上下呼吸道累及,变应性呼吸道疾病,多发性原发呼吸道肿瘤,如喉癌并发肺癌(图 2-2-3)、喉乳头状瘤肺内累及等。

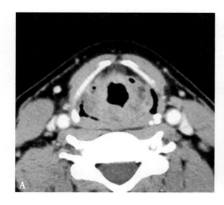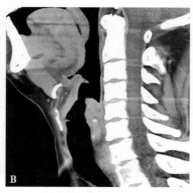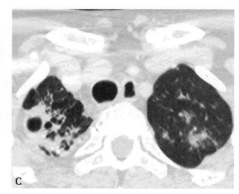

图 2-2-2　喉结核并肺结核

患者男,49 岁,声音嘶哑 20 余天,既往 3 岁前患肺结核。A. 咽喉部增强 CT 横断面,示喉部软组织弥漫性增厚并不均匀强化,边界不清;B. 咽喉部增强 CT 矢状位重组,示病变范围广,累及喉前庭、喉后壁,并不均匀强化,病变边界模糊不清;C. 颈部 CT 肺窗,示双肺上叶病变,右肺上叶并空洞形成。喉部病变活检病理证实为喉结核

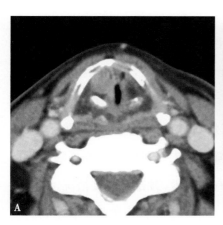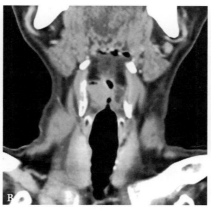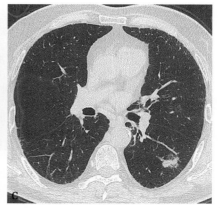

图 2-2-3　喉癌并肺癌

患者男,78 岁,声音嘶哑 1 年、加重 2 个月就诊。A. 咽喉部增强 CT 横断面,示病变位于右侧声门区,累及前联合、喉旁间隙及右侧杓状软骨;B. 咽喉部增强 CT 冠状面重组,示病变累及右侧声带、室带;手术病理证实为右侧声带、室带中分化鳞癌;C. 同一患者的胸部 CT,示左肺下叶不规则部分实性结节,边缘可见分叶、毛刺,随访半年病变较前增大,考虑肺癌

第四节　声音嘶哑的影像检查路径及诊断分析思路

声音嘶哑广义上指自己或他人感知的声音的异常。可以引起声音嘶哑的疾病较多,根据发病部位基本可以分为两大类,喉及喉周病变和喉外病变。由于病变压迫喉运动与感觉神经导致症状产生,临床多诊断为声带麻痹。

一、影像检查路径

1. **咽喉部 CT**　常规增强扫描,扫描延迟时间 40~50 秒。仰卧位,不使用头托,头稍后仰,正中矢状面垂直于床面并与其中线重合。扫描范围从颅底到主动脉弓水平,嘱受检者平静呼吸,不要做吞咽动作。用软组织算法重建,有骨质破坏时重建骨算法图像。图像后处理行横断面、冠状面和矢状面软组织算法重组,范围是包含颈部及病变,推荐窗宽 / 窗位为 350/40HU。用于声音嘶哑患者咽喉部病变的筛查与诊断,注意邻近喉软骨及淋巴结情况。

2. **咽喉部 MRI**　常规平扫＋增强,增强后图像至少选择一个断面加用脂肪抑制参数,以利于更明确显示病变范围。用于咽喉部肿瘤及肿瘤样病变的诊断、鉴别诊断及临床分期、疗效评估等。

3. **胸部 CT**　用于喉外病变导致声带麻痹患者的筛查、诊断与鉴别诊断。

二、影像诊断分析思路

1. **声带息肉、囊肿及声带白斑**　患者的病变体积较小时,CT、MRI 检查可能为阴性,这与断层图像的部分容积效应、空间分辨率有关。

2. **咽喉及喉周病变**　常见于炎性病变、肿瘤及肿瘤样病变。①炎性病变包括急慢性咽喉炎、喉结核、胃食管反流性及过敏性咽喉炎、甲减（甲状腺功能减退）致声带水肿、结缔组织病累及如喉淀粉样变性等。在咽喉部不同类型的炎性病变鉴别诊断中,临床病史及实验室检查对诊断有重要的帮助,所以需要充分了解病史、实验室检查等。②肿瘤及肿瘤样病变,良性肿瘤包括喉乳头状瘤、血管瘤、喉旁间隙脂肪瘤、血管瘤、神经源性肿瘤等。恶性肿瘤包括喉癌、下咽癌、咽喉部肉瘤、淋巴瘤等。对于肿瘤及肿瘤样病变鉴别诊断需根据病变部位、范围、密度或信号特点、强化特点、邻近喉软骨有无受累、颈部淋巴结情况,同时结合临床喉镜检查,综合分析以尽可能提高诊断准确率,满足临床需要。其中对于早期喉软骨是否受累的敏感性判断 MRI 优于 CT。

3. **喉外病变导致声带麻痹**　由喉外病变导致的声带麻痹多为喉返神经或喉上神经周围病变致其受压或受损所致,因而精准掌握神经走行很重要。喉返神经为迷走神经分支,右侧喉返神经在胸廓入口层面从后下方绕右锁骨下动脉,左侧喉返神经在胸腔内从后下方勾绕主动脉弓,双侧喉返神经经过翻折后均上行于气管食管沟内,至环甲关节后方入喉,即为喉下神经。支配环甲肌以外的所有喉肌,感觉纤维分布于声门裂以下的喉黏膜。喉上神经起自迷走神经,位于颈静脉孔下方的下神经节,在颈内动脉内侧走行,在舌骨大角处分内、外支。外支支配环甲肌,内支与喉上动脉一同穿甲状舌骨膜后,分布于声门裂以上的喉黏膜及会厌、舌根等。

常见导致声带麻痹的喉外病变为甲状腺病变、颈部及纵隔肿大淋巴结、气管食管沟周围软组织增厚(图 2-2-4),包括炎症或肿瘤,任何病变累及主肺动脉窗(图 2-2-5)、主动脉弓邻近胸膜受牵拉、肺动脉高压,颅底颈静脉孔区病变,或病变累及该部位如鼻咽癌等。

4. 胸部 CT 检查 注意观察气管壁是否增厚,气管食管沟、主肺动脉窗附近有无异常淋巴结或其他异常。气管食管沟发现肿大淋巴结时进一步观察食管管壁是否增厚以排除食管癌等。陈旧性肺结核邻近胸膜,尤其纵隔胸膜肥厚累及主动脉弓附近时可牵拉喉返神经导致声音嘶哑。

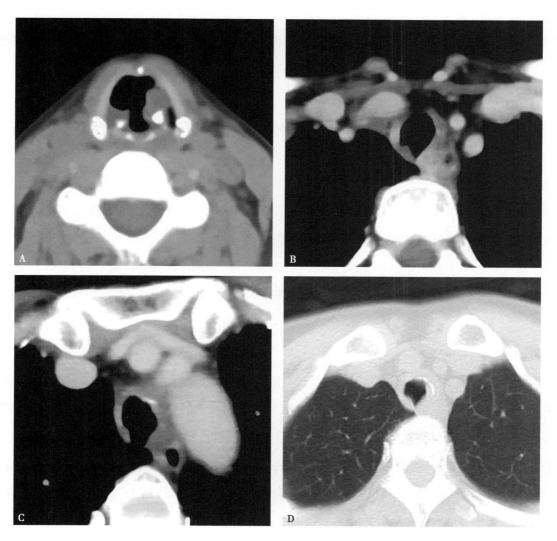

图 2-2-4 以声音嘶哑就诊,气管腺样囊性癌

患者女,56 岁,1 年前感冒咳嗽后出现声音嘶哑、发音费力,间断伴刺激性咳嗽。A. 咽喉部 CT 平扫横断面,示双侧声带室带不对称,符合声带麻痹表现;B. 颈部增强 CT 胸廓入口层面,示气管管壁不均匀增厚、强化,累及气管食管隐窝;C. 横断面增强 CT,示病变沿管壁蔓延达主动脉弓水平,与邻近血管分界不清;D. 横断面肺窗,示气管内壁不规整,表面凹凸不平。气管镜活检病理证实为腺样囊性癌

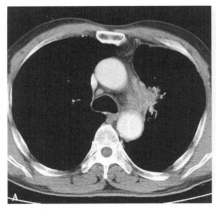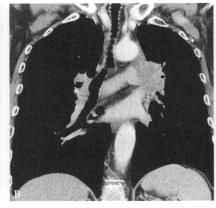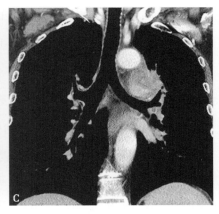

图 2-2-5　因声音嘶哑就诊中央型肺癌

患者男，58 岁，胸痛 2 个月，加重伴声音嘶哑 1 个月就诊。A. 胸部增强 CT 纵隔窗横断面，示主肺动脉窗不规则软组织肿块并强化，累及邻近纵隔胸膜；B. 胸部增强 CT 纵隔窗冠状面重组，示左肺门软组织肿块，累及纵隔主肺动脉窗，包绕大血管；C. 胸部增强 CT 纵隔窗冠状面重组，示左肺门软组织肿块包绕左肺上叶支气管，纵隔内主肺动脉窗病变累及左侧喉返神经走行区。病理证实为原发性支气管腺癌

第五节　咽部异物感的影像检查路径及诊断分析思路

咽部异物感一般为压迫感、狭窄感、灼热、阻塞感、瘙痒等多种症状组合的咽部不适。导致该症状的原因较多，根据病变部位可分为：①咽喉局部病变；②邻近器官疾病，如上消化疾病、甲状腺结节、茎突过长、颈椎病、鼻及鼻窦病变等；③全身性因素，如免疫功能异常、糖代谢异常、脂肪代谢异常、呼吸系统疾病、循环系统疾病等；④精神因素，如精神紧张、情绪波动、更年期、神经衰弱、癔症、抑郁状态等各种原因引发的自主神经功能紊乱。本节主要针对咽喉局部病变及邻近器官疾病进行讨论。

一、影像检查路径

1. **咽喉部 CT**　常规增强扫描，扫描延迟时间 40～50 秒。仰卧位，不使用头托，头稍后仰，正中矢状面垂直于床面并与其中线重合。扫描范围从颅底到主动脉弓水平，嘱受检者平静呼吸，不要做吞咽动作。用软组织算法重建，有骨质破坏时重建骨算法图像。图像后处理行横断面、冠状面和矢状面软组织算法重组，范围是包含颈部及病变，推荐窗宽 / 窗位为 350/40HU。用于咽喉部病变筛查与诊断、疗效评估等。

2. **咽喉部 MRI**　常规平扫 + 增强，增强后图像至少选择一个断面加用脂肪抑制参数，以利于更明确显示病变范围。用于咽喉部病变的诊断、鉴别诊断及临床分期、疗效评估等。

3. **鼻窦 CT 检查**　常规平扫，仰卧位，下颌稍上抬。扫描范围从额窦上缘至上颌骨下缘。螺旋扫描，软组织算法并骨算法重建。常规 MPR 进行横断面、冠状面和矢状面的骨算法重组，推荐窗宽 / 窗位为 2 000/200HU，并冠状面增加软组织算法重组，推荐窗宽 / 窗位为 350/40HU。用于鼻腔鼻窦病变筛查、诊断。

4. **鼻窦MRI检查** 常规MRI平扫+增强，增强后图像至少选择一个断面加用脂肪抑制参数，以利于更明确显示病变范围。用于鼻腔鼻窦病变的鉴别诊断与分期、疗效评估等。

5. **茎突CT** 用于排除茎突过长综合征。

6. **胸部CT** 用于排除食管等纵隔内病变。

二、影像诊断分析思路

1. 咽喉局部病变 ①炎性病变：可见于慢性咽炎、扁桃体炎、咽部淋巴组织增生、特异性炎症如喉结核等。慢性咽炎诊断病史很重要，影像学表现不典型，一般不需要影像诊断。②咽喉部异物并肉芽肿形成：长期异物潴留并周围慢性炎症刺激容易形成肉芽肿，此时CT显示高密度异物诊断会比较明确；对于非高密度异物其影像学表现需要与肿瘤性病变鉴别，较肿瘤性病变边缘模糊、边缘多有渗出。③外伤：注意邻近喉软骨连续性、对应关系的变化，骨折一般根据喉软骨形态、走行及连续性可明确诊断。对于没有发现骨折及明确病变而症状明显患者，小关节对应关系应予以特殊关注，如环杓关节脱位等。④结缔组织疾病累及：见于喉淀粉样变性（图2-2-6）、复发性多软骨炎、IgG$_4$相关性疾病等，影像表现病变范围较广、多结构受累，结合喉镜观察局部黏膜往往比较光整。⑤肿瘤及肿瘤样病变：良性病变边界清晰，邻近喉结构以受压推移为著，如血管瘤、乳头状瘤、神经源性肿瘤等。恶性病变以鳞癌最为多见，容易向周围呈浸润性生长，病变边界不清，邻近组织结构、喉软骨等容易受侵破坏，同时容易伴发转移性淋巴结，如喉癌、下咽癌、肉瘤等。咽喉部淋巴瘤影像表现病变范围较广、内镜下病变邻近黏膜隆起、表面多光滑，CT静脉期扫描可能显示增强不明显，MRI接近等T$_1$、等T$_2$信号，并呈中度均匀强化，对于肿块型淋巴瘤MR DWI可见明显弥散受限。

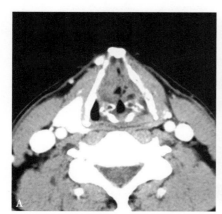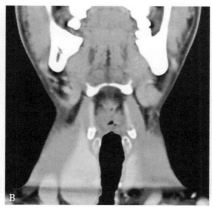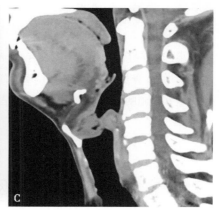

图2-2-6 喉淀粉样变性

患者男，44岁，声音嘶哑伴咽部异物感4年就诊，喉镜提示双侧室带广基膨隆，双声带全长广基膨出的粗糙肿物。A. 咽喉部增强CT横断面，示双侧声带增厚、轻度不均匀强化，喉旁间隙模糊；B. 咽喉部增强CT冠状面重组，示病变累及双侧室带、声带，呈轻度强化；C. 咽喉部增强CT矢状面重组，示病变累及喉后壁、喉前庭

2. 咽喉邻近器官病变　根据发病部位分为：①鼻腔鼻窦病变，如鼻炎、鼻窦炎、鼻息肉等所致的后鼻孔漏往往会引起咽部异物感症状。②甲状腺病变，如甲状腺瘤、囊腺瘤、甲状腺癌等，既是较小病变也可以导致咽部异物感，在影像诊断时仔细寻找。此外舌根异位甲状腺也可以导致症状发生，CT 平扫表现为与甲状腺密度相似，正常甲状腺位置可以有或者没有甲状腺组织。③茎突过长综合征，CT 平扫骨算法重建可以显示茎突末端与咽部组织关系，沿茎突长轴重建可见测量茎突长度。④咽旁间隙病变，可以分为茎突前间隙、茎突后间隙，神经源性肿瘤多见于茎突后间隙，混合瘤多见于茎突前间隙，但两者在影像学鉴别诊断困难。⑤颈椎骨质增生，颈椎骨质增生并骨赘形成时可以压迫咽后壁向腔内膨隆而导致咽部异物感，多见于老年人，喉镜检查往往怀疑黏膜下占位性病变压迫所致，CT 及 MRI 均可以明确显示骨质增生、骨赘压迫咽后壁，邻近咽腔受压变形（图 2-2-7）。⑥上消化道疾病，任何原因引起的食管炎，如反流性食管炎、真菌性食管炎等均可引起咽部症状，影像检查目的在于排除占位性病变，或者评估占位性病变的临床分期。⑦过敏性呼吸道疾病，过敏性鼻炎、哮喘等也是引起该症状的常见疾病，影像学价值在于评价病变累及的范围，尤其是下呼吸道病变，如支气管扩张等。

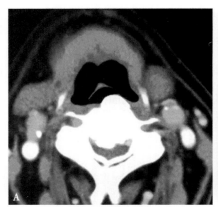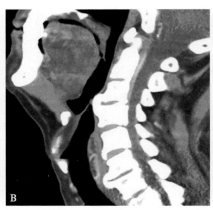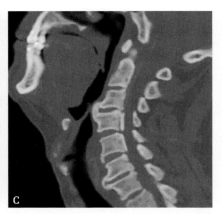

图 2-2-7　颈椎骨质增生骨赘压迫咽后壁

患者男，77 岁，自觉咽部异物感 1 年余，喉镜提示咽后壁膨隆，待除外黏膜下占位性病变。A. 咽喉部增强 CT 横断面，示颈椎骨质增生，骨赘突向咽后壁；B. 咽喉部增强 CT 矢状面重组，示颈椎骨质增生，颈 3～4、6～7 椎间隙水平骨桥形成，颈椎3～4 骨桥压迫咽后壁，邻近软组织未见占位性病变；C. 矢状面骨窗，示骨质增生、骨桥形成

第六节　咽喉痛的影像检查路径及诊断分析思路

咽喉痛是临床常见症状之一，引起咽喉痛病因众多，可见于急慢性咽喉炎、异物、邻近颈部间隙感染甚至脓肿形成、颈椎病、茎突过长综合征、急慢性甲状腺炎、咽喉部肿瘤，甚至心肌梗死等。临床工作中诊断是改善症状的重要环节，影像学检查在诊断中发挥着重要作用。

一、影像检查路径

1. 咽喉部 CT　常规增强扫描，扫描延迟时间 40～50 秒。仰卧位，不使用头托，头稍后仰，正中矢状面垂直于床面并与其中线重合。扫描范围从颅底到主动脉弓水平，嘱受检者平静呼吸，不要做吞咽动作。用软组织算法重建，有骨质破坏时重建骨算法图像。图像后处理行横断面、冠状面和矢状面软组织算法重组，范围是包含颈部及病变，推荐窗宽 / 窗位为 350/40HU。用于咽喉部病变诊断、鉴别诊断及疗效评估。

2. 咽喉部 MRI　常规平扫 + 增强，增强后图像至少选择一个断面加用脂肪抑制参数，以利于更明确显示病变范围。用于咽喉部病变的鉴别诊断及临床分期、治疗后疗效评估。

3. 茎突 CT　用于排除茎突过长综合征。

4. 胸部 CT　用于排除食管等纵隔病变导致的食管反流，同时关注冠状动脉有无钙化，必要时行冠状动脉 CTA 检查。

二、影像诊断分析思路

1. 咽喉部炎性病变　不同原因的炎性病变局部影像学表现不具有特异性，结合临床病史、实验室检查往往可以提示诊断。①非特异性炎性病变，如急性咽喉炎临床往往发病急，慢性咽喉炎则症状时好时坏，病程迁延。②特异性感染，如咽喉部结核，颈部 CT 诊断时注意调整窗宽窗位，用肺窗观察肺尖情况。③非感染性炎性病变，如结缔组织疾病，Wegener 肉芽肿、IgG$_4$ 相关性疾病等，则需要密切结合临床实验室检查。

2. 咽喉部异物　咽喉部 CT 对高密度异物诊断比较明确，对于非高密度异物影像学诊断需要密切结合病史。

3. 咽喉部肿瘤及肿瘤样病变　请参照上节咽部异物感影像分析思路。

4. 邻近器官病变　①颈部间隙感染：患者多有基础病史，病变范围广泛，容易累及多个间隙（图 2-2-8），影像价值在于对病变累及范围尽可能全面诊断。②颈椎病：咽喉部 CT 检查时，随时注意调整骨窗观察颈椎有无骨赘前突压迫咽喉后壁，必要时建议行颈椎 MRI 检查。③茎突过长综合征：茎突 CT 检查可以协助诊断。④急慢性甲状腺炎：咽喉部 CT 检查时注意观察甲状腺形态、密度，CT 平扫甲状腺密度减低时应提示临床进一步实验室检查，以除外甲状腺炎。

5. 其他系统病变　咽喉部疼痛未能查到明确病因且症状反复患者，应进一步检查除外消化道疾病导致食管反流、冠心病等疾病所致。

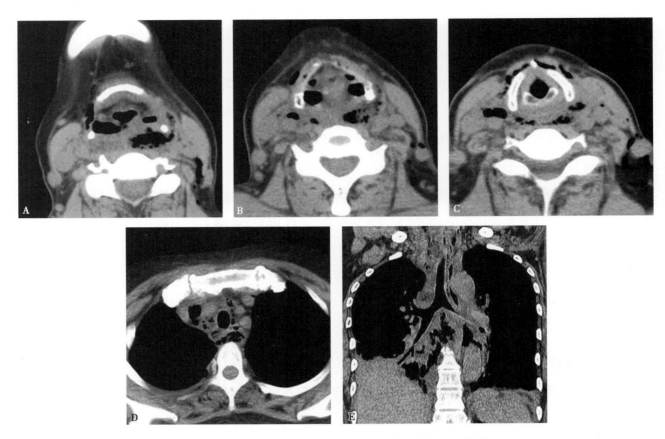

图 2-2-8　颈部间隙弥漫性感染、积气，脓肿形成，累及纵隔

患者女，56 岁，咽痛、吞咽困难并发热 7 天，体温最高达 39℃，当地消炎治疗效果不佳。A～C. 咽喉部 CT 平扫横断面，示颈部多个间隙弥漫性病变，软组织弥漫性增厚并周围渗出、积气，累及双侧颈鞘间隙、咽后间隙、环后区等颈深部间隙；D. 胸部 CT 平扫横断面纵隔窗，示病变向下累及纵隔，脂肪间隙模糊并积气；E. 胸部 CT 平扫冠状面重组纵隔窗，示病变弥漫累及纵隔、心包，可见广泛渗出性病变、并积气。追问病史，患者既往高血压 5 年，不规律用药；本次就诊查血糖明显增高，空腹血糖达 10.8mmol/L

第七节　吞咽痛、吞咽困难的影像检查路径及诊断分析思路

吞咽痛伴或不伴吞咽困难在临床可以见于很多疾病，引发该症状的疾病谱很宽，包括炎性病变、外伤性病变及肿瘤性病变。几乎涵盖了咽喉部及食管所有疾病，影像学价值在于协助临床做出诊断，更重要的在于对病变的范围，尤其是明确邻近深部器官是否受侵。

一、影像检查路径

1. 咽喉 + 食管 CT 平扫　常规平扫，仰卧位，不使用头托，头稍后仰，正中矢状面垂直于床面并与其中线重合。扫描范围从颅底到肋膈角下缘水平，嘱受检者平静呼吸，不要做吞咽动作。用软组织算法重建，图像后处理行横断面、矢状面软组织算法重组，推荐窗宽 / 窗位为 350/40HU。用于咽喉及食管异物筛查。

2. **咽喉及颈部增强 CT**　常规增强扫描，扫描延迟时间 40～50 秒。仰卧位，不使用头托，头稍后仰，正中矢状面垂直于床面并与其中线重合。扫描范围从颅底到主动脉弓水平，嘱受检者平静呼吸，不要做吞咽动作。用软组织算法重建，有骨质破坏时重建骨算法图像。图像后处理行横断面、冠状面和矢状面软组织算法重组，范围是包含颈部及病变，推荐窗宽 / 窗位为 350/40HU。用于咽喉、颈部间隙病变诊断与鉴别诊断。

3. **咽喉及颈部 MRI**　常规平扫 + 增强，增强后图像至少选择一个断面加用脂肪抑制参数，进一步明确咽喉、颈部病变的诊断与鉴别诊断。

4. **胸部 CT**　用于食管、纵隔病变筛查与诊断。

5. **食管造影**　用于咽喉、食管病变范围诊断。

二、影像诊断分析思路

1. **咽喉、食管异物**　高密度异物 CT 诊断明确，对于阴性异物需要结合病史仔细读片。有两点应予以重视：①不要遗漏多发异物，日常工作中发现一个异物后，仍需认真全面读片做出完整诊断。②注意观察有无食管穿孔，影像表现为病变邻近食管周围脂肪间隙模糊，有渗出性病变提示穿孔可能。

2. **咽喉及颈部炎性病变**　①急性咽喉炎临床起病急是诊断重要依据，影像表现为局部软组织增厚肿胀、轻度强化，边界模糊。②慢性咽喉炎需结合临床尽量做出病因学诊断，排除特异性感染，如结核、结缔组织疾病累及，如 Wegener 肉芽肿、复发性喉软骨炎等病变累及。③颈深部间隙病变，包括蜂窝织炎、脓肿及血肿等，该病发展迅速，可引起包括呼吸道梗阻、静脉血栓、纵隔脓肿、脓胸、败血症等致命性并发症；影像学的价值不仅是要做出诊断，更要对病变累及范围做出明确判断，其中咽后间隙最容易发展为纵隔脓肿。感染可来源于牙齿、咽喉、扁桃体、腮腺、鼻窦等。

3. **咽喉部肿瘤性病变**　早期咽喉部肿瘤性病变可表现为吞咽不适、吞咽痛，不易引起患者重视，就诊时病变往往是中晚期。部分典型病变影像可给出较明确诊断，如淋巴瘤病变范围大，累及结构多，黏膜较光整，MRI 表现为等 T_1、等 T_2 信号，并呈轻到中度强化。血管瘤病变范围容易弥漫，CT 扫描因为时相早可以表现为强化不明显，MRI 呈长 T_1、长 T_2 信号，并呈明显强化。对于常见的口咽、鼻咽、下咽癌影像价值在于协助临床进行分期诊断及疗效评估。鼻咽癌强调观察颅内有无受累及受累范围；下咽癌强调观察病变是否跨越中线结构，邻近喉软骨、食管入口及颈部淋巴结是否受累等（图 2-2-9）。

4. **食管病变**　腐蚀性食管炎食管造影可见管腔狭窄、管壁厚薄不一，黏膜破坏。食管癌患者胸部 CT 除了对病变本身诊断外，注意病变与邻近结构，尤其是与大血管的关系、有无纵隔淋巴结转移等。

5. **其他病变**　包括神经、中枢性病变，如脑卒中、延髓病变，以及重症肌无力等；重症肌无力患者需要排除胸腺瘤、胸腺增生等。

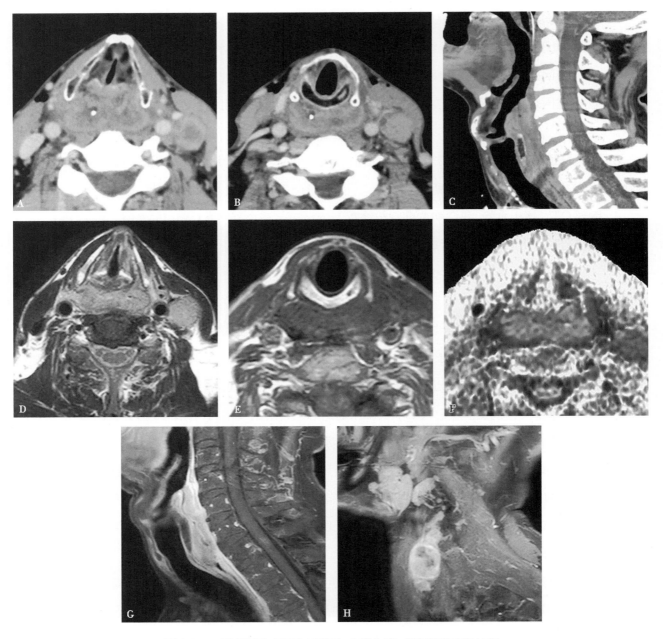

图 2-2-9 下咽后壁癌累及环后区、食道上端，并颈部淋巴结转移

患者男，55岁，吞咽时疼痛并轻微吞咽困难，逐渐加重2个月。A. 颈部增强CT横断面，示下咽后壁软组织明显增厚，并呈不均匀强化，左侧颈部肿大坏死淋巴结呈环形强化；B. 颈部增强CT横断面，示病变向下蔓延累及环后区，左侧颈部肿大转移淋巴结；C. 颈部增强CT矢状面重组，示病变上下蔓延累及食管上端；D. 横断面MR T$_2$WI，示下咽后壁软组织增厚，呈稍高信号，并左侧颈部肿大淋巴结；E. 横断面MR T$_1$WI，示病变累及环后区，呈稍低信号，邻近环状软骨信号未见异常；F. MR DWI，示下咽后壁占位性病变呈均匀高信号，提示弥散受限；G. 矢状面MR T$_1$WI＋C脂肪抑制序列，示病变累及下咽后壁、环后区、食管上端，椎前筋膜上、下纵行弥漫受累强化，邻近环状软骨及颈椎骨质未见异常强化；H. 矢状面MR T$_1$WI＋C脂肪抑制序列，示左颈部多发肿大淋巴结转移，呈不均匀强化，并部分融合

（李书玲 鲜军舫）

参 考 文 献

[1] 庄奇新，顾一峰，殷善开，等. Waldeyer 环淋巴组织增生及恶性淋巴瘤的 MRI 和 CT 研究. 放射学实践，2004，19（10）：749-752

[2] 何汇朗，刘辉明，许森奎，等. MR 扩散加权成像预测鼻咽癌放疗预后的价值. 中华放射学杂志，2017，51（1）：13-17

[3] 付荣，刘玉林，邱大胜，等. 鼻咽部淋巴瘤的 CT 诊断. 临床放射学杂志，2008，27（7）：882-884

[4] 张青，王振常，鲜军舫，等. 鼻道、鼻咽恶性黑色素瘤的 MRI 诊断. 中华放射学杂志，2011，45（10）：947-950

[5] 陈晓丽，王振常，鲜军舫. 鼻咽纤维血管瘤的 CT 和 MRI 诊断. 实用放射学杂志，2007，23（1）：30-32

[6] Tao J，Zhou ML，Zhou SH. Inflammatory myofibroblastic tumors of the head and neck. Int J Clin Exp Med，2015，8（2）：1604-1610

[7] 杨本涛，王振常，刘莎，等. 鼻硬结病 CT 和 MRI 诊断. 临床放射学杂志，2005，24（7）：586-590

[8] Park JO，Jung SL，Joo YH，et al. Diagnostic accuracy of magnetic resonance imaging（MRI）in the assessment of tumor invasion depth in oral/oropharyngeal cancer. Oral Oncol，2011，47（5）：381-386

[9] Shi J，Uyeda JW，Duran-Menduciti A，et al. Multidetector CT of Laryngeal Injuries：Principles of Injury Recognition. Radiographics，2019，39（3）：879-892

[10] 邵剑波，杨敏洁，徐祖高，等. 婴幼儿甲状舌管囊肿的 CT 诊断（附 23 例分析）. 中华放射学杂志，2001，35（2）：142-144

[11] 陈薪伊，罗德红，林蒙，等. 喉癌和下咽癌 MR 扩散加权成像及动态增强扫描的初步研究. 实用放射学杂志，2014，30（6）：914-925

[12] 关超，季文樾，于靖寰. 声门上型喉癌各亚区癌的组织病理学研究. 临床耳鼻咽喉科杂志，2004，18（11）：683-684

[13] Shuto K，saito H，Ohira G，et a1. Dimlsion-weighted MR imaging for postoperative nodal recurrence of esophageal squamous cell cancer in comparison with FDG-PET. Gan To Kagaku Ryoho，2009，36（12）：2468-2470

[14] 张凯，陈文宽. 喉恶性淋巴瘤的临床特点及诊治策略. 中国肿瘤外科杂志，2013，5（4）：218-220

[15] 徐建慧，叶飞，傅敏仪，等. 82 例颈深部感染诊治分析. 中国耳鼻咽喉头颈外科，2019，26（11）：589-591

[16] Fennessy BG，Sheahan P，McShane D. Cardiovascular hoarseness：an unusual presentation to otolaryngologists. J Laryngol Otol，2008，122（3）：327-328

[17] Schwartz SR，Cohen SM，Dailey SH，et al. Clinical practice guideline：Hoarseness（Dysphonia）. Otolaryngol Head Neck Surg，2009，141（3 Suppl 2）：S1-S31

[18] Mau T. Diagnostic evaluation and management of hoarseness. Med Clin North Am，2010，94（5）：945-960

[19] 郭启勇，王振常. 中华临床医学影像学头颈分册. 北京：北京大学医学出版社，2016

[20] 夏淦林，冯峰. 扁桃体淋巴瘤与扁桃体癌的 CT 表现. 临床放射学杂志，2008，27（7）：885-888

[21] Schaefer SD. Management of acute blunt and penetrating external laryngeal trauma. Laryngoscope，2014，124（1）：233-244

第三章
咽喉部疾病影像诊断学

第一节 鼻咽部疾病影像诊断学

一、鼻咽部病变影像学分析思路

鼻咽部疾病的影像学检查方法主要包括 CT 及 MRI。CT 可显示病变部位、范围，对判断病变来源、性质及肿瘤的分期提供依据，清楚显示颅底及邻近骨质改变。MRI 对软组织分辨率高，可清楚显示病变对周围结构的侵犯范围。

临床病史对鼻咽部疾病诊断非常重要，如鼻咽癌患者可出现头痛、耳鸣、耳聋、鼻塞、涕血、面部麻木及复视等症状；炎性病变的临床症状较轻，病史较长，多表现为反复鼻塞、脓涕；鼻咽纤维血管瘤常见反复大量鼻出血，肿瘤呈紫红色。

年龄是鼻咽部疾病鉴别诊断的重要依据，如腺样体肥大多见于儿童，鼻咽纤维血管瘤多见于男性青少年，鼻咽癌则多见于中老年人群。

不同疾病好发部位不同，熟悉病变来源及好发部位，有助于病变诊断和鉴别诊断。鼻咽癌好发于咽隐窝，淋巴瘤多呈弥漫性生长。鼻咽部病变需仔细观察咽鼓管咽口、圆枕、咽隐窝及鼻咽顶后壁情况。

明确病变范围并确定疾病良恶性是鼻咽部病变影像学检查的重要目的。恶性肿瘤常侵犯颅底骨质，病变周围脂肪间隙消失，邻近组织结构受侵，常伴有颈部淋巴结肿大。而良性病变多表现为边界清楚，溶骨性骨质破坏少见，较少伴有颈部淋巴结肿大。

（李　晴　刘兆会）

二、腺样体肥大

（一）概述

1. **概念**　腺样体也称咽扁桃体，位于鼻咽顶后壁中线处，是儿童时期重要的免疫器官。在婴儿出生后随着年龄的增长而逐渐增大，6～7 岁时最大，以后逐渐退化。腺样体肥大系腺样体异常增生肥大且引起相应症状，是儿童耳鼻咽喉疾病中常见病之一。

2. 人口统计学特点 儿童腺样体生理性肥大和病理性肥大的好发年龄在 3～8 岁，且以男童较多，发生率约是女童的 2 倍。

3. 病因 确切病因尚不清楚，可能为多种因素综合作用所致。①感染因素：咽部存在着广泛的淋巴组织，形成咽部淋巴环，其中最重要的是扁桃体及腺样体。已有研究证实，腺样体隐窝存在大量微生物，是致病菌的"储蓄池"。②变态反应因素：研究发现患有变应性疾病的儿童，尤其是对尘螨致敏的变应性鼻炎患儿，其腺样体肥大概率增高；季节性变应性鼻炎患儿在变应原暴露季节腺样体的体积增大。③饮食因素：研究证明日常生活中多食青菜、水果能减少炎症性疾病的发生，猜测其原因可能与清淡饮食中某种自由基的减少，导致淋巴细胞活性增强有关；也有学者认为可能是饮食中某种微量元素的缺乏引起，如锌。④免疫功能低下：儿童的先天免疫力主要来源于母体，先天免疫力不足时后天免疫功能发挥作用，在机体受到细菌或病毒的侵袭后可刺激腺样体的淋巴细胞增生，咽淋巴内环发挥局部免疫作用，这些增生的细胞大多处于 S 期，增长期的细胞活跃，免疫反应增强，产生更多的免疫活性物质，促使腺样体淋巴组织不断增生，引起腺样体肥大。

（二）病理学表现

1. 大体病理学表现 按照鼻咽侧位 X 线片及内镜检查结果分为三型。①整体肥大型：腺样体向前整体突出并堵塞鼻中隔后缘、后鼻孔、鼻咽侧壁；②中央肥大型：腺样体中央向前突出，中央突至鼻中隔后缘，只堵塞部分后鼻孔，没有堵塞鼻咽侧壁；③侧方肥大型：腺样体主要突出在两侧，突向后鼻孔，堵塞鼻咽侧壁，中央突出并不严重。

2. 组织学表现 腺样体肥大组织中淋巴细胞、肥大细胞、浆细胞、巨噬细胞、树突状细胞数量明显增加。

（三）临床表现

腺样体所在部位与耳、鼻、咽喉相通，是引起儿童分泌性中耳炎、慢性鼻窦炎、鼾症、听力下降的常见病因，故腺样体肥大症状呈多样化，但仍以呼吸道症状为主，长期鼻塞和张口呼吸可引起颅面骨发育障碍，加上精神萎靡，面部表情愚钝，即所谓腺样体面容。

（四）影像学表现

1. 最佳诊断线索 鼻咽顶后壁软组织增厚，腺样体 - 鼻咽腔比率异常，不侵犯周围结构。

2. 发生部位 鼻咽腔顶后壁。

3. 形态学表现 软组织增厚、肿块，突向气道，致气道变窄，边缘光滑。

4. 病变数目 单发病变。

5. X 线表现 腺样体 - 鼻咽腔比率值（A/N 比值）指腺样体最大厚度与腺样体最凸部鼻咽腔的宽度的比值，即腺样体指数，影像学上应用最多。现多采用的方法为：A 为腺样体的最大厚度，取腺样体下缘最突点向枕骨斜坡颅外面切线作垂线，A 即为此垂直距离；N 为腺样体最凸部鼻咽腔的宽度，即垂线的反向延长线与硬腭后端或软腭前中部上缘的交点和枕骨斜坡颅外面切线的垂直距离；以 A 除以 N 即得 A/N 值，当 A/N 比值≤0.60 属正常范围，在 0.61～0.70 属中度肥大，≥0.71 属病理性肥大（图 2-3-1）。

6. CT 表现　①平扫表现：单纯鼻咽顶后壁软组织增厚，鼻咽腔变窄。腺样体厚度和鼻咽腔宽度即取腺样体最突出点（气道最狭窄处）至枕骨斜坡外面切线间垂直距离（A），再取硬腭后上端至枕骨斜坡外面与翼板根部连接点的垂直距离（N），A/N 即为腺样体厚度与鼻咽腔比值，比值分类同 X 线；②增强扫描表现：不均匀强化。

7. MRI 表现　A/N 比值测量方法同 CT。① T_1WI 表现：均匀中等信号；② T_2WI 表现：均匀稍高信号；③弥散加权像：弥散受限，呈高信号；④ MRA：不能显示明显的供血动脉或引流静脉；⑤动态增强扫描结合延迟扫描表现：动态增强曲线以速升平台型最为常见。

8. 最佳影像学检查方法选择　X 线平片是最常用的检查方法。多层螺旋 CT（MSCT）具有快速扫描、更高的密度分辨率及可以多平面重组（MPR）的优点。MRI 具有无辐射、可以提供直接的三维图像的优点。

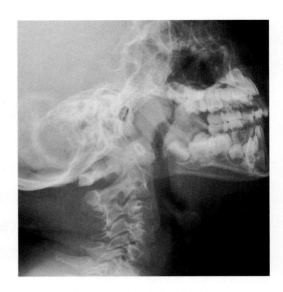

图 2-3-1　鼻咽腺样体肥大

鼻咽侧位 X 线平片，示鼻咽部顶后壁软组织增厚，相应鼻咽腔狭窄

（五）鉴别诊断

1. 咽后壁脓肿　①咽后壁软组织增厚，病变范围较大，向下延伸形成纵隔脓肿；②病灶内可见气泡影或液 - 气平面；③异物存留、伴或不伴有颈椎半脱位。

2. 咽部肿瘤　①好发年龄为 10～25 岁青少年；②咽后壁软组织弧形向外突出，且不规则；③恶性病变常侵犯鼻咽间隙和肌肉，邻近骨质有破坏，鼻咽部狭窄变形。

3. 后鼻孔病变　①病变主体位于鼻腔后鼻孔区，突向鼻咽腔并与鼻咽壁接触；②肿块表面不规则，虽然与鼻咽壁接触，但仍然出现小气泡征；③腭帆提肌多无受侵。

（六）治疗原则

以手术为主，可辅以西药及中药治疗。

（七）关键要点

1. 儿童发病。

2. 鼻咽顶后壁软组织增厚。

3. 不侵犯周围结构。

（李　晴　刘兆会）

三、鼻咽部淋巴组织增生

（一）概述

1. 概念　鼻咽黏膜慢性炎症伴淋巴组织慢性反应性增生，又称为鼻咽部良性淋巴组织增生。

2. 人口统计学特点 约 41% 的鼻咽部淋巴组织增生患者小于 20 岁，男性发病集中在此年龄段，50岁后明显减少；而女性患者在各年龄段的发病率较为平均，无明显峰值年龄。50 岁之前男性发病率多于女性（1.8∶1），50 岁之后女性多于男性（1.7∶1）。

3. 病因 该病多为各种鼻病及呼吸道慢性炎症、长期张口呼吸及炎性分泌物反复刺激咽部或受慢性扁桃体炎、牙周炎的影响所致。烟酒过度、粉尘、有害气体的刺激及辛辣食物亦可引起该病。

（二）病理学表现

1. 大体病理学表现 肉眼多表现为黏膜平滑的鼻咽部肿物。

2. 组织学表现 镜下根据有无淋巴滤泡形成可将其分为滤泡型和弥漫型。滤泡型占绝大多数，滤泡型中 86.2% 为有生发中心的次级淋巴小结，13.8% 是无明显生发中心的初级淋巴小结。弥漫型为淋巴组织弥散增生，无明显境界，无淋巴小结。

（三）临床表现

鼻咽部淋巴组织增生常表现为持续鼻塞、流涕，可能因引流不畅引致耳闷、鼻腔鼻窦的急、慢性炎症。鼻咽部增生的淋巴组织占据整个或大部分鼻咽腔，甚至阻塞后鼻孔，遮盖或压迫咽鼓管咽口。

（四）影像学表现

1. 最佳诊断线索 鼻咽顶后壁软组织对称性增厚，病变内部呈线状强化，不累及邻近肌肉及骨质。

2. 发生部位 鼻咽部软组织。

3. 形态学表现 软组织增厚，病变与周围组织界限清楚，边界锐利。

4. 病变数目 双侧对称、密度均匀。

5. CT 表现 ①平扫表现：局限性或弥漫均匀性鼻咽部软组织增厚，边界锐利，呈均匀等、略高密度；②增强扫描表现：可轻度强化。

6. MRI 表现 ① T_1WI 表现：等信号；② T_2WI 表现：高信号（图 2-3-2）。

7. 最佳影像学检查方法选择 CT 为首选检查方法。MRI 可作为进一步检查，了解病变范围及有无邻近组织侵犯。

（五）鉴别诊断

1. 鼻咽部炎症 ①鼻咽部软组织较广泛的弥漫性肿胀；②伴有低密度分泌物。

2. 鼻咽纤维血管瘤 ①好发于男性青少年，持续鼻塞和反复间断性鼻出血为其临床特点；②多起于鼻腔后部蝶腭孔区，密度明显高于增生的淋巴组织；③肿瘤常较大并向前后浸润，邻近颅底、鼻旁窦及邻近骨质吸收破坏；④增强扫描肿瘤明显强化。

3. 鼻咽癌 ①鼻咽顶后壁软组织增厚，一侧为著；②多出现颅底骨质破坏；③易出现周围组织间隙蔓延及颈部淋巴结转移。

4. 淋巴瘤 ①病变广泛，表现为鼻咽部弥漫性肿块；②病变边缘凹凸不平；③多合并其他部位淋巴结的肿大，DWI 明显弥散受限。

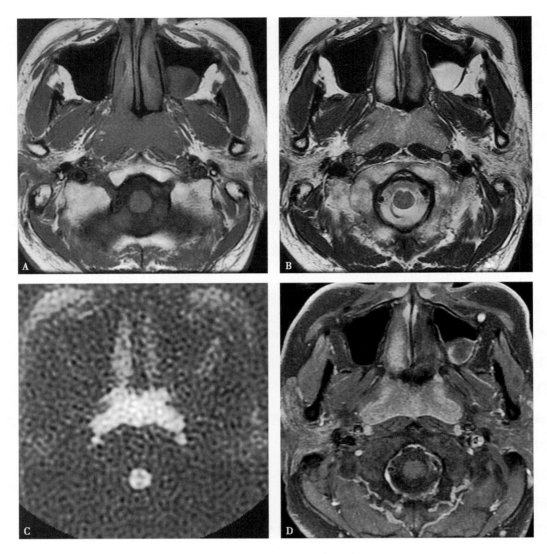

图 2-3-2 鼻咽部淋巴组织增生

A、B. 横断面 T_1WI 和 T_2WI，示鼻咽部软组织增厚，呈等信号；C. 横断面 DWI，示鼻咽部增厚，软组织呈高信号；D. 横断面增强脂肪抑制 T_1WI，示鼻咽部软组织呈轻、中度均匀强化

（六）治疗原则

1. 无明显临床症状时以临床观察为主。

2. 症状明显时多采用手术切除治疗。

（七）关键要点

1. 密度及信号均匀。

2. 不累及周围结构。

3. 无颈部淋巴结转移。

（李　晴　刘兆会）

四、鼻咽癌

（一）概述

1. 概念　鼻咽癌是指鼻咽部黏膜上皮发生的癌肿，大多数是鳞状上皮细胞癌。

2. 人口统计学特点　鼻咽癌发病有明显的地区和种族倾向，在我国南方地区高发，好发于黄种人（中国、印度尼西亚、马来西亚、泰国、越南、菲律宾），白种人少见。

3. 病因　①遗传因素：鼻咽癌患者具有种族及家族聚集现象，并可涉及三代。20 世纪 70 年代，研究发现鼻咽癌与 A2/B46/B17 及 HLA-B/C、DR 分型有关。目前认为鼻咽癌可能是由两对以上基因控制的多基因遗传病。有文献报道，鼻咽癌可能是遗传因素和环境因素共同作用的多基因遗传病。② EB 病毒：肿瘤组织中 EB 病毒主要以潜伏感染的形式存在，不同 EB 病毒相关肿瘤组织中，病毒潜伏感染状态不同，所表达的癌基因也不完全相同。③环境因素：研究发现微量元素镍（Ni）可能与鼻咽癌的发生有关。

（二）病理学表现

1. 大体病理学表现　鼻咽癌原发病灶多发生于鼻咽咽隐窝。根据肿瘤形态可分为结节型、菜花型、黏膜下浸润型和溃疡型，其中结节型最常见，黏膜下浸润型最少见。

2. 组织学表现　鼻咽癌 98% 属低分化鳞状细胞癌。按病理组织学分型包括原位癌、浸润癌、高分化癌、未分化癌。其他少见类型包括圆柱形腺癌、黏液表皮样癌、恶性混合瘤、基底细胞癌。

（三）临床表现

1. 鼻部症状　早期回吸涕中带血或擤鼻涕中带血，瘤体增大可阻塞后鼻孔，引起鼻塞，始为单侧，继而双侧，并可侵入筛窦或蝶窦。

2. 耳部症状　肿瘤原发于咽隐窝者，早期可压迫或阻塞咽鼓管咽口，引起患侧耳鸣、耳闷、听力下降，鼓室积液，临床易被误认为分泌性中耳炎。

3. 颈淋巴结肿大　颈淋巴结转移者较常见，以颈淋巴结肿大为首发症状者约占 60%，转移肿大的淋巴结为颈深部上群淋巴结，质中等硬度，呈进行性增大，无压痛，活动差，始为单侧，继之发展为双侧。

4. 脑神经症状　瘤体经咽隐窝侵犯颞骨岩部的颈内动脉管、破裂孔、卵圆孔等，进一步向颅内累及海绵窦，引起Ⅲ、Ⅳ、Ⅴ、Ⅵ对脑神经损伤，发生头痛、面部麻木、眼球外展受限、上睑下垂等脑神经受累症状。瘤体亦可直接侵犯鼻咽旁间隙或因转移淋巴结压迫引起Ⅸ、Ⅹ、Ⅻ对脑神经受损而出现软腭麻痹、反呛、声嘶、伸舌偏斜等症状。

（四）影像学表现

1. 最佳诊断线索　鼻咽部软组织肿块，均匀或不均匀强化，可侵犯邻近结构。

2. 发生部位　鼻咽壁单侧或双侧，多不对称。

3. 形态学表现　鼻咽壁软组织单侧或双侧不规则增厚，随着病变的逐渐增大，可形成肿块，并侵犯颅底骨质及神经孔道等。

4. 病变数目　绝大多数为单发病变，出现淋巴结转移表现为颈部软组织肿块。

5. CT 表现　①平扫表现：鼻咽壁软组织单侧或双侧不规则增厚并可形成软组织肿块影，以侧壁为主，咽隐窝变浅甚至消失。CT 表现以溶蚀性骨质破坏为主，部分合并少许成骨性改变，破坏区域结构消失，被异常软组织影充填。②增强扫描表现：病变呈现不均强化征象，部分中间还可见液化坏死，转移性淋巴结亦呈现不均强化征象（图 2-3-3A）。

6. MRI 表现　① T_1WI 表现：肿瘤实性部分呈等、稍低信号，如有坏死表现为低信号；② T_2WI 表现：肿瘤实性部分呈中高信号，如有坏死则表现为高信号（图 2-3-3B～G）；③弥散加权像：肿瘤呈高信号；④ MRA：不能显示明显的供血动脉或引流静脉；⑤动态增强扫描结合延迟扫描表现：动态增强曲线以速升平台型最为常见，其次是速升缓降型和速升速降型。延迟扫描肿瘤强化程度减低。

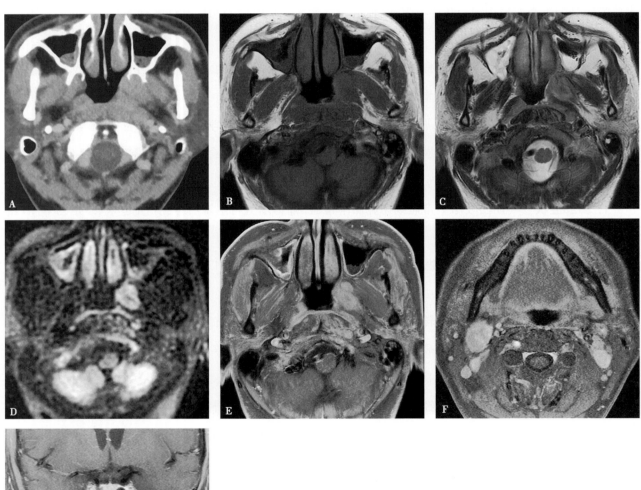

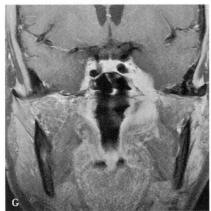

图 2-3-3　鼻咽左侧壁鼻咽癌

A. 横断面增强 CT，示鼻咽左侧壁软组织密度肿块，明显均匀强化；B. 横断面 T_1WI，示鼻咽左侧壁肿块呈低信号；C. 横断面 T_2WI，示肿块呈不均匀稍高信号；D. 横断面 DWI，示肿块呈高信号；E、F. 横断面增强脂肪抑制 T_1WI，示肿块明显强化以及颈部转移性淋巴结肿大伴不均匀强化；G. 冠状面增强脂肪抑制 T_1WI，示鼻咽病变经颅底孔道累及颅内

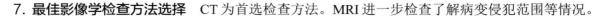

7. 最佳影像学检查方法选择　CT 为首选检查方法。MRI 进一步检查了解病变侵犯范围等情况。

（五）鉴别诊断

1. 腺样体增生　①表面黏膜光滑，色泽与正常黏膜相同；②鼻咽部两侧肌间脂肪间隙清晰，咽后壁头长肌轮廓清楚；③无骨质破坏。

2. 鼻咽纤维血管瘤　①患者主要为青年男性，10～25 岁最多见；②临床表现为反复大量鼻出血；③病变血供丰富，增强后明显强化，MRI 可见胡椒盐征。

3. 淋巴瘤　①致密实性软组织肿块形成为主；②平扫及强化信号较均匀，常对称性累及鼻咽各壁，以膨胀的方式生长；③骨质破坏较少见。

4. 脊索瘤　①起源于颅底蝶骨体和枕骨基底部；②向颅内或颅外生长，侵及鼻咽部；③骨质破坏以斜坡为中心，肿瘤内常有钙化。

（六）治疗原则

1. 放射治疗　是目前治疗鼻咽癌的首选方法。鼻咽癌放射治疗可分为根治性放射治疗和姑息性放射治疗。放射治疗禁忌证：① Karnofski 分级 60 分以下；②广泛远处转移者；③放射性脑脊髓损伤者；④其他如传染病或精神病尚未控制。

2. 手术治疗　适用对象：①病理类型为高分化鳞状细胞癌或腺癌以及其他对放射治疗不敏感的癌肿，病灶局限在顶后壁或前壁，全身无手术禁忌证者可考虑对原发病灶进行切除。对Ⅱ、Ⅲ、Ⅳ期的患者均不宜手术治疗。②对放射治疗后鼻咽或颈部有残留或复发病灶，如局限在鼻咽顶后壁或前壁、无颅底骨破坏、一般情况好、近期进行过放疗不宜再放疗者，可考虑切除病灶。③颈部有淋巴结残留或复发时，如范围局限、活动者可考虑作颈部淋巴结清除手术。鼻咽癌放疗后颈淋巴结有残留时手术宜早，在放疗后 3～6 个月内及时处理，预后较好。

3. 化学治疗　鼻咽癌 95% 以上属于低分化癌和未分化癌类型，恶性程度高、生长快，容易出现淋巴结或血性转移，放疗后复发者或原发灶仍有残灶者也可以应用化疗，化疗药物应选择周期性非特异性药物和周期性特异性药物联合应用。

（七）关键要点

1. 局部征象　早期主要为鼻咽侧壁、咽旁软组织增厚或局限性隆起，咽隐窝变浅，以后出现咽隐窝和／或咽鼓管咽口闭塞。

2. 鼻咽癌蔓延征象　鼻咽癌向周围生长方式主要为膨胀性和浸润性两种。

3. 鼻咽癌转移途径　以淋巴结转移为最常见。表现为咽后外组、颈后三角及颈静脉二腹肌淋巴结肿大。

（李　晴　刘兆会）

五、鼻咽部淋巴瘤

（一）概述

1. 概念　鼻咽部恶性淋巴瘤属于结外淋巴瘤的一种,其病理类型为非霍奇金淋巴瘤(NHL),是一类比较少见的独特的临床病理类型。

2. 人口统计学特点　中老年多见,发病年龄平均为 52 岁,男性多于女性。

3. 病因

（1）EB 病毒:NK-T 细胞淋巴瘤与 EB 病毒感染几乎有 100% 的相关性,但与 B 细胞淋巴瘤的相关性并不明确。

（2）DNA 甲基化:在肿瘤的形成中,抑癌基因启动子高度甲基化造成抑癌基因失活。甲基化经常出现在 CpG 岛,该岛位于人类基因启动子部位,在正常细胞中保持非甲基化状态,在肿瘤组织中呈现高度甲基化状态。*Blu* 基因是目前研究中作用较明确的,该基因位于染色体 3p21.3,这是鼻咽部肿瘤抑癌基因的一个重要位置。

（3）*p53* 基因突变:*p53* 是一种抑癌基因,对细胞增殖具有负性调节作用。研究显示:①鼻咽 NK-T 细胞淋巴瘤患者中存在 *p53* 基因突变和 p53 蛋白异常表达;② p53 蛋白表达的改变与 NK-T 细胞淋巴瘤有关,特别是在淋巴瘤的进展期,p53 阳性(+)表达与 EBER 阳性(+)表达呈正相关,提示其可能在 EBER 阳性(+)的 T 细胞淋巴瘤的进展方面起重要作用。

（二）病理学表现

1. 大体病理学表现　大体观察为灰白色的脆弱组织碎片附有血凝块。

2. 组织学表现　① NK-T 细胞淋巴瘤的瘤细胞为大、小细胞不同比例的弥漫混合型浸润、多形性细胞增生浸润,染色质颗粒细,分布均匀,有丝分裂率适中,核延伸,核异型显著,呈卵圆形和各种扭曲形状,大小差异明显,胞质清晰,多少不等。此外还有小到中等大小的血管中心性增生、多形性淋巴样细胞。多形的中小细胞性瘤细胞位于组织细胞、浆细胞、中性粒细胞、酸性粒细胞及正常淋巴细胞组成的炎性肉芽肿样背景中,有的瘤细胞浸润血管。表现型为 $CD56^+$、$n-CDK6^+$、$CD44^-$、$TCR-GR^-$,与其显著不同的是外周 T 细胞淋巴瘤,其表现型为 $CD56^-$、$n-CDK6^-$、$CD44^+$、$TCR-GR^+$。② B 细胞淋巴瘤镜下可见以弥漫大细胞和弥漫小细胞与大细胞混合型为主。免疫组化显示,B 细胞标记 $CD20^+$,而 T 细胞标记阴性。

（三）临床表现

鼻咽淋巴瘤较少出现出血坏死,故较少出现鼻出血,临床症状出现较晚,并由于肿瘤有向气道生长的特点,鼻咽淋巴瘤常表现为气道梗阻。

（四）影像学表现

1. 最佳诊断线索　病灶及浸润的颈部淋巴结信号及强化均匀,极少出现坏死,不侵犯周围组织及邻近颅底骨质。弥漫浸润型鼻咽淋巴瘤可侵犯鼻咽多个壁,且大部分合并双侧颈部淋巴结对称性肿大,同时,有超过 50% 的弥漫浸润型鼻咽部淋巴瘤出现双侧对称性腭和/或舌根扁桃体肿大。

2. **发生部位**　鼻咽软组织弥漫受累。

3. **形态学表现**　病变范围常较广,呈平铺式生长,倾向于沿浅表浸润,而非纵深浸润,呈对称性、黏膜下生长。

4. **病变数目**　多数为双侧对称性生长。

5. **CT 表现**　①平扫表现:鼻咽后壁及两侧壁密度均匀的软组织肿块,顶后壁受累最常见,肿瘤可呈弥漫性生长,对称性累及双侧,但其很少侵犯如咽旁间隙等深层结构,不侵犯周围组织及邻近颅底骨质(图 2-3-4A～C);②增强扫描表现:轻、中度均匀强化。

6. **MRI 表现**　① T_1WI 表现:均匀等或稍低信号;② T_2WI 表现:均匀稍高信号(图 2-3-4D～L);③弥散加权像:DWI 呈高信号;④ MRA:不能显示明显的供血动脉或引流静脉;⑤动态增强扫描结合延迟扫描表现:动态增强曲线以速升平台型最为常见,其次是速升缓降型。

7. **最佳影像学检查方法选择**　MRI 为最常用的影像检查方法。CT 有助于显示颅底骨质是否受侵。

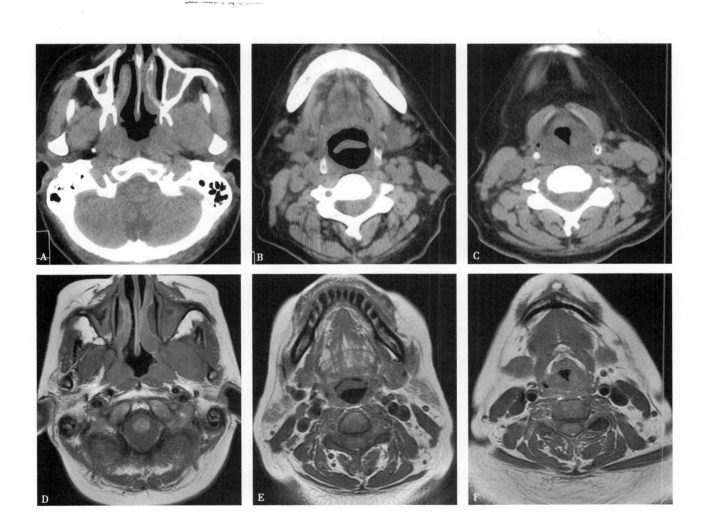

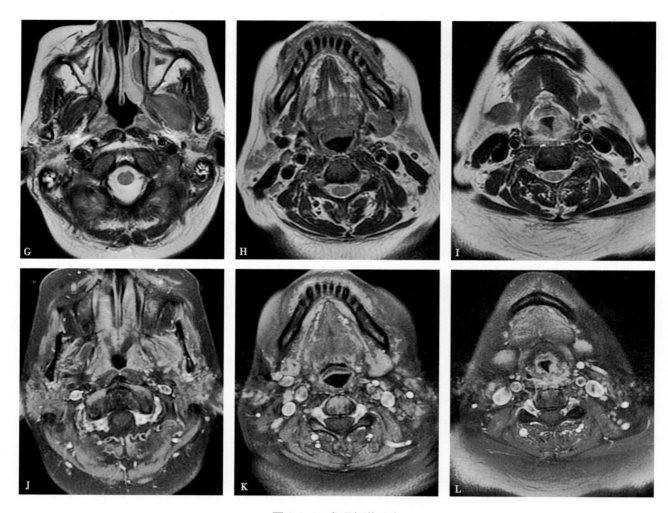

图2-3-4　鼻咽部淋巴瘤

A～C. 不同层面横断面平扫 CT, 示鼻咽及口咽各壁、会厌、双侧杓状会厌襞、下咽后壁软组织增厚；D～F. 不同层面横断面 MR T$_1$WI, 示病变呈等信号；G～I. 不同层面横断面 T$_2$WI, 示病变呈稍高信号；J～L. 不同层面横断面增强脂肪抑制 T$_1$WI, 示病变呈中度均匀强化

（五）鉴别诊断

1. 鼻咽慢性炎症　①常发生于长期吸烟的男性；②鼻咽黏膜为轻度、均匀增厚；③颈部淋巴结增多，但无肿大；④可进行随访或活检以鉴别。

2. 鼻咽癌　①好发于鼻咽顶后壁、咽隐窝，偏侧生长；②肿块及颈部淋巴结常出现坏死；③易侵犯邻近组织及颅底骨质。

3. 鼻咽平滑肌肉瘤　①好发于青少年；②鼻咽部局限性肿块；③早期即可出现远处转移；④出现颈部淋巴结转移较淋巴瘤浸润颈部淋巴结晚，常为同侧单个引流淋巴结肿大；⑤可出现坏死，信号及强化不均匀。

4. 鼻咽部腺样体增生　①多见于青少年；②鼻咽顶壁及后壁对称性增厚，边界光整；③咽旁脂肪间隙良好，颅底骨质无破坏，颈部淋巴结无肿大。

5. 鼻咽部纤维血管瘤 ①好发于 10～25 岁男性青年；②常有反复鼻出血；③鼻咽部可见等或稍高密度软组织肿块，向周围浸润生长，明显均匀强化；④翼腭窝扩大是该病的特征性表现。

6. 鼻咽部恶性肉芽肿 ①可发生于任何年龄，但以 40 岁以后发病率高；②有特征性恶臭；③病变呈中线性生长。

（六）治疗原则

淋巴瘤的治疗和淋巴瘤的分期有关。对于局限性 I 期患者，可以选择放疗（化疗有无均可），预后良好。对于广泛性 I 期患者，可以进行单独放疗或放化疗联合治疗。对于上述两者额外的化疗不会对生存率产生明显影响。但近来有研究显示，对于早期中、高分级的淋巴瘤，综合治疗比单独化疗或放疗效果好。但也有人认为，加强化疗对某些中、高分级淋巴瘤的作用等同于综合治疗。对于进展期的患者（II～IV），化疗是必须使用的治疗方法，如若发现结外进展，则需要增加系统治疗。

（七）关键要点

1. 鼻咽部信号均匀的软组织肿块，DWI 呈明显高信号。

2. 不侵犯周围组织及邻近颅底骨。

3. 颈部淋巴结弥漫、双侧对称性肿大，信号及强化均匀，无明显坏死。

（李 晴 刘兆会）

六、鼻咽部脊索瘤

（一）概述

1. 概念 脊索瘤起源于胚胎残余脊索组织，是一种具有局部破坏性的原发性骨肿瘤，可发生在沿中线骨骼的任何部位。

2. 人口统计学特点 该病可见于任何年龄，发病高峰在 35～60 岁，而男女发病率无明显差异。

3. 病因 位于颅底蝶枕缝附近的部分脊索组织不完全退化而残留形成脊索瘤。

（二）病理学表现

1. 大体病理学表现 肿瘤呈灰褐色，大多呈分叶状或柔软胶冻状，少数硬如软骨，分界清晰并有假包膜。

2. 组织学表现 镜下可见多边形胞体大小基本一致的囊泡细胞，胞质丰富，呈空泡状，细胞核形态相对小而规则，分裂象少见。

（三）临床表现

常见临床症状为鼻塞、涕中带血。

（四）影像学表现

1. 最佳诊断线索 好发于斜坡部的肿块，密度及信号混杂，可见不规则钙化及残存骨片，伴溶骨性骨质破坏。

2. **发生部位**　好发于颅底中轴部位蝶枕联合处,向前突向鼻咽部。

3. **形态学表现**　多表现为蝶鞍部、斜坡及颅中窝处较大的浸润性生长的不规则状混杂密度(信号)影。

4. **病变数目**　单发肿块。

5. **CT表现**　①平扫表现:膨胀性骨质破坏,肿瘤大小不等,呈分叶状,边界较清晰。由于肿瘤呈胶冻状并内含钙化,使肿瘤密度常不均匀。钙化常为散在小点状及小结节状高密度影,很少有团块状钙化(图2-3-5A)。②增强扫描表现:不均匀性中度强化。

6. **MRI表现**　①T_1WI表现:不均匀等低信号;②T_2WI表现:中度或明显不均匀高信号;③弥散加权像:DWI呈等高信号(图2-3-5B~F);④MRA:不能显示明显的供血动脉或引流静脉;⑤动态增强扫描结合延迟扫描表现:持续、缓慢强化。

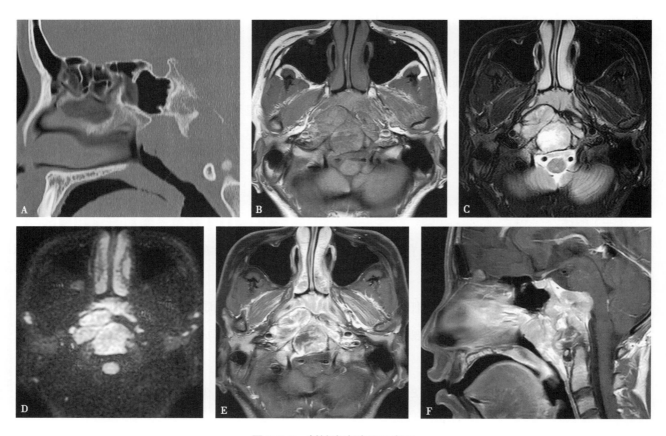

图2-3-5　斜坡脊索瘤累及鼻咽

A. 矢状面平扫CT,示斜坡软组织密度肿块,骨质呈膨胀性破坏,鼻咽部软组织增厚;B. 横断面T_1WI,示斜坡软组织肿块呈等低信号;C. 横断面脂肪抑制T_2WI,示斜坡区软组织肿块呈不均匀高信号;D. 横断面DWI,示斜坡软组织肿块呈不均匀等高信号,鼻咽腔受压变窄;E. 横断面增强脂肪抑制T_1WI,示斜坡软组织肿块呈明显不均匀强化;F. 矢状面增强T_1WI,示斜坡软组织肿块明显强化,突入颅内,压迫脑桥

7. **最佳影像学检查方法选择**　CT为最常用的影像检查方法。MRI能够清楚显示肿瘤对周围结构侵犯的范围。

（五）鉴别诊断

1. 鼻咽癌 ①肿块主体位于鼻咽腔，可侵犯颅底，尤其是斜坡和蝶窦；②一过性的快速强化和快速消退。

2. 侵袭性垂体瘤 ①好发年龄为 25～60 岁；②早期较少出现临床症状，神经功能障碍以动眼神经麻痹多见；③瘤体可突向鞍上引起蝶鞍扩大及视交叉受压，向下侵犯鞍底或蝶窦，向两侧致海绵窦受累；④可合并坏死、囊变或出血，钙化少见；⑤ T_2WI 多呈均匀等信号或稍高信号，动态增强后呈快速强化、快速消退。

3. 转移瘤 ①在身体其他部位有原发恶性肿瘤；②以蝶骨体、蝶骨大翼和颞骨岩部好发，表现为溶骨性骨质破坏；③病灶内含有软组织成分，可出血、囊变、坏死、钙化，增强检查呈不均匀显著强化。

4. 颅咽管瘤 ①鞍上的囊性肿块；②弧形或蛋壳样钙化；③ T_1WI 为低信号，T_2WI 为高信号，囊壁有强化；④一般不引起邻近骨质破坏。

（六）治疗原则

首选手术治疗，因肿瘤的位置不同而采取不同的手术方式，对于生长于颅底的脊索瘤，采用鼻内镜手术成为首选的手术方式，具有创伤少、出血少、恢复快的特点。对于部分切除肿瘤的患者而言，辅助放疗有降低复发率的优势，但是对于完整切除肿物的患者，辅助放疗的效果却仍有争议。因此，完整切除肿瘤成为治疗脊索瘤的主要方式，如不能确定手术是否完整切除肿瘤，则需术后行辅助放疗治疗。

（七）关键要点

1. 斜坡软组织肿块伴膨胀性骨质破坏，边缘毛糙，邻近正常骨质一般无硬化，其内散在斑片状高密度。

2. 在 T_1WI 肿瘤通常为低信号，其内含有蛋白成分或出血时，可呈部分高信号。T_2WI 肿瘤多为不均匀高信号，部分肿瘤内含低信号纤维间隔，表现为特征性的蜂房征。

3. 强化模式为特征性的缓慢持续强化，动态增强曲线呈持续上升型。

（李　晴　刘兆会）

七、鼻咽恶性黑色素瘤

（一）概述

1. 概念 恶性黑色素瘤是起源于神经脊黑色素细胞的恶性肿瘤，多发生于皮肤，发生于黏膜者少见，约占黑色素瘤的 1%，其中多见于鼻腔，单独发生于鼻咽部恶性黑色素瘤少见。恶性黑色素瘤恶性程度高，发生往往比较隐袭，组织结构多样，容易发生转移。

2. 人口统计学特点 多发生于 50 岁以上，男女之间无明显差别。

3. 病因 黑色素细胞来源于外胚层神经嵴，在分化过程中进入表皮层，主要分布于皮肤、眼睛的葡萄膜、黏膜表面及神经系统。黑色素瘤在以上部位均可发病，以皮肤黑色素瘤最为常见，其次为呼吸道黏膜。

（二）病理学表现

1. **大体病理学表现**　鼻内镜下肿块可因黑色素含量的不同呈黑色、灰黑色、棕色或暗红色等,因黑色素比例不同表现为不同颜色,但质脆和易出血为共同特征。

2. **组织学表现**　肿瘤细胞胞质内可见黑色素小体。但大约 1/3 的肿瘤为局部微弱的色素沉着或不含色素。对于无色素和含微量黑色素病例,常规 HE 染色诊断困难,需要免疫组化技术辅助诊断。

（三）临床表现

发生在鼻腔者出现鼻塞症状较早,鼻内镜显示较好;发生在鼻咽部者因肿瘤堵塞咽鼓管咽口而导致中耳乳突炎及听力下降,就诊也较早。

（四）影像学表现

1. **最佳诊断线索**　鼻腔鼻窦内或鼻咽部软组织肿块,肿瘤内出现 T_1WI 高信号及 T_2WI 低信号。

2. **发生部位**　发生于鼻咽腔黏膜。

3. **形态学表现**　病变表现为软组织肿块,出现淋巴结转移表现为颈部软组织肿块。

4. **病变数目**　绝大多数为单发病变。

5. **CT 表现**　①平扫表现:鼻咽部密度欠均匀、形态不规则的软组织肿块,无钙化影,容易发生出血、坏死。②增强扫描表现:强化不均匀,边界欠清晰(图 2-3-6A、B)。

6. **MRI 表现**　① T_1WI 表现:含黑色素时信号典型,表现为 T_1WI 高信号;黑色素成分较少、信号不典型时以等信号为主。② T_2WI 表现:含黑色素时信号典型,表现为 T_2WI 低信号;黑色素成分较少、信号不典型时呈稍高信号。③弥散加权像:DWI 呈高信号。④动态增强扫描结合延迟扫描表现:动态增强曲线以平台型或流出型最为常见(图 2-3-6C～G)。⑤ MRA:不能显示明显的供血动脉或引流静脉。

7. **最佳影像学检查方法选择**　MRI 是最常用的影像检查方法。CT 检查可显示病变对邻近骨质的侵犯。

（五）鉴别诊断

1. **出血坏死性鼻息肉**　①临床以鼻塞、涕血多见,鼻内镜检查为暗红色或紫红色息肉状物;②多发结节状融合影,信号混杂,明显强化,肿块周围常见条状低信号不强化区;③动态增强曲线以持续强化及速升流出型为主;④常在骨质增生基础上出现轻微骨质破坏。

2. **鼻腔鳞状细胞癌**　①发病年龄较大;②边界欠清晰、密度不均匀,呈浸润性生长;③ T_1WI 中等信号, T_2WI 低信号;④囊变较多见,且多位于病灶中央;⑤溶骨性骨质破坏。

3. **鼻腔鼻窦腺样囊性癌**　①一般无鼻出血症状,以鼻塞为主;② T_1WI 呈等低信号, T_2WI 呈等高信号影,信号欠均匀,呈筛网状强化;③溶骨性骨质破坏。

4. **鼻咽癌**　①一般 T_1WI 为等信号, T_2WI 呈等或稍低信号,信号均匀,明显强化;②骨质破坏显著。

5. **鼻腔淋巴瘤**　①好发于鼻腔,尤其是鼻前庭,常累及鼻部皮肤;②骨质破坏较少见;③ T_1WI、 T_2WI 均呈等信号,中度均匀强化。

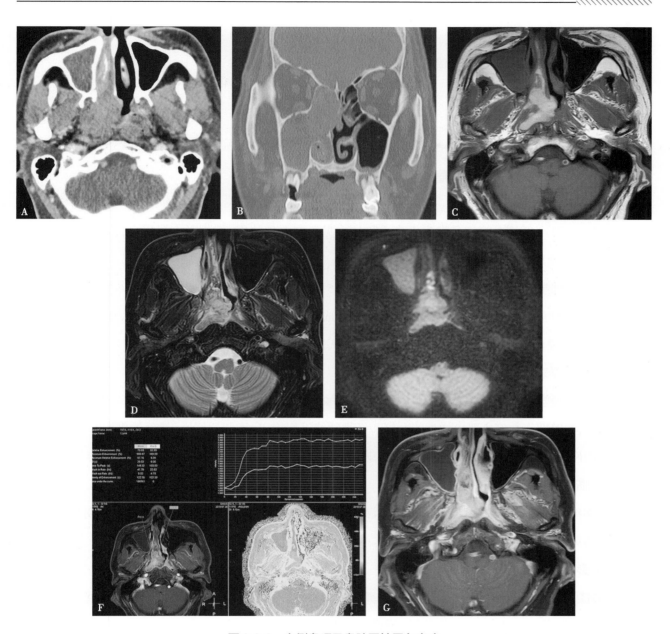

图 2-3-6　右侧鼻咽及鼻腔恶性黑色素瘤

A. 横断面增强 CT，示右侧鼻咽腔软组织密度肿块，呈不均匀明显强化，病变累及右侧鼻腔；B. 冠状面 CT，示病变破坏鼻中隔及右侧中、下鼻甲骨质；C. 横断面 T_1WI，示病变呈低信号，内见高信号影；D. 横断面脂肪抑制 T_2WI，示病变呈高信号，内见低信号影；E. 横断面 DWI，示病变呈高信号；F. 动态增强 T_1WI，示病变动态曲线呈速升平台型；G. 横断面增强脂肪抑制 T_1WI，示病变呈不均匀强化，鼻咽部黏膜局部显示不清

6. 真菌性鼻窦炎　①常发生于使用免疫抑制剂或糖尿病患者；②易侵犯眶尖及海绵窦，呈明显强化；③常伴窦壁骨质破坏及周围骨质增生肥厚；④病变内可见斑片状或条状高密度影。

（六）治疗原则

以手术治疗为主，放、化疗为辅的综合治疗，可取得较好的治疗效果。

（七）关键要点

1. T_1WI 呈高信号，T_2WI 呈低信号。

2. 鼻镜检查瘤体呈黑褐色。

（李　晴　刘兆会）

八、青少年鼻咽纤维血管瘤

（一）概述

1. **概念**　鼻咽纤维血管瘤是发生于青少年较少见的富血供肿瘤，组织学上虽属良性，但肿瘤生长侵袭性强，容易累及周围结构。

2. **人口统计学特点**　约占鼻咽部良性病变的 0.05%，好发于 10～25 岁青少年男性。

3. **病因**　目前国内外对该病的发病机制尚未达成共识，包括性激素受体依赖学说、生长因子作用学说、基因突变学说、异位生殖上皮学说。大多数学者认为肿瘤的发生发展与雄激素有关。

（二）病理学表现

1. **大体病理学表现**　淡红或紫红色肿物，质韧，触之易出血，表面常光滑。

2. **组织学表现**　肿瘤主要由增生的血管和纤维结缔组织构成，即胶原纤维、成纤维细胞和各种口径的血管组成的网状基质，血管管壁为单层血管内皮细胞构成，无平滑肌组织，缺乏收缩性，术中容易大出血。

（三）临床表现

鼻咽部纤维血管瘤以鼻塞、鼻出血和／或涕中带血等症状多见。肿瘤较小（Ⅰa 期及 Ⅰb 期）并仅局限于鼻咽部的鼻咽部纤维血管瘤患者临床症状常不明显，偶伴轻度鼻塞或鼻出血。

（四）影像学表现

1. **最佳诊断线索**　发生于青少年男性的鼻咽部软组织肿块，瘤体以侵袭性生长方式扩展进入鼻、鼻咽、鼻窦、颞窝、颞下窝，MRI 可见椒盐征，增强后可见明显强化。

2. **发生部位**　蝶腭孔区。

3. **形态学表现**　鼻咽部后鼻孔区或蝶腭孔区不规则软组织肿块，边界清楚。

4. **病变数目**　多为单侧单发。

5. **CT 表现**　①平扫表现：鼻咽部形态不规则软组织肿块，边界光整，密度均匀，以浸润性生长特点为主，可引起邻近骨质压迫塑形或骨质吸收破坏改变（图 2-3-7A～C）；②增强扫描表现：肿瘤实性部分呈显著均匀性强化。

6. **MRI 表现**　① T_1WI 表现：等或稍低信号，肿瘤内出血呈高信号；② T_2WI 表现：等或稍高信号，信号不均匀，可见血管流空影，形成典型椒盐征；③弥散加权像：DWI 无明显弥散受限；④ MRA：不能显示明显的供血动脉或引流静脉；⑤动态增强扫描结合延迟扫描表现：动态增强曲线以速升平台型最为常见（图 2-3-7D～I）。

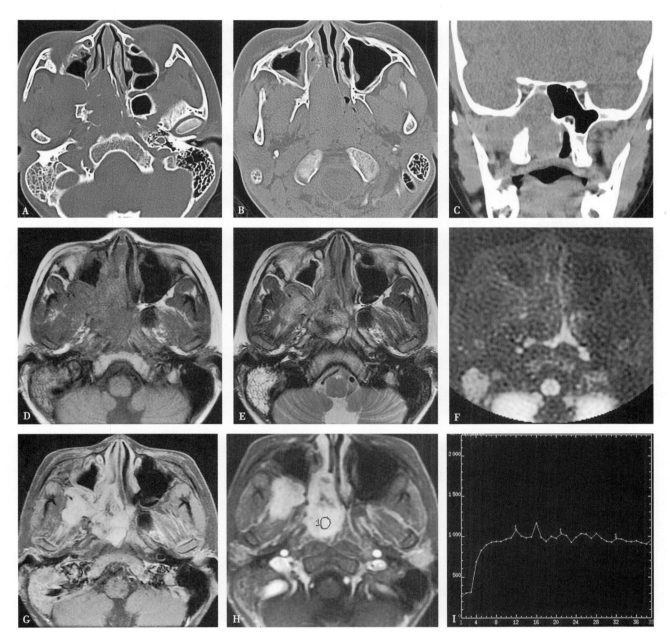

图 2-3-7 右侧蝶窦、鼻咽及鼻腔纤维血管瘤

A、B. 不同层面横断面平扫 CT,示右侧蝶窦、鼻咽及鼻腔软组织密度肿块,累及周围骨质及结构,骨质破坏,边缘锐利;C. 冠状面平扫 CT,示病变密度欠均匀;D. 横断面 T_1WI,示病变呈稍低信号;E. 横断面 T_2WI,示病变呈混杂信号,可见血管流空影;F. 横断面 DWI,示病变呈低信号;G. 横断面增强脂肪抑制 T_1WI,示病变明显强化;H、I. 动态增强 T_1WI,示动态曲线呈速升平台型

7. 最佳影像学检查方法选择 MRI 为首选检查方法。

(五)鉴别诊断

1. 鼻咽部恶性肿瘤 ①以中老年多见;②瘤体边界欠清,咽隐窝变浅或消失,两侧鼻腔病变多不对称;③强化程度弱于纤维血管瘤,以轻度强化为主;④常伴淋巴结转移;⑤邻近骨质以虫蚀状或不规则浸润性破坏为主。

2. 后鼻孔区鼻息肉　①多位于鼻窦或鼻腔内；②临床常无反复鼻出血症状；③密度较低，可接近于液体密度；④多无强化或轻度强化。

3. 恶性肉芽肿　①好发于中老年；②有特征性恶臭；③呈中线生长特点。

（六）治疗原则

该病早期适合手术切除，亦可使用术前栓塞，而放、化疗适用于晚期病例。超选择性栓塞现已成为有效的术前措施。复发性肿瘤再次手术时，由于术中解剖标志不清，肿瘤与正常组织的边界不清，极易致病变残留，手术难度极大，危险性明显增加。

（七）关键要点

1. 男性青少年发病。

2. 鼻咽部软组织肿块，侵袭周围结构。

3. MRI 显示典型椒盐征。

（李　晴　刘兆会）

九、鼻咽部肌纤维母细胞瘤

（一）概述

1. 概念　炎性肌纤维母细胞瘤（inflammatory myofibroblastic tumor，IMT）是一种罕见的软组织肿瘤。头颈部是肺以外好发 IMT 的部位，发生率约占全身 IMT 的 5%，占肺外 IMT 的 14%～18%。鼻咽部 IMT 在临床罕见。该病长期以来命名混杂，在 2013 年最新版 WHO 软组织肿瘤分类将其定义为由肌纤维母细胞和成纤维细胞性梭形细胞组成的独特性肿瘤，伴浆细胞、淋巴细胞和 / 或嗜酸性粒细胞的炎症浸润，主要发生在儿童和年轻成人的软组织和内脏中，将其归类为成纤维细胞或肌纤维母细胞性肿瘤。IMT 是中间性软组织肿瘤，局部可见侵袭性生长趋势，具有一定的局部复发率，少数可发生远处转移。

2. 人口统计学特点　IMT 可发生于任何年龄，最常见于儿童和青少年，也可见于成年人，无明显性别差异。

3. 病因　病因尚未明确，以往认为 IMT 可能是机体对长期存在的外源性刺激如微生物感染、组织损伤、异物所发生的一种以肌纤维母细胞增殖为主的异常反应。IMT 存在间变性淋巴瘤激酶（anaplastic lymphoma kinase，ALK）蛋白异常表达及 *ALK* 基因异常，一些 IMT 虽 *ALK* 阴性但却被证实含有其他基因异常，如 *TFG-ROS1* 融合基因、*ETV6* 基因重排以及 *ETV6-NTRK3* 融合基因，由此证实 IMT 为真性肿瘤，而非炎性假瘤。50%～60% 的病例可检出 ALK 蛋白，并与 *ALK* 基因重排存在良好相关性。

（二）病理学表现

1. 大体病理学表现　呈孤立或多结节实性肿块或息肉样肿物，外观呈灰白或黄褐色，切面呈漩涡状、肉质样或黏液样，一般无出血、坏死和囊变。病变边界清楚或模糊，瘤体形态不规则，无完整包膜，可侵犯周围肌肉或骨组织，与周围组织粘连，呈浸润性生长。

2. 组织学表现　镜下肿瘤组织无明显边界,呈浸润性生长,由增生的成纤维细胞和肌纤维母细胞组成,病变侵犯周围组织。在炎性细胞中,分布着肥胖或梭形的肌纤维细胞。Coffin 等提出三种组织学类型:①黏液型,以黏液、血管、炎症细胞为主,类似结节性筋膜炎;②梭形细胞密集型,以梭形细胞为主,夹杂炎症细胞,类似纤维组织细胞瘤;③纤维型,以密集成片的胶原纤维为主,类似瘢痕组织。这三种类型可相互交杂在一起,或以一种为主。

(三)临床表现

部分 IMT 患者可出现全身症状,如不明原因发热、体重减轻、贫血、红细胞沉降率升高、CRP(C 反应蛋白)升高等。头颈部 IMT 患者通常无全身症状,常规实验室检查无异常,仅表现为局部肿块引起的相应症状和体征。鼻咽部 IMT 患者起病隐匿,临床症状不明显,部分患者可出现鼻塞。

(四)影像学表现

1. 最佳诊断线索　鼻咽部不规则软组织肿块,呈浸润性生长,易侵犯周围结构伴骨质破坏,明显强化。无颈部淋巴结肿大。

2. 发生部位　鼻咽部。

3. 形态学表现　局部软组织肿块,形态规则或不规则,边界清晰。

4. 病变数目　绝大多数为单发病变。

5. CT 表现　①平扫表现:鼻咽部密度均匀或不均匀的软组织肿块,少见坏死及钙化,边界不清,病变累及邻近肌肉,颅底骨质可见破坏。②增强扫描表现:病变明显强化并侵犯周围肌肉,边界不清(图 2-3-8A～C)。

6. MRI 表现　① T_1WI 表现:呈等信号或稍低混杂信号,胶原成分较多可表现为高信号。② T_2WI 表现: T_2WI 信号多样,可表现为稍高信号或高信号,也可表现为低信号。 T_2WI 信号特征的差异提示其组织学类型的多样性; T_2WI 高信号的原因可能与肿瘤内含有的血管黏液成分较多而纤维、胶原成分较少或与肿瘤出血、囊变坏死有关; T_2WI 等或低信号的原因可能与肿瘤细胞密集或纤维、胶原成分较多有关。③弥散加权像:多数病变 DWI 呈等、稍高信号。④动态增强扫描结合延迟扫描表现:病变呈延迟强化,呈环形从外周向中心逐渐强化、斑片状不均匀强化或均匀强化(图 2-3-8D～H)。

7. 最佳影像学检查方法选择　CT、MRI 对 IMT 诊断均可提供有价值的信息。CT 能更好地显示肿瘤累及的邻近骨质改变情况,MRI 能更好地反映肿瘤内部组织学情况,显示病变与周围组织结构的关系。

(五)鉴别诊断

1. 鼻咽癌　①常见于中年人,好发于鼻咽顶后壁及咽隐窝。②早期主要表现为黏膜增厚,中晚期形成软组织肿块突入鼻咽腔。③颅底骨质破坏,多发生颈部淋巴结转移,局部可见坏死。④鼻内镜检查黏膜表面中断,可见溃疡,肿物形态不规则,易出血、坏死。

2. 淋巴瘤　①鼻咽部软组织肿块,密度或信号均匀,出血、坏死及囊变少见。②呈等 T_1、等长 T_2 信号影,DWI 明显弥散受限,增强扫描呈轻、中度强化。③病变多无颅底及邻近骨质破坏,颈部淋巴结肿大多见。

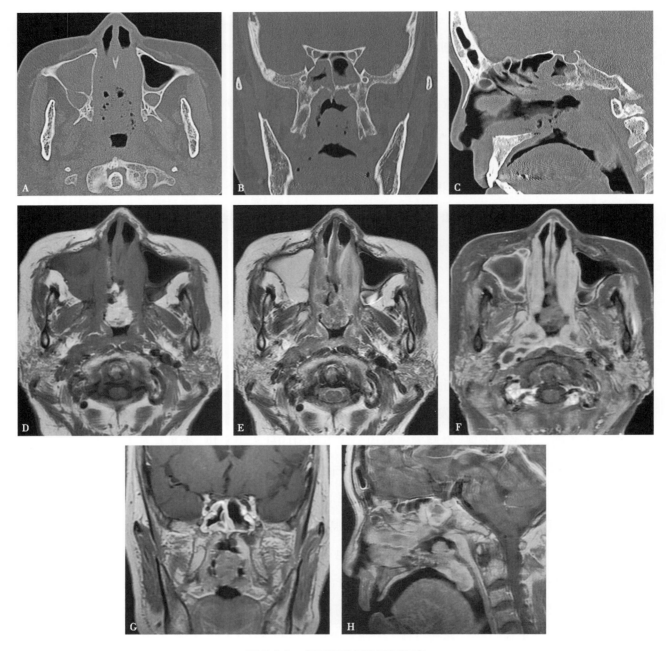

图2-3-8　鼻咽部肌纤维母细胞瘤

A、B. 横断面及冠状面平扫CT，示鼻中隔后部及鼻咽部不规则软组织密度肿块，内部密度较均匀，边界不清；C. 矢状面CT，示肿块与鼻咽顶后壁分界不清，形态不规则，相应水平鼻咽腔变窄；D. 横断面T_1WI，示病变呈高信号；E. 横断面T_2WI，示病变呈低、等信号，内部信号不均匀；F～H. 横断面、冠状面、矢状面增强T_1WI，示病变呈轻度不均匀强化

（六）治疗原则

　　头颈部IMT的有效治疗目前还未达成共识。目前常用的治疗手段有手术治疗和保守治疗，以手术治疗为主。由于IMT存在炎症细胞浸润，因此患者术前多予以抗感染治疗，最初抗炎治疗效果较明显，停用激素后症状常出现反弹。头颈部IMT的手术原则是在尽可能保留重要结构的前提下行根治性切除，优先考虑功能。头颈部IMT具有侵袭性，不应单纯做肿瘤切除，而应适当扩大手术切除范围，但要避免过大范

围手术造成患者面容和功能的破坏。对于未能完整切除的肿瘤或切缘阳性的患者,术后行辅助放、化疗。*ALK* 阳性表达往往提示预后不良,但针对 *ALK* 阳性的 IMT 患者采用 ALK 靶向药物治疗已显示出良好的应用前景。特别是对于头颈部 IMT,通过有效药物辅助治疗,可以减小手术造成的功能和外形损伤。

(七)关键要点

1. 头颈部 IMT 多具有侵袭性,临床过程多为良性,局部复发率约为 25%。

2. 鼻咽部不规则软组织肿块,呈浸润性生长,易侵犯周围结构伴骨质破坏,病变血供丰富,增强后明显强化。无颈部淋巴结肿大。

3. T_1WI 呈稍低、等或高信号,T_2WI 信号多样,增强后呈明显不均匀强化

4. IMT 的诊断主要依靠病理学及免疫组化检查,影像学检查可帮助明确病变范围及其与周围组织的关系,对手术治疗有一定指导作用。

(米海峰　刘兆会)

十、鼻硬结病累及鼻咽

(一)概述

1. **概念**　鼻硬结病是一种罕见的慢性进行性肉芽肿性病变,由硬鼻结克雷伯菌(*Klebsiella rhinoscleromatis*,KR)引起,累及上呼吸道,鼻腔是最常见的受累部位,可累及其他结构,如鼻咽部、口咽、喉部、气管及支气管,以鼻咽部较多见,鼻窦较少受累。该病病程较长,可持续数月或数年。

2. **人口统计学特点**　鼻硬结病发病有一定的地区性,多发生于贫穷、卫生条件差的区域,在埃及、中美洲、中非、印度尼西亚和中东多见,我国以山东省多见。发病年龄 20~40 岁,男性多见。

3. **病因**　硬鼻结克雷伯菌是致病菌,为有荚膜的革兰氏阴性杆菌,有轻度的传染性,其传染方式有待研究。可能与个体免疫力、营养状况、卫生条件、气候等因素有关。

(二)病理学表现

1. **大体病理学表现**　病理分三期:Ⅰ期为卡他性鼻炎期,表现为黏膜增厚;Ⅱ期为肉芽肿期,表现为肉芽组织形成肿块,不伴有溃疡形成;Ⅲ期为瘢痕期,结缔组织增生与瘢痕形成。

2. **组织学表现**　该病具有典型的组织病理学特征,由 Mikulicz 细胞、Russell 小体和革兰氏阴性杆菌组成。Ⅰ期:鳞状上皮化生及中性粒细胞浸润;Ⅱ期:浆细胞、Russell 小体和 Mikulicz 细胞浸润。Ⅲ期:广泛的瘢痕形成,可见纤维化和慢性炎症细胞,很少或没有 Mikulicz 细胞存在。

(三)临床表现

早期临床表现无特异性。Ⅰ期:表现为复发性鼻窦炎,症状与普通感冒相似,包括头痛、呼吸困难和恶臭,常持续数周至数月;Ⅱ期:鼻尖软组织浸润,变硬,局部呈结节状改变;Ⅲ期:鼻腔变窄,外鼻明显变形且固定,进行性鼻腔阻塞,引起呼吸困难,典型症状包括鼻塞、鼻干、鼻臭和失嗅,可持续数月至数年。除非发生喉部及气管狭窄,一般来说该病不致命。鼻硬结病通常双侧发病,中、下鼻甲及鼻中隔常受累,表

现为萎缩或完全破坏。病变向前累及鼻前庭，向后经后鼻孔延伸至鼻咽部，表现为结痂、黏性分泌物及纤维束轻度至重度浸润，导致后鼻孔部分或完全闭锁。

（四）影像学表现

1. **最佳诊断线索** 双侧鼻腔实性软组织肿物，向鼻咽部蔓延，中、下鼻甲及鼻中隔破坏，同时伴窦壁骨质增生硬化。

2. **发生部位** 鼻腔及鼻咽部。

3. **形态学表现** Ⅰ期：非特异性鼻腔黏膜增厚；Ⅱ期：软组织肿块形成，形态不规则；Ⅲ期：鼻甲、鼻中隔破坏，鼻腔扩大，可见散在索条影。

4. **病变数目** 绝大多数为双侧鼻腔发病累及鼻咽部，少许鼻咽部可单独受累。

5. **CT表现** ①平扫表现：早期表现为非特异性黏膜增厚。肉芽肿期表现为局限或大块软组织肿块，密度均匀，轮廓清楚。常累及中、下鼻甲，表现为变形、萎缩或完全破坏，鼻中隔易破坏；病变可侵犯眼眶及颅内；瘢痕期表现为鼻甲、鼻中隔和上颌窦内侧壁明显破坏、消失，鼻腔扩大，可见散在索条影，常出现外鼻变形，鼻周软组织显著增厚（图2-3-9，图2-3-10）。②增强扫描表现：肉芽肿期软组织病变可见不同程度强化，强化较均匀或不均匀。若病变累及颅内，可见环形强化，提示肉芽肿形成，并可见脑膜增厚、强化。

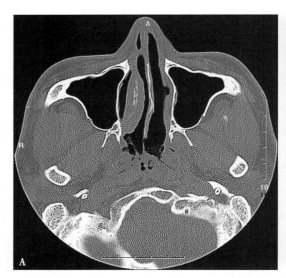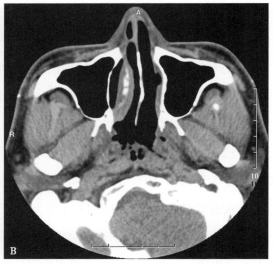

图2-3-9 鼻硬结病累及鼻咽

A、B. 横断面平扫骨窗和软组织窗CT，示双侧鼻咽侧壁、后壁黏膜不规则增厚，表面欠光整

6. **MRI表现** ①T_1WI表现：早期病变表现为黏膜增厚，肉芽肿期呈轻度至明显高信号。T_1WI呈高信号较有特征性，可提示该病诊断；T_1WI高信号可能是由于Mikulicz细胞和Russell小体内的高蛋白含量所致；瘢痕期T_1WI呈低或等信号。②T_2WI表现：早期病变表现为黏膜增厚，肉芽肿期呈轻度至明显高信号，T_2WI信号不均匀；T_2WI高信号可能是由于鼻硬结症的丰富细胞成分，主要是Russell小体和Mikulicz细胞。瘢痕期T_2WI呈明显低信号，代表疾病晚期，广泛纤维化及瘢痕形成。③弥散加权像：呈等信号，无

明显弥散受限。④ MRA：不能显示明显的供血动脉或引流静脉。⑤动态增强扫描结合延迟扫描表现：病变多呈延迟均匀强化。

7. 最佳影像学检查方法选择 CT 可清晰显示骨质改变，除了骨质破坏，通常伴有不同程度骨质硬化。MRI 根据信号的改变进行诊断及鉴别诊断并明确伴发的阻塞性炎症，帮助临床分期，清晰显示病变对邻近结构的侵犯。CT 和 MRI 两种检查方法结合使用更有利于该病的诊断。

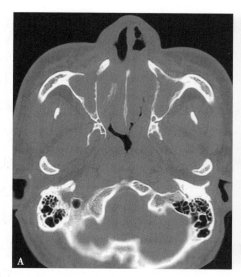 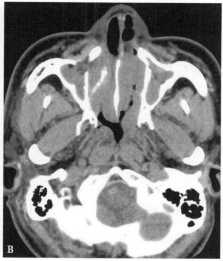

图 2-3-10 鼻硬结病累及鼻咽和上颌窦前壁

A、B. 横断面平扫骨窗和软组织窗 CT，示鼻咽部及鼻腔黏膜增厚，相应水平鼻咽腔明显变窄，右侧上颌窦前壁骨质不完整

（五）鉴别诊断

1. 萎缩性鼻炎 ①鼻干、鼻臭，无鼻出血。②鼻甲萎缩，以下鼻甲最常见，通常不伴有明显实性软组织影。

2. Wegener 肉芽肿 ①以坏死性血管炎、无菌性坏死和肉芽肿性炎三联征为特征的一种血管炎性疾病，病变进展较快。②主要侵犯鼻腔中线区，鼻中隔和鼻甲破坏，鼻腔扩大，类似于鼻腔、鼻窦术后改变。③血清 c-ANCA 水平升高。

3. 淋巴瘤 ①进展快，短期造成鼻中隔、鼻甲等中线结构破坏，不伴骨质硬化。②病变易侵犯鼻前庭及邻近软组织、硬腭、牙槽骨、颞下窝、翼腭窝及眼眶，多浸润上颌窦周脂肪间隙。

4. 慢性侵袭性真菌性鼻窦炎 ①病程较短，易蔓延到眶尖或海绵窦，常伴眶尖或海绵窦综合征。②窦壁以骨质破坏为主，T_1WI 呈低信号，T_2WI 呈高信号。

（六）治疗原则

由于鼻硬结病复发率高，必须进行积极治疗。抗生素是治疗的基础。四环素对硬鼻结克雷伯菌敏感，其成本低且疗效好，但儿童和孕妇禁用。手术可以配合抗生素来清除鼻腔结痂和重建鼻腔畸形。

（七）关键要点

1. CT 对于诊断鼻硬结病有重要价值，可清楚显示骨质破坏及不同程度的增生硬化。

2. MRI 表现与病程密切相关，肉芽肿期 T_1WI 呈高信号，对诊断该病有较大参考价值，并且能更准确显示病变累及鼻咽的范围。

（米海峰　刘兆会）

第二节　口咽部疾病影像诊断学

一、口咽部病变影像学分析思路

口咽部病变的定性诊断主要依靠鼻咽镜活检，影像诊断主要目的是定量诊断，明确病变的范围，其次才是定性诊断。

结合临床病史对口咽部病变的诊断是非常重要的。咽部感染性病变，如扁桃体炎、扁桃体周围脓肿，常伴有发热、咽痛等症状。恶性病变常表现为黏膜糜烂而伴有出血症状。

年龄也是口咽部病变鉴别诊断的一个重要依据。如扁桃体炎症常见于青少年，舌癌多见于老年人。

口咽部病变的定位对于诊断非常重要。不同部位发生病变不同。口咽包括软腭、舌根、双侧壁、咽后壁。软腭多发生软腭鳞癌和小涎腺的各种良、恶性肿瘤。舌根病变多为鳞癌或淋巴瘤。双侧口咽侧壁常发生扁桃体炎症、淋巴瘤、扁桃体癌等。咽后壁病变多为炎症或鳞癌。

口咽部良、恶性肿瘤主要观察肿物的边缘、密度或 / 和信号变化、侵犯范围及有无颈部淋巴结肿大。

恶性肿瘤中需要重点鉴别口咽部鳞癌与淋巴瘤，口咽部鳞癌常表现为边缘不规则，明显侵犯周围结构，内部密度（信号）不均匀，常伴有中等强化的肿大淋巴结，部分淋巴结尚可有边缘不规则强化，内部呈低密度坏死。淋巴瘤易侵犯多个结构，常侵犯鼻腔、鼻咽、口咽，增强 CT 扫描原发灶及受侵淋巴结均无明显强化或轻度强化，边缘相对规则，可包绕骨质，但无明显骨质破坏。

（米海峰　刘兆会）

二、口咽部淋巴组织增生

（一）概述

1. **概念**　口咽部淋巴组织增生又称反应性淋巴样组织增生、反应性淋巴结增生，是淋巴组织对病原的反应性增大。患者多有咽部慢性炎症病史，如慢性咽喉炎、扁桃体炎或头颈部其他部位感染。

2. **人口统计学特点**　常见于儿童、青少年，男女发病无明显差异。发病年龄通常小于 30 岁。

3. **病因**　病因目前尚不明确。相关因素可能为炎症、病毒、外伤或特殊细菌感染等，最常见的感染源包括局限性头颈部感染和全身性病毒感染。

（二）病理学表现

1. **大体病理学表现** 表现为咽后部结节或肿块，但很少手术或穿刺。

2. **组织学表现** 镜下可见皮下大量淋巴组织增生及淋巴滤泡增生，增生性胶原纤维多呈灶、团块样钙化，伴炎性细胞浸润及增生。

（三）临床表现

患者常有咽部慢性炎症病史，或有全身性病毒感染。患处形成结节或肿块，多伴有咽部不适感，或吞咽不适、声音嘶哑等。

（四）影像学表现

1. **最佳诊断线索** 腭扁桃体区软组织结节影，密度均匀，增强后呈轻度强化。

2. **发生部位** 口咽部侧壁。

3. **形态学表现** 腭扁桃体区结节或肿块，形态较规则，边缘清楚。

4. **病变数目** 多数为双侧病变。

5. **CT 表现** ①平扫表现：腭扁桃体区软组织结节或肿块，密度均匀，与邻近结构分界清晰；②增强扫描表现：增强后呈轻度强化。

6. **MRI 表现** ① T_1WI 表现：与同层肌肉信号相比，呈低信号或等信号；② T_2WI 表现：与同层肌肉信号相比，呈等信号或稍高信号；③弥散加权像：DWI 未见明显弥散受限（图 2-3-11）。

7. **最佳影像学检查方法选择** 咽部慢性炎症患者，喉镜发现口咽部结节及肿块，应首选 CT 检查，需要与其他疾病进行鉴别时可行 MRI 检查，进一步明确病变的范围及性质。

（五）鉴别诊断

1. **口咽部淋巴瘤** ①腭扁桃体区不规则软组织肿块，边界清晰，内部密度或信号均匀；② MR DWI 示病变明显弥散受限，增强后呈轻度强化，内部坏死少见。③颈部可见多发肿大的淋巴结。

2. **口咽部鳞癌** ①多见于老年人，临床表现包括异物感、疼痛及呼吸困难，肿块可有破溃；②肿块形态不规则，边界欠清，可向颈深部间隙侵犯；③内部密度（信号）不均匀，增强后不均匀强化，肿瘤内部可见坏死；④颈部可见多发肿大的淋巴结。

（六）治疗原则

应针对咽部的慢性炎症或其他感染源进行治疗，必要时采取手术治疗。

（七）关键要点

1. 患者多有咽部慢性炎症或全身性病毒感染，发病年龄多小于 30 岁。

2. 结节或肿块边界清楚，内部密度（信号）均匀，增强后均匀强化。

3. 颈部多无肿大淋巴结。

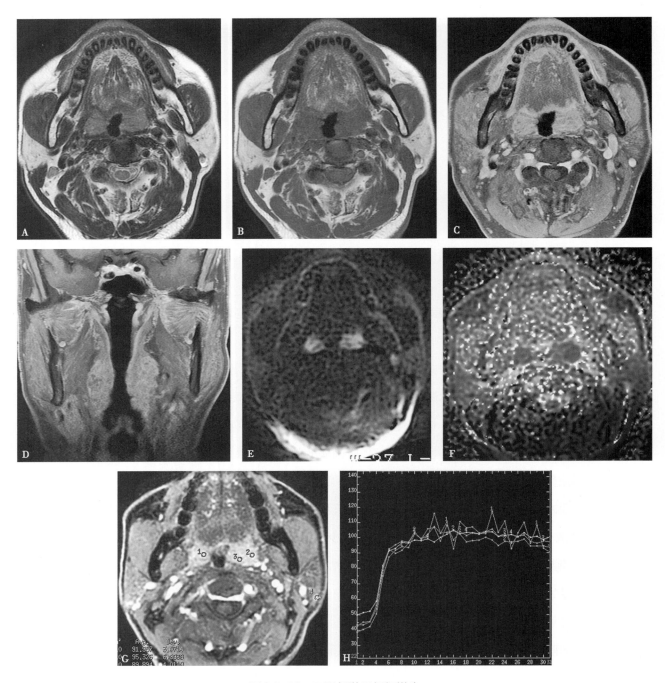

图 2-3-11　口咽部淋巴组织增生

A. 横断面 T₂WI，示双侧腭扁桃体肿大，呈稍高信号；B. 横断面 T₁WI，示双侧腭扁桃体肿大，呈等信号；C、D. 横断面、冠状面增强脂肪抑制 T₁WI，示双侧腭扁桃体呈轻度不均匀强化；E、F. 横断面 DWI，示病变呈高信号，ADC 图呈低信号；G、H. MR 动态增强扫描，示动态增强曲线呈速升平台型

（米海峰　刘兆会）

三、化脓性扁桃体炎

（一）概述

1. **概念**　化脓性扁桃体炎通常指的是急性化脓性扁桃体炎，是细菌或病毒等微生物感染引起的腭扁桃体的急性化脓性炎症，具有起病急、进展快、易反复发作等特点。急性化脓性扁桃体炎可反复发作，迁延不愈而形成慢性扁桃体炎。

2. **人口统计学特点**　常见于儿童和青少年。该病通常呈散发性，潜伏期 2～4 天，多发生于春秋季节交替、气温明显变化的时期。

3. **病因**　多为患者抵抗力下降时，存在于咽部周围的细菌或病毒，主要是乙型溶血性链球菌，大量繁殖并侵犯扁桃体组织，导致扁桃体充血、肿胀和化脓。近年来发现革兰氏阴性杆菌感染有上升的趋势。常见的致病病毒有腺病毒、鼻病毒及单纯疱疹病毒等。

（二）病理学表现

1. **大体病理学表现**　咽部黏膜弥漫性充血，以扁桃体及双侧腭弓为著，腭扁桃体肿大，部分患者扁桃体表面可见黄白色脓点，或在隐窝口处有黄白色或灰白色豆渣样渗出物，可连成一片形似假膜，不超出扁桃体范围，易拭去且不遗留出血创面。

2. **组织学表现**　扁桃体明显充血、肿胀，大量中性粒细胞浸润。病变较重者，多数淋巴滤泡增大、化脓，形成多发性滤泡脓肿，并可向隐窝或表面穿破，形成溃疡；小脓肿也可以融合，致整个扁桃体化脓。

（三）临床表现

全身症状较重，起病急，患者可表现为高热，可达 39～40℃，伴畏寒、头晕、头痛、食欲减退、四肢乏力等症状。小儿可因高热引起抽搐、呕吐及昏睡。婴幼儿可因肠系膜淋巴结受累而出现腹痛、腹泻等症状。局部症状主要表现为剧烈咽痛，持续时间可超过 48 小时，吞咽时明显。婴幼儿常表现为流口水、拒食。部分患者可出现下颌下淋巴结肿大，局部压痛。扁桃体明显肿大者可阻塞呼吸道，引起夜间憋醒、打鼾。少数患者可能合并急性风湿热、急性肾炎、心肌炎、关节炎等变态反应相关疾病的发作或加重。

（四）影像学表现

1. **最佳诊断线索**　典型的临床表现、实验室检查结果及腭扁桃体充血、肿胀。

2. **发生部位**　双侧腭扁桃体。

3. **形态学表现**　一侧或双侧腭扁桃体肿胀。

4. **病变数目**　大多数为单侧发病，可双侧发病。

5. **CT 表现**　①平扫表现：一侧或双侧扁桃体肿大，密度较均匀。肿大明显者，相应水平口咽腔变窄。当怀疑并发扁桃体周围脓肿、咽旁脓肿及其他并发症时，需进行 CT 检查明确诊断（图 2-3-12）。②增强扫描表现：增强后实性部分呈均匀强化，脓肿形成时局部不强化。

6. **MRI 表现**　该病根据临床表现、实验室检查及 CT 检查即可诊断，较少行 MRI 检查。

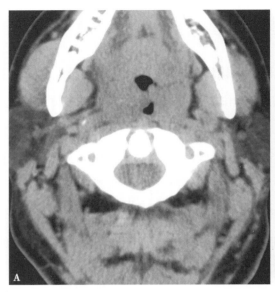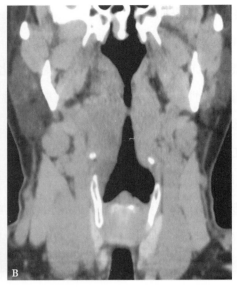

图 2-3-12　化脓性扁桃体炎

A、B. 横断面、冠状面平扫CT，示双侧腭扁桃体增厚，相应水平口咽腔狭窄

7. 最佳影像学检查方法选择　根据临床表现、实验室检查一般可做出诊断，CT可作为辅助检查对扁桃体肿大进行评估。

（五）鉴别诊断

1. 咽白喉　①咽痛轻，查体见灰白色假膜常超出扁桃体范围，假膜不易擦去，颈部淋巴结多肿大。②外周血白细胞一般无变化，假膜涂片可见白喉棒状杆菌。

2. 樊尚咽峡炎　①多表现为单侧咽痛，查体可见一侧扁桃体覆盖灰色或黄色假膜，擦去可见溃疡。②患者全身症状轻，涂片可见梭形杆菌及樊尚螺旋体。外周血白细胞计数略有升高。

3. 白血病性咽峡炎　①一般无咽痛，查体早期可见一侧扁桃体肿大，覆盖灰白色假膜。常伴有口腔黏膜溃疡、坏死。全身淋巴结肿大。②涂片阴性或仅查到呼吸道正常定植细菌，外周血白细胞增多，分类以原始白细胞和幼稚白细胞为主。

（六）治疗原则

急性化脓性扁桃体炎的治疗以抗生素治疗为主，首选青霉素类抗生素，同时联合应用局部治疗，可有效缓解患者不适症状。对于反复发作患者，可在急性炎症消退2～3周后行扁桃体切除术。

（七）关键要点

1. 根据患者高热、咽痛、扁桃体肿大、外周血白细胞和中性粒细胞升高等典型症状和体征及血常规检查即可诊断。

2. 诊断为化脓性扁桃体炎患者，需密切关注病情进展，是否有合并扁桃体周围脓肿、咽旁脓肿及下呼吸道感染的可能。

（米海峰　刘兆会）

四、扁桃体周围脓肿

（一）概述

1. **概念**　扁桃体周脓肿（peritonsillar abscess）是腭扁桃体周围间隙的化脓性炎症，是急性扁桃体炎最常见的并发症之一。其定义为腭扁桃体包膜和咽缩肌之间的脓液聚集，是头颈部最常见的深部感染。

2. **人口统计学特点**　常见于青少年和年轻人。发病率约为每年 30/100 000 人，男性多于女性，好发于秋冬两季。

3. **病因**　扁桃体周围脓肿有三种感染类型，需氧菌感染、厌氧菌感染和混合感染。最常见的致病菌是乙型溶血性链球菌、金黄色葡萄球菌、肺炎球菌和嗜血杆菌。厌氧菌以厌氧性链球菌为主。另外，吸烟是扁桃体周脓肿的已知危险因素。吸烟者与不吸烟者相比，扁桃体周脓肿的风险增加约 150%。

（二）病理学表现

1. **大体病理学表现**　感染早期，扁桃体周围组织呈炎性浸润，此时称为扁桃体周围炎。若炎症未控制，2~3 天后组织液化形成脓肿，脓肿穿破深层咽旁黏膜间隙、咀嚼肌间隙、颌下间隙，形成扁桃体周脓肿。

2. **组织学表现**　镜下见脓肿壁由肉芽组织（微血管和成纤维细胞）和纤维结缔组织（成纤维细胞和胶原纤维）组成。中央脓液由坏死碎屑、中性粒细胞、淋巴细胞和巨噬细胞组成。

（三）临床表现

最常见的症状和体征包括发热、咽痛、进行性吞咽困难和颈部结节。其他症状和体征有张口受限、耳鸣、流口水、言语含糊不清，甚至牙关紧闭。脓肿明显者，可引起呼吸困难。体格检查初期可见一侧腭舌弓充血、肿胀，若局部明显红肿、隆起，张口困难，则提示脓肿形成，腭垂水肿向对侧移位。如不及时治疗，脓肿可破溃进入气道或深入咽旁间隙、咀嚼肌间隙及颌下间隙。临床上通常采取切开引流和静脉注射抗生素治疗。但如果不进行适当的治疗，可能会导致危及生命的并发症。气道阻塞、纵隔炎、血管受累和败血症引起的出血是扁桃体周脓肿的高度致命并发症。

（四）影像学表现

1. **最佳诊断线索**　腭扁桃体软组织肿胀，内部可见液体，周围呈环状强化。

2. **发生部位**　双侧腭扁桃体。

3. **形态学表现**　局部软组织肿块，形态尚规则，边界不清。

4. **病变数目**　单侧发病较常见，双侧受累较少。

5. **CT 表现**　①平扫表现：腭扁桃体区软组织肿胀，密度不均，边界不清，内部可见不规则片状低密度区（图 2-3-13A~C）；②增强扫描表现：增强后脓肿边缘呈环状强化，内部未见强化；当脓肿蔓延至咽旁间隙、咀嚼肌间隙、颌下间隙时，边界不清；双侧颈部可见多发肿大淋巴结。

6. **MRI 表现**　①T_1WI 表现：低信号；②T_2WI 表现：高信号；③弥散加权像：DWI 呈高信号；④增强扫描表现：增强后脓肿边缘呈环状强化，内部未见强化；当脓肿蔓延至咽旁间隙、咀嚼肌间隙、颌下间隙时，边界不清；双侧颈部可见多发肿大淋巴结（图 2-3-13D~H）。

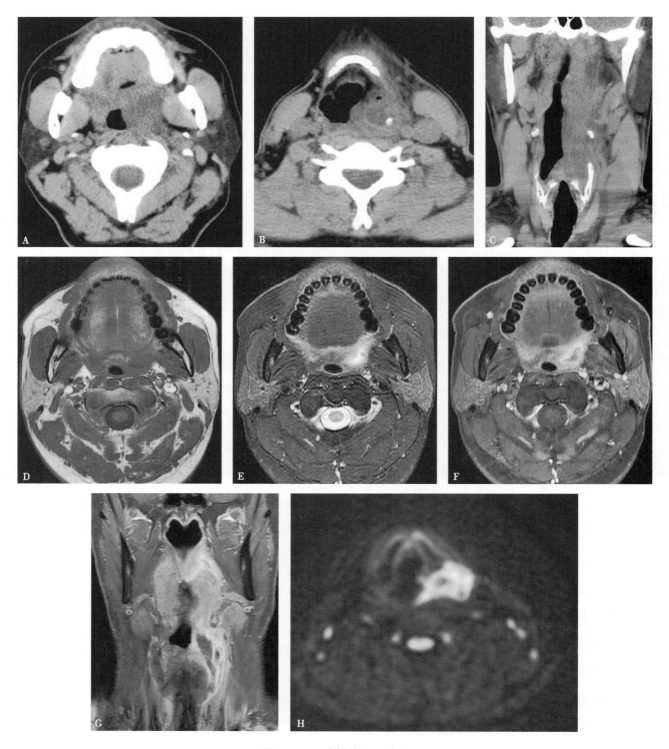

图2-3-13　扁桃体周围脓肿

A. 横断面平扫CT，示左侧腭扁桃体区软组织肿胀，内部可见片状低密度影，边界欠清；B. 横断面平扫CT，示病变向下延伸至左侧梨状窝区，局部形成软组织肿块，密度不均匀，内部可见低密度影，左侧梨状窝消失；C. 冠状面平扫CT，示病变自腭扁桃体向下蔓延，左侧口咽侧壁弥漫性增厚；D. 横断面T_1WI，示病变呈等信号，其内可见不规则低信号；E. 横断面脂肪抑制T_2WI，示病变呈高信号，其内可见片状更高信号；F、G. 横断面、冠状面增强脂肪抑制T_1WI，示病变呈明显环状强化，内部可见坏死，边缘模糊，病变累及左侧口咽、喉咽、杓状会厌襞、咽旁间隙及咽后间隙；H. 横断面DWI，示病变呈高信号

7. 最佳影像学检查方法选择　首选 CT 增强扫描。患者通常起病急，症状较重，CT 检查可在较短时间内明确是否存在扁桃体周围脓肿，有助于临床进一步治疗。之后可行 MRI 检查进一步明确病变累及的范围，是否累及咽旁间隙、咀嚼肌间隙及颌下间隙等颈部间隙。

（五）鉴别诊断

1. 扁桃体潴留囊肿　①临床无症状，咽扁桃体可见局限性液体密度，不伴有邻近软组织肿胀；②病变常伴有局灶性钙化。

2. 咽后脓肿　①常见于小于 6 岁的儿童，可伴全身中毒症状；②咽后壁明显增厚，患侧扁桃体和咽侧壁被推向中线，扁桃体本身无病变；③咽后化脓性淋巴结炎，破溃形成咽后间隙脓肿。

3. 扁桃体淋巴样组织增生　①咽喉痛，双侧对称性扁桃体肿大；②增强 MRI 或 CT 可见强化分隔；③常伴有腺样体增殖或颈部淋巴结病。

4. 小涎腺混合瘤　①无症状的黏膜下肿块；②病变边界清楚，呈圆形或卵圆形，较大者可呈分叶状。

5. 扁桃体鳞状上皮细胞癌　①咽扁桃体黏膜表面可见明显糜烂灶，扁桃体肿块边缘不清伴局部侵犯；②常伴有同侧颈部（Ⅱ区）淋巴结转移。

6. 扁桃体非霍奇金淋巴瘤　①黏膜下肿块明显，可为单侧扁桃体肿块，边界清楚或局部侵犯；②增强 MRI 或 CT 无强化分隔，可伴有肿大而无坏死淋巴结。

（六）治疗原则

治疗主要包括静脉注射抗生素、针吸引流脓肿、切开引流或脓肿扁桃体切除术。

（七）关键要点

1. 多见于青壮年，临床表现为高热、咽痛，查体可见单侧或双侧扁桃体肿胀。

2. CT 和 / 或 MRI 表现为腭扁桃体区肿胀，病变边界不清，增强后呈环状强化，多伴有颈部淋巴结肿大。

3. 应及时应用抗生素治疗，必要时进行针吸、切开引流或行扁桃体切除术。

（米海峰　刘兆会）

五、舌根血管瘤

（一）概述

1. 概念　血管瘤是一种发育性的血管异常，属于良性肿瘤。最常见于头颈部，占 60%～70%，发生于舌根部少见。

2. 人口统计学特点　常见于儿童。女性多见，男女比例约 1:3。

3. 病因　多为胚胎发育异常，受外界刺激或炎症等，促使肿瘤生长。

（二）病理学表现

1. 大体病理学表现　病变呈红蓝色外观，位置较为固定，触觉柔软，受压变白，边界清晰，对周围结构无明显侵犯。浅层血管瘤常呈分叶状，在按压时变白。较深的病变多呈圆顶状，表面着色正常或呈蓝色。大体病理切面呈紫红色，周围可见迂曲、怒张的小静脉，触之柔软，有弹性。

2. 组织学表现 血管瘤分为毛细血管瘤和海绵状血管瘤两种类型。毛细血管瘤是许多小毛细血管由不同密度的结缔组织基质支撑的单层内皮细胞排列而成。海绵状血管瘤由大的薄壁血管或由内皮细胞衬里的窦状血管形成，内皮细胞被薄层结缔组织基质隔开。临床上以海绵状血管瘤最多见。

（三）临床表现

当病变较小时，无明显临床症状。当病变逐渐增大时，表现为舌根部软组织肿胀，影响说话、咀嚼及吞咽功能。若肿物进一步增大，口腔容纳不下增大的舌体而突出于口腔外，在一定程度上会影响患者面部外观。该病病史较长，一般生命体征正常，无明显疼痛。舌根血管瘤对即使轻微的创伤也较为敏感，容易出现出血及溃疡。儿童期血管瘤可因出血、血栓形成及机化而自行消退。

（四）影像学表现

1. 最佳诊断线索 舌根部的软组织肿块，边界清楚，T_2WI 呈灯泡征，周围结构无受累，增强后呈渐进性强化。

2. 发生部位 舌根。

3. 形态学表现 局部软组织肿块，形态规则或不规则，边界清晰。

4. 病变数目 绝大多数为单发病变。

5. CT 表现 ①平扫表现：舌根部不规则分叶状软组织肿块影，病变内密度较均匀，与邻近结构分界清晰；②增强扫描表现：病变呈渐进性强化。

6. MRI 表现 ① T_1WI 表现：略低于同层面肌肉信号，若有血栓存在，可呈高信号；② T_2WI 表现：不均匀高信号，呈灯泡征；③弥散加权像：DWI 未见明显弥散受限；④动态增强扫描结合延迟扫描表现：动态增强曲线呈持续上升型，表现为渐进性强化特点；强化早期病变边缘呈结节状强化，随后强化向病变中心进展，病变内血栓形成或有静脉石时强化不均匀；延迟扫描肿瘤强化程度略减低（图 2-3-14）。

7. 最佳影像学检查方法选择 MRI 为首选。MRI 对软组织分辨率高，可行动态增强扫描，可以较好地评估病变范围及明确病变性质。

（五）鉴别诊断

1. 舌根神经鞘瘤 ①临床较为罕见，病变包膜完整、生长缓慢；② T_2WI 信号混杂，包括等信号和片状高信号的混杂信号；③增强扫描呈不均匀强化、部分囊变区不强化。

2. 舌根平滑肌瘤 ①发生于口腔的平滑肌瘤极为罕见，约占 0.065%；②生长缓慢、质硬、非对称性黏膜下肿块，呈匍匐状生长，形态扁平；③呈等 T_1、略短 T_2 信号，增强后轻度强化，强化程度低于正常舌组织。

3. 舌根异位甲状腺 ①先天性疾病，约占异位甲状腺的 90%；② T_1WI 及 T_2WI 呈较高信号，增强扫描明显强化；③颈部可见或未见正常的甲状腺组织。

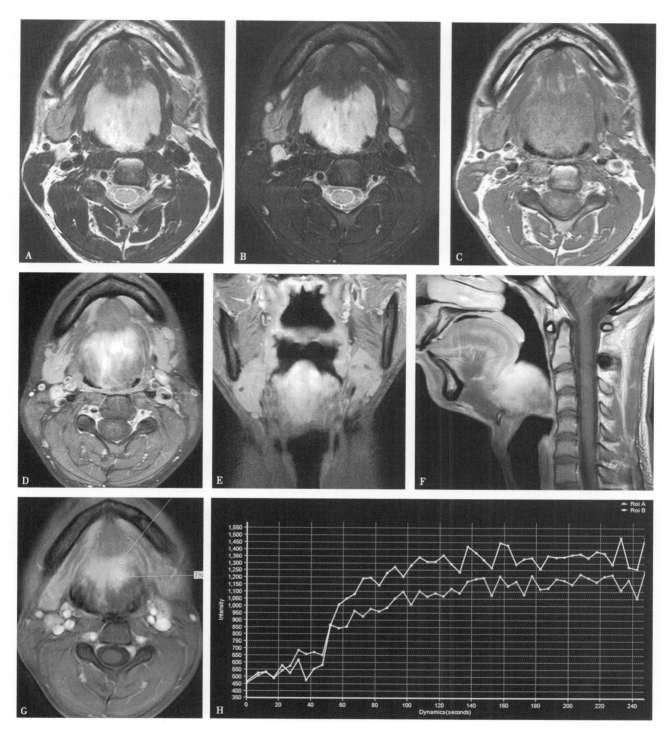

图 2-3-14　舌根血管瘤

A、B. 横断面 T_2WI，示舌根部软组织肿块呈高信号，抑脂 T_2WI 呈高信号；C. 横断面 T_1WI，示病变呈低信号；D～F. 横断面和冠状面增强脂肪抑制 T_1WI、矢状面增强 T_1WI，示舌根部软组织肿块明显强化，病变呈渐进性强化，舌根呈受压改变，相应水平口咽腔变窄；G、H. MR 动态增强扫描，示动态增强曲线呈持续上升型

（六）治疗原则

如果舌根血管瘤较小，患者无明显症状，一般无需特殊治疗，可定期随访观察。若病变较大，且患者合并明显的临床症状及体征，临床一般采用硬化疗法及手术治疗。早期发现对于此类血管性病变的临床行为及其潜在并发症的评估十分重要。目前，临床上多采用硬化疗法。但有文献报道，尽管放射治疗、冷冻治疗、激光治疗、内科治疗、硬化剂注射和选择性舌动脉栓塞都有一定的疗效，但由于舌在言语和吞咽方面都起到关键作用，首选应采取手术治疗。

（七）关键要点

1. 舌根部的长 T_1、长 T_2 软组织肿块影，呈灯泡征，周围结构无受累，增强后呈渐进性强化特点。

2. 该病较少见，发病率女性多于男性，常见于儿童。

3. 该病通常采用硬化剂疗法及手术治疗。

（米海峰 刘兆会）

六、舌癌

（一）概述

1. **概念** 舌癌是口腔颌面部常见的恶性肿瘤之一，居口腔癌之首，占 30%～50%。其恶性程度、复发率高，淋巴结转移较常见，大多数累及颈深上组淋巴结和颌下淋巴结。病理上以鳞状细胞癌最常见，约占 98%，特别是在舌前 2/3 部位；少数为腺癌，多位于舌根部，亦可发生淋巴上皮癌及未分化癌。

2. **人口统计学特点** 男性多于女性，多见于老年人，近年来有年轻化发病的趋势。

3. **病因** 病因至今尚不清楚，多数认为与环境因素有关，如热、慢性损伤、紫外线、X 线及其他放射性物质都可成为致癌因素。另外，神经精神因素、内分泌因素、机体的免疫状态以及遗传因素等都被发现与舌癌的发生有关。近年来，舌癌患者发病率增加，吸烟与饮酒被认为是最重要的发病因素。但对于年轻患者可能存在其他诱发因素，在舌癌的起始及发生过程中起更重要的作用。例如，机体遗传或免疫机制的紊乱、基因突变及病毒感染等。

（二）病理学表现

1. **大体病理学表现** 舌癌按其生长及表现形式，可以分为两型：①乳头状型，此型多发生于舌尖，初起表现为黏膜增厚，局部隆起，逐渐形成乳头状肿物；早期病变局限，生长缓慢，之后肿瘤逐渐增大，并向周围组织蔓延，或形成溃疡，向深层组织浸润。②浸润型或溃疡型，早期表现为溃疡，生长迅速，主要向深层组织侵犯，病变范围广泛，恶性程度较乳头状型高；溃疡边缘硬性隆起，中心凹陷，表面糜烂，可以有继发感染，疼痛剧烈。

2. **组织学表现** 鳞状细胞癌多见，约占 98%，其次为小涎腺上皮来源如黏液表皮样癌及腺样囊性癌。舌体癌中 95% 以上为鳞状细胞癌，舌根癌中腺癌的比例可高达 30% 以上。

（三）临床表现

早期可表现为舌痛，有时可反射至同侧面部及耳部，伴有不同程度的舌运动障碍。晚期病变超越中线或侵犯口底，甚至累及下颌骨骨质，向后延伸至舌根或口咽侧壁，此时舌运动明显受限，处于完全固定状态，唾液增多，出现进食及吞咽困难，疼痛剧烈，可反射至头部。晚期病变常发生出血、坏死，患者出现营养障碍及吸入性肺炎。舌体具有丰富的淋巴管及血液循环，因此舌癌淋巴结转移率高，约 2/3 患者出现颈部淋巴结肿大，即使是早期病变也可出现区域性淋巴结转移，以颈深上淋巴结转移为著。晚期可发生肺部转移或其他部位的远处转移。

（四）影像学表现

1. 最佳诊断线索　舌部不规则软组织肿块，早期可出现淋巴结转移。

2. 发生部位　约 75% 位于舌体，以舌前 2/3 侧缘最常见。

3. 形态学表现　局部结节或肿块，形态不规则，向周围蔓延。

4. 病变数目　绝大多数为单发病变。

5. CT 表现　①平扫表现：早期舌癌 CT 平扫不易发现病灶，病变较大可表现为舌体或舌根部软组织肿块，近似于颏舌肌密度，边界清晰或模糊，形态不规则。如有淋巴结转移，颈深部可见肿大的淋巴结影，大多数密度均匀，少数可见低密度坏死区。②增强扫描表现：病变实性成分呈轻、中度强化，强化欠均匀。若伴有坏死囊变区，病变呈环形强化（图 2-3-15）。

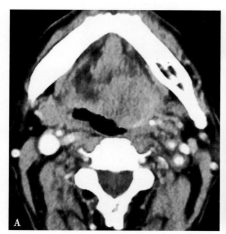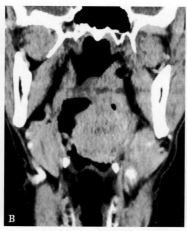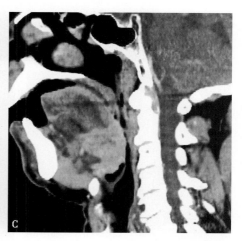

图 2-3-15　舌癌 CT 表现

A. 横断面增强 CT，示舌根部偏左侧软组织密度肿块，边界不清，呈中度不均匀强化，内部见未强化区域；B、C. 冠状面、矢状面增强 CT，示舌根部软组织肿块与左侧口咽侧壁、舌根部分界不清，相应水平口咽腔变窄

6. MRI 表现　① T_1WI 表现：不均匀等、低信号，如有坏死则表现为低信号；② T_2WI 表现：不均匀略高信号，脂肪抑制像为高信号或高低混杂信号；③弥散加权像：DWI 呈高信号，ADC 图信号减低；④动态增强扫描结合延迟扫描表现：增强后多数病变呈轻、中度不均匀强化，时间 - 信号强度曲线呈速升缓降型或速升平台型。延迟扫描病变强化程度减低（图 2-3-16）。

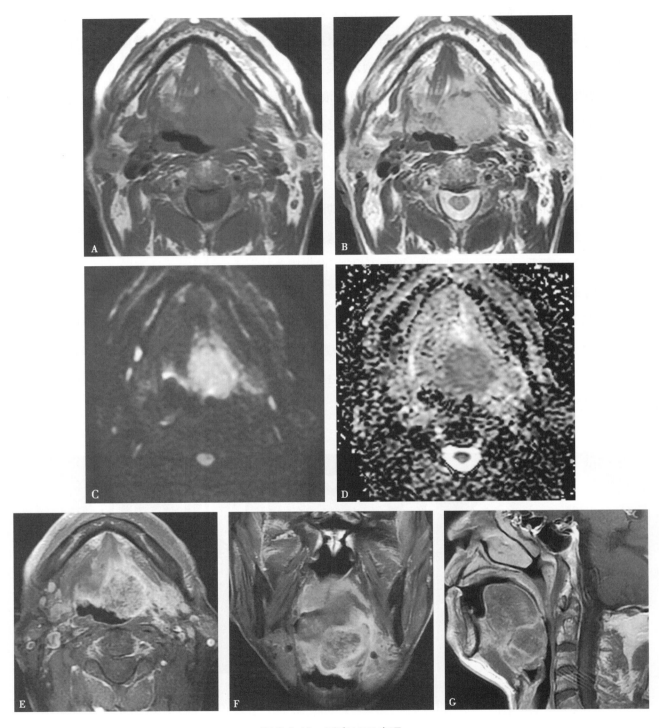

图 2-3-16 舌癌 MRI 表现

A. 横断面 T_1WI，示舌根部软组织肿块呈等信号；B. 横断面 T_2WI，示舌根部软组织肿块呈高信号；C、D. 横断面 DWI 和 ADC 图，示舌根部软组织肿块 DWI 呈高信号，ADC 图呈低信号；E～G. 横断面和冠状面增强脂肪抑制 T_1WI、矢状面增强 T_1WI，示舌根部软组织肿块边缘明显强化，内部不均匀强化，边界欠清，病变向下至会厌软骨及舌会厌皱襞水平，左侧颌下腺受累并可见不均匀强化

7. 最佳影像学检查方法选择 MRI 为首选检查方法。MRI 具有软组织分辨率高、多参数及多方位成像的优点,可较好地评估舌癌原发灶的部位、血供、周围结构受累和淋巴结转移情况,明确病变的分期及浸润深度,对于临床手术方案的制订具有重要参考价值。

（五）鉴别诊断

1. 创伤性溃疡 ①多见于老年人;②好发于舌侧缘后方;③溃疡深,表面有灰白色假膜,基底不硬;④常有对应部位的刺激物,去除刺激物可自行愈合。

2. 结核性溃疡 ①多发生于舌背,偶见于舌尖和舌边缘;②溃疡浅,边缘不整,呈鼠咬状口小底大的潜行性损害,基底无浸润;③患者常有结核病史。

（六）治疗原则

1. 以手术为主的综合治疗,一般行原发病灶切除及颈部淋巴结清扫术,术后配合放疗或化疗。

2. T1 期行楔状切除,直接缝合;T2～T4 期应行半舌切除直至全舌切除。舌缺损 1/2 以上时应行同期再造术。

3. 术后 3～5 年生存率在 60% 以上,T1 期病例生存率可达 90% 以上。

（七）关键要点

1. 舌癌是口腔颌面部最常见的恶性肿瘤,主要发生于舌前 2/3 部位。病理上以鳞状细胞癌最常见,淋巴结转移较常见。

2. CT 表现为软组织肿块影,MRI 呈等长 T_1、稍长 T_2 信号影,病变内部密度（信号）欠均匀,增强后呈不均匀强化,时间 - 信号强度曲线呈速升缓降型或速升平台型。

3. 舌癌恶性程度及复发率高,因此精准评估肿瘤原发灶及侵犯范围和颈部淋巴结的转移情况,对于制订治疗方案及放射野的选择有重要意义。

（米海峰　刘兆会）

七、舌根黏液表皮样癌

（一）概述

1. **概念** 舌根黏液表皮样癌（tongue mucoepidermoid carcinoma）是一种来源于唾液腺的恶性肿瘤。黏液表皮样癌是唾液腺中最常见的恶性肿瘤,约占所有唾液腺恶性肿瘤的 35%。舌根的黏液表皮样癌不常见。

2. **人口统计学特点** 女性多于男性,常见于 40～50 岁。

3. **病因** 目前发病原因不明,细胞学研究发现该肿瘤可能与 *p53* 基因有关。

（二）病理学表现

1. **大体病理学表现** ①高分化型:肿块生长缓慢,边界清楚或不清楚,质地中等偏硬,表面可呈结节状。有时可呈囊性,表面黏膜呈浅蓝色。肿瘤常无包膜或包膜不完整,与周围腺体组织无明显界限。②低分化型:生长较快,形态不规则,边界不清,与周围组织粘连,无包膜。

2. 组织学表现 小唾液腺的黏液表皮样癌由三种细胞类型组成：黏液细胞、鳞状上皮细胞和低分化中间型细胞。以黏液细胞和囊性成分为主的肿瘤被认为是低级别黏液表皮样癌。中等级别黏液表皮样癌囊性成分相对较小，更容易形成大的、不规则的巢状或鳞状细胞区，并且通常有大量中间型的细胞；当鳞状上皮细胞占优势时，肿瘤的组织学外观可能与鳞状细胞癌非常相似，此种肿瘤被归类为高级别黏液表皮样癌。

（三）临床表现

病变较小时无明显症状，随着肿物长大，可出现吞咽困难，个别患者出现自发性口腔出血，出血可急剧、大量。

（四）影像学表现

1. 最佳诊断线索 舌底部不规则肿块，内部信号不均匀，可有不同程度的囊变区，血供丰富，呈不均匀明显强化。

2. 发生部位 发生于舌根部。

3. 形态学表现 病变形态不规则，可为囊实性。低级别肿瘤边缘可较清晰，高级别肿瘤边缘模糊。

4. 病变数目 绝大多数为单发病变。

5. CT 表现 ①平扫表现：低级别肿瘤边界较清晰，高级别肿瘤边界模糊；病变内部可见低密度囊变区，有时可见钙化。②增强扫描表现：病变内不均匀强化，肿瘤实性成分明显强化。

6. MRI 表现 ① T_1WI 表现：病变内部信号不均匀，与肌肉信号相比，病变实性部分呈等到低信号，囊变区根据其内蛋白含量差异而表现不同信号。② T_2WI 表现：病变内部信号不均匀，与肌肉信号相比，病变实性部分呈等到高信号，囊变区呈高信号。高级别肿瘤的实性成分可能表现为中低信号。③动态增强扫描表现：病变内呈不均匀强化，肿瘤实性成分快速强化，缓慢廓清，呈 C 型曲线（图 2-3-17）。

7. 最佳影像学检查方法选择 首选 MRI， T_1WI 和 T_2WI 可以显示肿瘤内的囊变区及囊液成分，动态增强曲线有助于将该病与其他良性肿瘤鉴别。

（五）鉴别诊断

1. 神经鞘瘤 ①生长缓慢，无明显症状；②卵圆形，边界清晰；③动态增强扫描呈持续上升型曲线。

2. 鳞状细胞癌 ①形态不规则，边缘模糊，无包膜；②可有坏死，较少有黏液成分。

3. 腺样囊性癌 ①形态不规则，边缘模糊，无包膜；②容易沿着神经孔道蔓延。

4. 淋巴瘤 ①范围较弥漫，形态不规则；②密度及信号均匀；③增强后呈均匀中度强化，动态增强曲线呈速升平台型或速升缓降型；④DWI 明显弥散受限。

（六）治疗原则

1. 以手术为主。

2. 高分化者如手术切除彻底，可不加术后放疗，不必做选择性颈淋巴结清扫术。

3. 低分化者宜加用术后放疗，可考虑选择性颈淋巴结清扫术。

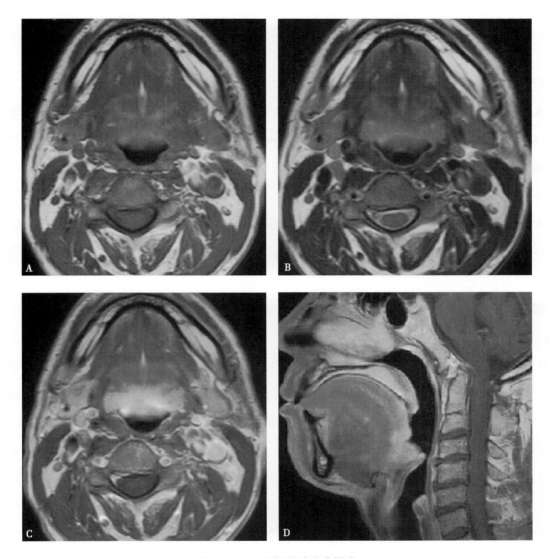

图 2-3-17 舌根黏液表皮样癌

A. 横断面 T_1WI，示舌根部软组织增厚，呈不均匀等 T_1 信号，边界模糊；B. 横断面 T_2WI，示舌根部病变呈不均匀略高信号；C. 横断面增强 T_1WI，示病变呈不均匀明显强化，边缘模糊；D. 矢状面增强 T_1WI，示病变呈明显不均匀强化，后缘可见分叶

（七）关键要点

1. 舌根黏液表皮样癌是少见的恶性肿瘤，血供丰富，肿瘤较大时可出现吞咽困难及自发口腔出血。

2. 肿块呈不规则形，无包膜或包膜不完整。

3. T_1WI 和 T_2WI 可以显示肿瘤内有较多囊变及黏液成分。

4. 动态增强曲线为速升缓降型。

（李 婷 刘兆会）

八、扁桃体癌

（一）概述

1. **概念**　扁桃体癌（carcinoma of tonsil）是起源于口咽侧壁扁桃体窝内的恶性肿瘤。

2. **人口统计学特点**　占全身肿瘤的 0.5%。好发于 40 岁以上男性，发病高峰年龄为 40～60 岁，男女比例为 2：1～3：1。

3. **病因**　与长期炎症刺激、吸烟及人乳头状瘤病毒有关。

（二）病理学表现

1. **大体病理学表现**　多为外生型肿物，呈菜花形，表面有溃烂，癌组织常向前后咽柱及软腭、舌根等处扩展，易向上颈部淋巴结转移，发生率 60%～70%。亦可有远处器官转移。最常见的远处转移器官是肺，其次分别为骨、肝、纵隔。

2. **组织学表现**　病理类型有鳞状细胞癌、淋巴上皮癌、未分化癌、腺癌等，以鳞癌多见。

（三）临床表现

早期无任何症状，随病情进展可表现为咽部异物感和咽下疼痛，晚期可出现明显咽痛，吞咽时加剧，并可放射到同侧耳或面部。常有口臭、出血及张口困难。侵犯周围组织，可出现吞咽困难、呼吸困难及颈部淋巴结肿大。查体显示一侧扁桃体呈结节状、菜花状肿大或有溃疡，易出血，质硬，可侵及周围组织。

扁桃体恶性肿瘤 TNM 临床分期：T1，肿瘤局限于扁桃体内，小于 3cm；T2，原发肿瘤 3～5cm，很少侵犯邻近组织；T3，肿瘤大于 5cm，侵及腭弓等邻近组织；T4，肿瘤侵及鼻咽、舌根、咽侧壁、会厌、颊黏膜、牙龈等处。N0，无颈淋巴结转移；N1，单个直径小于 3cm 活动的淋巴结，或 2 个邻近的淋巴结，不固定，每个小于 2cm；N2，单个直径大于 3cm 的淋巴结，或多个同侧活动的淋巴结转移；N3，同侧或对侧淋巴结巨大转移，固定。M0，无远处转移；M1，有远处转移。

扁桃体恶性肿瘤治疗相关的分期：Ⅰ期，T1N0M0；Ⅱ期，T1N1M0、T2N0M0、T2N1M0、T3N0M0；Ⅲ期，T1N2M0、T2N2M0、N13NIM0、T3N2M0；Ⅳ期，T1N3M0、T2N3M0、T1N3M0、T3N3M0 或任何 M1。

（四）影像学表现

1. **最佳诊断线索**　扁桃体增大或形成肿块，形态不规则，密度及信号不均匀，边界不清楚，累及咽旁间隙，呈不均匀明显强化，多有淋巴结转移。

2. **发生部位**　腭扁桃体。

3. **形态学表现**　形态不规则，边缘可呈菜花状或结节状。

4. **病变数目**　绝大多数为单发病变。

5. **CT 表现**　①平扫表现：平扫不能显示较小病变，病变较大时一侧口咽侧壁软组织增厚或形成肿块突入口咽腔内，如侵及深部组织，则咽旁间隙外移、受压、狭窄。病变可向前侵犯腭舌沟、舌根、口底，向前上侵犯软腭、悬雍垂，向上延及鼻咽，向外侵犯翼内肌，向下侵犯会厌、喉等。②增强扫描表现：病变内不均匀强化，实质强化较明显，有时中心可见不规则低密度区；常可发现淋巴结转移（图 2-3-18）。

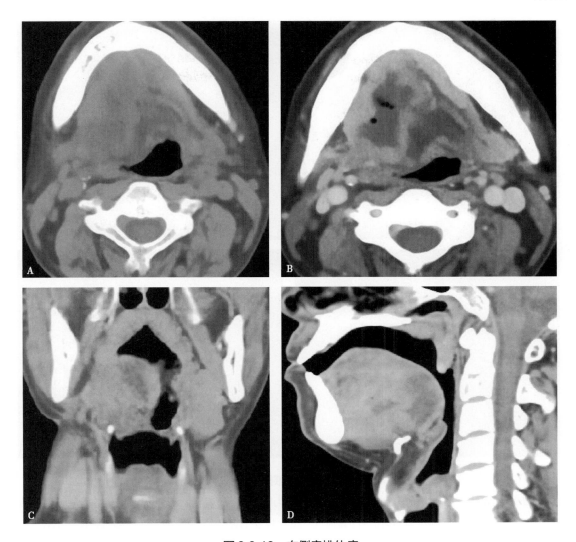

图 2-3-18 右侧扁桃体癌

A. 横断面平扫 CT，示右侧扁桃体区软组织密度肿块，累及咽旁间隙及舌，密度不均匀，边缘模糊，口咽腔狭窄；B. 横断面增强 CT，示病变呈不均匀强化，咽旁间隙显示模糊，肿块向前侵犯舌根、舌体；C. 冠状面增强 CT，示肿块向下累及会厌软骨；D. 矢状面增强 CT，示肿块累及舌根及会厌软骨

6. MRI 表现 ① T_1WI 表现：T_1WI 以等信号为主，信号不均匀，病变形态不规则，边缘模糊。② T_2WI 表现：T_2WI 以稍高信号为主，病变边缘不规则，常侵犯周围结构，累及咽旁间隙，病变内常见坏死。常可发现转移淋巴结；MRI 检查可以了解瘤体的实际大小和咽旁隙侵入情况。③弥散加权像：肿瘤实质呈不均匀等或略低信号，ADC 值高于正常扁桃体。④增强扫描：病变边缘模糊，内部呈不均匀明显强化，可见坏死区。颈部及咽后组淋巴结可有肿瘤转移（图 2-3-19）。

7. PET-CT 双侧扁桃体放射性摄取明显不对称，病变区 SUV_{max}（最大标准摄取值）明显增高。但是 PET-CT 的诊断特异性并不高。

8. 最佳影像学检查方法选择 首选 MRI，可以清楚地观察病变的范围及周围结构的受累情况，有助于术前测量肿瘤浸润深度，并且有助于检出淋巴结转移。

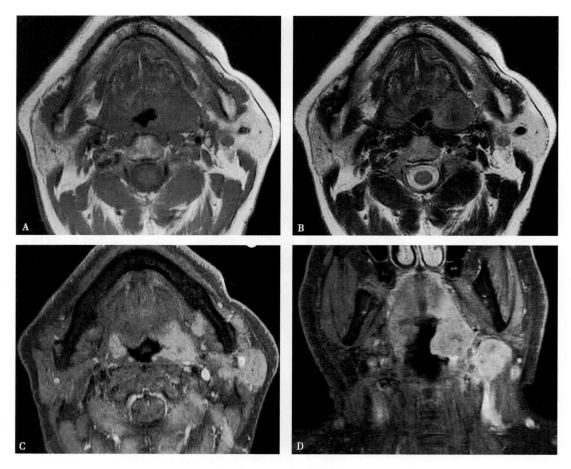

图 2-3-19　左侧扁桃体癌

A. 横断面 T_1WI，示左侧扁桃体区软组织肿块，T_1WI 为等信号，病变形态不规则，边缘模糊，累及左侧舌根；B. 横断面 T_2WI，示肿块为稍高信号，其内可见斑片状等 T_2WI 信号；C. 横断面增强脂肪抑制 T_1WI，示肿块不均匀强化，累及的左侧舌根可见强化；D. 冠状面增强脂肪抑制 T_1WI，示肿块不均匀强化和左侧颈 Ⅱ区不均匀强化的肿大淋巴结（淋巴结转移）

（五）鉴别诊断

1. 扁桃体淋巴瘤　①多为双侧发病；②形态多规则呈类圆形，边界常清晰，多呈均匀等密度软组织肿块，无囊变或坏死；③少有深部侵犯，但可同时伴有头颈部其他部位或头颈部外淋巴结或结外病变，且病变不连续呈跳跃性生长；④增强扫描病灶呈轻到中度强化，少数强化不均匀，呈边缘薄环状强化或内部小片状低密度影。

2. 扁桃体炎　①临床表现为高热、寒战、咽痛、咽侧壁红肿、白细胞及中性粒细胞升高，脓肿形成后触之有波动感，继之脓肿破溃、溢脓，病程短，进展快；②扁桃体区软组织广泛肿胀，密度及信号不均匀，边界模糊，可累及多个颈部间隙；③增强扫描脓肿形成后病灶呈环状强化。

3. 扁桃体淋巴组织增生　①双侧对称性扁桃体肿大；② CT 呈中等密度，T_1WI 及 T_2WI 呈中等信号，密度及信号均匀；③增强后呈中等均匀强化；④可见颈部淋巴结肿大，密度均匀，边缘规则，呈均匀中等强化。

（六）治疗原则

1. T1、T2 期扁桃体鳞癌治疗，无论单纯根治性放射治疗还是单纯手术治疗，都能取得较好效果，5 年生存率 75%～90%。

2. T3、T4 扁桃体鳞癌治疗原则，倾向于以放疗为主的综合治疗方法，可在保证治愈率的前提下更好地保留患者的生活质量。

3. 扁桃体腺癌、腺样囊性癌对放疗不敏感，宜优先手术，术后补充放疗。

（七）关键要点

1. 口咽侧壁扁桃体窝内肿瘤，表现为咽部异物感和咽下疼痛，可有口臭、出血、张口困难及颈部淋巴结肿大。

2. 扁桃体增大或形成肿块，形态不规则，密度及 MRI 信号不均匀，T_1WI 呈等、低信号，T_2WI 呈高信号，边界不清楚，累及咽旁间隙，呈不均匀明显强化，可有坏死。

3. 多有淋巴结转移。

（李　婷　刘兆会）

九、口咽部淋巴瘤

（一）概述

1. **概念**　淋巴瘤（lymphoma）可以累及头颈部的各个器官，韦氏环（咽淋巴环）是最易受累的部位，其中又以腭扁桃体最易受累。侵犯扁桃体的淋巴瘤绝大多数为非霍奇金淋巴瘤（NHL），极少数为霍奇金病（HD），且以 B 细胞系、大细胞为主型多见。

2. **人口统计学特点**　以中青年为主，30～50 岁为高峰，男女比例为 1.5∶1～2.8∶1。韦氏环区淋巴瘤占所有头颈部淋巴瘤的 35%～65%，而原发于扁桃体的 NHL 约占韦氏环 NHL 的 70%，占全身 NHL 的 10%～20%。

3. **病因**　病因不明确，可能与环境污染、免疫缺陷、吸烟、饮酒、EB 病毒及 HIV 病毒感染等有关。

（二）病理学表现

1. **大体病理学表现**　外生性生长，位于黏膜下，瘤体大而光滑，无表面溃疡，呈结节状，肿瘤表面覆以炎性反应黏膜。

2. **组织学表现**　根据肿瘤细胞的不同可分类为弥漫大 B 细胞淋巴瘤（DLBCL）、T 细胞淋巴瘤、伯基特淋巴瘤（Burkitt 淋巴瘤，BL）、自然杀伤 -T 细胞淋巴瘤（NK-TCL）、边缘区淋巴瘤、浆母细胞淋巴瘤（PBL）、套细胞淋巴瘤和淋巴细胞性淋巴瘤。由于肿瘤位于黏膜下，因此当活检深度不够时，病理常提示为慢性炎症，因此需要多点、多次活检，必要时行扁桃体切除活检。

（三）临床表现

进行性单侧扁桃体肿大，咽痛，咽部异物感，吞咽困难，发热，颈部包块。

（四）影像学表现

1. **最佳诊断线索**　位于扁桃体窝单发圆形或椭圆形肿块,边界光滑、清晰,中等密度,T_1WI 呈等到略低信号,T_2WI 呈等到略高信号,密度及信号均匀,增强后呈均匀轻、中度强化,不侵犯邻近间隙及组织,咽后组及颈部淋巴结肿大。

2. **发生部位**　多位于口咽黏膜下,突向口咽腔。

3. **形态学表现**　边界清楚的类圆形软组织密度肿块。

4. **病变数目**　多数为单发病变,少数可为两个或以上病变。

5. **CT 表现**　①平扫表现:扁桃体窝内可见类圆形软组织密度肿块影,边界清楚,边缘光滑,向口咽腔内生长,密度较均匀,无钙化,一般为单侧发病,密度近似于正常舌肌。②增强扫描表现:大多数扁桃体淋巴瘤的肿块增强扫描后呈均匀轻到中度强化,少数肿块不均匀强化,增强后肿块边界及轮廓较平扫显示更清楚。一般无咽旁脂肪间隙内及邻近骨质、血管结构侵犯,肿块突向口咽腔内,导致口咽腔变形狭窄。咽后组及颈部可见多发大小不等的肿大淋巴结影,边界清楚,增强后均匀强化。

6. **MRI 表现**　① T_1WI 表现:呈中等或稍低信号,病灶内部信号均匀,很少发生坏死、钙化及囊变。② T_2WI 表现:多呈中等或稍高信号,脂肪抑制序列为等到高信号,病灶内部信号均匀,病变一般不侵犯咽旁间隙或相邻结构,但可同时伴有头颈部其他部位病变,且病变不连续,呈跳跃性生长。常有咽后组及颈部淋巴结肿大,表现为双侧多发、边界清楚,少数淋巴结内可见坏死。③弥散加权像:呈高信号,ADC值常低于邻近组织,呈明显弥散受限。④动态增强扫描:呈轻、中度强化,动态增强曲线呈速升平台型(图 2-3-20)。

7. **最佳影像学检查方法选择**　首选 MRI,包括高分辨率 T_2WI 和增强扫描,有助于显示较为早期的黏膜下病变,并对肿瘤的大小、形态、周围组织关系及周围淋巴结的显示优于 CT。

（五）鉴别诊断

1. **扁桃体炎**　①有反复感染病史,扁桃体红肿、可见脓栓,高热。②实验室检查,白细胞及中性粒细胞增高。③ CT 可见扁桃体及邻近咽侧壁广泛肿胀,邻近脂肪间隙模糊,可广泛累及周围肌肉;增强后病变强化不均匀。④ MR T_1WI 呈等信号,T_2WI 呈略高信号,内部信号不均匀,DWI 无明显弥散受限,增强后脓肿呈环形强化。

2. **扁桃体癌**　①扁桃体增大或形成肿块,形态不规则。②密度及信号不均匀,T_1WI 呈等、低信号,T_2WI 呈高信号,边界不清楚,累及咽旁间隙,呈不均匀明显强化,可有坏死。③多有淋巴结转移,不均匀环形强化。

（六）治疗原则

多采用 CHOP 方案(环磷酰胺＋多柔比星＋长春新碱＋泼尼松)化疗,一般总体预后较好。

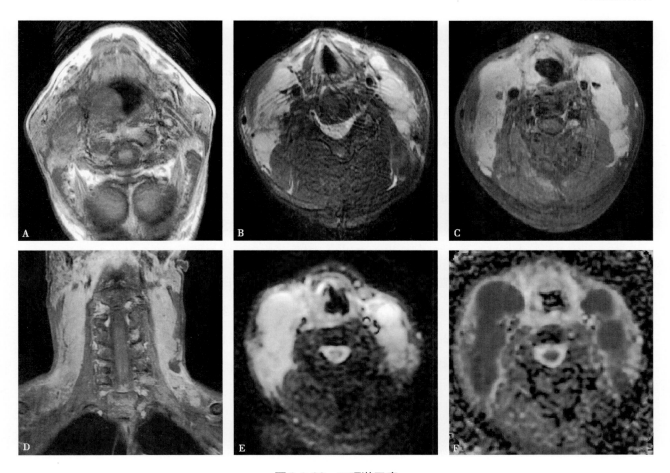

图 2-3-20　口咽淋巴瘤

A. 横断面 T_1WI，示双侧口咽侧壁增厚，呈均匀等信号，边缘光滑，颈部可见肿大、融合淋巴结；B. 横断面脂肪抑制 T_2WI，示双侧颈部多发肿大及部分融合淋巴结，呈均匀高信号，边缘光滑；C. 横断面增强脂肪抑制 T_1WI，示右侧杓状会厌襞增厚，双侧颈部淋巴结肿大、融合，呈中等强化，右侧咽旁间隙清晰；D. 冠状面增强脂肪抑制 T_1WI，示双侧颈部淋巴结肿大、融合，左侧部分淋巴结内可见坏死；E. 横断面 DWI，示右侧杓状会厌襞、双侧颈部肿大淋巴结呈高信号；F. 横断面 ADC 图，示病灶 ADC 值减低

（七）关键要点

1. 进行性单侧扁桃体肿大，咽痛，咽部异物感，颈部淋巴结肿大。

2. 常呈圆形或椭圆形，边界清楚，口咽黏膜完整。

3. CT 示肿瘤呈等密度，密度均匀，边缘清晰，邻近脂肪间隙清晰。

4. T_1WI 呈等到略低信号，T_2WI 呈等到略高信号，信号多均匀，边界清晰，口咽部黏膜连续。

5. 增强后呈均匀轻、中度强化。

6. DWI 显示弥散受限。

（李　婷　刘兆会）

十、口咽部白血病浸润

（一）概述

1. **概念**　白血病（leukemia）是造血系统恶性肿瘤，可分为急性淋巴性白血病、急性骨髓性白血病、B细胞慢性淋巴性白血病与慢性骨髓性白血病这四大类型以及其他较不常见的种类。口腔及咽部浸润指白血病细胞无控性增殖引起口腔及咽部组织器官浸润，出现牙龈、口腔黏膜、扁桃体及舌根部淋巴组织无炎症性肿大、溃烂、出血。

2. **人口统计学特点**　白血病每年发病率约为 0.14‰，其中约 65% 的病例出现口咽部浸润。口咽部浸润在各种类型的白血病中都可出现，但在急性白血病中最为常见，有些急性白血病病例中口咽部浸润还是首发症状。急性白血病常见于儿童及 15 岁以下青少年，因此口咽部浸润更常见于此年龄段人群。

3. **病因**　白血病是由于骨髓造血功能异常，从而产生大量幼稚的白细胞，导致患者易出血、免疫功能减低。其发病机制有较多研究，目前认为环境与遗传因素都扮演了重要角色，危险因素包括吸烟、辐射、长期接触苯、苯胺染料及相关化学品、曾接受化疗、染色体异常（费城染色体）以及病毒感染[主要是 EB 病毒和 HTLV-1 病毒（人类嗜 T 细胞病毒 -1）]。白血病细胞可以浸润扁桃体、咽峡部，引起淋巴组织无炎症性肿大及咽峡炎。

（二）病理学表现

1. 咽部黏膜水肿、苍白，出现淤点或者瘀斑，局部出现溃疡或坏死，镜下可见异常白细胞浸润及局部出血、坏死。

2. 咽淋巴环组织非炎症性肿大，镜下可见白血病细胞浸润。

3. 牙龈弥漫性肿胀、局部出血、溃疡、坏死，牙龈小血管出现血栓。

4. 口腔黏膜、黏膜下层及肌层出现坏死及溃疡，上面覆盖灰白色假膜，严重者组织坏死处呈棕褐色或伴出血。

（三）临床表现

急性白血病早期常有不规则发热，继而出现高热、寒战，全身情况急转直下，很快出现中毒症状及循环衰竭。如果体质极差，可仅有低热。

口腔及咽部症状主要包括：①咽部黏膜肿胀并出现瘀点或瘀斑；②扁桃体及舌根部淋巴组织肿大，病变较软；③口腔黏膜、黏膜下层及肌层出现坏死及溃疡；④牙龈肿胀、出血、溃疡及感染；⑤口腔疼痛、吞咽困难、张口受限；⑥牙齿松动。

患者血常规检查：急性白血病患者白细胞可减少、增加或者正常；慢性白血病患者白细胞明显增多；两者都出现原始或幼稚白细胞。骨髓穿刺检查显示白血病患者有核红细胞占全部有核细胞 50% 以下，原始细胞≥30%；若骨髓有核红细胞≥50%，原始细胞占非红细胞的比例≥30%，可诊断为急性红白血病。

（四）影像学表现

1. **最佳诊断线索**　牙龈肿胀，口咽侧壁、扁桃体、腺样体、舌根后部软组织增厚，肿块较罕见，中等均匀密度(信号),增强后呈均匀轻、中度强化,弥散受限。多有颈部淋巴结肿大。

2. **发生部位**　牙龈、口咽侧壁、扁桃体、腺样体、舌根后部软组织及硬腭。

3. **形态学表现**　病变分布弥漫,形态不规则,为局部或弥漫性软组织增厚、肿胀,边缘模糊。少数病例可见肿块。

4. **病变数目**　弥漫分布。

5. **CT表现**　①平扫表现:牙龈肿胀,口咽侧壁、扁桃体、腺样体、舌根后部软组织或硬腭肿胀,呈均匀等密度,邻近黏膜光滑,咽旁间隙模糊;罕见硬腭肿块,表面可见分叶,病变跨越中线。颈部可见多发肿大淋巴结,边缘光滑;可出现骨髓浸润、骨质破坏。②增强扫描表现:病变呈中等强化,强化程度较均匀,邻近黏膜光滑连续,咽旁间隙模糊(图2-3-21)。

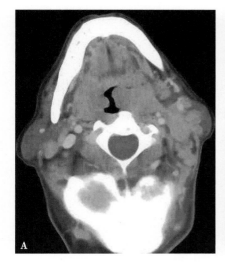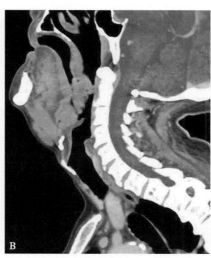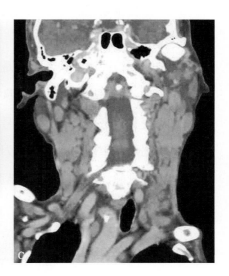

图 2-3-21　口咽部慢性淋巴细胞白血病浸润

A. 横断面增强 CT,示双侧腭扁桃体增大,呈中度均匀强化;B. 矢状面增强 CT,示软腭、悬雍垂及舌根后部软组织肿胀,呈中度均匀强化;C. 冠状面增强 CT,示颈部多发肿大淋巴结,呈中度均匀强化

6. **MRI表现**　①T_1WI 表现:病变呈软组织弥漫肿胀,罕见肿块,呈等信号,邻近黏膜完整。病变如呈肿块,表面可有分叶,可跨越中线;病变可累及咽旁间隙,边缘模糊。邻近骨髓腔可出现骨髓信号减低;颈部可见多发肿大淋巴结,呈等信号,边缘光滑。②T_2WI 表现:病变呈略高信号,邻近黏膜完整,病变可累及咽旁间隙;邻近骨髓腔可出现骨髓信号减低,脂肪抑制图像可见骨髓腔内高信号;颈部可见多发肿大淋巴结,呈等或略高信号,边缘光滑;可出现骨髓浸润。③弥散加权像:肿块及颈部淋巴结呈明显弥散受限。④增强扫描:肿块呈中等强化,强化较均匀。

7. **最佳影像学检查方法选择**　首选 MRI,T_2WI 和增强 MRI 可较好显示病变边界以及邻近的完整黏膜,DWI 可显示病变存在弥散受限。

(五)鉴别诊断

1. **淋巴瘤**　①进行性单侧扁桃体肿大,咽痛,咽部异物感,颈部淋巴结肿大,病变一般较硬;②病变常呈圆形或椭圆形,边界清楚,口咽黏膜完整;③ CT 示肿瘤呈等密度,密度均匀,边缘清晰,邻近脂肪间隙清晰;④ T_1WI 呈等到略低信号,T_2WI 呈等到略高信号,信号多均匀,边界清晰,口咽部黏膜连续。

2. 扁桃体炎 ①有反复感染病史,扁桃体红肿、可见脓栓,高热;②实验室检查,白细胞及中性粒细胞增高;③ CT 检查,扁桃体及邻近咽侧壁广泛肿胀,邻近脂肪间隙模糊,可广泛累及周围肌肉,增强后病变强化不均匀;④ MR T_1WI 呈等信号,T_2WI 呈略高信号,内部信号不均匀,DWI 无明显弥散受限,增强后脓肿呈环形强化。

(六)治疗原则

1. 以全身性联合化疗为主。

2. 支持疗法,增强身体抵抗力。

3. 应用抗生素控制感染,局部使用漱口药水保持口咽部清洁。

(七)关键要点

1. 白血病口腔浸润最常见的是黏膜损害和牙龈肿胀。

2. 牙龈、口咽侧壁、扁桃体、腺样体、舌根后部软组织或硬腭软组织肿胀或形成肿块,肿块较为罕见。

3. 病变呈等密度、T_1WI 等信号、T_2WI 略高信号,邻近黏膜完整,病变累及邻近脂肪间隙。

4. 增强后呈中等强化,强化较均匀。

5. 可见骨髓浸润,颈部淋巴结肿大。

(李 婷 刘兆会)

第三节 喉部与下咽部疾病影像诊断学

一、喉咽部病变影像学分析思路

喉咽部病变的诊断需要结合症状、喉镜检查、影像学检查及活检等多种手段,单一检查方法很难确定喉咽部病变的性质,即使对病变进行活检,仍有可能误诊。影像学检查的目的是通过各种影像学检查技术对病灶进行定位、定量、定性分析,为诊断和治疗提供依据。

(一)影像学方法

1. 食管造影 观察梨状窝是否对称,黏膜是否光滑、连续,蠕动是否自然。若出现梨状窝扩大、狭窄、充盈缺损、僵硬等表现,均提示存在病变,需要进行 CT 或 MRI 检查。

2. CT 增强 CT 是首选的影像学检查方法。主要目的是检出病灶,评估肿瘤原发部位、范围、周围结构受累情况以及是否存在淋巴结转移。当喉咽结构左右不对称时,常提示存在病变。CT 对骨质显示清晰,可以明确是否存在骨质破坏。

3. MRI 通常在 CT 确定了病灶部位之后进行 MRI 检查,具有更高的软组织分辨率,可以更好地显示病变的范围(尤其是对黏膜、脂肪间隙及肌肉的受累情况)和血供情况,并且 DWI 等序列可以提供更多的组织特征信息。增强 MRI 可区分肿瘤侵犯与邻近组织的水肿，明确肿瘤的大小，有利于指导手术。

（二）病变的定位

喉咽或称下咽部，位于喉的后方，介于会厌谷与舌骨水平至环状软骨下缘之间，相当于第 6 颈椎水平。喉咽部在临床上分为三个解剖区。

1. 咽食管交界（环后区）　从杓状软骨水平以下至环状软骨下缘。

2. 梨状窝　自咽会厌襞至食管上端。外界为甲状软骨板，内界为杓状会厌襞、杓状软骨及环状软骨。

3. 咽后壁　自舌骨上面（或会厌谷）水平至环状软骨下缘和会厌尖水平。

喉咽良性病变多为局部黏膜增厚或肿胀，与早期恶性肿瘤难以区分。

喉咽的三个解剖区都可发生恶性肿瘤，肿瘤多以外突型为主，常有中心溃疡。梨状窝肿瘤位于内壁者易侵入喉内，造成患侧声带固定，肿瘤向颈部浸润可破坏甲状软骨，侵入甲状腺及颈部软组织。环后区肿瘤常易向下发展到颈段食管。然而肿瘤较少侵犯椎前筋膜，而且少有多灶性肿瘤或所谓跳跃式病灶。

（三）病变的定性

1. 良性病变　大多数喉咽部良性非肿瘤性病变同时累及喉咽及喉部，表现为局灶性肿胀或凸起，无骨质破坏，影像学检查特异性差。

梨状窝区良性病变包括梨状窝凹陷、声带麻痹导致不对称性梨状窝扩大、放射病导致杓状会厌襞增厚、第四鳃裂异常等。

喉咽后壁及环后区良性病变包括会厌炎、胃食管反流导致的黏膜水肿、食管 - 咽憩室。

局限于喉咽的良性肿瘤很难与恶性肿瘤相鉴别。

2. 恶性病变　恶性病变形态不规则，可累及喉咽的多个结构，甚至累及舌根、喉软骨、咽旁间隙、喉旁间隙、食管入口等邻近结构。常见疾病为下咽鳞状细胞癌，也可见喉咽非霍奇金淋巴瘤等。

（四）病变的定量

喉咽肿瘤恶性肿瘤的定量采用 TNM 分期（表 2-3-1）。

表 2-3-1　喉咽肿瘤恶性肿瘤的 TNM 分期

分期	分期标准
Tx	原发肿瘤无法估计
T0	无原发肿瘤证据
Tis	原位癌
T1	肿瘤限于一个下咽分区，且最大直径等于或小于 2cm
T2	肿瘤超过一个分区或侵入邻近结构，或最大直径大于 2cm 但小于 4cm，无半喉固定
T3	肿瘤最大直径超过 4cm，或有半喉固定
T4	肿瘤侵犯邻近结构
T4a	肿瘤侵犯甲状软骨、环状软骨，舌骨，甲状腺，食管、环状软骨，喉外肌及皮下脂肪
T4b	肿瘤侵犯颈动脉，椎前筋膜或纵隔结构

续表

分期	分期标准
N	区域淋巴结
Nx	区域淋巴结无法确定
N0	无区域淋巴结转移
N1	同侧单个转移淋巴结，最大直径≤3cm
N2	
N2a	同侧单个转移淋巴结，最大直径＞3cm，但≤6cm
N2b	同侧多个淋巴结，最大直径均≤6cm
N2c	双侧或对侧淋巴结，最大直径≤6cm
N3	转移淋巴结最大直径＞6cm
M	远处转移
Mx	远处转移无法确定
M0	无远处转移
M1	有远处转移

注：中线淋巴结被认为是同侧的

喉咽处于隐蔽部位，原发灶较难发现，喉咽肿瘤患者常被误诊为咽炎或咽喉官能症。喉咽部病变最常见的临床症状包括咽部异物感、疼痛及吞咽困难，当出现声音嘶哑及呛咳时应怀疑存在恶性肿瘤侵犯喉返神经。但凡怀疑喉咽部肿瘤的患者，都应做喉镜检查，必要时在喉镜下进行活检。书写影像报告时，应了解患者的临床症状、查体情况及喉镜检查结果，综合分析做出诊断。

（李　婷　刘兆会）

二、喉外伤、喉软骨骨折

（一）概述

1. **概念**　喉外伤是指喉部被暴力致伤，导致喉部组织结构的破损、出血、呼吸困难及声音嘶哑或失声等情况。

2. **人口统计学特点**　无明显人群分布差异。

3. **病因**　引起喉外伤的原因多系暴力直接打击的结果，如交通事故的撞伤、工伤事故的扎伤、自缢或被扼伤、拳击或钝器的打击伤等。按外力作用的方向可发生不同程度的挫伤，如外力来自侧面，因喉可向对侧移动，伤情较轻，可无骨折，仅出现喉黏膜损伤、环杓关节脱臼等。当受到来自正前方的外力撞击时，伤情常较严重，产生甲状软骨中部的纵行骨折、环状软骨后部的骨折和喉内黏膜的损伤。

（二）临床表现

1. **急性喉软组织挫伤**　症状主要为喉痛和声音嘶哑。急性喉软组织挫伤为最常见的钝器喉损伤，可以出现浅表的喉黏膜裂口，会厌、杓状会厌襞、室带以及声带血肿。进行直接喉镜检查时要注意双侧声带是否在同一水平及其活动能力，同时要检查披裂软骨的被动活动能力。

2. 急性喉软骨骨折、环甲关节脱位及环杓关节脱位 症状为喉部疼痛、吞咽痛、咯血、呼吸困难。因喉水肿、黏膜下血肿的程度不同，可产生不同程度的呼吸困难。检查时可见喉前软组织肿胀、皮肤瘀斑。有喉部软组织内出血和气肿时，颈部粗大。

甲状软骨骨折时甲状软骨上切迹消失，环状软骨骨折时环状软骨弓消失，触诊可发现有软骨摩擦音。环状软骨与气管间断裂则有皮下气肿和咯血。间接喉镜或纤维喉镜检查可见有喉黏膜裂伤、黏膜水肿、黏膜下血肿。检查时应注意双声带运动能力及是否在同一水平、有无暴露的软骨等情况。

3. 喉气管分离 是非常严重的喉外伤，可致人死亡。

（三）影像学表现

1. 最佳诊断线索 喉部外伤史，喉部疼痛、吞咽痛、咯血、呼吸困难，软组织肿胀、喉软骨骨折、皮下气肿或血肿。

2. 发生部位 喉部软组织及喉软骨。

3. 形态学表现 软组织肿胀，伴或不伴有喉软骨骨折及关节脱位。

4. 病变数目 根据外伤严重程度不同，可表现为局限性或弥漫性喉损伤。

5. CT 表现

【平扫表现】

CT 扫描能够清楚显示颈部筋膜间隙、颈动脉鞘、气管、食管等组织结构，能准确定位喉、气管损伤的位置、程度和类型。对于显示软组织肿胀、皮下和组织间隙气肿有非常好的效果。轻度喉外伤：主要表现为喉黏膜水肿，微小血肿，微小的喉黏膜撕裂伤，无喉软骨骨折。中度喉外伤：单纯喉软骨骨折或环杓关节脱位、喉软骨无错位。重度喉外伤：喉软骨错位骨折；声带、室带或喉黏膜重度撕脱；并伴有气管、食管外伤，邻近血肿表现为等或高密度。

（1）急性喉软组织损伤：喉黏膜水肿、增厚，邻近脂肪间隙模糊，周围软组织肿胀。喉后下方食管及下方气道周围的软组织邻近脊柱，受前后方向压迫时也容易受伤，且由于咽后间隙筋膜的限制作用，这部分软组织受伤后水肿往往会向前扩张，压迫气道。水肿和血肿常沿着喉旁间隙扩散，可以造成不同程度的气道狭窄。

（2）急性喉软骨骨折：由于喉软骨形态不规则且骨化程度不一，识别软骨骨折有难度。如看到明确线状骨折线及碎骨片可以确定骨折，如甲状软骨曲度变大，但是没有见到明确骨折线时不能诊断骨折，因为有可能是变异或邻近血肿压迫所致。CT 三维重建可以更好地显示骨折。①甲状软骨骨折：前后挤压伤可导致旁中线垂直方向骨折，骨折处向外成角。从外向内的外力可导致一侧的甲状软骨板骨折，骨折断端向气道内成角，并且可伴有对侧甲状软骨上角或下角骨折。扼颈伤则常见双侧甲状软骨板水平方向骨折（图 2-3-22）。②环状软骨骨折：通常是受到前后方向的外力，常见环状软骨前缘压缩，前外侧骨折，断端向外成角，伴有喉内水肿及喉腔狭窄。严重者可出现环状软骨与气管间连接断裂，伴有皮下气肿或出血（图 2-3-23）。

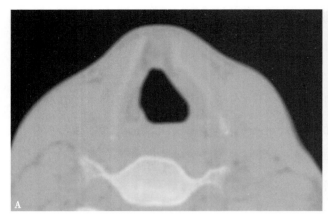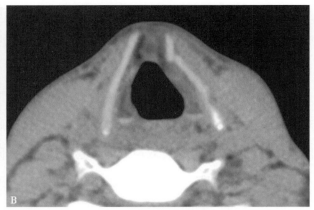

图 2-3-22　甲状软骨骨折

A. 横断面骨窗 CT，示左侧甲状软骨板连续性中断，断端可见移位并向内侧成角；B. 横断面软组织窗 CT 平扫，示左侧颈前皮下脂肪间隙模糊，可见条状软组织密度影

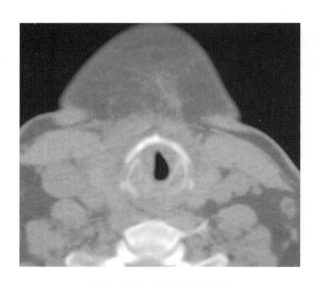

图 2-3-23　环状软骨骨折

横断面骨窗 CT，示环状软骨内可见透亮骨折线影，右侧声门下
区软组织增厚

（3）环杓关节及环甲关节脱位：环甲关节脱位表现为关节间隙增宽，常伴有邻近软骨骨折。要警惕是否伤及喉返神经。杓状软骨脱位表现为杓状软骨向前下方移位；声带向内侧旋转、向后移位，冠状面可见双侧声带不对称。

（4）喉气管分离：

直接征象：①横断面、冠状面或矢状面显示环状软骨下缘与气管之间不连续；②横断面连续图像上，气管横截面突然向前或向后明显移位；③气管直径突然减小或增加；④气道变形；⑤完全喉气管分离，气管向下收缩至纵隔内。间接征象：环状软骨骨折、皮下气肿或较大的喉内血肿。

（5）并发症：包括局部感染、皮下气肿及大出血等。气道损伤通常会导致大量皮下气肿；食管损伤可见少量积气，邻近脂肪间隙模糊。

喉软骨骨折后期可出现喉腔狭窄或形成喉蹼、声带麻痹或固定,造成声音嘶哑、呼吸困难及吞咽困难。

【增强扫描表现】

喉外伤及喉软骨骨折属于临床急症,很少行增强CT检查。

6. MRI表现 喉外伤及喉软骨骨折很少行MRI检查。

7. 最佳影像学检查方法选择 首选平扫CT,成像速度快,并且可以很好地反映喉软骨骨折以及皮下气肿和血肿。

（四）治疗原则

1. 喉软骨骨折有畸形喉阻塞或喉内出血者,应在局部麻醉下进行低位横切口气管切开,通常切开第3～4气管软骨环。

2. 患者喉部症状不重,但有严重复合外伤时,优先处理中枢神经系统损伤、脊柱骨折、气胸、内脏破裂或腹腔内大出血等严重外伤,然后再处理喉外伤。

3. 喉软骨骨折应在外伤后4周进行手术治疗。

4. 及时处理感染及皮下气肿等并发症。

（五）关键要点

1. 明确喉部或颈部外伤病史。

2. 喉部软组织肿胀,出现水肿、血肿,气道狭窄。

3. 喉软骨骨折或脱位。

4. 喉气管分离。

5. 伴有血肿、气肿或感染。

（李　婷　刘兆会）

三、甲状舌管囊肿

（一）概述

1. **概念** 甲状舌管囊肿（thyroglossal cyst）是指在胚胎早期甲状腺发育过程中甲状舌管退化不全、不消失而在颈部遗留形成的先天性囊肿。

2. **人口统计学特点** 甲状舌管囊肿是颈部最常见的先天性畸形之一,人群中约7%可有甲状舌管残余,该病表现为单纯囊肿者约65%,囊肿合并瘘管者约占15%,而单纯瘘管者约占20%。其发生与性别无显著关系,男女均可发生,可发生于任何年龄,但以30岁以下青少年为多见。

3. **病因** 胚胎发育第4周时,第1对咽囊之间、咽腔腹侧的内胚层向下方陷入,形成憩室状结构,即甲状腺始基,以后向其下面的间质内伸展,在颈正中气管前形成正常甲状腺;第6周时,甲状舌管自行退化,仅在其起始点处留下一浅凹,即舌盲孔。如果在此过程中,甲状舌管退化不完全,则残存的上皮可在颈前正中舌根至甲状腺的行程内形成甲状舌管囊肿,囊肿可通过未退化的甲状舌管与舌盲孔相通。

（二）病理学表现

甲状舌管囊肿发生在颈部正中线，可在舌盲孔至胸骨切迹间的任何部位发生，但以舌骨附近最为常见，多位于甲状腺和舌骨之间。舌骨平面以上的囊肿多位于中线，舌骨平面以下者可居中线或偏向一侧，以偏左为多。甲状舌管囊肿常有完整的包膜，囊壁薄，外为纤维组织包绕，内衬有假复层纤毛柱状上皮、扁平上皮、复层鳞状上皮等上皮细胞。上皮内有丰富的淋巴组织，合并感染者可有炎症细胞，囊壁内可有甲状腺组织。囊内容物多为黏液样或胶冻样物质，其内含有蛋白质、胆固醇等。该病也可发生癌变，1915年 Ucherman 首先描述了甲状舌管囊肿癌变，至今文献报道已超过150例，大部分为乳头状癌，也有滤泡状癌、鳞癌等。但关于其来源仍有争议，有学者认为是隐匿性甲状腺癌扩散而来，也有学者认为是起源于甲状舌管囊肿壁内的异位甲状腺组织。

（三）临床表现

囊肿生长缓慢，质软，边界清楚，与表面皮肤和周围组织无粘连，位于舌骨下方的囊肿，在囊肿与舌骨体之间有时可扪及一坚韧的条索状物，囊肿可随吞咽及伸舌等动作而上下移动；若囊肿位于舌盲孔附近时，当其生长到一定程度可使舌根部抬高，发生吞咽、言语功能障碍。

囊肿可经过舌盲孔与口腔相通而容易继发感染，当囊肿继发感染时，可出现疼痛，吞咽时尤甚。颈部检查可见囊肿表面皮肤发红，界限不清，当囊肿自行破溃或经皮肤切开引流时可形成甲状舌管瘘，此时因内容物引流囊肿可消失。临床上亦可见出生后即存在的原发甲状舌管瘘。甲状舌管瘘的瘘口较小，长期流出淡黄色的黏液或脓性黏液，当瘘口被阻塞时可导致瘘管急性炎症发作。

（四）影像学表现

1. 最佳诊断线索　病变位于舌盲孔与甲状腺之间，多分布在舌骨上下，与舌骨关系密切。呈圆形或扁圆形液性密度（信号）影像，囊壁多光滑完整，合并感染时可见囊壁毛糙，形成瘘时则形态多不规则；增强扫描多无强化，合并感染时囊壁可有明显强化。

2. 发生部位　囊肿可发生于颈前正中舌盲孔至胸骨切迹之间的任何部位，以舌骨体上下最常见，有时可偏向一侧。

3. 形态学表现　为圆形或扁圆形，形成瘘时则形态多不规则。

4. 病变数目　单发病变。

5. CT 表现　①平扫表现：颈前部呈液体密度的圆形或卵圆形病变，大部分的甲状舌管囊肿早期边缘规整、薄壁、单房、无钙化（图 2-3-24）。合并感染时囊壁增厚、毛糙，内部可有分隔。如病变内包含结节及钙化，则应该怀疑恶变。②增强扫描表现：多数病变无明显强化，感染时囊壁可呈环形明显强化。

6. MRI 表现　① T_1WI 表现：不含蛋白成分时，病变呈低信号；含有蛋白成分时，病变呈高信号；病变内部信号均匀，边缘光滑，合并感染时囊壁增厚、毛糙，内部可有分隔；如出现等信号结节，应怀疑恶变。② T_2WI 表现：不含蛋白成分时，病变呈高信号；含有蛋白成分时，病变呈等到低信号。合并感染时囊壁增厚、毛糙，内部可有分隔。如出现等到高信号结节，应怀疑恶变。③弥散加权像：呈低信号，无弥散受限。

④动态增强扫描：多数病变无明显强化；合并感染时可见囊壁呈环形明显强化；恶变时可见结节状强化。

7. **超声表现**　甲状舌管囊肿的 B 超声像图多表现为圆形或椭圆形液性暗区，边界清晰，多为单个囊肿，少数可见薄壁分隔；其后多有增强回声，病程长者或伴有感染时边界可较模糊，液性暗区中可见数量不等的漂浮光点；伴有瘘管形成时可探及由浅入深的中心暗淡的条索状结构与肿物或舌骨相连；B 超检查对甲状舌管囊肿诊断的准确率可高达 94% 以上。

8. **核医学**　病变为单纯囊肿时 ^{131}I 显像无放射性物质摄取。FDG-PET-CT 示病变内无 FDG 摄取。

9. **最佳影像学检查方法选择**　超声由于价格低廉、无电离辐射，且临床操作简单快速，为甲状舌管囊肿的首选检查方法。

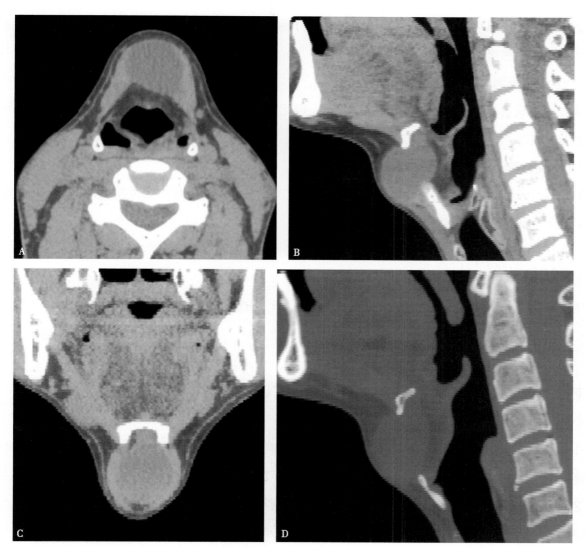

图 2-3-24　甲状舌管囊肿

A. 横断面平扫软组织窗 CT，示颈前部正中类圆形液体密度影，边缘光滑，双侧甲状舌骨肌受压向外侧移位，邻近脂肪间隙清晰；B、C. 矢状面及冠状面平扫软组织窗 CT，示舌骨及甲状软骨之间类圆形液体密度影，密度均匀，边缘光滑；D. 矢状面平扫骨窗 CT，示病变邻近舌骨及甲状软骨骨质完整

（五）鉴别诊断

1. **胸腺囊肿** 大多数位于左侧颈部及胸廓入口处。

2. **鳃裂囊肿** ①多位于颈动脉三角区，肿物多偏离中线，与舌骨无关；②瘘管经颈内外动脉交叉入咽部；③增强扫描显示片状或不均匀强化，无渐进性强化表现。

3. **皮样囊肿** ①常表现为颏下肿物，也可位于胸骨上凹处；②囊肿包膜较厚，无波动感，有揉面感，常与皮肤粘连，不随吞咽和伸舌活动；③内部含脂肪，CT 呈脂肪密度，T_1WI 呈高信号，T_2WI 呈高信号，脂肪抑制图像呈低信号。

4. **异位甲状腺** ①位于舌根部或舌盲孔的咽部。②超声、CT 及 MRI 在正常部位未见甲状腺。采用 ^{131}I 或 $^{99}Tc^m$ 扫描时，可见异位甲状腺部位有核素浓聚或颈部无甲状腺。③ CT 平扫呈高密度，与正常甲状腺相近（70HU±10HU），T_1WI 呈等或略高信号，T_2WI 为略高信号。④增强后表现为均匀强化的实性肿块，有时内部可见低密度结节。

（六）治疗原则

大部分甲状舌管囊肿因有感染和恶变的风险，因此需切除治疗，手术包括病变完全切除及部分舌骨和舌根部楔形切除术。

（七）关键要点

1. 甲状舌管囊肿发生在颈部正中线，可在舌盲孔至胸骨切迹间的任何部位发生，但以舌骨附近最为常见，多位于甲状腺和舌骨之间。

2. 圆形或卵圆形囊性病变，大部分的甲状舌管囊肿边缘规整、薄壁、单房，无钙化。

3. 囊液可含有或不含有蛋白成分。

4. 单纯囊肿无明显强化，合并感染时囊壁增厚、强化，出现恶变时可见结节状强化。

（李 婷 刘兆会）

四、声带息肉

（一）概述

1. **概念** 声带息肉（polyp of vocal cord）是发生于声带固有层浅层的良性增生性病变，也是一种特殊类型的慢性喉炎。

2. **人口统计学特点** 常见于教师、演员、歌手等职业用声者，长期持续高声讲话，音调过高或者过长时间演唱等均可导致声带息肉。

3. **病因** 引起慢性喉炎的各种病因，均可引起声带息肉。①用声过度或用声不当：常见于教师、演员、歌唱家等职业用声者，长期持续高声讲话，音调过高或者过长时间的演唱等均可导致声带息肉。②上呼吸道感染：感冒，急慢性喉炎，鼻炎、鼻窦炎、咽炎，肺、气管、支气管炎等均可成为声带息肉发生的诱因。如果在有上呼吸道炎症存在的基础上过度用声，则更容易发生声带息肉。鼻、鼻窦及咽部感染可由于炎症直接向下蔓延，或者炎性分泌物流入喉部，而导致发声共鸣作用出现障碍，从而引起发声不当和增加喉肌的疲劳，导致该病。肺、气管、支气管感染时，通过咳嗽可使其产生的炎性分泌物与喉部长期接触，也可继发该病。③接触刺激性致病因子：如高温作业、粉尘作业、化学工业等均可产生大量的刺激性物质，引起声带息肉。有研究指出，吸烟可刺激声带黏膜，使血管扩张，血浆通过血管壁渗入声带的固有层浅层（任克间隙），引起声带息肉样改变。④内分泌紊乱：声带息肉样变性多见于更年期妇女，可能与雌激素水平有关。甲状腺功能减退或亢进也与声带息肉样改变有一定关系。⑤某些全身疾病：如心、肾疾病、糖尿病、风湿病等使血管舒缩功能发生紊乱，喉部长期淤血，可继发该病。⑥变态反应：根据声带息肉给予糖皮质激素治疗好转和声带息肉的光镜及电镜组织学所见，有学者认为声带息肉与变态反应有关。⑦喉咽反流：喉咽反流疾病近些年来越来越受到重视，对该病的研究也不断深入，有研究者认为由于胃内容物反流刺激喉部黏膜引起慢性炎症也是引起声带息肉的原因之一。

（二）病理学表现

声带的任克氏间隙发生局限性水肿，血管增生扩张或出血，表面覆盖正常的鳞状上皮，形成一侧或两侧声带前中 1/3 有蒂或宽基底肿物，呈灰白色或淡红色半透明样。病程长的息肉内有明显的纤维组织增生或玻璃样变性。

（三）临床表现

为不同程度的声嘶。早期程度较轻，声音稍粗糙或基本正常，主要是发声易疲劳，用声多时发生，时好时坏，呈间歇性声嘶；经常于发高音时出现声嘶，并伴有发音延迟、音色改变等；有些患者可能日常交谈中未见明显声音改变，但在唱歌时则可出现音域变窄、发声受限等较明显表现。病情继续发展，声嘶加重，可由间歇性发展为持续性，且在发较低声音时也可出现。大声说话时声音不稳定，促使患者更加过度用力发声，希望达到改善发声效果的目的，但过度用力发声又增加了对喉部的不良刺激。常常因为声嘶而导致演员不能唱歌或教师无法讲课。详细询问病史，患者常通会有过强用声的情况。

患者声嘶程度与声带息肉的大小及部位有关，通常息肉大者声嘶较重，反之声嘶较轻。息肉长在声带游离缘时声嘶明显，长在声带上表面时对发声影响较小，广基的大息肉可完全失声。息肉垂于声门下腔者常常伴有咳嗽。巨大的息肉位于两侧声带之间者，可完全失声，甚至可阻塞呼吸道，导致呼吸困难和喘鸣。

喉镜检查见声带边缘前中 1/3 交界处有表面光滑、柔软、半透明的新生物，白色或粉红色，表面光滑，可有蒂，也可广基。有时在一侧或双侧声带游离缘呈基底较宽的梭形息肉样变，亦有呈弥漫性肿胀遍及整个声带的息肉样变者。息肉色灰白或淡红，偶有紫红色，大小如绿豆、黄豆不等。声带息肉一般单侧多见，亦可两侧同时发生。少数病例为一侧息肉，对侧为小结。

带蒂的息肉可随呼吸气流上下活动，有时隐伏于声门下腔，检查时易于忽略。偶有息肉巨大者，可见悬垂于声门下腔，状如紫色葡萄，呼吸困难呈端坐状，亦有突然堵塞声门裂而引起窒息者。此种巨大息肉，其蒂常位于声带前联合处。间接喉镜观察不满意者可行直接喉镜、纤维喉镜、电子喉镜、频闪喉镜等观察,其中频闪喉镜检查既可观察声带形态,也可同时观察声带运动情况。此外,也可进行各类嗓音声学评估检查及空气动力学评估,了解发声时声带及通过声门的气流受病变影响的程度。

(四)影像学表现

1. **最佳诊断线索**　声带表面光滑的新生物,随呼吸气流上下活动,等密度,T_1WI 呈低信号,T_2WI 高信号,无强化,喉旁间隙清晰。

2. **发生部位**　一侧或双侧声带,多为声带边缘前中 1/3 交界处。

3. **形态学表现**　表面光滑,可有蒂,也可广基。有时呈基底较宽的梭形息肉样变,亦有呈弥漫性肿胀遍及整个声带。

4. **病变数目**　绝大多数为单发病变,少数可为两个或以上病变。

5. **CT 表现**　①平扫表现:呈等到低密度结节状,凸向喉腔,边缘光滑,喉旁间隙显示清晰;②增强扫描表现:病变不强化(图 2-3-25);③仿真喉镜:可见有蒂或广基底的肿物自声带突入喉腔,边缘光滑。

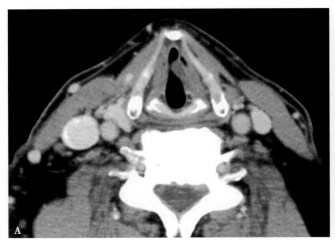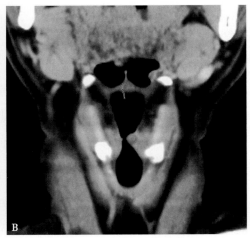

图 2-3-25　左侧声带息肉

A、B. 横断面和冠状面增强 CT,示左侧声带椭圆形低密度影突向喉腔,未见强化,边缘光滑

6. **MRI 表现**　① T_1WI 表现:病变呈等到低信号,信号均匀。喉旁间隙显示清晰。② T_2WI 表现:病变呈高信号,信号均匀。③弥散加权像:呈低信号,无弥散受限。④增强扫描:病变无强化。

7. **最佳影像学检查方法选择**　临床诊断首选喉镜,影像学检查常首先选择 CT,主要目的是观察病变是否侵犯深部结构,与喉癌进行鉴别。

(五)鉴别诊断

1. **喉癌**　①主要临床表现为声音嘶哑、咽喉痛、痰中带血和呼吸困难。②间接喉镜检查可见喉腔内结节状或菜花状肿块,并可侵犯周围组织。③声门区不规则软组织肿块,边缘模糊,可跨越前联合,可累及会厌、杓状会厌襞、室带、气管等邻近结构,破坏喉软骨,侵犯喉旁间隙及会厌前间隙。④CT 为等密度,

MR T_1WI 为等信号，T_2WI 为略高信号，DWI 可见弥散受限。⑤增强后呈不均匀轻、中度强化。⑥可见颈部淋巴结转移。

2. 喉水肿　①黏膜弥漫增厚，边缘光滑，两侧较对称。② CT 及 MRI 未见肿块，只见声门区黏膜增厚、肿胀，声门变窄。③增强后无强化。④喉旁间隙清晰。

（六）治疗原则

1. 以手术为主。

2. 适当声带休息，纠正不良的发声习惯，辅以药物治疗。

（七）关键要点

1. 用声过度、用声不当，上呼吸道感染病史。

2. 声带表面光滑、柔软、半透明的新生物，可有蒂，也可广基，随呼吸气流上下活动。

3. 高分辨率 T_2WI 显示病变呈高信号影及病变内可见弥漫分布的线状低信号分隔影。

4. 边缘光滑，喉旁间隙清晰。

5. 增强 CT 及 MRI 无强化。

（李　婷　刘兆会）

五、声门上型喉癌

（一）概述

1. 概念　声门上型喉癌是发生于会厌软骨以下及声门以上区域的喉癌，该区域包括喉室、室带、杓状会厌襞、会厌喉面。声门上型喉癌往往分化较差，转移较多见。

2. 人口统计学特点　好发于 50～70 岁中老年人，男性发病率显著高于女性。声门上型喉癌约占喉癌的 30%。

3. 病因　确切病因尚不清楚，可能为多种因素综合作用所致。①吸烟：烟草燃烧时所产生的烟草焦油中苯并芘有致癌作用，烟草烟可以使黏膜充血、水肿、上皮增生和鳞状化生，纤毛运动停止或迟缓，成为致癌的基础；喉癌的发病率与每日吸烟的量和吸烟的总时间成正比。②饮酒：声门上型喉癌可能与饮酒有关，饮酒者患喉癌的危险度是不饮酒者的 1.5～4.4 倍；中度吸烟并饮酒者患喉癌的危险性将明显提高，两者呈协同作用。③空气污染：生产性粉尘或废气，如二氧化硫、铬、砷等长期吸入可导致呼吸道肿瘤；空气污染严重的城市，喉癌的发病率高，城市居民的发病率高于乡村居民。④职业因素：长期接触石棉、芥子气等可能导致喉癌。⑤病毒感染：动物实验证实，肿瘤病毒可使原代培养的细胞发生转化，若将转化的细胞注射给同种动物则可能发展成肿瘤。⑥性激素及其受体：喉是第二性征器官，也被认为是性激素的靶器官，喉癌患者男性显著多于女性；喉癌患者血清睾酮水平明显高于正常人，而雌激素则降低；当肿瘤切除后，其血清睾酮水平则迅速下降；另外动物实验也进一步证明，切除睾丸后，细胞介导的免疫反应受到刺激，肿瘤的生长受到抑制。⑦体内微量元素：许多体内微量元素是生物酶系统和生物结构的必需成分之一；某些微量元素过多或缺少将使酶的结构和功能发生改变，影响细胞的分裂和增殖，导致基因突变。⑧癌前期病变：喉角化症（包括白斑病和厚皮病）及慢性增生性喉炎等，由于长期的上呼吸道感染、吸烟、有害气体刺激，导致上皮细胞异常增生或不典型增生，往往最后发生癌变。⑨放射线：小剂量的放疗可引起软组织、甲状腺和唾液腺的肿瘤；目前已发现由放疗所致的喉鳞状细胞癌、纤维肉瘤和腺癌。⑩癌基因激活和抗癌基因失活：在人体的真核细胞基因组中存在着原癌基因，它是人类细胞遗传密码的一部分，编码特异性酶、膜受体及与细胞生长和功能有关的生长因子，在正常状况下其不表达或只是低表达；在人体细胞 DNA 中亦存在着抗癌基因，具有调节细胞正常生长和抑制肿瘤形成的作用；当 *ras* 癌基因、*myc* 基因等受到致癌因子激活后则发生癌基因的活化、点突变，引起过度表达或表达异常产物或各种因素使抗癌基因丢失或突变失活，都可以导致细胞癌变。

（二）病理学表现

1. 大体病理学表现　按照肿瘤的大体形态分为四型：①溃疡浸润型，癌组织稍向黏膜突起，表面可见向深层浸润的凹陷溃疡，边界多不整齐，界限不清。②菜花型，肿瘤主要为外突生长，呈菜花状，边界清楚，一般不形成溃疡。③结节型或包块型，肿瘤表面为不规则隆起或球形隆起，多有较完整的被膜，边界较清楚，很少形成溃疡。④混合型，兼有溃疡和菜花型的外观，表面凹凸不平，常有较深的溃疡。

2. 组织学表现　组织学上喉癌以鳞状细胞癌最常见，占 95%～98%，腺癌少见，约占 2%，未分化癌、淋巴肉瘤、纤维肉瘤少见。喉鳞状细胞癌依其发展程度可分为原位癌、早期浸润癌和浸润癌。原位癌较少见，仅局限于上皮层，基底膜完整，经过一段时间可发展成浸润癌。早期浸润癌一般是由原位癌突破上皮基底膜向下浸润，并在固有层内形成癌巢。癌细胞可见不同程度的角化现象和细胞间桥，在癌巢中心可见角化珠。有时肿瘤以梭形细胞为主，称为梭形细胞癌，癌细胞排列紊乱，不形成癌巢，颇似肉瘤。疣状癌属于喉浸润型鳞状细胞癌的一个亚型，较少见，占喉癌的 1%～2%，肿瘤向喉腔呈疣状生长，形成菜花样肿块。镜下多呈乳头状结构，为高分化鳞癌，可见不同程度的浸润，生长缓慢，转移少见。

（三）临床表现

早期，甚至肿瘤已发展到相当程度，常仅有轻微的以及非特殊性的症状，如痒感、异物感、吞咽不适等不引起患者的特殊注意。声门上型喉癌分化差、发展快，故肿瘤多在出现淋巴结转移时才引起警觉。喉痛常于肿瘤向深层浸润或出现较深溃疡时才出现，开始为间断性疼痛，随着肿瘤的进展而出现持续性喉痛，并向同侧耳部放射。声嘶、呼吸困难或咽下困难、咳嗽、痰中带血或咯血等常为声门上型喉癌的晚期症状。

（四）影像学表现

1. 最佳诊断线索　声门上区软组织密度结节或肿块，呈均匀或不均匀强化，可侵犯邻近结构。

2. 发生部位　会厌喉面、杓状会厌襞、喉室和室带。

3. 形态学表现　软组织密度结节或肿块，形态不规则。

4. 病变数目　绝大多数为单发病变，出现淋巴结转移表现为颈部软组织肿块。

5. CT 表现 ①平扫表现：声门上区软组织密度结节或肿块，密度不均匀，形态不规则。肿瘤向下生长形成跨声门癌；早期声门上区癌可发生颈部淋巴结转移，表现为淋巴结肿大和/或坏死。②增强扫描表现：肿瘤呈均匀或不均匀强化；实性部分呈中度强化，如有坏死则坏死部分无强化（图 2-3-26A）。

6. MRI 表现 ① T_1WI 表现：肿瘤实性部分呈稍低信号，如有坏死表现为低信号。② T_2WI 表现：肿瘤实性部分呈稍高信号，如有坏死表现为高信号（图 2-3-26B～D）。③弥散加权像：DWI 呈高信号；ADC =（$1.487\ 7 \pm 0.060\ 18$）× $10^{-3}mm^2/s$，明显低于喉良性病变。④ MRA：不能显示明显的供血动脉或引流静脉。⑤动态增强扫描结合延迟扫描表现：动态增强曲线以速升平台型最为常见，其次是速升缓降型和速升速降型；延迟扫描肿瘤强化程度减低。

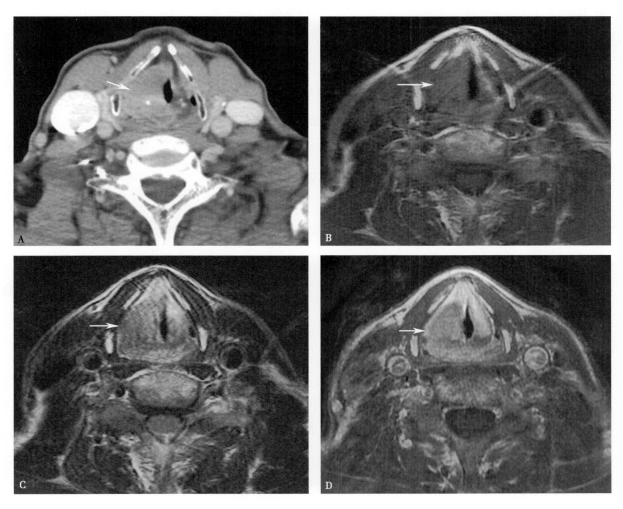

图 2-3-26 声门上型喉低分化鳞状细胞癌

A. 横断面增强 CT，示声门上区右侧壁软组织密度肿块，呈中度均匀强化；B. 横断面 T_1WI，示声门上区右侧壁肿块呈稍低信号；C. 横断面 T_2WI，示声门上区右侧壁软组织肿块呈稍高信号；D. 横断面增强 T_1WI，示声门上区右侧壁软组织肿块呈中度均匀强化

7. 最佳影像学检查方法选择 CT 扫描是最常用的检查方法。MRI 软组织分辨率高，对肿瘤软组织内侵犯范围显示清楚。

（五）鉴别诊断

1. **喉结核** ①多发生于青壮年患肺结核者；②病变较弥漫，常累及喉部多结构，表现为会厌、杓状会厌襞、声带和假声带等喉内各结构受累，双侧弥漫，病灶易发生干酪样坏死；③增强扫描为不均匀的斑点状强化；④一般喉结构保持完整，不破坏喉软骨，很少累及声门下区。

2. **喉淀粉样变** ①喉内软组织局限型或弥漫性增厚，黏膜光滑；②不同程度的钙化和骨化。

3. **喉乳头状瘤** ①喉黏膜表面结节呈乳头状突入喉腔，不浸润黏膜下；②喉软骨不受累；③成年人的喉乳头状瘤被认为是癌前病变，易复发和恶变，须多次活检排除癌。

4. **喉血管瘤** ①喉部边界光整清楚的肿物突入喉腔，呈长 T_1、长 T_2 信号，少数可见小点状圆形静脉石；②增强扫描肿物呈渐进性显著强化；③弥漫者肿物可延伸至颈部皮肤、皮下肌间，部分可见增粗增多的引流静脉。

（六）治疗原则

1. 非原位癌局部治疗以手术和 / 或放疗为主，可联合应用化疗。

2. 原位癌推荐内镜下切除（剥除、激光）治疗或放疗。

（七）关键要点

1. 声门上区喉黏膜结节样增厚或软组织密度肿块，黏膜下浸润。

2. 喉周间隙及结构侵犯。

3. 喉软骨受累。

4. 颈部淋巴结转移。

（刘兆会）

六、声门型喉癌

（一）概述

1. **概念** 声门型癌是发生于声带的喉癌。声门型喉癌分化较好，早期很少发生颈淋巴结转移。

2. **人口统计学特点** 好发于 50～70 岁中老年人，男性发病率显著高于女性。声门型喉癌在喉癌中最多见，约占 60%。

3. **病因** 同声门上型喉癌。

（二）病理学表现

1. **大体病理学表现** 同声门上型喉癌。

2. **组织学表现** 同声门上型喉癌。

（三）临床表现

早期症状为声音的改变。初起为发声易倦或声音嘶哑，无其他不适，常未受重视而误认为是感冒、喉炎。此后，声音嘶哑逐渐加重，可出现声音粗、哑，甚至失声。位于声带前端的微小肿瘤所引起的声音嘶哑,远较位于后端较大的肿瘤所引起的声音嘶哑明显。呼吸困难是声门型喉癌的另一常见症状。晚期,肿瘤向声门上区或声门下区发展,除了严重的声音嘶哑或失声外,尚可出现放射性耳痛、咽下困难、频繁咳嗽、咳痰困难及口臭等症状。最后,可因大出血,吸入性肺炎或恶病质而死亡。

声门型喉癌一般分化程度高,发展缓慢。由于声带淋巴管较少,不易发生颈淋巴结转移。但声门型喉癌一旦侵犯声门上区或声门下区则发展加快,很快出现颈淋巴结转移。肿瘤如穿破甲状软骨板或环甲膜则出现喉体增大、喉前包块等。

（四）影像学表现

1. 最佳诊断线索　声带不规则软组织密度结节或肿块,呈均匀或不均匀强化,黏膜下浸润累及喉旁间隙和邻近结构。

2. 发生部位　多发生于声带前部,随着病变进展可累及声带全程,向腔内生长,也可向黏膜下生长累及喉旁间隙,也可通过前联合侵犯对侧声带。

3. 形态学表现　早期表现为声带局部不规则或稍微增厚,然后可形成结节或肿块,合并坏死或溃疡。

4. 病变数目　绝大多数为单发病变,出现淋巴结转移表现为颈部软组织肿块。

5. CT 表现　①平扫表现:早期表现为声带局部不规则或稍微增厚变钝;随着病变生长形成结节或肿块,呈软组织密度,表面不光滑;合并坏死时,病变密度不均匀。②增强扫描表现:肿瘤呈均匀或不均匀强化;实性部分呈中度强化,如有坏死则坏死部分无强化(图 2-3-27A)。

6. MRI 表现　① T_1WI 表现:病变实性部分呈稍低信号,如有坏死则呈低信号。② T_2WI 表现:肿瘤呈稍高信号,如有坏死则表现为高信号。③弥散加权像:DWI 呈高信号。④ MRA:不能显示明显的供血动脉或引流静脉。⑤动态增强扫描结合延迟扫描表现:动态增强曲线以速升平台型最为常见,其次是速升缓降型和速升速降型。延迟扫描肿瘤强化程度减低(图 2-3-27B～G)。

7. 最佳影像学检查方法选择　CT 为首选检查方法。MRI 可作为进一步检查了解软骨和软组织侵犯情况。

（五）鉴别诊断

1. 喉结核　①多发生于青壮年患肺结核者;②病变较弥漫,常累及喉部多结构,表现为会厌、杓状会厌襞、声带和假声带等喉内各结构受累,双侧弥漫,病灶易发生干酪样坏死;③增强扫描为不均匀的斑点状强化;④一般喉结构保持完整,不破坏喉软骨,很少累及声门下区。

2. 喉淀粉样变　①喉内软组织局限性或弥漫性增厚,黏膜相对光滑;②不同程度的钙化和骨化。

3. 喉乳头状瘤　①喉黏膜表面结节呈乳头状突入喉腔,不浸润黏膜下;②喉软骨不受累;③成年人的喉乳头状瘤被认为是癌前病变,易复发和恶变,须多次活检排除癌。

4. 声带息肉　①局限性息肉表现为一侧声带中前缘局限性增厚,呈低至中等密度,表面光滑;②弥漫性息肉表现为双侧声带弥漫性增厚,密度与声带相仿;③强化不明显。

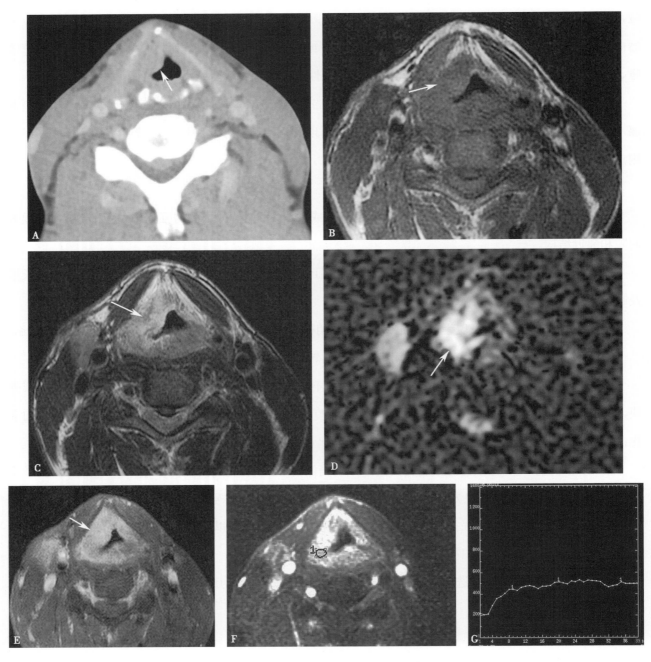

图 2-3-27 声门型喉中分化鳞状细胞癌

A. 横断面增强 CT，示右侧声带软组织密度肿块，呈中度均匀强化；B. MRI 横断面 T_1WI，示右侧声带肿块呈稍低信号；C. 横断面 T_2WI，示右侧声带软组织肿块呈稍高信号；D. 横断面 DWI，示右侧声带软组织肿块呈高信号；E. 横断面增强脂肪抑制 T_1WI，示右侧声带软组织肿块呈中度均匀强化；F、G. MR 动态增强扫描，示动态增强曲线为速升平台型

5. 喉血管瘤 ①喉部边界光整清楚的肿物突入喉腔，呈长 T_1、长 T_2 信号，少数可见小点状圆形静脉石；②增强扫描肿物呈渐进性显著强化；③弥漫者肿物可延伸至颈部皮肤、皮下肌间，部分可见增粗增多的引流静脉。

（六）治疗原则

1. 以手术治疗为主的综合治疗是声门型喉癌的首选治疗手段。

2. 早期声门型喉癌在根治性切除肿瘤的前提下，尽量保留喉功能，提高患者术后生存质量。

（七）关键要点

1. 声带不规则软组织密度结节或肿块，黏膜下浸润。

2. 喉旁间隙、喉周间隙及喉周结构侵犯。

3. 喉软骨破坏。

4. 晚期可出现颈部淋巴结转移。

（刘兆会）

七、声门下型喉癌

（一）概述

1. **概念** 声门下型喉癌是位于声带平面以下、环状软骨下缘以上部位的喉癌，大多数为鳞状细胞癌，预后较差。

2. **人口统计学特点** 好发于 50～70 岁中老年人，男性发病率显著高于女性；声门下型喉癌发生率低，仅占全部喉癌的 1%～4%。

3. **病因** 同声门上型喉癌。

（二）病理学表现

1. **大体病理学表现** 同声门上型喉癌。

2. **组织学表现** 同声门上型喉癌。

（三）临床表现

声门下型喉癌位置隐蔽，早期症状不明显，不易在常规喉镜检查中发现，因此极易误诊。当肿瘤发展到相当程度时可出现刺激性咳嗽、咯血等。由于声门下区被肿瘤堵塞，患者常感呼吸困难。肿瘤侵犯声带时可出现声音嘶哑，穿破环甲膜出现颈前包块，也可侵犯颈前组织、甲状腺等。

声门下区的毛细淋巴管及淋巴管分布密度介于声门上区及声门区之间，淋巴系统的分布无左右分隔，呈全周性交通，声门下区的淋巴引流经环甲膜到气管前淋巴结、气管食管沟淋巴结以及中下组颈内静脉淋巴结，常见的声门下型喉癌淋巴转移部位有气管旁、上纵隔、喉前淋巴结及颈静脉淋巴结。文献报道声门下型喉癌的淋巴转移率为 14.0%～38.5%。

（四）影像学表现

1. **最佳诊断线索** 沿着管腔呈环周生长的软组织肿块，均匀或不均匀强化，可侵犯邻近结构。

2. **发生部位** 声带平面以下至环状软骨下缘区域的喉壁。

3. **形态学表现** 肿瘤沿着声门下区喉壁环周生长，随着肿瘤逐渐增大，可形成肿块。

4. 病变数目 绝大多数为单发病变,出现淋巴结转移表现为颈部软组织肿块。

5. CT 表现 ①平扫表现:声门上区软组织密度结节或肿块,沿着声门下区喉壁环周生长,合并坏死时,病变密度不均匀;②增强扫描表现:肿瘤呈均匀或不均匀强化;病变实性部分呈中度强化,如有坏死则无强化(图 2-3-28A)。

6. MRI 表现 ①T_1WI 表现:肿瘤实性部分呈稍低信号,如有坏死表现为低信号;②T_2WI 表现:肿瘤实性部分呈稍高信号,如有坏死则表现为高信号;③弥散加权像:DWI 呈高信号;④ MRA:不能显示明显的供血动脉或引流静脉;⑤动态增强扫描结合延迟扫描表现:动态增强曲线以速升平台型最为常见,其次是速升缓降型和速升下降型;延迟扫描肿瘤强化程度减低(图 2-3-28B~E)。

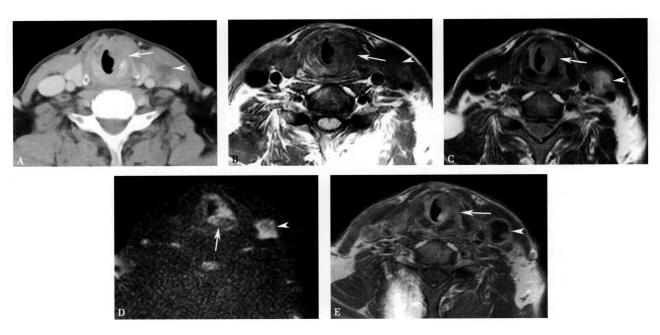

图 2-3-28 声门下型喉中低分化鳞状细胞癌伴左颈部淋巴结转移

A. 横断面增强 CT,示声门下区左侧壁软组织密度肿块,呈中度均匀强化;左颈部转移性淋巴结肿大,内部坏死,边缘呈环形强化;B. 横断面 T_1WI,示声门下区左侧壁肿块呈稍低信号;左颈部转移性淋巴结呈稍低信号;C. 横断面 T_2WI,示声门下区左侧壁软组织肿块呈稍高信号;左颈部转移性淋巴结呈高信号;D. 横断面 DWI,示声门下区左侧壁软组织肿块、左颈部转移性淋巴结呈高信号;E. 横断面增强 T_1WI,示声门下区左侧壁软组织肿块呈中度均匀强化,左颈部转移性淋巴结肿大伴环形强化

7. 最佳影像学检查方法选择 CT 为首选。MRI 进一步检查了解软骨情况和软组织侵犯情况。

(五)鉴别诊断

1. 喉结核 ①多发生于青壮年患肺结核者;②病变较弥漫,常累及喉部多结构,表现为会厌、构状会厌襞、声带和假声带等喉内各结构受累,双侧弥漫,病灶易发生干酪样坏死;③增强扫描为不均匀的斑点状强化;④一般喉结构保持完整,不破坏喉软骨,很少累及声门下区。

2. 喉淀粉样变 ①喉内软组织呈局限型或弥漫性增厚,黏膜相对光滑;②有不同程度的钙化和骨化。

3. 喉乳头状瘤　①喉黏膜表面结节呈乳头状突入喉腔，不浸润黏膜下；②喉软骨不受累；③成年人的喉乳头状瘤被认为是癌前病变，易复发和恶变，须多次活检排除癌。

4. 喉血管瘤　①喉部边界光整清楚的肿物突入喉腔，呈长 T_1、长 T_2 信号，少数可见小点状圆形静脉石；②增强扫描肿物呈渐进性显著强化；③弥漫者肿物可延伸至颈部皮肤、皮下肌间，部分可见增粗增多的引流静脉。

5. 气管癌　①肿瘤主体位于气管、即环状软骨下缘以下，病变增大可向上累及声门下区；②气管壁不规则增厚伴管腔狭窄，气管腔内结节或肿块，气管周围软组织侵犯；③锁骨上或纵隔淋巴结等转移。

（六）治疗原则

1. 声门下型喉癌的主要治疗方法是喉全切除术，一侧甲状腺切除，包括Ⅱ～Ⅵ区、上纵隔的淋巴清扫。

2. 原发灶局限的早期声门下型喉癌，在保证 0.5cm 安全界的基础上切除病灶，可以考虑行喉部分切除术，残留的喉经过修复仍能恢复喉的全部或一部分功能。

（七）关键要点

1. 声门下区沿着管腔呈环周生长的软组织肿块，黏膜下浸润。

2. 喉旁间隙、喉周间隙及喉周结构侵犯。

3. 喉软骨破坏。

4. 颈部淋巴结转移。

（刘兆会）

八、梨状窝癌

（一）概述

1. **概念**　按解剖分类，下咽癌（又称喉咽癌）可分为梨状窝癌、咽后壁癌和环后区癌。发生在梨状窝的下咽癌称为梨状窝癌，是下咽癌最好发的部位，约占 80%；其次是咽后壁癌，单纯环后区下咽癌少见。梨状窝位于喉的两侧，上缘起自舌会厌皱襞，向下移行至环后食管，其内侧为杓状会厌襞和环状软骨，外侧上部为舌甲膜，下部为甲状软骨板。

2. **人口统计学特点**　好发于 50～70 岁的中老年人，男性发生率高于女性。

3. **病因**　病因仍不清楚，可能与下列综合因素有关：①吸烟，长期大量吸烟可导致呼吸道癌肿。在烟草燃烧时所产生的烟草焦油中的苯并芘有致癌作用，吸烟可导致染色体畸变。下咽癌患者中大多数都有长期吸烟的病史，而且吸烟的量较大，不少患者还同时酗酒。酒不仅能刺激黏膜，诱发黏膜上皮营养不良，而且又促进烟的致癌作用。②营养不良，缺铁性贫血常导致喉咽部黏膜变化，如黏膜变薄，黏膜生发层表皮钉突消失，细胞内糖原减少或缺乏，咽、食管黏膜广泛萎缩，咽下困难，出现普卢默 - 文森（Plummer-Vinson）综合征。③病毒感染，在一定条件下，EB 病毒、人乳头状瘤病毒都可能引起咽喉部黏膜的癌变。④某些维生素或微量元素的缺乏、某些工业性或职业性损害、环境污染等都可能成为促癌因素。

（二）病理学表现

1. 大体病理学表现　以外突性生长的软组织结节或肿块为主,常有中心溃疡。

2. 组织学表现　95% 以上为鳞状细胞癌,肉瘤及淋巴瘤少见。

梨状窝癌多呈浸润性生长,易于在黏膜下广泛扩散。肿瘤发生在梨状窝外侧壁时,常侵犯甲状软骨板,甚至可穿破甲状软骨板而累及喉外组织、甲状腺、皮肤及颈部血管等。肿瘤生长在梨状窝内侧壁时,常向内侵犯喉部,累及声带、室带,并可向后累及环后区,亦可经梨状窝前壁直接侵入声门旁间隙,造成患侧声带固定。梨状窝癌向上扩展则可侵犯舌根部,甚至腭扁桃体。梨状窝底部病变可侵犯声门下,晚期可侵入皮下,但很少侵犯颈段食管。

下咽癌淋巴结转移率较高,其转移部位约 60% 为中、下颈淋巴结。与咽后壁癌和环后区下咽癌相比,梨状窝癌淋巴结转移率最高,可达 60%～70%。晚期可发生远处转移。

（三）临床表现

最主要的临床症状是吞咽痛、吞咽障碍,早期会有吞咽不适(或有异物感)、涎液增多,进而吞咽困难,即进食有阻力,通过困难,甚至水和流质会溢入喉、气管,发生呛咳。肿瘤晚期下咽梗阻,不能吞咽。当肿瘤侵犯喉软骨或附近的喉返神经时,即出现声音嘶哑。晚期肿瘤侵入喉部时会发生呼吸困难,双侧颈部可见多发肿大淋巴结。

（四）影像学表现

1. 最佳诊断线索　梨状窝区软组织增厚或形成软组织密度结节、肿块,呈明显不均匀强化,伴邻近结构侵犯。

2. 发生部位　发生于梨状窝,左右侧发生率无差别。

3. 形态学表现　病变早期表现为梨状窝区软组织增厚,随着病变生长形成结节或肿块。

4. 病变数目　绝大多数为单发病变,出现淋巴结转移表现为颈部软组织肿块。

5. CT 表现　①平扫表现:早期梨状窝癌仅侵犯黏膜浅表,CT 表现为梨状窝前壁、侧壁或后壁明显增厚,杓状会厌襞增厚。随着病变进展,梨状窝癌能够向不同方向侵犯,侵犯各种邻近的结构,形成软组织密度结节或肿块,合并坏死表现为低密度,周围脂肪间隙消失;梨状窝变小或消失。梨状窝癌可向前侵入声门旁间隙,继而侵犯会厌前间隙及对侧的半喉黏膜下。肿瘤向上可侵入杓状软骨、环杓关节以及声门下或下咽的环后区,向下可浸润环甲关节、喉外组织、上段气管食管沟及食管入口。由于食管边缘无浆膜层(只有食管外膜),因此很容易受侵。淋巴结转移主要转移至颈内静脉淋巴结。②增强扫描表现:肿瘤实性部分呈明显强化,坏死部分无强化,边界较清楚(图 2-3-29A)。

6. MRI 表现　①T_1WI 表现:肿瘤实性部分呈稍低信号,坏死部分呈低信号。②T_2WI 表现:肿瘤呈稍高信号,如有坏死则表现为高信号,边界相对较清楚,抑脂图像显示病变更明显。③弥散加权像:DWI 呈高信号。④MRA:不能显示明显的供血动脉或引流静脉。⑤动态增强扫描结合延迟扫描表现:动态增强曲线以速升平台型最为常见,其次是速升缓降型和速升速降型。延迟扫描肿瘤强化程度减低(图 2-3-29B～G)。

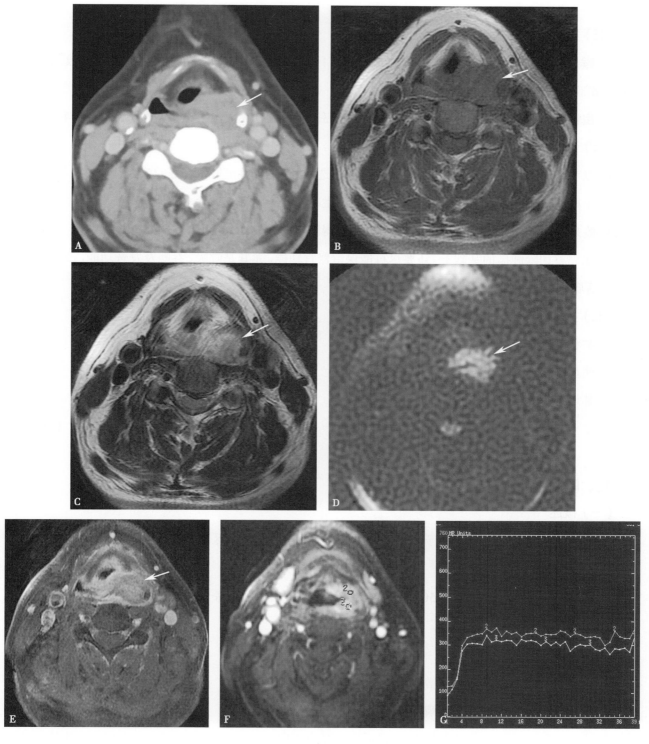

图2-3-29　左侧梨状窝中分化鳞状细胞癌

A. 横断面增强CT，示左侧梨状窝软组织密度肿块，明显均匀强化；B. MRI横断面T₁WI，示左侧梨状窝肿块呈稍低信号；C. 横断面T₂WI，示左侧梨状窝软组织肿块呈稍高信号；D. 横断面DWI，示左侧梨状窝软组织肿块呈高信号；E. 横断面增强脂肪抑制T₁WI，示左侧梨状窝软组织肿块呈明显均匀强化；F、G. MR动态增强扫描，示动态增强曲线为速升平台型

7. 最佳影像学检查方法选择　CT 为最常用的影像检查方法。MRI 检查较常用，能够清楚显示肿瘤侵犯范围。

（五）鉴别诊断

1. 喉癌　①肿瘤主体位于喉腔；②一般没有声门推移和旋转；③杓 - 椎距或环 - 椎距一般无明显改变；④颈部淋巴结转移发生率低于下咽癌。

2. 良性肿瘤　①罕见；②黏膜光滑，边缘清楚，密度均匀；③无周围结构受侵及颈部淋巴结转移。

（六）治疗原则

1. 以手术治疗为主的综合治疗仍是下咽癌的首选治疗手段，并可取得良好的效果。

2. 早期下咽癌可以单纯放疗，其局部控制率和生存率与下咽部分切除术相似。

3. 晚期下咽癌，根治性手术加辅助性放疗可获得满意的疗效。

4. 在完整切除肿瘤的基础上，还要尽可能保留器官功能，尤其是呼吸、吞咽及发音功能，改善患者术后的生活质量。

（七）关键要点

1. 梨状窝区不规则软组织增厚或肿块。

2. 明显不均匀强化。

3. 邻近间隙和结构侵犯。

（刘兆会）

九、咽后壁癌

（一）概述

1. 概念　咽后壁癌是指发生于喉咽后壁区的下咽癌。下咽后壁区是覆盖于椎前的喉咽壁，起自会厌平面，下至环杓关节水平。

2. 人口统计学特点　好发于 50～70 岁的中老年人，男性发生率高于女性。

3. 病因　同梨状窝癌。

（二）病理学表现

1. 大体病理学表现　咽后壁增厚和在黏膜表面扩散的肿块。

2. 组织学表现　95% 以上为鳞状细胞癌，肉瘤及淋巴瘤少见。

咽后壁癌多呈外突或浸润性生长，常沿后壁在黏膜下向上、下广泛扩散，因而可出现多发癌灶。肿瘤甚至可侵犯口咽和鼻咽，但很少侵犯椎前筋膜。

咽后壁癌的淋巴结转移率约为 40%，但常出现双侧颈淋巴结转移。晚期可发生远处转移。

（三）临床表现

同梨状窝癌。

（四）影像学表现

1. 最佳诊断线索　咽后壁不对称性增厚和肿块，呈明显不均匀强化，伴邻近结构侵犯。

2. 发生部位　会厌平面至环杓关节水平的喉咽后壁。

3. 形态学表现　喉咽后壁黏膜表面呈扩散性生长的软组织肿块，出现淋巴结转移表现为颈部软组织结节或肿块。

4. 病变数目　绝大多数为单发病变，可在黏膜下广泛扩散，出现多发癌灶。

5. CT 表现　①平扫表现：咽后壁癌常呈扁平、较厚可在黏膜表面扩散生长的肿块，表现为咽后壁不对称性增厚和杓 - 椎距明显增宽。咽后壁癌易于纵向发展，即向口咽和食管蔓延，向上甚至可以到达鼻咽部。咽后壁癌的侧面扩散将导致梨状窝的后壁受到侵袭，进一步发展可累及周围黏膜下。大多数咽后壁癌终止于杓状软骨水平。②增强扫描表现：肿瘤呈明显强化，强化不均匀，边界较清楚（图 2-3-30A）。

6. MRI 表现　① T_1WI 表现：肿瘤实性部分呈稍低信号，坏死部分呈低信号。② T_2WI 表现：肿瘤呈稍高信号，如有坏死则表现为高信号，边界相对较清楚，抑脂图像能容易地看到病变的范围。③弥散加权像：DWI 呈高信号。④ MRA：不能显示明显的供血动脉或引流静脉。⑤动态增强扫描结合延迟扫描表现：动态增强曲线以速升平台型最为常见，其次是速升缓降型和速升速降型（图 2-3-30B～H）。延迟扫描肿瘤强化程度减低。

7. 最佳影像学检查方法选择　CT 为最常用的影像检查方法。MRI 检查较常用，能够清楚显示肿瘤黏膜下扩散及周围结构侵犯的范围。

（五）鉴别诊断

1. 喉癌　①肿瘤主体发生于喉腔内；②杓 - 椎距一般无明显改变。

2. 咽后脓肿　①急性咽后脓肿好发于儿童，起病急，多有高热、畏寒等症状；慢性脓肿一般发生于成人，病程长，多为颈淋巴结结核或颈椎结核引起的寒性脓肿；②蜂窝织炎期表现为椎前软组织普遍增厚，椎前肌隔模糊不清；③脓肿形成后，呈低密度影或长 T_1、长 T_2 信号，增强扫描脓腔壁呈环形强化。

3. 炎性增生性病变　①多有咽部慢性炎症病史；②病变境界多清楚；③密度或信号均匀，呈轻度强化。

（六）治疗原则

1. 早期肿瘤治疗以手术或放疗为主。

2. 较晚期肿瘤综合应用手术及放、化疗综合治疗。

（七）关键要点

1. 咽后壁不对称性增厚的软组织肿块，呈明显不均匀强化。

2. 肿瘤向黏膜下侵犯，累及周围结构。

3. 杓 - 椎距明显增宽。

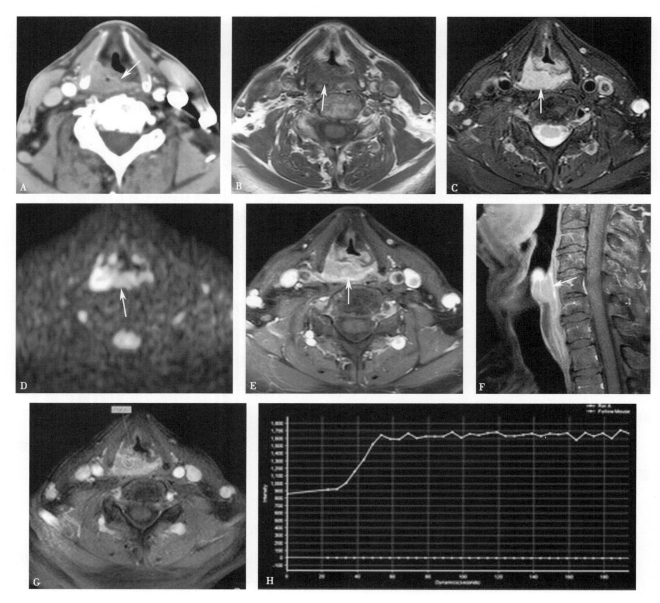

图 2-3-30　咽后壁中分化鳞状细胞癌

A. 横断面增强 CT，示下咽后壁区软组织密度肿块，明显强化；B. 横断面 T_1WI，示下咽后壁区肿块呈稍低信号；C. 横断面脂肪抑制 T_2WI，示下咽后壁区软组织肿块呈稍高信号；D. 横断面 DWI，示下咽后壁区软组织肿块呈高信号；E. 横断面增强脂肪抑制 T_1WI，示下咽后壁区软组织肿块呈明显不均匀强化；F. 矢状面增强脂肪抑制 T_1WI，示下咽后壁区软组织肿块明显强化；G、H. MR 动态增强扫描，示动态增强曲线为速升平台型

（刘兆会）

十、环后区下咽癌

（一）概述

1. **概念**　环后区下咽癌也被称为食管入口癌，是发生于环状软骨后区的下咽癌，非常容易累及食管入口。环状软骨后方，简称环后区，相当于环状软骨后面和环咽肌区；起自杓状软骨及杓间区，下至环状

软骨下缘与颈段食管相接。

2. 人口统计学特点　好发于50~70岁的中老年人,男性发生率高于女性。

3. 病因　同梨状窝癌。

（二）病理学表现

1. 大体病理学表现　肿瘤多为外生性菜花样或结节状软组织肿块,常伴中心性溃疡。

2. 组织学表现　95%以上为鳞状细胞癌,肉瘤及淋巴瘤少见。

环后区下咽癌易侵犯环杓后肌和环状软骨,侵袭性很强。由于梨状窝与环后区下咽癌接近,因此常早期受累。肿瘤常向颈段食管侵犯,环、杓软骨侵犯常见,在一些病例中,肿瘤生长超过环杓软骨肌到达甲状腺和气管入口。环状软骨后肿瘤的另一特征是沿着喉返神经周围浸润,结果常导致声带的活动性降低甚至固定。

环后区下咽癌淋巴结转移率可达40%,易转移至气管食管周围和颈深下部淋巴结,有时可有上纵隔淋巴结转移。

（三）临床表现

同梨状窝癌。

（四）影像学表现

1. 最佳诊断线索　环后区黏膜增厚或软组织肿块,黏膜下扩展浸润,呈明显不均匀强化,伴邻近结构侵犯。

2. 发生部位　肿瘤发生于杓状软骨及杓间区至环状软骨下缘的喉咽后壁。

3. 形态学表现　病变表现为黏膜增厚或软组织肿块,出现淋巴结转移表现为颈部软组织肿块。

4. 病变数目　绝大多数为单发病变。

5. CT表现　①平扫表现:杓状软骨或环状软骨后方喉咽黏膜增厚或软组织肿块;杓-椎距和/或环-椎距明显增宽;易侵犯上段食管。环后区壁内脂肪层的显示尤为重要,因为其腔壁内的脂肪层消失是肿瘤黏膜下扩展浸润的唯一征象。②增强扫描表现:环后区下咽癌明显强化,强化不均匀,边界较清楚（图2-3-31A）。

6. MRI表现　① T_1WI 表现:肿瘤实性部分呈稍低信号,坏死部分呈低信号。② T_2WI 表现:肿瘤呈稍高信号,如有坏死则表现为高信号,边界相对较清楚,抑脂图像能容易地看到病变的范围。③弥散加权像:DWI呈高信号。④ MRA:不能显示明显的供血动脉或引流静脉。⑤动态增强扫描结合延迟扫描表现:动态增强曲线以速升平台型最为常见,其次是速升缓降型和速升速降型（图2-3-31B~E）。延迟扫描肿瘤强化程度降低。

7. 最佳影像学检查方法选择　CT是最常用的影像检查方法。MRI检查较常用,能够清楚地显示肿瘤侵犯范围。

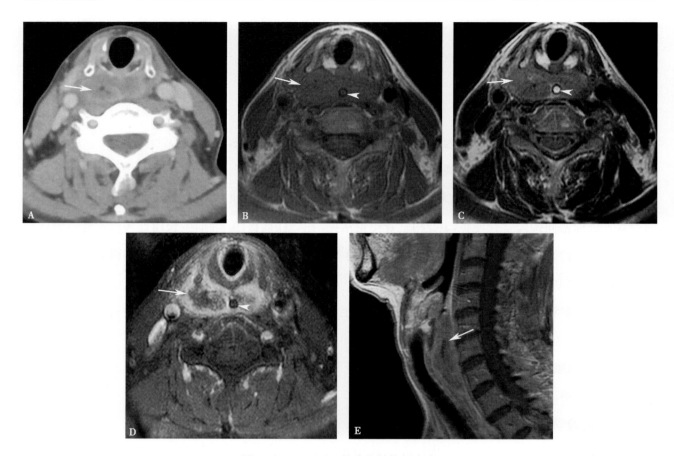

图 2-3-31　环后区低分化鳞状细胞癌

A. 横断面增强 CT，示环状软骨后区软组织密度肿块，呈明显不均匀强化；B. MRI 横断面 T_1WI，示环状软骨后区肿块呈稍低信号，中心环状异常信号是植入的胃管；C. 横断面 T_2WI，示环状软骨后区软组织肿块呈稍高信号，中心环状高信号是植入的胃管；D. 横断面增强脂肪抑制 T_1WI，示环状软骨后区软组织肿块呈高信号，中心环状低信号是植入的胃管；E. 矢状面增强脂肪抑制 T_1WI，示环状软骨后区软组织肿块呈明显不均匀强化

（五）鉴别诊断

1. 喉癌　①肿瘤主体发生于喉腔内；②杓 - 椎距一般无明显改变。

2. 咽后脓肿　①急性咽后脓肿好发于儿童，起病急，多有高热、畏寒等症状；慢性脓肿一般发生于成人，病程长，多为颈淋巴结结核或颈椎结核引起的寒性脓肿；②蜂窝织炎期表现为椎前软组织普遍增厚，椎前肌隔模糊不清；③脓肿形成后，呈低密度影或长 T_1、长 T_2 信号，增强扫描脓腔壁呈环形强化。

3. 炎性增生性病变　①多有咽部慢性炎症病史；②病变境界多清楚，伴或不伴颈部淋巴结肿大，淋巴结密度或信号均匀；③密度或信号均匀，呈轻度均匀强化。

（六）治疗原则

1. 以手术治疗为主，放、化疗为辅的综合治疗可取得较好的治疗效果。

2. 在保证肿瘤被完整切除的前提下，进行咽喉功能重建以保留喉功能。

（七）关键要点

1. 环后区黏膜增厚或软组织肿块。

2. 肿瘤呈明显不均匀强化。

3. 侵犯黏膜下及周围间隙和结构。

（刘兆会）

十一、咽喉部、食管复合癌

（一）概述

1. 概念　复合癌又称多原发癌、多原发肿瘤，是同一个体同时或异时发生的两种或两种以上的原发癌。咽喉部、食管复合癌，即同一患者在同一时间或不同时间内发生咽喉癌和食管癌。咽喉癌和食管癌位置隐蔽，缺乏早期临床表现，容易漏诊和误诊，发现时大部分已属晚期。

2. 人口统计学特点　咽喉癌约占头颈部恶性肿瘤的 2.5%，其中伴有食管癌的比例约 27.0%。两者可同时发生，但最易发生在首发咽喉癌后 1～5 年。咽喉癌患者中位生存时间为 38 个月，而咽喉、食管复合癌患者的中位生存时间为 26 个月，明显低于不伴有食管癌的咽喉癌患者。

3. 病因　对于复合癌的发生机制目前并没有确定的解释。可能由于多种癌有共同的危险因素或与基因易感性相关。也有文献报道，对于肿瘤患者来说吸烟和饮酒是发生复合癌的主要危险因素。吸烟和饮酒是头颈部鳞癌发生的主要原因，烟草和酒精能单独或协同对上呼吸道和消化道黏膜造成广泛的刺激。有研究显示，约 72% 的头颈部鳞癌的发生归因于吸烟和饮酒，吸烟和饮酒发生上呼吸道和消化道癌的风险是非吸烟和饮酒人群的 100 倍。另外，当咽喉癌的侵犯解剖范围≥3 个解剖分区时，发生同时性食管癌的可能性明显增加，达 45%。而咽喉癌患者同时性发生食管癌的危险性与性别、年龄、肿瘤家族史、肿瘤位置、肿瘤类型以及咽喉癌的 TNM 分期无显著相关性。

（二）病理学表现

1. 大体病理学表现　咽喉癌的大体病理学表现同梨状窝癌、咽后壁癌和环后区下咽癌。

早期食管癌位于黏膜及黏膜下层，没有转移。病灶多呈糜烂性小缺损，与周围境界清楚。糜烂处呈细颗粒状，瘤径一般在 3cm 以下。

中晚期食管癌侵及肌层或达浆膜或浆膜以外，有局部或远处淋巴转移，可分为以下几型：①溃疡型，肿瘤表面形成深溃疡，溃疡周围稍隆起，癌组织侵及周围组织；②蕈伞型，瘤体呈圆形或椭圆形，肿块隆起而突入腔内，表面可形成浅溃疡；③缩窄型，瘤体形成明显的环形狭窄，病变往往较短，但侵及全周；④髓质型，瘤体同时向腔内和腔外扩展，并累及周径大部，上下侵犯较长，切面呈灰白色，如同脑髓样。

2. 组织学表现　咽喉癌的组织学表现同梨状窝癌、咽后壁癌和环后区下咽癌。

早期食管癌中，原位癌（上皮内癌）表现为上皮全层细胞发生癌变，癌细胞大小不等，核分裂象常见；黏膜内癌（最早期浸润癌）表现为原位癌的基底细胞群穿破基底膜侵入黏膜固有层或累及黏膜肌层，但未穿透黏膜肌层；黏膜下癌（早期浸润癌）是癌细胞穿透黏膜肌层，侵入黏膜下层，但未累及肌层，肿瘤细胞周围常有不同程度的炎细胞浸润。中晚期食管癌中以角化性鳞癌最多见，约占 55.6%；非角化鳞癌约占42.0%；少数为基底细胞癌和未分化癌等。

（三）临床表现

咽喉癌临床表现同梨状窝癌、咽后壁癌和环后区下咽癌。

食管癌的主要症状是进行性吞咽困难，时有胸闷和胸背痛。若肿瘤侵及喉返神经可出现声音嘶哑。若侵破气管，形成气管食管瘘，出现进食呛咳。晚期有贫血、消瘦、恶病质等现象。

（四）影像学表现

1. 最佳诊断线索 梨状窝区、咽后壁和 / 或环后区喉咽部黏膜增厚或软组织肿块，向黏膜下扩展浸润；同时食管管壁增厚或形成软组织肿块。瘤体呈中度至明显强化，强化不均匀，累及周围间隙及结构。

2. 发生部位 咽喉部和食管同时或先后发生的原发肿瘤。

3. 形态学表现 咽喉癌形态学表现同梨状窝癌、咽后壁癌和环后区下咽癌。

早期食管癌仅表现为食管黏膜紊乱、破坏和管壁柔软度下降甚至僵硬。中晚期食管癌表现为食管壁增厚或软组织肿块。

4. 病变数目 咽喉、食管复合癌病变数目多为 2 个，分别原发于咽喉部和食管。颈部淋巴结转移表现为颈部软组织肿块

5. CT 表现 ①平扫表现：咽喉癌平扫 CT 表现同梨状窝癌、咽后壁癌和环后区下咽癌；CT 检查主要用于中晚期食管癌患者，表现为食管壁环形增厚或不规则增厚，可形成肿块突入腔内或腔外，管腔变小而不规则或偏向一侧；肿瘤可以压迫、推移气管或主支气管，甚至突入气管腔内，也可侵及、包绕主动脉；淋巴结转移表现为淋巴结肿大伴或不伴坏死。②增强扫描表现：咽喉癌增强扫描表现同梨状窝癌、咽后壁癌和环后区下咽癌；食管癌呈轻度到中度不均匀强化，边界不清（图 2-3-32A～C）。

6. MRI 表现 ① T_1WI 表现：咽喉癌 T_1WI 表现同梨状窝癌、咽后壁癌和环后区下咽癌。食管癌肿瘤呈等信号，信号均匀或稍不均匀。② T_2WI 表现：咽喉癌 T_1WI 表现同梨状窝癌、咽后壁癌和环后区下咽癌。食管癌肿瘤呈低到高或不均匀信号，并可清晰地显示食管管壁增厚。③弥散加权像：DWI 呈高信号。低 b值（$400s/mm^2$、$500s/mm^2$）的 DWI 能够比较好地显示肿瘤的范围和边界，而 b 值增加（$600s/mm^2$、$800s/mm^2$）的 DWI，常低估肿瘤的范围。ADC 取值为 $1.5×10^{-3}mm^2/s$ 为正常和异常的分界值，DWI 对正常食管组织和癌组织的分辨正确率为 100%。④ MRA：不能显示明显的供血动脉或引流静脉。⑤动态增强扫描结合延迟扫描表现：动态增强曲线以速升平台型最为常见，其次是速升缓降型和速升速降型。延迟扫描肿瘤强化程度减低（图 2-3-32D～F）。

7. 最佳影像学检查方法选择 CT 是中晚期咽喉、食管复合癌的常用检查方法，MRI 可作为补充，提高小病灶检出率、显示病变侵犯范围。

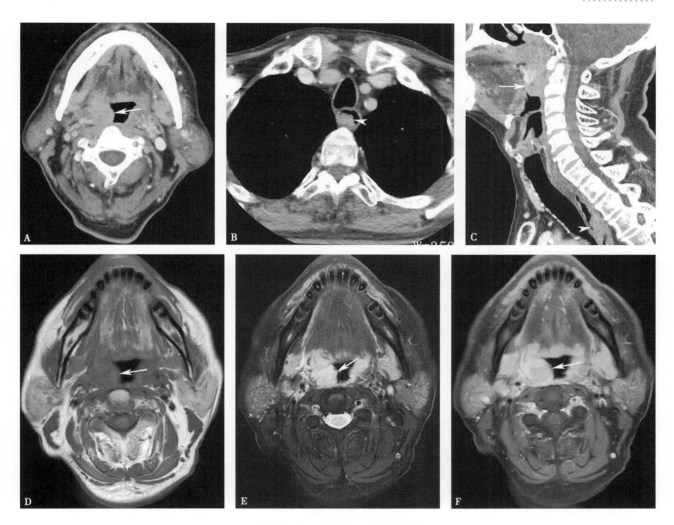

图 2-3-32　咽喉部、食道复合癌

同一患者。A. 横断面增强 CT，示口咽右侧壁软组织密度肿块，呈中度均匀强化；B. 横断面增强 CT，示食管中段右后壁软组织密度肿块，呈中度均匀强化，肿块突向食管腔内；C. 矢状面增强 CT，示鼻咽和口咽软组织密度肿块，呈中度均匀强化；食管中段软组织密度肿块，呈中度均匀强化；D. MRI 横断面 T_1WI，示口咽右侧壁肿块呈稍低信号；E. 横断面脂肪抑制 T_2WI，示口咽右侧壁软组织肿块呈稍高信号；F. 横断面增强脂肪抑制 T_1WI，示口咽右侧壁软组织肿块呈中度均匀强化

（五）鉴别诊断

1. 喉癌　①肿瘤主体发生于喉腔内；②杓-椎距一般无明显改变。

2. 咽后脓肿　①急性咽后脓肿好发于儿童，起病急，多有高热、畏寒等症状；慢性脓肿一般发生于成人，病程长，多为颈淋巴结结核或颈椎结核引起的寒性脓肿；②蜂窝织炎期表现为椎前软组织普遍增厚，椎前肌隔模糊不清；③脓肿形成后，呈低密度影或长 T_1、长 T_2 信号，增强扫描脓腔壁呈环形强化。

3. 炎性增生性病变　①多有咽部慢性炎症病史；②肿块境界多清楚，有或无颈部淋巴结肿大，密度或信号均匀；③密度或信号均匀，呈轻度强化。

4. 食管平滑肌瘤　①病程长，进展慢，症状轻；②黏膜光滑，边界清楚，形态规整的隆起肿物；③无周围间隙及组织浸润和转移。

（六）治疗原则

1. 早期咽喉、食管复合癌，单独放疗可取得和根治性手术一样的结果，又能保留结构完整性，提高生活质量。

2. 中晚期咽喉、食管复合癌，通过手术切除癌肿进行胃（肠）移植修补的综合治疗，如术前放疗、术后放疗，可明显降低肿瘤局部复发机会。

（七）关键要点

1. 咽喉和食管壁同时或异时发生不规则增厚或软组织肿块。

2. 病变向黏膜下侵犯，浸润周围间隙及结构。

3. 可发生淋巴结或其他部位转移。

（刘兆会）

十二、会厌癌

（一）概述

1. **概念**　会厌癌是发生于会厌部的恶性肿瘤，多发生于会厌喉面，属于声门上型喉癌的一种。也可发生于会厌舌面，发生于会厌舌面病变容易累及会厌谷及舌根。

2. **人口统计学特点**　好发于 50～70 岁的中老年人，男性发病率显著高于女性。

3. **病因**　同声门上型喉癌。

（二）病理学表现

1. **大体病理学表现**　同声门上型喉癌。

2. **组织学表现**　同声门上型喉癌。

（三）临床表现

会厌癌常引起咳嗽或干咳，喉上神经受侵时可引起唾液及饮食流入喉部而发生呛咳。发声多无变化，直至肿瘤已入晚期或侵及声带，方出现声嘶。肿瘤发展可引起疼痛，或为放射性耳痛，或为吞咽疼痛，提示有软骨膜炎或肿瘤已侵及喉咽。肿瘤较大者可引起呼吸困难。

（四）影像学表现

1. **最佳诊断线索**　会厌软骨黏膜增厚或形成软组织肿块，呈明显不均匀强化，向黏膜下扩展浸润，可累及周围间隙及结构。

2. **发生部位**　大多原发于会厌喉面根部。

3. **形态学表现**　会厌表面软组织结节或肿块。

4. **病变数目**　绝大多数为单发病变，出现淋巴结转移表现为颈部软组织肿块。

5. **CT 表现**　①平扫表现：会厌表面软组织密度结节或肿块，密度不均匀，形态不规则。肿瘤向下生长进入声门上区，甚至形成跨声门癌；向上可累及下咽部诸结构。发生颈部淋巴结转移，表现为淋巴结肿大和 / 或坏死。②增强扫描表现：肿瘤呈明显强化，强化不均匀。实性部分呈中度强化，坏死部分无强化（图2-3-33A）。

6. MRI表现 ①T$_1$WI表现：肿瘤实性部分呈稍低信号，如有坏死表现为低信号。②T$_2$WI表现：肿瘤实性部分呈稍高信号，如有坏死表现为高信号。③弥散加权像：DWI呈高信号。④MRA：不能显示明显的供血动脉或引流静脉。⑤动态增强扫描结合延迟扫描表现：动态增强曲线以速升平台型最为常见，其次是速升缓降型和速升速降型；延迟扫描肿瘤强化程度减低（图2-3-33B～H）。

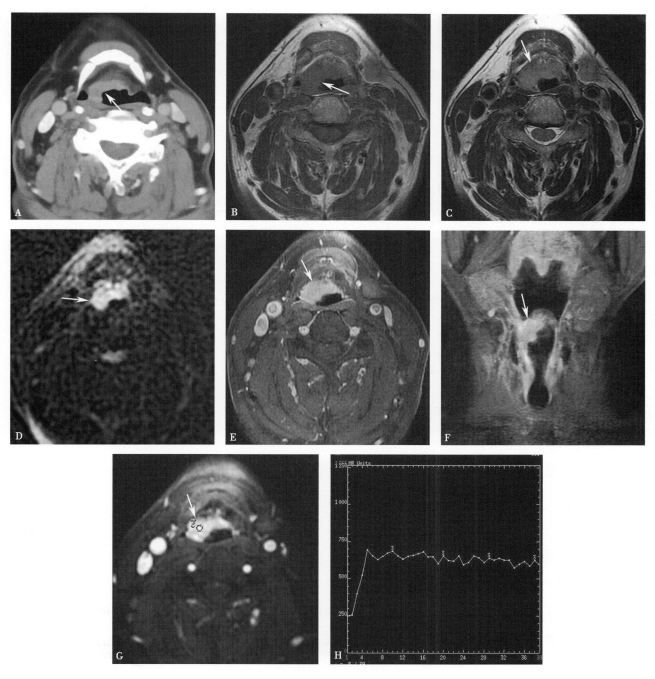

图2-3-33 会厌癌

A. 横断面增强CT，示会厌喉面软组织密度肿块，呈明显均匀强化；B. MRI横断面T$_1$WI，示会厌喉面肿块呈稍低信号；C. 横断面T$_2$WI，示会厌喉面软组织肿块呈稍高信号；D. 横断面DWI，示会厌喉面软组织肿块呈高信号；E、F. 横断面和冠状面增强脂肪抑制T$_1$WI，示会厌喉面软组织肿块呈明显均匀强化；G、H. MR动态增强扫描，示动态增强曲线为速升缓降型

7. 最佳影像学检查方法选择 CT 是最常用的影像检查方法。MRI 可进一步检查病变范围及软组织累及情况。

（五）鉴别诊断

1. 喉结核 ①多发生于青少年肺结核患者；②病变较弥漫，常累及喉部多结构，表现为会厌、杓状会厌襞、声带和假声带等喉内各结构受累，双侧弥漫，病灶易发生干酪样坏死；③增强扫描为不均匀的斑点状强化；④一般喉结构保持完整，不破坏喉软骨，很少累及声门下区。

2. 喉淀粉样变 ①喉内软组织呈局限性或弥漫性增厚，黏膜相对光滑；②不同程度的钙化和骨化。

3. 慢性增殖性喉炎 ①喉黏膜弥漫性或局限性增厚；②表面粗糙不平，局部可有结节或息肉形成；③无明显强化或轻度强化。

4. 梨状窝癌 ①肿瘤主体位于梨状窝，呈结节或软组织肿块；②压迫或侵犯会厌，使其变形并内移；③经梨状窝前壁直接侵入声门旁间隙导致喉部结构受压内移。

5. 血管瘤 ①边界光整清楚的肿物突入喉腔，呈长 T_1、长 T_2 信号，少数可见小点状圆形静脉石；②增强扫描肿物呈渐进性显著强化；③弥漫者肿物可延伸至颈部皮肤、皮下肌间，部分可见增粗增多的引流静脉。

（六）治疗原则

1. 会厌癌可考虑声门上水平半喉切除术，由于会厌前间隙受累较多，手术时要连同会厌前间隙一同切除。

2. 会厌谷受累和可疑舌根受累应切除部分舌根。

（七）关键要点

1. 会厌局部结节样增厚或软组织密度肿块，黏膜下浸润。

2. 病变呈明显不均匀强化。

3. 向周围进展，侵犯邻近结构和间隙。

（刘兆会）

十三、下咽平滑肌肉瘤

（一）概述

1. 概念 下咽部平滑肌肉瘤（leiomyosarcoma of the hypopharynx），发生在下咽部的起源于平滑肌的恶性间质性肿瘤。头颈部平滑肌肉瘤发生率极低，由于下咽部平滑肌组织分布稀少，因此发生在下咽部的平滑肌肉瘤更罕见，可能起源于血管壁的平滑肌组织，部分学者推断其起源于迷走的未分化的间充质。

2. 人口统计学特点　好发于中老年人，文献报道发病年龄 39～68 岁，平均 58.1 岁，男女均可发生，发生头颈部的平滑肌肉瘤以男性多见。

3. 病因　病因不清，文献中部分病例有外伤史或放射治疗史，或者与免疫缺陷有关。

（二）病理学表现

1. 大体病理学表现　大体观为球形肿物，灰白色有假包膜，边缘光滑，切面为实性质硬，可见斑片样坏死，可带蒂。

2. 组织学表现　下咽部平滑肌肉瘤细胞胞体呈梭形，簇状排列，胞质丰富嗜酸性，胞核长，染色深，位于细胞中心，有丝分裂活跃，肿瘤细胞异型性及核分裂象增加。瘤体巨大者可出现凝固性坏死区，血管侵犯不常见；部分病变可见炎症反应，以淋巴细胞或淋巴细胞聚集为主，部分可见斑片状中性粒细胞。平滑肌肉瘤的平滑肌肌动蛋白（smooth muscle actin，SMA）、波形蛋白（vimentin）及结蛋白（desmin）阳性，而 S-100 蛋白、肌红蛋白（myoglobin）、上皮膜抗原（epithelial membrane antigen，EMA）等阴性。电镜对鉴别平滑肌瘤、横纹肌肉瘤以及其他梭形细胞恶性肿瘤有帮助。

（三）临床表现

发生在咽部的肿瘤症状表现多样，部分患者因喉部不适行喉镜检查发现喉部肿物，部分患者表现为不明原因的发热、声嘶和吞咽困难、鼻音重、鼻腔反流等症状。

（四）影像学表现

1. 最佳诊断线索　发生于喉及喉咽部的黏膜下肿块，边界清楚，呈不均匀强化。

2. 发生部位　喉及喉咽部平滑肌肉瘤非常少见，文献报道可发生于声门、声门上下、前联合、杓状会厌襞、梨状窝及环后区。

3. 形态学表现　体积大小不一，长径 1.0～8.0cm，平均 3.4cm。形态与生长方式有关，结节及肿块样生长的肿瘤可表现为息肉样、球形；弥漫性生长的肿瘤可沿解剖结构或组织间隙蔓延。

4. 病变数目　单发多见。

5. CT 表现　①平扫表现：喉及喉咽部软组织肿块，与邻近正常组织结构分界清楚，密度可均匀或不均匀。无钙化，淋巴结转移罕见。②增强扫描表现：增强后病变呈不均匀强化（图 2-3-34）。

6. MRI 表现　① T_1WI 表现：呈较均匀的中等信号。② T_2WI 表现：略不均匀的中等到稍高信号。③弥散加权像：弥散受限呈稍高信号。④ MRA：不能显示明显的供血动脉或引流静脉。⑤动态增强扫描结合延迟扫描表现：动态增强曲线以速升平台型或流出型曲线最为常见，延迟扫描肿瘤强化程度减低。

7. 最佳影像学检查方法选择　影像学可以协助喉及下咽部平滑肌肉瘤的诊断，但不能用于确诊，MRI 主要用于明确肿瘤的部位、肿瘤与周围器官的关系，特别是与血管和神经的关系，CT 可用于评估肿瘤局部浸润范围及有无转移。

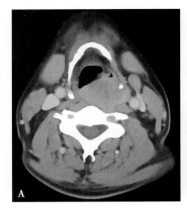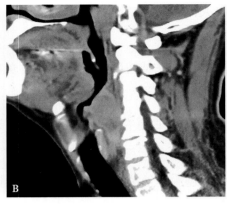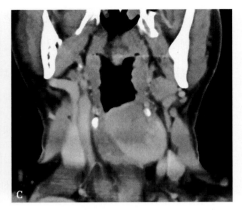

图2-3-34　左下咽部平滑肌肉瘤

A～C. 颈部横断面、矢状面、冠状面增强CT，示咽后壁偏左侧软组织肿物，呈不均匀强化，部分区域强化明显，CT值100～120HU，余部分CT值70～80HU。病变包绕舌骨大角及甲状软骨上角，累及左侧梨状窝，梨状窝变浅、消失，肿物与周围结构分界清楚，黏膜面光整。肿物向右前突入气道，向左后累及左侧咽后间隙

（五）鉴别诊断

1. 下咽癌（鳞癌）　①鳞癌容易发生坏死，增强后呈不均匀强化；②鳞癌常累及声门下、口咽、带状肌群及喉软骨；③T_2WI呈稍高信号；④颈部淋巴结转移，转移淋巴结常中央坏死，呈环状强化。

2. 淋巴瘤　①体积较大，呈均匀强化的声门上肿块，表面光整，位于黏膜下，表面几乎没有溃疡，内部没有坏死，无钙化；②T_1WI呈等信号、T_2WI稍高信号，DWI呈明显高信号，ADC值降低，增强后呈中等强化，动态增强曲线呈速升平台型；③淋巴瘤颈部淋巴结肿大数量可较大，增强后仍均匀强化。可伴身体其他部位多发肿大淋巴结。

3. 软骨肉瘤　①CT上体积巨大混杂密度软组织肿块，其内可见点状、片状、环状、絮状钙化，其中环状钙化最具定性诊断价值，边界清楚或不清；②MRI上T_1WI呈低信号、T_2WI高信号，增强后边缘或内部分隔呈轻度、中度强化，囊性区增强后不强化。

（六）治疗原则

头颈部的平滑肌肉瘤大多数为中等到高度侵袭性，而且放疗与化疗对该病均不敏感，因此平滑肌肉瘤一旦确诊即需彻底手术治疗，如果手术切除不完全，即使术后使用放疗或化疗进行辅助治疗，患者死亡率相对于彻底切除者也明显升高。

（七）关键要点

1. 老年人缓慢出现咽部不适，吞咽困难。

2. CT可见软组织肿块，无钙化，边界清楚；T_1WI呈均匀等低信号，T_2WI呈稍高信号，均匀或不均匀，增强后呈不均匀强化。

3. 既往有放化疗史，放射野中出现新肿块，无淋巴结转移。

（王　媛　刘兆会）

十四、喉部淋巴瘤

（一）概述

1. **概念**　起源于喉的恶性淋巴瘤（lymphoma of the larynx），占所有喉恶性肿瘤不足1%，几乎均为非霍奇金淋巴瘤（NHL），且大多数是B细胞起源的高级别恶性淋巴瘤。发病率在喉血液系统肿瘤中排在浆细胞瘤之后，居第二位。

2. **人口统计学特点**　男性多于女性，好发于中老年人，年龄范围在3～90岁，平均年龄50岁。

3. **病因**　喉淋巴瘤的形成原因比较复杂且并不确定，可能与病毒感染、免疫缺陷、电离辐射、化学毒物和基因突变等有关。有研究显示EB病毒感染，可能是淋巴瘤形成的重要原因。

（二）病理学表现

1. **大体病理学表现**　大体形态可呈圆形、分叶状及菜花状肿块，与周围结构分界不清；外观呈灰白色，切面呈均质鱼肉状。

2. **组织学表现**　组织病理学上，肿瘤可以是黏膜下病变，黏膜性病变，或黏膜下和黏膜均累及。大多数喉淋巴瘤是B细胞亚型，只有很少比例的NK-T细胞亚型。弥漫大B细胞亚型是最常见的免疫表型，其次是黏膜相关淋巴组织（MALT）淋巴瘤。B细胞亚型主要累及黏膜下，进而累及黏膜，可能与B细胞特异性淋巴组织在喉黏膜下聚集有关。

（三）临床表现

大多早期出现症状，易被发现。常见的症状为发声困难或声嘶、咽痛、咽部异物感、吞咽不适，其他可有发热、气急等，颈部可触及肿大淋巴结。间接喉镜下可见位于会厌、杓状会厌襞、声带或声门上区的黏膜下肿物，表面光滑，呈圆形或不规则结节状，亦可呈浸润性生长，病变突破黏膜可出现溃疡。

（四）影像学表现

1. **最佳诊断线索**　黏膜下肿块，增强后表现为均匀强化、无坏死，DWI弥散受限明显，ADC值明显降低。

2. **发生部位**　正常喉黏膜有弥漫和滤泡性淋巴组织，喉淋巴瘤很可能起源于这些淋巴组织，因此喉淋巴瘤常见声门上区和喉室，尤其是会厌和杓状会厌襞为主；其次位于声门区，极少数发生于声门下区。病变严重，范围广泛则无法区分喉肿物原发部位。

3. **形态学表现**　大多数表现为息肉样的表面光滑无溃疡性肿块，中心位于声门上区，可向下延伸至声门、喉室，少数累及声门下、喉软骨及带状肌群。体积巨大者可累及下咽、口咽甚至鼻咽。

4. **病变数目**　可为喉原发淋巴瘤，也可为全身淋巴瘤的喉内表现，还可以与鼻咽、口腔等同时发生为上呼吸道多中心性淋巴瘤。

5. **CT表现**　①平扫表现：体积较大或范围较广呈强化均匀的病变，表面光整，位于黏膜下，表面几乎没有溃疡，内部没有坏死，无钙化；②增强扫描表现：肿瘤位于黏膜下，呈均匀中等强化，其表面可见线样完整黏膜，增强后高于肿瘤部分明显强化（图2-3-35）。

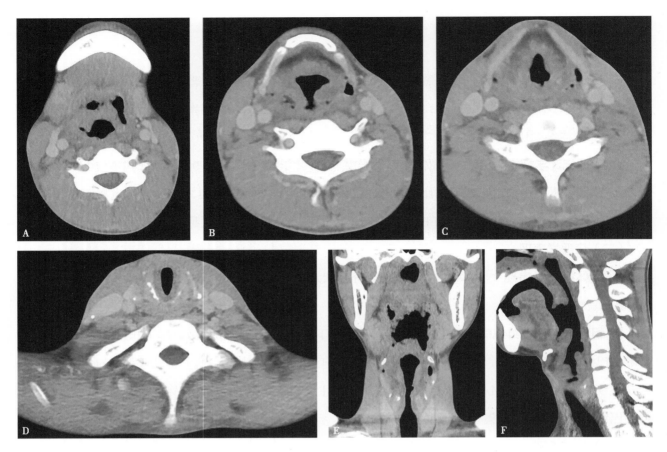

图 2-3-35 喉 NK-T 细胞淋巴瘤

A～D. 颈部横断面增强 CT，示舌根部、会厌、双侧杓状会厌襞、室带、声带弥漫性增厚，增强后呈中等强化，病变累及声门下，气道腔面黏膜尚光整；双侧会厌谷、梨状窝变浅。喉软骨骨质毛糙，欠光整，密度欠均匀；双侧喉旁间隙密度增高；E. 冠状面增强 CT，示鼻咽部软组织弥漫性增厚，喉结构弥漫性增厚，气道狭窄；F. 矢状面增强 CT，示软腭、舌根、会厌、声带、室带及咽后壁弥漫性增厚，呈中等强化

6. **MRI 表现** ① T_1WI 表现：呈等信号；② T_2WI 表现：呈等略高信号；③弥散加权像：明显扩散受限，呈高信号，ADC 值降低；④增强 T_1WI 表现：轻到中度均匀强化（图 2-3-36）；⑤ MRA：不能显示明显的供血动脉或引流静脉；⑥动态增强扫描结合延迟扫描表现：动态增强曲线为速升平台型。

7. **最佳影像学检查方法选择** 首选 MRI，包括高分辨率 T_2WI、DWI 和动态增强扫描对喉淋巴瘤的显示最佳，尤其较低的 ADC 值及完整的黏膜结构对诊断最有帮助。

（五）鉴别诊断

1. **鳞癌** ①鳞癌容易发生坏死，增强后呈不均匀强化；②鳞癌常累及声门下、口咽、带状肌群及喉软骨；③ T_2WI 呈稍高信号，DWI 上扩散受限不如淋巴瘤明显；④可伴有颈部淋巴结转移，转移淋巴结呈环状强化。

2. **副神经节瘤** ①体积较小；② T_2WI 信号较高，增强后明显强化。

3. **神经鞘瘤** T_2WI 信号较高，增强后强化，强化程度不均匀。

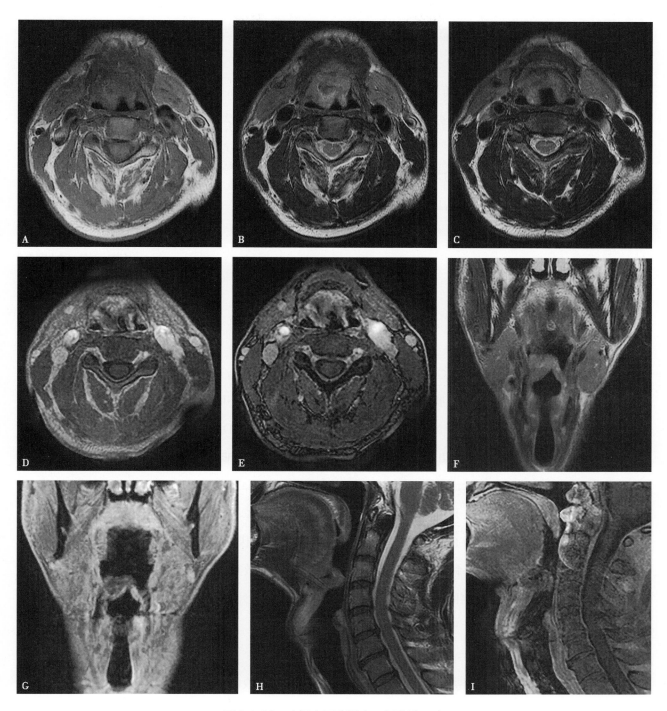

图 2-3-36　声门上区弥漫大 B 细胞淋巴瘤

A～C. MRI 横断面 T_1WI（A）和横断面 T_2WI（B、C），示会厌舌面及双侧杓状会厌襞呈弥漫性增厚，右侧为著，并与增厚舌根软组织分界不清，T_1WI 呈等信号，T_2WI 呈稍高信号；D、E. 横断面增强 T_1WI，示病变强化，强化均匀，黏膜完整；F、G. 冠状面 T_2WI 和增强脂肪抑制 T_1WI，示会厌舌面增厚，病变位于黏膜下，增强后黏膜强化明显、完整，病变强化程度低于黏膜；H、I. 矢状面 T_2WI 和增强脂肪抑制 T_1WI，示会厌增厚伴轻、中度强化，强化均匀

4. 软骨肉瘤　①可见喉软骨破坏，CT 上肿瘤内可见钙化；②MRI 上 T_2WI 信号较高，增强强化程度高于淋巴瘤。

5. 横纹肌肉瘤　常发生在儿童，病情进展迅速。

（六）治疗原则

喉恶性淋巴瘤以放化疗为主而非外科手术。近年来大量文献报道，喉恶性淋巴瘤属全身性疾病，虽然放疗能达到较好的局控率，但仅部分患者获得治愈，有效联合化疗，能大大提高喉恶性淋巴瘤的治愈率。

（七）关键要点

1. 黏膜下病变，密度或信号均匀，几乎无坏死。

2. T_2WI 呈等或稍高信号，DWI 呈明显高信号，ADC 值减低。

3. 增强后呈中等强化。

（王　媛　刘兆会）

十五、喉部神经内分泌癌

（一）概述

1. 概念　喉部神经内分泌癌（laryngeal neuroendocrine carcinoma，LNEC），是一种起源于上皮型神经内分泌细胞，能合成和分泌胺及多肽类激素的恶性肿瘤，包括一组由不同病理亚型组成的原发于喉部的罕见癌。WHO 将喉神经内分泌癌分为四类：典型类癌（typical carcinoid）；不典型类癌（atypical carcinoid）；小细胞癌，神经内分泌型（small cell carcinoma，neuroendocrine type）；非小细胞癌神经内分泌型（combined small cell carcinoma，neuroendocrine type with non-small cellcarcinoma）。

2. 人口统计学特点　好发于有长期吸烟史的中老年男性，男女之比约 4 : 1，好发年龄 50～80 岁。

3. 病因　普遍的观点认为 LNEC 的发生与吸烟引起的 *p53* 基因突变有关，抽烟导致 *p53* 的过度表达而致癌。喉神经内分泌癌发病率男性明显高于女性，研究显示雄激素水平及其受体可能与喉癌的发病有关，因此都提示喉神经内分泌癌的发生可能与性激素水平相关。此外 LNEC 的发生可能还与病毒感染、慢性炎症刺激等多种因素有关。

（二）病理学表现

1. 大体病理学表现　典型类癌最少见，一般表现为杓状软骨或杓状会厌襞上的结节或息肉。不典型类癌表现为黏膜下息肉状、带蒂或结节状肿块。

2. 组织学表现　①类癌：镜下肿瘤细胞均匀一致，为小细胞，核居中，通常为圆形，极少或无分裂象及坏死，胞质具有中等量呈细颗粒状（胡椒盐征）染色质，可见小核仁；肿瘤排列呈实性巢状、缎带状和花边状，亦可呈弥漫片状，少数呈假乳头状或真乳头状排列；血管丰富，间质可见明显玻璃样变，偶尔类癌中可见核多形性，但无坏死或核分裂。②非典型类癌：细胞排列以大的巢片状结构为主，瘤细胞通常较典型类癌大，形态相对不规则，核仁明显，常见点状坏死及淋巴管、血管侵犯，坏死通常与表面溃疡相关。③大细胞神经内分泌癌：镜下肿瘤细胞较大且多形性明显，胞质丰富，泡状核，核型改变是其主要形态学特征。肿瘤细胞比非典型类癌细胞大，核分裂象（>10/10HPF）、核分级和坏死程度与非典型类癌相似。部分细胞似基底细胞样，核染色深，呈短梭形或卵圆形，染色质细或粗颗粒状，经常可见大核仁。目前国际分类认为这种病变比不典型类癌更具浸润性。④小细胞神经内分泌癌：肿瘤细胞小，呈圆形或卵圆形，相似于淋巴细胞。核呈细颗粒状或深染，核仁不明显，分裂象常见，胞质极稀少。

（三）临床表现

喉神经内分泌癌好发于长期吸烟的老年男性，临床表现与病理分型及生长部位密切相关。多表现为吞咽困难、声嘶、喉痛、喉哽咽感，而脸红、腹泻等类癌综合征症状不常见。喉典型类癌最少见，通常表现为声音嘶哑，病情进展缓慢。非典型类癌在喉神经内分泌癌较多见，早期病变临床表现与典型类癌相似，43%的患者有颈部淋巴结转移，22%转移到皮肤及皮下组织，44%有远处转移（肺、骨、肝等），副肿瘤综合征罕见。小细胞神经内分泌癌常表现为声音嘶哑，肿块表面粗糙，常伴溃疡、坏死，恶性程度高，发展快，早期即可侵犯周围组织或远处转移，发现原发灶时，约50%已发生远处转移。常见转移部位为颈淋巴结、肝、肺及骨髓，预后差。出现副肿瘤综合征的患者预后差。

（四）影像学表现

1. 最佳诊断线索　喉部球形或类圆形明显强化肿块，坏死少见。小细胞神经内分泌喉癌的特点是声门肿块伴颈部较大无坏死淋巴结。

2. 发生部位　90%以上位于声门上区，包括会厌、杓状会厌襞及室带。

3. 形态学表现　分化好的肿瘤为边界清楚的类圆形或球形肿物，分化不良的肿瘤形态不规则、边界不清楚。

4. 病变数目　单发肿块，但容易出现双侧颈部淋巴结转移。

5. CT表现　①平扫表现：边界清楚、形态规则的等密度软组织肿块，可伴骨质破坏，常见于声门上区。②增强扫描表现：分化较好类型肿瘤增强后呈均匀强化；中等分化或分化较差类型的肿瘤呈不均匀强化。强化程度通常呈中度或显著强化。少数分化较差的肿瘤可见小斑片坏死区，大部分肿瘤坏死不常见。喉小细胞神经内分泌癌容易发生颈部淋巴结转移，转移淋巴结体积较大，均匀强化，一般无坏死（图2-3-37）。

6. MRI表现　① T_1WI：呈低信号。② T_2WI：呈等或稍低信号。③弥散加权像：呈高信号，有弥散受限。④ MRA：不能显示明显的供血动脉或引流静脉。⑤动态增强扫描结合延迟扫描表现：动态增强曲线呈流出型或速升平台型，延长扫描可见肿瘤强化程度下降。

7. 最佳影像学检查方法选择　CT和MRI在神经内分泌癌的评估中起关键作用，两者在喉神经内分泌癌的定位、范围确定方面可提供重要信息，因此对于手术、放疗等手术计划制订方面起重要作用。

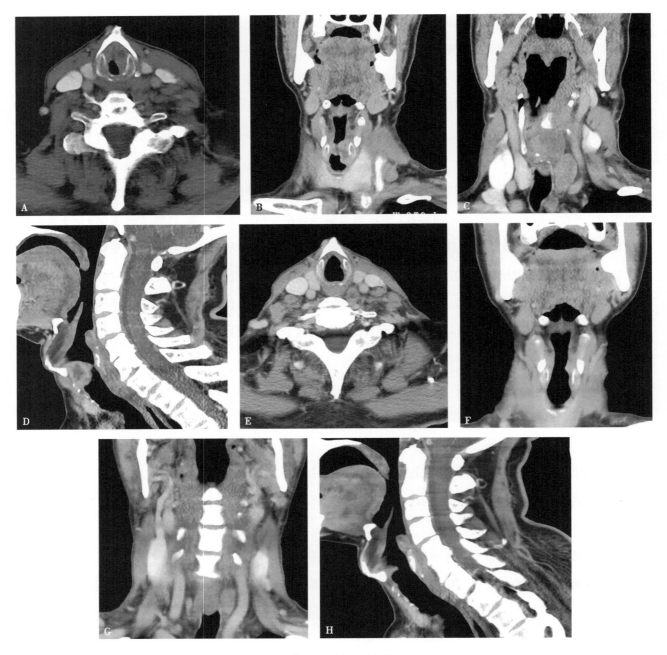

图2-3-37 喉声门下小细胞神经内分泌癌

A~D. 化疗前图像；A. 颈部横断面增强CT，示左侧声带增厚，呈中等强化，病变向前累及前联合，向下侵犯声门下；B、C. 冠状面增强CT，示围绕声门可见中等强化软组织肿块影，强化程度低于黏膜；左侧颈鞘内侧咽后壁左后方沿颈鞘间隙可见多个肿大淋巴结，增强后呈轻度强化，强化程度均匀；D. 矢状面增强CT，示声门肿块强化轻度低于喉黏膜强化，黏膜完整，病变位于黏膜下。E~H. 化疗后横断面（E）、冠状面（F、G）和矢状面（H）增强CT，示左侧声带增厚较前明显减轻，喉左后方颈鞘周围可见淋巴结影，呈轻度均匀强化，较前明显缩小，部分淋巴结消失

（五）鉴别诊断

1. 喉鳞癌 ①部位：喉鳞癌可累及声门、声门上及声门下，而LENC多位于声门上区。②形态：喉癌形态欠规整，LENC分化较好者形态呈规整的圆形、类圆形，少数分化较差者形态不规则、边界不清楚。

③增强：CT 平扫均呈等密度软组织影，鳞癌呈中等强化，出现坏死可见强化不均匀，而 LENC 明显强化，强化均匀，坏死少见。④转移淋巴结有无坏死：鳞癌患者淋巴结转移坏死多见，文献报道鳞癌转移淋巴结最大径超过 3cm 时，坏死很常见，因此转移淋巴结呈环状强化；中等分化或分化较差的 LENC 早期即可出现淋巴结转移，增强后呈均匀明显强化，几乎无坏死。

2. 喉淋巴瘤　①信号：喉淋巴瘤 T_2WI 呈等略低或稍高信号，LENC 呈等或稍低信号。②增强：喉淋巴瘤呈中等强化，LENC 显著强化，动态增强曲线可观察强化幅度。③均匀度：两者均不易出现坏死，而呈均匀强化。④ DWI：喉淋巴瘤扩散明显受限，ADC 值显著降低。⑤双颈部淋巴结及身体其他浅表部位淋巴结、肝、脾肿大等，有助于鉴别。

3. 喉黑色素瘤　① T_1WI 高信号，T_2WI 低信号。②增强后强化不如 LENC 显著。

4. 喉副神经节瘤　①女性多发，男、女性比例约为 1∶3。②声门上型居多，病变位于黏膜，伴或不伴表皮浸润。③ T_2WI 呈稍高信号，增强后强化明显。④双颈部淋巴结转移不如 LNEC 常见。

（六）治疗原则

1．典型类癌是喉神经内分泌癌最不常见的亚型，其几乎完全是 I 期声门上肿瘤，治疗上首选喉部分切除或二氧化碳激光切除。

2．非典型类癌仍好发于声门上，由于易出现早期转移，首选的治疗方法是根治性手术切除。必要时可联合放化疗治疗。

3．喉局限性小细胞癌的治疗包括手术、放疗及化疗的综合治疗，其复发率高，远处转移也常发生。在非转移性病例中，新辅助、同步或辅助化疗可以减少肿瘤负荷和降低远处转移的风险。

（七）关键要点

长期吸烟的中老年男性患者，声门上区形态规则边界清楚的肿块，增强后显著强化，密度或信号均匀、坏死少见。

（王　媛　刘兆会）

十六、喉室黏液瘤

（一）概述

1. 概念　喉黏液瘤是一种由间叶细胞组成的良性肿瘤，并非炎症反应性疾病。肿瘤由未分化的星形细胞散落在疏松的黏液基质中组成，通常不发生转移。

2. 人口统计学特点　与头颈部其他部位黏液瘤不同，喉黏液瘤好发于中老年男性，发病年龄常在 51～80 岁，多数患者有长期吸烟史。

3. 病因　喉黏液瘤的病因不清。可能来源于原始胚胎细胞间质或具有合成大量黏多糖能力的成纤维细胞。因为黏液瘤在头颈部好发于颌骨，有学者认为其可能起源于牙源性的原始间质。

（二）病理学表现

1. 大体病理学表现 大体上，喉黏液瘤表现为灰色到白色凝胶状有包膜肿物，表面光滑有光泽。触之有韧性，依据细胞成分比例不同，肿瘤的软硬度亦不相同。发生在声带肿瘤较小，平均长径不足 1cm，而发生在杓状会厌襞肿瘤可较大，长径可达 6～7cm。

2. 组织学表现 组织学上，黏液瘤缺乏真正的包膜，常有向周围组织浸润的趋势。肿瘤内包含条带状分布的带有较长、纤细细胞质突触的星形及梭形细胞，这些细胞存在于含有丰富的嗜碱性黏液物质的背景中。间质内含有丰富的黏多糖、各种网状结构和胶原成分。黏液瘤明显缺乏血管，无不典型细胞、多形性细胞及有丝分裂象，但可见到少量炎性细胞，尤其是少量淋巴细胞。

免疫组化显示喉黏液瘤 S-100 蛋白为阴性，一半以上的黏液瘤对平滑肌肌动蛋白（SMA）及 CD34 显示为阳性。

（三）临床表现

临床上喉黏液瘤患者最常表现为声音嘶哑，其次为呼吸困难、发音困难、吞咽困难，少数病例仅表现为声音的改变。喉镜下，喉黏液瘤表现为息肉样肿块。最常好发为声带，其次为杓状会厌襞，少数累及会厌。肿瘤生长缓慢，边界清楚，有时肿块生长数年大小无变化，虽然边界清楚，但由于缺乏纤维包膜，肿块可通过局部浸润生长。

（四）影像学表现

1. 最佳诊断线索 发生于声带单侧边界清楚的肿块，形态规则，类似息肉，增强呈不均匀强化。

2. 发生部位 喉黏液瘤好发于声带及声门区，其次为杓状会厌襞，少数发生于会厌。

3. 形态学表现 球形、类圆形或息肉状软组织肿块，边界清楚，边缘光整。

4. 病变数目 目前所见喉黏液瘤均为单发。卡尼（Carney）综合征可以表现为心脏、皮肤的多发黏液瘤，皮肤色素沉着以及内分泌活跃等症状。多发黏液瘤可发生于唇、眼睑、耳及内耳道等部位，但尚未有发生于喉部黏液瘤的 Carney 综合征的病例报道。

5. CT 表现 ①平扫表现：发生于声带或杓状会厌襞的息肉样肿块，通常单侧发病，边缘光整，密度均匀，内部为液体充填；平扫 CT 值 20～70HU。②增强扫描表现：增强后呈不均匀强化，富含胶原成分区域强化，内部富含黏液基质区不强化（图 2-3-38A～C）。

6. MRI 表现 ①T_1WI 表现：呈均匀等信号。②T_2WI 表现：呈均匀高信号，或不均匀等高混杂信号（图 2-3-38D～G）。③弥散加权像：呈等信号，无弥散受限。④MRA：不能显示明显的供血动脉或引流静脉。⑤动态增强扫描结合延迟扫描表现：病变表现为延迟强化，动态增强曲线呈持续上升型。

7. 最佳影像学检查方法选择 MRI 及增强 MRI 的信号特点与黏液瘤的大体标本有良好的组织对应关系，能够较准确反映肿瘤内部不同成分的信号特点，而且对病变的范围显示更准确，因此 MRI 技术是喉黏液瘤诊断的重要辅助检查手段。

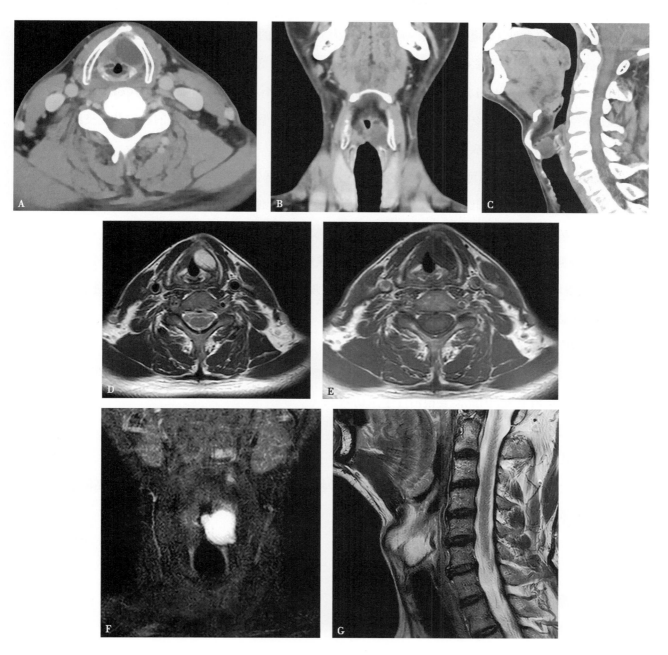

图 2-3-38　左喉室黏液瘤

A. 颈部横断面增强 CT，示左侧喉室内可见一类圆形低密度影，边缘光整，密度均匀；B. 冠状面增强 CT，示邻近喉软骨无破坏，病变向内侧突入气道，局部气道狭窄；C. 矢状面增强 CT，示病变边界清楚；D、E. 横断面平扫 T_2WI 和 T_1WI，示左侧喉室可见一类圆形肿物，T_1WI 呈等信号、T_2WI 呈高信号，信号均匀，边界清楚，病变周围喉软骨信号正常；F. 冠状面脂肪抑制 T_2WI，示病变呈明显高信号，部分突向气道，局部气道狭窄；G. 矢状面 T_2WI，示病变边界清楚

（五）鉴别诊断

1. **喉息肉**　临床上鉴别困难。喉息肉增强后强化不明显；而喉黏液瘤可呈不均匀强化。

2. **喉神经鞘瘤**　①部位：喉神经鞘瘤好发于杓状会厌襞、室带；而喉黏液瘤绝大多数发生于声带，杓状会厌襞及会厌较少见。②影像表现：喉神经鞘瘤为界限清楚的包块，呈膨胀性生长，无浸润及周围骨质破坏，呈椭圆形或圆形，增强 CT 可见肿块不均匀强化，表现为低密度区内散在不规则结节状高密度强化影。MRI 上由于含有 Antoni A 和 Antoni B 不同成分，表现为不均匀强化。影像上与喉黏液瘤鉴别困难。③病理：神经鞘瘤三个主要诊断标准是肿物被覆包膜，Antoni A 区和 Antoni B 区的确定及免疫组化肿瘤细胞 S-100 蛋白的阳性反应。喉黏液瘤 S-100 为阴性。

3. **喉癌**　①部位：喉癌可累及声门、声门上及声门下区；喉黏液瘤声带多见。②形态：喉癌形态不规则，边界欠清，浸润破坏周围结构。喉黏液瘤外观良性，形态规则、边缘光整。③影像表现：喉癌呈软组织密度；MR T_2WI 呈等略低信号；喉黏液瘤 T_2WI 信号较喉癌高。增强后喉癌呈轻、中度强化，喉黏液瘤增强后明显强化，强化不均匀。④局部浸润及远处转移：喉癌局部浸润，有时伴喉软骨破坏，易发生颈部淋巴结转移而出现坏死淋巴结；喉黏液瘤可局部浸润，不出现转移。⑤病史：喉癌发病时间短、进展快；喉黏液瘤病史长，可数年无变化。

（六）治疗原则

喉黏液瘤的治疗由肿瘤大小及部位决定。喉黏液瘤缺乏真正纤维包膜，可发生局部浸润和破坏，单纯摘除易于 2~3 年内复发，因此需要根治性手术切除。

（七）关键要点

1. 老年吸烟男性，病史多年，生长缓慢。

2. 发生于单侧声带形态规则、边缘光整的良性肿块，增强后呈不均匀强化，T_2WI 呈等高混杂信号。

3. 无颈部淋巴结或远处转移。

（王　媛　刘兆会）

十七、咽喉部血管瘤

（一）概述

1. **概念**　血管瘤源于残余的胚胎或成血管组织，按临床表现和组织结构分为四种类型：毛细血管瘤、海绵状血管瘤、蔓状血管瘤和混合型血管瘤，以前两种多见。与耳、鼻、鼻咽、口咽部相比，发生于下咽部、喉部血管瘤少见。喉血管瘤（laryngeal hemangioma，LH）与其他解剖部位发生的血管瘤在临床病理上有许多不同。临床上分为两型，婴儿型（或先天性）和成人型。成人型约占 90%，好发于杓状会厌襞、室带、会厌等部位，即声门上区。婴儿型通常位于声门下区，与成人型不同，约一半喉血管瘤患儿同时伴有皮肤血管瘤。

2. **人口统计学特点**　婴儿型常出生后即出现症状；成人型血管瘤可发生于任何年龄，更常见于男性，

通常无症状或仅有轻微症状。

3. **病因**　喉血管瘤病因不明。婴幼儿喉血管瘤是真性肿瘤，并非血管畸形。可能病因有：①雌激素水平增高，瘤体中有增高的特异性雌激素受体；②肥大细胞学说，肥大细胞直接刺激血管内皮细胞增生，部分血管瘤患儿组织中肥大细胞有增多的表现。其病程发展包括 3 个阶段：第 1 阶段为快速生长期，发生在出生后 6～18 个月；第 2 阶段为相对稳定期，可持续数月；第 3 阶段为自然消退期，一般持续数月至数年。

（二）病理学表现

1. **大体病理学表现**　典型表现为黏膜下蓝色或紫红色肿块，表面黏膜完整，血管可见扩张，质软有弹性。

2. **组织学表现**　组织学上，瘤体内可见较大血管伴有多种扩张血窦，薄壁血管壁被扁平内皮细胞覆盖。

（三）临床表现

婴儿型喉血管瘤属于先天性疾病，出生后或 6 个月以内出现呼吸性间歇性的喉喘鸣。随着肿瘤增大，其呼吸道梗阻症状进行性加重，典型的临床表现为喝奶时呛咳、呼吸困难、喉喘鸣、发作性发绀等，甚至出现急性喉梗阻。由于生长部位的特殊性，可能危及生命，尤其婴幼儿声门下血管瘤（subglottic hemangioma）。成人型主要有咽部异物感、声嘶、吞咽困难，偶有胸骨后疼痛及咯血；损伤易出血。

（四）影像学表现

1. **最佳诊断线索**　婴儿型喉血管瘤表现为不对称性气道狭窄，CT 或 MRI 上出现明显强化的黏膜下肿块（图 2-3-39）。成人型喉血管瘤表现为声门上区黏膜下肿块，向喉旁生长，增强呈渐进性强化，CT 平扫可见静脉石（图 2-3-40）。

2. **发生部位**　婴儿型血管瘤好发于声门下，可累及声门，多为单侧发病；成人型血管瘤好发于杓状会厌襞、室带、会厌等部位，即声门上区。

3. **形态学表现**　带蒂或基底宽，呈结节样、肉芽肿样或息肉样，一般位于黏膜下，表面黏膜完整，溃疡少见。

4. **病变数目**　孤立单发多见，环周状少见；多发罕见。

5. **CT 表现**　①平扫表现：喉部可见密度均匀的肿块突入喉腔，弥漫者可延伸至颈部皮肤、皮下肌间隙，少数可见小圆点样高密度静脉石；②增强扫描表现：增强后病变显著强化，并且随时间延长逐渐强化。

6. **MRI 表现**　① T_1WI 表现：咽喉部黏膜下可见不规则形软组织影，T_1WI 呈等略低信号，黏膜面光整；② T_2WI 表现：呈明显高信号；③弥散加权像：无明显扩散受限，ADC 值不减低；④ MRA：部分可见增粗增多的引流静脉；⑤动态增强扫描结合延迟扫描表现：动态增强曲线呈持续上升型或平台型，海绵状血管瘤可见从点到面渐进样强化表现。

7. **最佳影像学检查方法选择**　CT 扫描速度快，能发现静脉石，适合婴儿型喉血管瘤患者。成人型及弥漫型喉血管瘤诊断 MRI 更好，高分辨率 T_2WI 和动态增强扫描的 MRI 对显示特征性的病变内线状低信号分隔影和"渐进性强化"表现最佳。

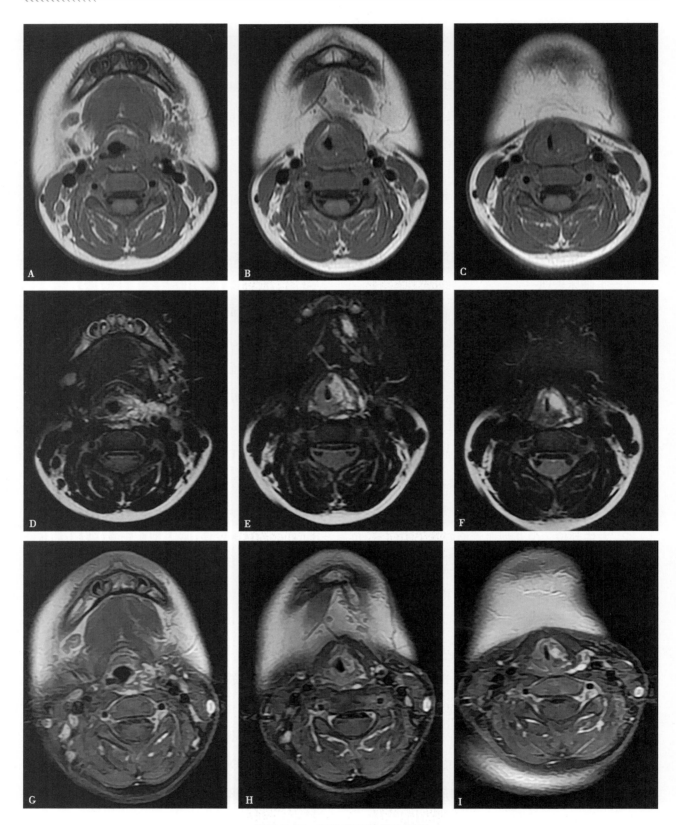

图 2-3-39　婴儿型咽喉部血管瘤

A～C. 横断面 T₁WI，示左侧杓状会厌襞、声带、室带弥漫性增厚，病变累及咽旁间隙，向前累及前联合，T₁WI 呈稍低信号，边界欠清晰；D～F. 横断面 T₂WI，示病变呈明显高信号；G～I. 横断面增强 T₁WI，示病变明显强化

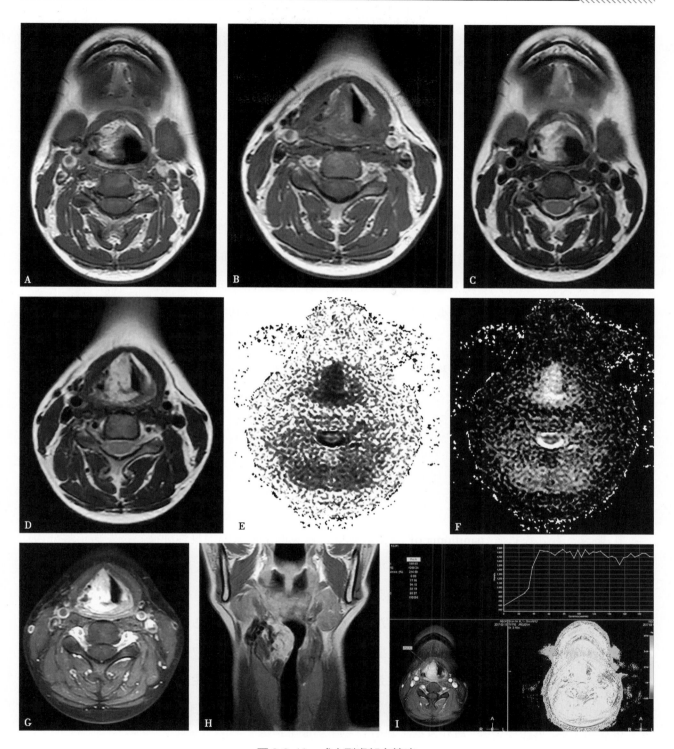

图 2-3-40　成人型喉部血管瘤

A、B. 横断面 T_1WI，示右侧杓状会厌襞、室带、声带弥漫性增厚，右侧梨状窝变浅，病变向后累及咽后壁，向外侧累及喉旁间隙，向内侧突向喉腔，局部气道狭窄，T_1WI 呈等稍低信号；C、D. 横断面 T_2WI，示病变呈明显高信号；E、F. 横断面 eDWI 和 ADC，示病变在 eDWI 呈低信号，未见弥散受限，ADC 图呈高信号，ADC 值为 $2.0 \times 10^{-3} mm^2/s$；G. 横断面脂肪抑制增强 T_1WI，示右侧室带增厚伴明显强化；H. 冠状面增强 T_1WI，示右侧杓状会厌襞、室带、声带明显增厚，形成肿块，喉室消失，气道变形狭窄，增强后明显强化，肿物边缘可见流空血管影；I. 动态增强曲线，示病变呈速升平台型，肿瘤强化幅度较高，约为平扫时的 3 倍

321

（五）鉴别诊断

1. **喉息肉** 喉息肉增强扫描不强化。

2. **喉乳头状瘤** 喉乳头状瘤增强后强化程度不如血管瘤明显。

3. **先天性声门下 - 气管狭窄** 对称性气管狭窄，支气管环完整，轴位上呈圆形支气管影像。

4. **义膜性喉炎** 8 个月到 3 岁的婴幼儿对称性声门下气管狭窄。

5. **气管软化** 胸内气管异常地动态塌陷。

（六）治疗原则

保守治疗主要采用监测，定期复查。也可采用普萘洛尔、皮质醇药物、激光等治疗，其他治疗方法还包括局部注射硬化剂、冷冻、放射治疗、微波治疗等方法。手术治疗和放射治疗等对患者创伤大、并发症多，一般不需要手术切除。婴幼儿患者 75% 以上采用多种方法联合治疗。间接喉镜下局部注射平阳霉素治疗对喉咽部血管瘤创伤小、出血少、疗效肯定，是治疗血管瘤的一种较为理想的方法。

（七）关键要点

声门上区、声门或声门下不对称性狭窄，黏膜下软组织团块，T_1WI 呈低信号、T_2WI 呈明显高信号，增强后明显强化。

（王 媛 刘兆会）

十八、喉乳头状瘤

（一）概述

1. **概念** 喉乳头状瘤（papilloma of larynx）是喉部常见的上皮来源的良性肿瘤。按发病年龄分为幼年型喉乳头状瘤和成人型喉乳头状瘤。幼年型喉乳头状瘤多发生于 10 岁以下儿童，随年龄增长有自愈倾向，极少恶变。成人型发生于 20 岁以后，易恶变，为喉癌的癌前病变。

2. **人口统计学特点** 呼吸道乳头状瘤发病率在儿童约为 4/100 000，成人约为 2/100 000。喉乳头状瘤好发年龄存在两个高峰。幼年型或青少年型发生在 20 岁前，80% 发生在 7 岁以前，更集中于 4 岁以前，男女比例为 1∶1，多发性、高复发性及侵袭性是其主要特点。成人型一般发生在 20 岁以后，发病年龄 20～40 岁多见，男性比女性更常见。喉乳头状瘤发病率常与年龄、社会经济状况有关。社会经济收入差、受教育水平低的人群，发病率更高；但社会经济状况与疾病的严重程度无明确相关性。

3. **病因** 目前普遍认为呼吸道乳头状瘤的发病与人乳头状瘤病毒（human papilloma virus，HPV）感染有关。HPV 经产道垂直传播给新生儿，是引起儿童复发性呼吸道乳头状瘤病的主要原因。超过 90% 的复发性呼吸道乳头状瘤患者存在 HPV 病毒 6 型或 11 型感染的证据。HPV 病毒 11 型感染患者呼吸道症状更重，会出现显著呼吸道梗阻现象，常需要频繁手术，甚至气管造瘘等治疗。HPV 病毒 16 型或 18 型患者，发生恶性肿瘤的危险性显著升高，尤其与鳞癌的发生密切相关。

（二）病理学表现

1. 大体病理学表现 喉乳头状瘤多数局限性于喉部，可累及声带、室带、声门下及会厌喉面，通常发生在鳞状上皮与纤毛柱状上皮的移行部位。表现为单发或多发的外生性菜花样肿物，可带蒂或不带蒂。通常不向黏膜下浸润。

2. 组织学表现 喉乳头状瘤表现为表面被覆鳞状上皮中心伴有纤维血管核心的突起或多叶状结构。典型结构包括增生的基底细胞、巨大空泡上皮及透亮的胞质。HPV 感染导致基底层增厚，其上方呈层状排列的上皮细胞中有核细胞的数目增加。细胞分化出现异常，角化蛋白表达及产物发生改变。

（三）临床表现

通常表现为慢性咳嗽、声嘶、气喘、声音改变、喘鸣、慢性呼吸困难等非特异性气道受累症状。儿童典型表现为进行性加重的声嘶、喘鸣及呼吸困难三联征。在成人声嘶则是最常见表现。由于临床表现无特异性，儿童患者常被误诊为喉炎、哮喘、支气管炎及喉软化症等疾病。从出现症状到确诊平均需要 1～8 年，患儿平均复发时间为 1～3 个月。

（四）影像学表现

1. 最佳诊断线索 儿童患者，CT 示声门及声门区软组织增厚或多发结节样突起，黏膜完整，增强后病变呈轻度强化。

2. 发生部位 呼吸道乳头状瘤易发生在呼吸道纤毛上皮与鳞状上皮交界处，符合这种组织学特点的喉的解剖部位主要有会厌喉面中央、喉室上下缘、声带下面；会厌及杓状会厌襞、室带及声带是最常受累及部位。

3. 形态学表现 喉部的局限性软组织结节或弥漫性不规则软组织增厚，表面光整、黏膜完整。

4. 病变数目 可单发或多发，儿童多发常见，且复发率高。

5. CT 表现 ①平扫表现：以声带前份及前连合、会厌、室带常见，呈弥漫均匀增厚，黏膜粗糙，部分可形成结节或肿块突入气道，相应喉前庭、喉室等变窄；病灶向上可以累及咽部结构，向下蔓延侵犯喉下方的气管和支气管及气道远端、甚至肺实质内，表现为不规则的菜花样结节突起，呈软组织密度。病变不侵犯喉软骨；会厌前间隙、喉旁间隙等结构正常；通常不伴有颈部淋巴结肿大。②增强扫描表现：多数呈轻、中度均匀强化（图 2-3-41～图 2-3-43）。

6. MRI 表现 ① T_1WI 表现：病变呈等信号；② T_2WI 表现：病变呈高信号；③弥散加权像：呈等信号，无弥散受限；④ MRA：不能显示明显的供血动脉或引流静脉；⑤动态增强扫描结合延迟扫描表现：可轻度强化，无延迟强化特点。

7. 最佳影像学检查方法选择 喉部 CT 检查是显示、观察、评估喉乳头状瘤范围最佳影像学检查方法。CT 对显示瘤位置、形态、大小范围和病变向深部组织的浸润程度，为制订治疗计划提供客观依据。对不能进行纤维喉镜检查的患者具有更重要意义。CT 三维气道后处理重建可以使气道结构可视化。这种无创的检查方法避免了传统内镜检查带来的医源性合并症，如穿孔、感染、出血、甚至病变播散等情况的发生。三维气道重建方法还克服了以往因气道狭窄造成内镜检查的限制,对于存在气道狭窄患者,多排螺旋 CT 仍然可以完成全气道的检查。

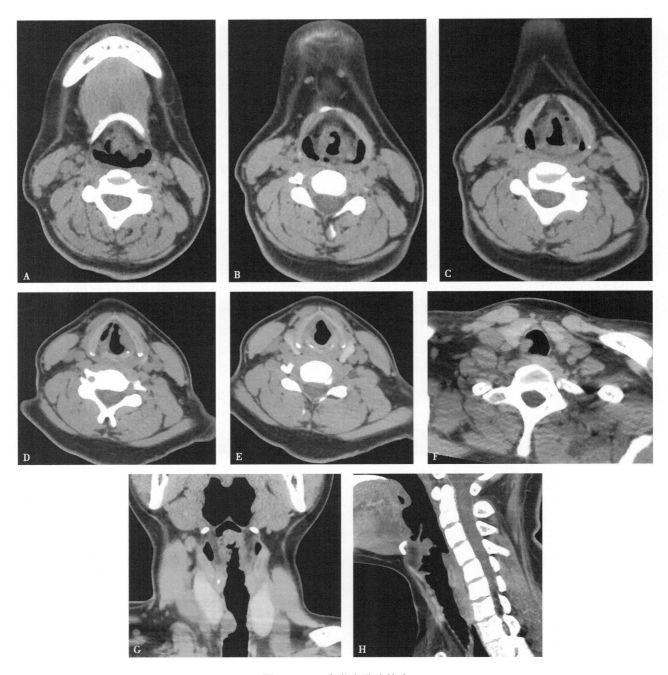

图 2-3-41 多发喉乳头状瘤

A～F. 颈部横断面平扫 CT,示会厌增厚以及会厌喉面、双侧杓状会厌襞、右侧室带、左侧声带、右侧声门下、气管右侧壁可见多发大小不等结节影突向气道;气道黏膜面欠光整;双侧梨状窝清晰、对称,喉后壁未见增厚;喉软骨无破坏,双侧喉旁间隙、咽后间隙清晰;G. 冠状面平扫 CT,示气道壁欠光整,自会厌至胸廓入口水平可见多发大小不等结节影突向气道;H. 矢状面平扫 CT,示会厌舌面可见不规则形结节影,气道前后壁可见多发小结节样突起

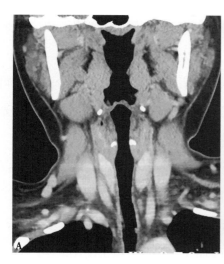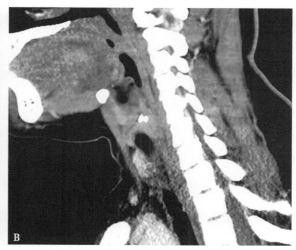

图 2-3-42　喉复发性乳头状瘤术后复发

A. 颈部冠状面增强 CT，示气管插管拔管后原插管下缘水平（约主动脉弓上方）气管左右壁可见多发结节状突起，增强后呈轻度强化；B. 颈部矢状面增强 CT，示原插管下缘水平气管前后壁欠规整，可见小突起样强化影

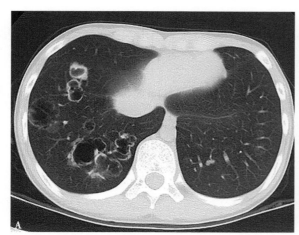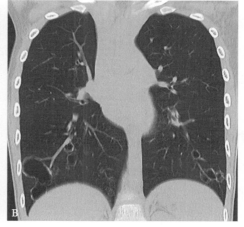

图 2-3-43　喉乳头状瘤侵犯肺实质

A. 肺横断面平扫 CT，示右肺下叶支气管远端可见多发类圆形及不规则形囊状病灶，部分囊壁较薄，部分囊壁较厚，且不均匀，密度较高；部分囊壁内可见结节影；B. 冠状面平扫 CT 肺窗，示双肺下叶支气管远端可见多发薄壁囊状影

（五）鉴别诊断

1. 喉息肉　①声带前中部带蒂的结节；②CT 密度均匀、边缘光滑清楚；③T_1WI 呈低信号，T_2WI 呈高信号；④增强后不强化。

2. 喉囊肿　①患者进行性喘鸣、异物感；②附着于会厌舌面的类圆形低密度影，边缘光整，边界清楚；③增强后无强化；若发生感染，可呈环形强化。

3. 喉结核　①主要症状为声嘶，常伴有喉痛；②累及喉后部后联合区，孤立肿块少见，常弥漫累及多个喉结构，如会厌、杓状会厌襞、声带、室带，很少累及声门下；③病变表现为黏膜增厚、表面欠光整，增强后可见多发斑点状强化；④一般喉结构完整、不破坏喉软骨；⑤常伴发肺结核。

4. 喉癌　①儿童少见，更多见于中老年男性患者；②喉黏膜呈结节样增厚或黏膜下浸润；③间接征象：会厌前间隙、喉旁间隙等受侵，喉软骨破坏，颈部淋巴结肿大。

5. 局灶性淀粉样变性　①多发生于 40～60 岁男性患者；②临床表现为声嘶、呼吸困难、疼痛等症状；③喉部软组织局限性结节样增厚，黏膜面相对光滑，可有钙化，喉软骨可增生硬化；④T_1WI 呈等信号、T_2WI 信号与肌肉相似；⑤增强后不强化。

（六）治疗原则

手术切除是目前喉乳头状瘤最主要的治疗方法。手术的目的是尽可能多地去除肿瘤，尽量不损伤气道正常结构，最大程度保持气道功能。病变范围广泛、喉气道梗阻严重者，可采用气管造瘘术；对于反复频繁发作、手术效果不佳的患者应辅以干扰素等药物治疗。

（七）关键要点

10 岁以下患儿常见，常见声嘶、失音等症状，甚至出现呼吸困难。声带表面外生性结节，不浸润黏膜下，喉软骨不受累。成人患者可为癌前病变，需活检排除癌变。

（王　媛　刘兆会）

十九、喉及喉旁间隙神经纤维瘤

（一）概述

1. 概念　神经纤维瘤是一种分化良好的神经鞘膜肿瘤，主要由施万细胞、成纤维细胞和神经束膜样细胞组成，常见残留的有髓或无髓轴索。可发生在全身各个部位，通常与神经纤维瘤病Ⅰ型（NF-1）或Ⅱ型（NF-2）有关。根据生长方式可分为孤立性神经纤维瘤、丛状或蔓状神经纤维瘤、弥漫性神经纤维瘤及混合型神经纤维瘤。喉的神经纤维瘤（laryngeal neurofibroma）极其少见，占喉部所有良性肿瘤的 0.03%～0.10%。文献报道，发生于喉的神经纤维瘤，59.00% 以上与神经纤维瘤病有关。

2. 人口统计学特点　喉神经纤维瘤绝大多数发生在儿童，且与 von Recklinghausen 综合征（神经纤维瘤病）有关，平均年龄 4.1 岁。也可发生于成人。男女发病率基本无差别。

3. 病因　神经纤维瘤是起源于神经鞘细胞的一种良性的周围神经瘤样增生性病变。当神经纤维瘤多发或伴发全身其他系统疾患时，称为神经纤维瘤病（NF）。

（二）病理学表现

1. 大体病理学表现　富血供光滑的黏膜下肿物。

2. 组织学表现　镜下神经纤维瘤组织由能够产生胶原的成纤维细胞及能产生髓磷脂的施万细胞组成，无完整包膜，细胞呈波浪状，胞核呈卵圆形或梭形、胞质较少，瘤细胞周围充满大量胶原纤维、黏液或黏液样物质；免疫组化显示 S-100 呈阳性。

（三）临床表现

儿童主要表现为喘鸣。而成人表现多样，从进行性声音嘶哑到呼吸困难，甚至仅表现为吞咽时隐约喉部不适。

（四）影像学表现

1. 最佳诊断线索　杓状会厌襞黏膜下光滑肿物，T_2WI 呈高信号，增强后明显强化，伴身体其他部位神经纤维瘤病或一级亲属有神经纤维瘤病。

2. 发生部位　好发于声门上区，尤其是杓状会厌襞、杓状肌、室带等结构，其次为声门、会厌、声门下等。发生于声门上区的神经纤维瘤一般来自黏膜下喉上神经的终末分支，而发生在声门下区的神经纤维瘤则主要来自喉返神经。

3. 形态学表现　孤立性神经纤维瘤为圆形、卵圆形黏膜下肿块，表面光滑、边界清楚。丛状或弥漫性神经纤维瘤为不规则形、边界不清。

4. 病变数目　可单发，也可多发。

5. CT 表现　①平扫表现：声门上区类圆形低或稍高密度肿块，边缘光整；②增强扫描表现：病变明显强化（图 2-3-44）。

6. MRI 表现　① T_1WI 表现：与肌肉相比，病变呈等信号；② T_2WI 表现：与肌肉相比，病变呈稍高到高信号，根据细胞内成分不同 T_2WI 信号变化较大；③弥散加权像：呈等信号，无明显弥散受限；④ MRA 不能显示明显的供血动脉或引流静脉；⑤动态增强扫描结合延迟扫描表现：动态增强表现为持续强化多见，具有延迟强化的特点（图 2-3-45）。

7. 最佳影像学检查方法选择　喉部增强 MRI 对显示病变边界、定位及诊断最有帮助。

（五）鉴别诊断

1. 喉血管瘤　①婴幼儿型声门下血管瘤表现为不对称性声门下狭窄，CT 或 MRI 上出现明显强化的黏膜下肿块；出生后 6 个月内起病；缺乏神经纤维瘤皮肤改变；②成人型喉血管瘤表现为声门上区黏膜下肿块，向喉旁生长，增强呈渐进性强化，CT 平扫可见静脉石。

2. 喉淋巴瘤　①声门上黏膜下肿块；②均匀强化、无坏死，强化程度不及神经纤维瘤；③DWI 扩散受限呈高信号，ADC 值明显减低。

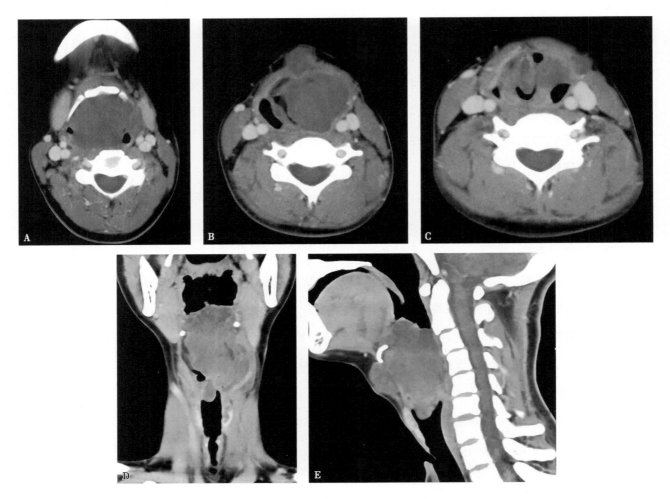

图 2-3-44　喉神经纤维瘤多次手术后复发

患者无神经纤维瘤病家族史,身体其他部位无异常。A~C. 颈部横断面增强 CT,示喉术后结构紊乱,舌骨水平舌骨角度开大,声门上区会厌、双侧杓状会厌襞正常结构显示不清,局部代之以巨大不规则轻度强化肿块影,强化程度低于邻近肌肉,病变边界不清,病变累及会厌前间隙;双侧会厌谷及左侧梨状窝消失;病变向下与双侧室带分界不清,部分病变呈结节状突向气道;颈前部皮下可见结节状类似低强化小结节影;D. 颈部冠状面增强 CT,示病变主体位于声门上;E. 颈部矢状面增强CT,示气管切开术后,声门及声门上区肿物,部分累及声门下,部分向前突向颈前部皮肤软组织;双侧甲状软骨、杓状软骨显示不清

3. 喉淀粉样变性　①局限性结节样或弥漫性增厚,黏膜面相对光滑,可有钙化;②喉软骨可增生硬化;③T_1WI、T_2WI 信号与肌肉相似;④增强后几乎不强化。

4. 小涎腺来源腺瘤　①与神经纤维瘤不易鉴别;②增强后强化程度不如神经纤维瘤明显;③形态规整、边界清楚;④无 NF 病史或皮肤病损。

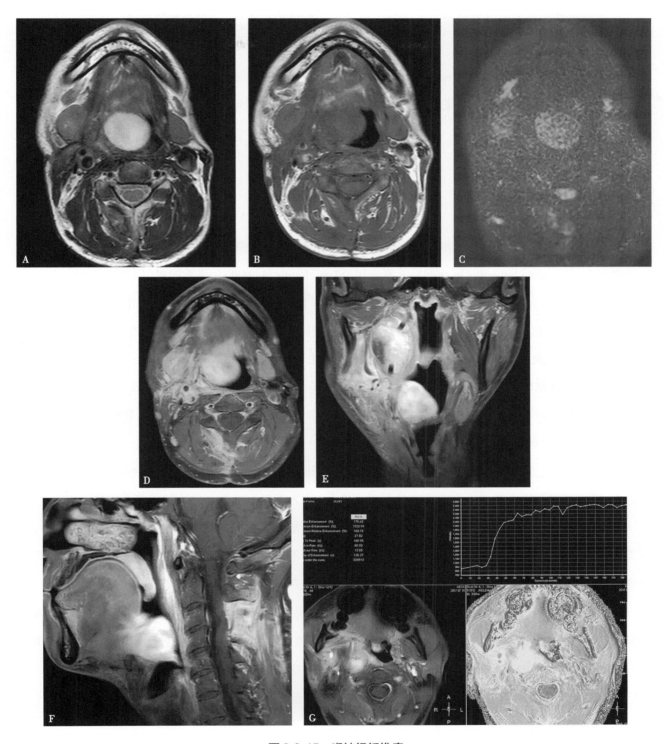

图 2-3-45　喉神经纤维瘤

多发神经纤维瘤患者。A. 横断面 T_2WI，示会厌舌面偏右侧可见类圆形实性肿物，边缘光滑、锐利，呈明显高信号，病变位于黏膜下，黏膜面光整；B. 横断面 T_1WI，示病变与同层肌肉相比呈等信号；C. 横断面 DWI，呈等信号；D～F. 横断面、冠状面、矢状面脂肪抑制增强 T_1WI，示会厌舌面、右侧口咽旁、颈鞘旁病变明显强化，颈椎右后方可见不均匀强化影；G. 动态增强曲线，示病变呈持续上升型

（六）治疗原则

手术切除是首选治疗神经纤维瘤的方法。对于存在气道阻塞患者,可行气管造瘘术。

（七）关键要点

1. 儿童喘鸣患者,有 NF 或 von Recklinghausen 综合征病史或家族史。

2. 声门上区黏膜下肿物,边缘光滑,CT 呈低密度,T_2WI 呈高信号,增强明显强化,密度或信号均匀。

（王 媛 刘兆会）

二十、咽喉炎

（一）概述

1. **概念** 咽喉炎是由病毒或细菌引起的上呼吸道感染性炎性疾病,严重者可危及生命。通常包括小儿急性喉炎（croup, acute laryngitis in child）、儿童会厌炎（epiglottitis in child）和成人的声门上喉炎（supraglottitis）等。小儿急性喉炎因其好发于声门下区,故又称急性声门下喉炎（subglottitis）。因小儿解剖、病理等具有特殊性,其病情远较成人严重,若不及时治疗可并发喉梗阻而危及生命。患者常表现为喉喘鸣及犬吠样咳嗽;成人声门上喉炎患者主要以喉咙疼痛或吞咽困难为主要表现。

2. **人口统计学特点** 小儿急性喉炎好发于 6 个月至 3 岁,高峰年龄为 1 岁。男女比例约 3:2。是婴幼儿最常见的上呼吸道阻塞性疾病。2 岁前婴幼儿发病率约 5%;每年有大约 3% 的儿童罹患此病,多见于秋冬季病毒感染引起。

急性会厌炎过去常发生于年长儿,未接种过疫苗的患儿平均发病年龄为 3 岁,接种过疫苗的患儿平均年龄 14 岁。目前会厌炎在成人发病率较儿童更常见,也称为声门上喉炎。男性发病多于女性。

3. **病因** 小儿急性喉炎常继发于病毒感染性疾病,最常见的病原为副流感病毒,少见的为鼻病毒、肠病毒、呼吸道合胞病毒、流感病毒及麻疹病毒等;细菌感染不常见。儿童急性会厌炎最常见感染为 B 型流感嗜血杆菌,其他还有金黄色葡萄球菌、链球菌、肺炎链球菌、类白喉棒状杆菌和奈瑟卡他球菌。

由于小儿喉腔狭小、喉内黏膜松弛、易肿胀使喉腔更狭窄而出现呼吸困难。小儿喉软骨柔软、黏膜及黏膜下层附着疏松,炎症易于播散。喉黏膜下淋巴组织丰富,炎症易使该区肿胀致喉腔狭窄。小儿咳嗽反射差,分泌物不易咳出;且神经系统不稳定,易受炎症刺激发生喉痉挛。

成人声门上喉炎通常感染的病原体为链球菌或葡萄球菌属。

（二）病理学表现

1. **大体病理学表现** 小儿喉部黏膜内血管及淋巴组织丰富,黏膜下组织松弛,喉黏膜弥漫性充血。会厌炎或声门上喉炎大体病理标本可见会厌明显肿胀、发红,杓状会厌襞明显肿胀、增厚,声门上气道明显变窄。

2. **组织学表现** 小儿急性喉炎镜下可见圆细胞及多形核细胞。

急性会厌炎组织学上分三型。①急性卡他型：以会厌黏膜弥漫充血、水肿为主；②急性水肿型：会厌显著增大，可达正常10倍，局部可发生脓肿；③急性溃疡型：黏膜下层血管壁可被病毒腐蚀，导致糜烂出血。

（三）临床表现

小儿急性喉炎，起病急、多有发热、声嘶。"空空"样、犬吠样咳嗽，吸气性喘鸣；病情严重时出现呼吸困难、三凹征、鼻翼扇动、口唇青紫、烦躁不安等。小儿急性喉炎查体，喉镜下可见声门下黏膜对称性明显增厚、肿胀，向中间突出如梭状，透过声门可清楚看到肿胀的黏膜，尤其在左右方向上气道呈一条窄缝状明显狭窄。

急性会厌炎，儿童常突发于夜间，因咽痛、呼吸不畅而惊醒；成人常有发冷、发热、咽痛、吞咽时加剧，吞咽困难、吸气性呼吸困难甚至晕厥、休克。喉镜下观察会厌弥漫性高度充血肿胀，呈马蹄形，声门和声门下区难以窥见。脓肿形成时，肿胀区发亮，表面出现黄色脓点。

（四）影像学表现

1. 最佳诊断线索　①小儿急性喉炎最佳的影像诊断线索，前后位平片示声门下气道对称性狭窄，从声门下向上逐渐变窄，呈宝塔样或铅笔尖样；声门或声门下正常"肩"样结构消失。侧位片示会厌不增厚。②急性会厌炎，侧位片上显示会厌明显肿胀（拇指征），严重者游离缘呈球形肿大。

2. 发生部位　小儿急性喉炎发生于声门下气管。急性会厌炎发生在会厌舌面，黏膜增厚、与舌根分界不清。成人急性会厌炎易向周围扩散，常可累及口咽后部、舌根等处。

3. 形态学表现　①小儿急性喉炎：前后位片示自声门下逐渐向上至梨状窝水平气管明显狭窄，呈宝塔样、铅笔尖样或倒V字形，声门下气管的"肩"样结构消失。侧位片示气管前后径狭窄，程度较轻，不如左右方向明显，声门下气管壁变得模糊不清。会厌、杓状会厌襞、咽后壁等软组织形态正常。②急性会厌炎：前后位片气道横径变窄；侧位片可见会厌明显肿胀，杓状会厌襞、室带增厚、模糊，向上凸起，喉前庭变小。声门下和颈段气管清晰如常。

4. CT表现　①平扫表现：急性会厌炎表现为会厌舌面为主明显肿胀、增厚，与舌根分界不清，杓状会厌襞、室带肿胀增厚；会厌谷变浅、闭塞，会厌前间隙密度增高；向上可累及扁桃体、舌根等结构。病变平扫呈低或中等密度、边缘模糊。②增强扫描表现：增强后黏膜可见强化，水肿组织强化不明显。当合并脓肿形成时，可见囊壁呈环形强化，腔内无强化。对脓肿形成判断困难时，需短期复查（图2-3-46，图2-3-47）。

5. MRI表现　①T_1WI表现：急性会厌炎会厌增厚、肿胀，病变组织和病变内脓液在T_1WI呈低信号；②T_2WI表现：病变及脓液在T_2WI呈高信号；③弥散加权像：脓液呈高信号，ADC信号减低；④MRA：不能显示明显的供血动脉或引流静脉；⑤动态增强扫描结合延迟扫描表现：无延迟强化特点。

6. 最佳影像学检查方法选择　小儿急性喉炎若出现典型的临床症状如声嘶、喉鸣、犬吠样咳嗽和吸气性呼吸困难等可直接诊断。症状不典型诊断困难、小儿不配合查体及需要排查其他更严重的引起哮鸣原因时，可采用影像学辅助诊断，喉正侧位平片有价值。小儿急性喉炎一般不做CT。因为仰卧位会加重患儿呼吸道阻塞的风险，除非临床查体不能完成或不充分时，才需要做CT检查帮助诊断。由于儿童会厌炎很少合并蜂窝织炎或脓肿，增强颈部 CT 也不常用。成人声门上喉炎，由于容易向上蔓延至扁桃体或舌根，且易于存在合并症，因此成人需行颈部增强 CT 检查。需注意如果已经存在较严重的气道梗阻等禁忌证时，禁止行 CT 检查。

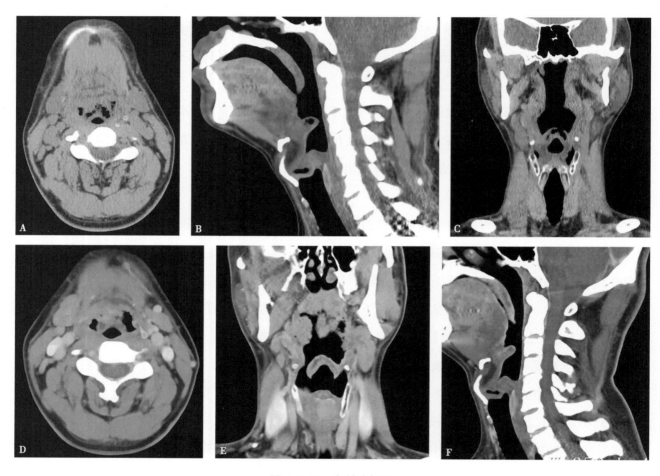

图 2-3-46 急性会厌炎

A～C. 颈部横断面、矢状面、冠状面平扫 CT，示会厌舌面增厚，黏膜下可见气体密度影，邻近舌根软组织增厚，双侧杓状会厌襞增厚不明显；气道明显变窄；D～F. 3 天后颈部横断面、冠状面、矢状面增强 CT，示会厌明显增厚，以舌面为著，黏膜下层气体消失，增强后黏膜面轻度强化，黏膜下水肿区未见明确强化；声门下结构正常，声门下气管未见明确狭窄

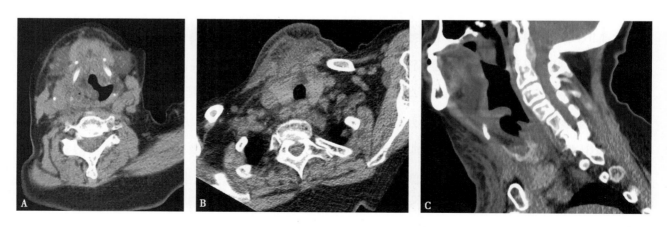

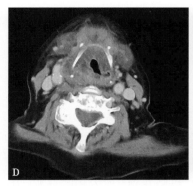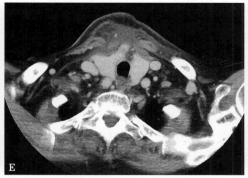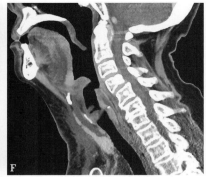

图 2-3-47　急性会厌炎合并颈前部脓肿

A～C. 不同层面横断面和矢状面平扫 CT，示会厌及双侧杓状会厌襞明显增厚、肿胀，会厌前间隙及颈前部软组织密度病变；D～F. 不同层面横断面和冠状面增强 CT，示会厌及双侧杓状会厌襞黏膜强化，会厌前间隙及颈前部脓肿无强化；脓液细菌培养显示葡萄球菌阳性（+）

（五）鉴别诊断

1. 喉异物 ①起病急，有异物史；②阳性异物呈高密度鉴别不难，软组织异物可通过形态、密度等帮助鉴别。

2. 小儿急性喉气管支气管炎 有明显肺部病变体征。

3. 急性会厌炎 ①尤其接种过疫苗患儿，通常发病小于 10 岁；②颈部侧位片示会厌明显增厚、肿胀，呈拇指征，CT 等可见杓状会厌襞、室带等均增厚、肿胀，甚至累及皮肤及皮下脂肪层。

4. 声门上鳞状细胞癌 ①病程长，出现症状晚，就诊时肿块常很大；②局部结节或肿块，非弥漫性对称性肿胀；③软组织密度，T_1WI 为稍低信号，T_2WI 为稍高信号，增强后实性部分强化；④具有侵袭性，可累及周围结构，并向声门下蔓延，可破坏喉软骨，出现颈部淋巴结转移。

（六）治疗原则

小儿急性喉炎最常采用门诊支持治疗。解除喉梗阻引起的呼吸困难是治疗的关键，使用抗生素和激素治疗，起效迅速、疗效好。轻度可全身给予或雾化吸入皮质醇激素，并门诊观察 2 小时；中度可增加雾化吸入肾上腺素，门诊观察 4 小时；重度可反复使用肾上腺素，效果不理想立即气管插管或气管切开，并住院治疗。注意吸氧、解痉、化痰、吸痰等保持呼吸道通畅。发热患儿给予降温，适当给予镇静剂，加强全身支持疗法，对严重者进行动态监护。

急性会厌炎，立即使用抗生素和糖皮质激素，以抗感染、消除水肿；保持呼吸道畅通，一旦有呼吸困难或呼吸较粗，应准备好气管切开等抢救措施，及时收住院严密观察。注意观察全身状况，及时纠正水、电解质紊乱。若发现会厌脓肿，须在做好抢救措施情况下，及时做脓肿切开引流。

（七）关键要点

1. 小儿急性喉炎出现在 6 个月至 3 岁婴幼儿，起病急，出现声嘶、"空空"样喉鸣、犬吠样咳嗽、吸气性呼吸困难，甚至三凹征。

2．当病情反复发作或年龄不明确时，考虑其他原因导致喉喘鸣的疾病。

3．正侧位颈部平片，可帮助鉴别小儿急性喉炎与急性会厌炎。

（王　媛　刘兆会）

二十一、咽喉后壁脓肿

（一）概述

1．**概念**　咽后存在一潜在间隙，即咽后间隙，上起颅底枕骨部，下与后纵隔相连，前为颊咽筋膜，后为椎前筋膜，两侧由筋膜和咽旁间隙相分。椎前筋膜与颊咽筋膜在咽后正中线处紧密相连，把咽后间隙分成左右两个间隙，其互不相同。咽后间隙有丰富的淋巴结，咽部感染若治疗不及时，很容易形成脓肿。脓肿形成早期包膜常不完整或没有包膜，典型脓肿周围常有完整包膜，部分脓肿内可有分隔，将脓腔分为多房。

2．**人口统计学特点**　咽后壁脓肿分为急性和慢性。急性常见于3岁以下儿童，特别6～12个月幼儿。慢性常见于青少年及老年，病程相对较长。

3．**病因**　多由头颈部感染引起，如咽喉炎、扁桃体炎所致。椎间盘炎、骨髓炎、椎前感染向前蔓延是咽喉后壁脓肿的另一个常见原因，可为化脓性感染或结核感染，也可由咽部异物、手术、外伤引起。

（二）病理学表现

1．**大体病理学表现**　肉眼可见黄绿色液体从肿胀增厚的咽后间隙流出。

2．**组织学表现**　镜下显示脓肿液由坏死碎片、多核白细胞、淋巴细胞、巨噬细胞组成，脓肿壁由肉芽组织和纤维结缔组织构成。

（三）临床表现

最常见的症状和体征为咽痛和吞咽困难。脓毒症患者可出现发热畏寒，白细胞增高，血沉加快。气道阻塞症状不常见。感染向周围间隙蔓延可引起并发症，病变向下方危险间隙蔓延至纵隔可引起纵隔炎，颈动脉间隙受累可引起颈静脉血栓。

（四）影像学表现

1．**最佳诊断线索**　咽后间隙肿胀、积液，增强后脓肿壁可见强化。

2．**发生部位**　咽黏膜间隙后方、椎旁间隙前方，病变可经过颈部危险间隙累及纵隔。

3．**形态学表现**　炎症期病变呈弥漫型，无明确边界。脓肿形成后多呈梭形，内部可见分隔。

4．**CT表现**　①平扫表现：蜂窝织炎表现为椎前软组织弥漫性肿胀，椎前筋膜显示不清。脓肿形成后表现为梭形低密度肿物，慢性病例可见椎体骨质破坏（图2-3-48A）。②增强扫描表现：蜂窝织炎可表现为片絮状不均匀强化，脓肿形成后脓肿壁可见强化。

5．**MRI表现**　①T_1WI表现：与脑灰质信号相比，病变多呈等或略低信号；②T_2WI表现：与脑灰质信号相比，病变呈高信号（图2-3-48B～D）；③弥散加权像：脓液呈明显高信号；④MRA：不能显示明显的供血动脉或引流静脉；⑤动态增强扫描结合延迟扫描表现：增强后蜂窝织炎呈不均匀轻度强化；脓肿壁及分隔可呈明显强化，无延迟强化特点。

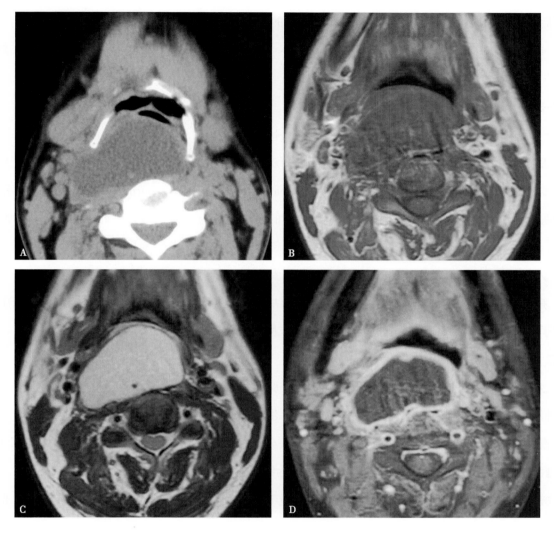

图 2-3-48　咽后壁脓肿

A. 横断位平扫 CT，示咽后壁低密度影，相应水平气道受压狭窄；B. 横断位 T_1WI，示脓肿呈低信号；

C. 横断位 T_2WI，示病变呈高信号；D. 横断面增强脂肪抑制 T_1WI，示脓肿壁增厚强化

6. 最佳影像学检查方法选择　MRI 对于病变分期、评估病变范围及疗效评估具有重要价值，可作为首选检查方法。

（五）鉴别诊断

咽后间隙肿瘤侵犯：①多由咽部周围恶性肿瘤侵犯所致；②增强后可见强化的实性肿物。

（六）治疗原则

咽后脓肿应首选广谱抗生素，如头孢菌素，必要时可升级为碳青霉烯类。如行手术切开，术中留置脓液行细菌培养及药敏试验，可指导抗生素的选择，避免耐药菌的出现。脓肿形成后及早切开排脓或穿刺抽

脓,一种方法是经口切开引流,这种方法最为常用,创伤相对较小,术后恢复快,出现并发症可能性低;另一种方法是经颈侧切开引流,多数用于并发于咽旁脓肿者。

(七)关键要点

咽后间隙肿胀、积液,增强后可见不同程度强化的脓肿壁。

(李　铮　刘兆会)

二十二、喉结核

(一)概述

1. **概念**　喉结核是喉肉芽肿性病变中最常见的疾病,因感染结核分枝杆菌而发病,常继发于肺结核。近年来结核病疫情随着合并人类免疫缺陷病毒(human immunodeficiency virus,HIV)感染、免疫系统疾病和高龄等因素有所上升。结核病的发病率和喉结核的发病率具有密切关系。因此,喉结核发病率也呈上升趋势。

2. **人口统计学特点**　以40～50岁多见,男多于女,男女比例为2.0∶1～3.6∶1。

3. **病因**　喉结核多由于肺部或其他器官的结核病通过血行或淋巴途径传播而来,少数患者因带菌痰液附着于喉部黏膜或黏膜皱褶处,细菌经微小创口或腺管开口侵入黏膜深部而引起。

(二)病理学表现

1. **大体病理学表现**　喉结核的大体病理主要是弥漫型和局灶型两种,表现为喉黏膜局限性或弥漫性充血、肿胀,黏膜粗糙,一处或多处增生肥厚,有肉芽生长或浅表性溃疡。

2. **组织学表现**　在涂片或组织切片中找到结核分枝杆菌是确诊结核的"金标准"。荧光定量 PCR 因其可以直接测定结核分枝杆菌 DNA,被 WHO 推荐为结核诊断的最佳检测方法。

抗酸染色镜下特征表现为抗酸阳性分枝杆菌镜下呈亮红色,细杆状、颗粒状、细线状,不折光,长度1～4μm,可成簇或散在分布。

(三)临床表现

随着抗生素的广泛使用、预防接种的普及和结核分枝杆菌 L 型的出现等因素,导致临床上喉结核症状缺乏特异性。以往喉结核的全身症状及体征表现明显,首发症状常表现为咽部疼痛、痰中带血、声音嘶哑、咳嗽等,诊断相对容易。近年来喉结核的首发症状出现了显著的改变,咽部疼痛及痰中带血不再是主要症状,且全身中毒症状轻微或缺乏(0～25%),而声音嘶哑和咽部异物感症状逐渐突出或增多。

(四)影像学表现

1. **最佳诊断线索**　黏膜广泛增厚、水肿,局部可见结节状、肿块样突起,增强后黏膜面不均匀强化。

2. **发生部位**　病变常累及杓状会厌襞,其次为咽后壁、声带、室带及会厌。

3. **形态学表现**　水肿为主的病变表现为喉黏膜弥漫性、对称性增厚,表面光整。增生为主者的病变表现为喉黏膜增厚,增厚的喉黏膜不对称,表面不光整,局部可见结节状、肿块样突起。

4. 病变数目　可双侧对称或不对称受累。常伴有肺部结核病。

5. CT 表现　①平扫表现：黏膜密度较低，低于肌肉的密度，平均 CT 值为 29～38HU；②增强扫描表现：增强后病变呈不均匀明显强化（图 2-3-49A、B）。

6. MRI 表现　① T_1WI 表现：与脑灰质信号相比，病变多呈等或略低信号；② T_2WI 表现：与脑灰质信号相比，病变呈略高信号；③弥散加权像：呈等信号，无弥散受限；④ MRA：不能显示明显的供血动脉或引流静脉；⑤动态增强扫描结合延迟扫描表现：病变及黏膜明显强化，无延迟强化特点（图 2-3-49C～E）。

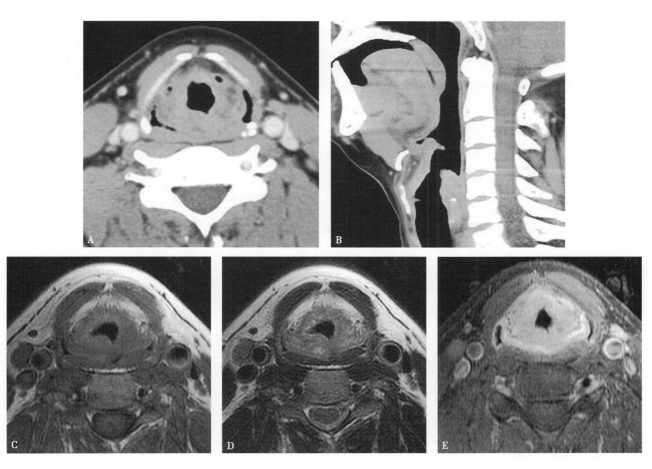

图 2-3-49　喉结核

A、B. 横断位及矢状位增强 CT，示双侧杓状会厌襞及会厌喉面弥漫性增厚，增强后可见较均匀的强化，双侧梨状窝变窄；C. 横断面 T_1WI，示双侧杓状会厌襞呈等信号；D. 横断面 T_2WI，示病变呈略高信号；E. 横断面增强脂肪抑制 T_1WI，示双侧杓状会厌襞明显强化，边缘黏膜光整

7. 最佳影像学检查方法选择　喉部及肺部 CT 是首选检查方法，发现肺部病变对疾病诊断具有重要意义。MRI 可明确病变发生部位、范围，并可通过多模态的方法与肿瘤性疾病进行鉴别。

（五）鉴别诊断

1. 喉癌　①病程短，以进行性声嘶为主要表现；②局限性不规则软组织肿物，表面不平，增强后呈轻到中度强化；③等长 T_1、长 T_2 信号影；④喉旁间隙多受侵犯，喉软骨可有破坏，并伴有淋巴结肿大。

2. 喉淀粉样变性　①病史较长；②喉部单发或多发局限性软组织肿物，或声门上下区弥漫性增厚；③等密度病变伴钙化；④T_2WI 显示病灶呈低信号，增强后病变无强化。

（六）治疗原则

喉结核的治疗应以药物治疗为主，并辅以局部治疗，应注意早期、联合、适量、规律和足量原则。全身抗结核治疗的主要方案为 2HRZE/10HRE（强化期采用异烟肼、利福平、吡嗪酰胺和乙胺丁醇顿服 2 个月，巩固期采用异烟肼、利福平、乙胺丁醇顿服 10 个月）；局部治疗包括科学用嗓，雾化吸入抗结核药物（异烟肼 100mg＋链霉素 250mg＋生理盐水 20ml 雾化吸入）。在强有力的抗结核药物控制下，糖皮质激素雾化吸入可以减轻黏膜水肿，改善局部症状，同时减少喉部纤维化等并发症。

（七）关键要点

喉结核常伴有肺部病变，发现肺部病变是诊断关键。

（李　铮　刘兆会）

二十三、喉部复发性多软骨炎

（一）概述

1. 概念　复发性多软骨炎（relapsing polychondritis，RP）是一种少见的、以软骨组织炎症为特点的自身免疫性疾病，又名萎缩性多软骨炎、系统性软骨软化症。多累及软骨组织，如外耳、鼻、关节、喉和气管等结构，严重时可累及非软骨组织如眼部、肾脏、血管等。约有半数累及喉、气管和支气管，而呼吸系统受累常提示预后不佳，是该疾病死亡的主要原因。

2. 人口统计学特点　无种族、性别、年龄的差异，以 40～60 岁多发。

3. 病因　RP 的病因及发病机制尚不明确。目前普遍认为是由于自身免疫反应异常引起，其发病机制是各种原因引起的细胞和体液免疫功能异常产生大量蛋白酶及氧化代谢产物，并攻击自身的软骨组织，导致含有软骨组织器官的结构破坏从而导致该病的发生。

（二）病理学表现

大多数病例不需要通过组织学证实来确诊，RP 主要依靠临床诊断。病理检查仅有助于在临床表现不典型时，排除其他诊断的可能。病变早期以中性粒细胞浸润为主，软骨膜可见肉芽组织和纤维化。软骨细胞可发生空泡样改变和固缩，最终出现钙化和骨化。应用直接免疫荧光法可在 RP 患者炎性软骨内发现 IgG、IgA、IgM 或 C3。

（三）临床表现

病变主要累及大气管，喉及颈段气管受累为主（67.7%），较少累及支气管。累及喉部者多表现为声音嘶哑、刺激性咳嗽、呼吸困难和吸气性喘鸣。炎症早期可有甲状软骨、环状软骨及气管软骨压痛。喉和会厌软骨炎症可导致呼吸道塌陷，造成窒息。炎症、水肿及瘢痕形成可导致严重的局灶性或弥漫性的气道狭窄，气管切开术不能有效地缓解呼吸困难。由于呼吸道分泌物不能咳出，继发肺部感染，可导致患者死亡。大约 30% 的患者同时合并风湿病或自身免疫病，最常见的是类风湿性关节炎、系统性红斑狼疮或 Sjogren 综合征（干燥综合征）。

诊断标准：①双耳复发性软骨炎；②非侵蚀性多关节炎；③鼻软骨炎；④眼部炎症，包括结膜炎、角膜炎、巩膜炎、巩膜外层炎和 / 或葡萄膜炎；⑤侵及喉和 / 或气管软骨的呼吸道软骨炎；⑥耳蜗和 / 或前庭受损，表现为感觉神经性听力损失、耳鸣和 / 或眩晕。符合以下其中的一项即可诊断为 RP：①满足上述六项中的三项或更多；②至少有上述一项阳性，另有组织学的证实（软骨活检）；③有两处或更多处不同解剖部位的软骨炎，对糖皮质激素（简称激素）或氨苯砜治疗有效。

（四）影像学表现

1. **最佳诊断线索**　喉软骨肿胀、钙化，伴喉部软组织增厚，喉腔狭窄。

2. **发生部位**　最常累及耳郭（88%），其次为鼻（82%），喉及气管（70%），少许患者可累及肋软骨、胸锁关节、上肢、髋关节和膝关节等部位。

3. **形态学表现**　喉软骨及气管软骨均匀肿胀。累及气管软骨时表现为气管前壁及两侧壁受累，后壁（膜部）一般不受累；病变晚期可见软骨钙化。

4. **病变数目**　多为全身多部位软骨受累。累及气道时多由喉部向下蔓延。

5. **CT 表现**　①平扫表现：病变早期，受累的喉软骨及气道软骨增厚，可伴有喉及气道周围软组织肿胀；随着病变进展，可出现软骨塌陷，造成气道狭窄，病变软骨可出现不同程度钙化（图 2-3-50）。②增强扫描表现：病变呈轻到中度强化。

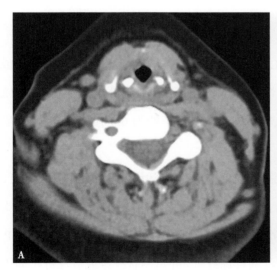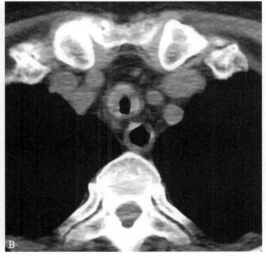

图 2-3-50　复发性多软骨炎

A. 杓状软骨水平横断面平扫 CT，示双侧声带及甲状软骨、环杓关节周围软组织增厚；B. 胸骨柄水平横断面平扫 CT，示病变向下累及气管软骨，表现为气管前壁及两侧壁增厚，后壁（膜部）未见受累

6. **MRI 表现**　① T_1WI 表现：与脑灰质信号相比，病变呈等信号，钙化部分呈低信号。② T_2WI 表现：T_2WI 有助于判断病变所处时期；炎症为主时病变呈长 T_2 信号，病变晚期出现纤维化时 T_2WI 信号减低。

③弥散加权像：呈等信号，无弥散受限。④MRA：不能显示明显的供血动脉或引流静脉。⑤动态增强扫描结合延迟扫描表现：无延迟强化特点。

7. 最佳影像学检查方法选择　首选 CT 检查，可很好地显示增厚的软骨及软骨钙化的分布特点。MR T$_2$WI 有助于区分病变所处时期。

（五）鉴别诊断

1. 软骨钙化　①多见于中老年人，为软骨正常钙化，多见于甲状软骨、环状软骨前部及杓状软骨；②软骨无增厚，周围软组织无炎症反应。

2. 喉淀粉样变性　①病史较长；②喉部单发或多发局限性软组织肿物，或声门上下区弥漫性增厚；③等密度病变伴钙化；④T$_2$WI 显示病灶呈低信号，增强后病变无强化。

（六）治疗原则

目前主张应用激素、免疫抑制剂或氨苯砜治疗。对于病变造成气管、支气管狭窄，呼吸困难无法缓解的患者，可行气管造口、气管内插管、支架介入治疗等。近年国外有学者用新型免疫抑制剂以及生物制剂治疗难治性复发性多软骨炎，也取得良好疗效。

（七）关键要点

喉软骨及气道软骨增厚伴钙化；可伴有全身多发软骨炎改变。

（李　铮　刘兆会）

二十四、喉淀粉样变性

（一）概述

1. 概念　喉淀粉样变性（laryngeal amyloidosis，LA）是一种以淀粉样变性的无定形物质局部或弥漫性于喉部组织细胞间沉积形成的肿瘤样病变，而并非真性肿瘤。喉部是头颈部淀粉样变性最常见的部位。

2. 人口统计学特点　LA 是一种罕见疾病，在人群中的总体发病率约为 0.8/10^5，以 40～70 岁中老年多见，男性略多于女性。

3. 病因　发病原因尚不明确，目前存在多种假说：①新陈代谢紊乱学说，认为炎症造成血液、淋巴循环发生障碍，引起局部蛋白质代谢紊乱，球蛋白积聚，导致淀粉样变性；②组织退行性变学说，认为在局部原有的新生物如息肉、纤维瘤发生退行性变，淀粉样物质沉积其中所致；③淀粉样蛋白和淀粉样 P 成分反应，淀粉样蛋白与结缔组织中淀粉样 P 成分相遇形成淀粉样原纤维，并沿网状纤维或胶原纤维周围沉积逐渐形成团块状物质；④免疫反应学说，认为免疫反应后血管内膜局部通透性异常，血浆蛋白及其他物质从内腔向血管壁方向游出与同时存在组织中的某种物质结合，形成淀粉样物。

（二）病理学表现

1. 大体病理学表现　病理检查肉眼下病变组织均匀、半透明、无结构外观、无包膜、致密、大小不定。

2. 组织学表现　在苏木精 - 伊红染色及光学显微镜下，病变组织呈无细胞、相同性质、均匀、红色，呈片或团状分布弥漫于细胞外间质或网格状分布,淀粉样物通常分布在血管、黏液腺周围的平滑肌、结缔组织处,具有吸附能力,与纤维蛋白原、IgG、脂蛋白形成复合物。偏光显微镜下呈双折光和绿荧光的特殊形态表现。

(三)临床表现

声嘶是 LA 的主要症状,此外还有咽喉部异物感。由于病变发展缓慢,可以持续多年无临床症状,因而易被忽略。病变可导致气道狭窄,可出现呼吸困难;如位于下咽,可引起吞咽困难。

(四)影像学表现

1. **最佳诊断线索** 喉部局限性软组织肿块伴钙化,MR T_2WI 呈低信号,增强后无强化或轻度强化。

2. **发生部位** 病变主要位于室带、喉室、杓状会厌襞、声带、声门下区、气管、会厌前间隙、梨状窝等区域。

3. **形态学表现** 局限型病变呈单个或多个结节状突起或肿块,广泛浸润型表现为声门上下区软组织异常增厚。

4. **病变数目** 局限型病变可为单发或多发病变。广泛性病变可为呼吸道或全身性淀粉样变性的表现之一,严重者最终可发展为喉部、气管的纤维化狭窄。

5. **CT 表现** ①平扫表现:病变局限者表现为边缘光滑的等密度或略高密度软组织肿物,病变广泛者可表现为软组织增厚伴点状钙化灶;②增强扫描表现:增强后病变可轻度强化或无强化(图2-3-51)。

6. **MRI 表现** ① T_1WI 表现:与脑灰质信号相比,病变多呈等信号,钙化部分呈低信号;② T_2WI 表现:与脑灰质信号相比,病变呈低信号;③弥散加权像:呈等信号,无高信号影;④ MRA:不能显示明显的供血动脉或引流静脉;⑤动态增强扫描结合延迟扫描表现:病变强化不明显,无延迟强化特点。

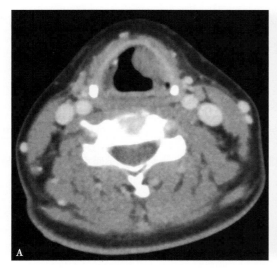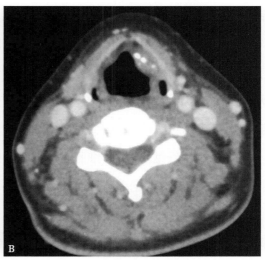

图2-3-51 喉淀粉样变

A、B. 横断面增强CT,示左侧室带区等密度肿块(A),其内可见多发点状钙化灶(B),病变表面黏膜光整

7. 最佳影像学检查方法选择 MRI 可明确病变发生部位、范围及肿瘤特征性的信号特点，是 LA 的首选检查方法。

（五）鉴别诊断

喉癌 ①病程短，以进行性声嘶为主要表现；②局限性不规则软组织肿物，表面不平，增强后轻到中度强化；③等长 T_1、长 T_2 信号影；④喉旁间隙多受侵犯，喉软骨可有破坏，并伴有淋巴结肿大。

（六）治疗原则

由于淀粉样蛋白质经氢离子桥结合形成的原纤维十分稳定，可耐受酶的作用，一旦形成难于消退，药物治疗效果不满意。手术彻底切除病变非常重要，对于局限性病变，可行内镜下病变切除；孤立结节或肿块在间接、直接、支撑喉镜下切除病变，但易残留病变、复发和形成瘢痕；广泛的病变要做喉裂开、声门上切除，甚至喉全切除术。

（七）关键要点

病史较长，影像学显示喉部单发或多发局限性软组织肿物，或声门上下区弥漫性增厚。CT 显示等密度病变伴钙化，MR T_2WI 显示病灶呈低信号，增强后病变无强化。

（李　铮　刘兆会）

二十五、咽喉部瘤样增生性炎症

（一）概述

1. 概念 咽喉部瘤样增生性炎症又称咽喉部炎性假瘤，是一种病因不清、临床和影像学上呈侵袭性改变、生物学上表现为不可预测的良性病变，几乎全身每个部位均可发生，最常累及肺和眼眶。

2. 人口统计学特点 40～50 岁中老年多见，儿童亦可罹患。

3. 病因 病因及发病机制仍不明确。有观点认为是呼吸道损伤、感染或自身免疫病相关的一种炎性反应，近年来的诸多报道显示出 IgG_4 相关的免疫病理进程可能是其一个重要病因。

（二）病理表现

1. 大体病理学表现 肉眼观呈黏膜下隆起性病变，表面黏膜多光整。

2. 组织学表现 纤维结缔组织增生，见多种炎症细胞浸润，以淋巴细胞浸润为主，可见淋巴滤泡形成，有多少不等的胶原纤维，成纤维细胞及肌纤维母细胞增生很少，呈小灶状，排列不规则，无明显束状及编织状排列，细胞核较细长，无小核仁或不明显。

（三）临床表现

咽部病变可出现通气不畅、咽痛等症状，喉部炎性假瘤最常见症状为声音嘶哑。

（四）影像学表现

1. 最佳诊断线索 黏膜下病变，表面黏膜光整，病变纤维化导致 T_2WI 信号较低。

2. 发生部位 咽部病变多见于咽鼓管圆枕周围，可累及咽旁间隙，喉部病变多位于喉旁间隙内。

3. 形态学表现　形态多不规整,沿黏膜下蔓延生长。

4. 病变数目　单发较多见,也可为多发。

5. CT表现　①平扫表现:软组织肿块,呈等密度,少数病变可见钙化;②增强扫描表现:由于病变纤维化程度不同,可表现为轻度至明显强化。

6. MRI表现　①T_1WI表现:与脑灰质信号相比,病变多呈均匀的低至等信号;②T_2WI表现:与脑灰质信号相比,病变多呈等低信号,少数较早期的病变可呈高信号;③弥散加权像:呈等信号,无高信号影;④MRA:不能显示明显的供血动脉或引流静脉;⑤动态增强扫描结合延迟扫描表现:病变具有延迟强化特点(图2-3-52)。

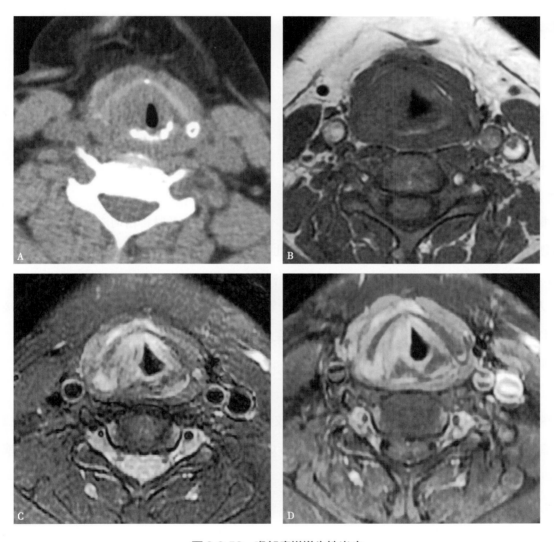

图2-3-52　喉部瘤样增生性炎症

A. 横断面平扫CT,示右侧声带弥漫性肿胀,右侧甲状软骨板周围肿胀,呈均匀的等密度;B. 横断面T_1WI,示病变呈等信号,信号均匀;C. 横断面脂肪抑制T_2WI,示病变呈不均匀高信号(与肌肉相比);D. 横断面增强脂肪抑制T_1WI,示病变呈中度强化,声带黏膜表面光整,颈动脉间隙未见明显肿大淋巴结

7. 最佳影像学检查方法选择　MRI可很好地显示咽喉部瘤样增生性炎症的发生部位，形态、大小及信号特点，CT可评估骨质受累情况，帮助病变诊断及鉴别诊断。

（五）鉴别诊断

1. 鳞癌　①表面黏膜多不光整；②可侵犯骨质；③淋巴结转移常见。

2. 炎性肌纤维母细胞瘤　多见于上颌窦，女性略多见，仅凭影像难以鉴别，最终诊断需依据病理学检查。

（六）治疗原则

确诊后不主张手术切除，应早期采用大剂量激素治疗，对于病程较长，病变纤维硬化或病程发展迅速，药物治疗无效时，应考虑手术予以部分或完全切除。

（七）关键要点

1. 黏膜下生长，表面黏膜光整。

2. T_2WI多呈低信号肿物，边缘不清。

（李　铮　刘兆会）

二十六、咽喉食管异物

（一）概述

1. 概念　咽喉食管异物是指在咽喉部消化道内不能被消化且未及时排出而滞留的各种物体，是临床常见的急症。成人食管异物多为动物骨片及假牙，儿童食管异物多为细小食物及纽扣等。确诊后多需紧急处理，及早明确异物性质、大小、位置，评估异物对机体损伤程度，是治疗及避免并发症的关键。

2. 人口统计学特点　据美国毒物控制协会统计数据报道，2011年全美有超过11万的患者接受异物取出手术，其中约85%发生于儿童，5岁以前发病者约占73%，发病高峰为6个月至3岁。

3. 病因　有意或无意吞咽各种材质的异物。

（二）病理表现

咽喉部异物导致局部软组织损伤及炎症反应，较大异物留存于下咽部或食管入口处，刺入黏膜下层，可导致咽旁间隙气肿甚至纵隔气肿，合并感染后可行成脓肿。严重者脓液沿脏器间隙、椎前间隙或咽后间隙进入纵隔，形成纵隔脓肿。

（三）临床表现

完全清醒状态下的大龄儿童和成人，一般都能确定吞食的异物，指出不适部位。然而，一些患者并不知道他们吞食了异物，而在数小时、数天或数年后出现与并发症有关的症状。幼儿及精神病患者可能对病史陈述不清，如果出现呛咳、拒绝进食、呕吐、流涎、哮鸣、血性唾液或呼吸困难等症状及体征时，应高度怀疑吞食异物的可能。颈部出现肿胀、红斑、触痛或捻发音，这些症状提示口咽部或上段食管的穿孔。应当评估患者的通气功能、气道受损情况和误吸的危险。

（四）影像学表现

1. **最佳诊断线索**　①明确的异物吞咽病史；②CT 或 X 线摄影时发现咽喉部 - 食管内高密度异物。

2. **发生部位**　枣核、鱼刺等异物最常位于食管入口处，其次部分鱼刺可刺入口腔至食管任意部位（图 2-3-53，图 2-3-54）。

3. **形态学表现**　枣核一般呈梭形（图 2-3-54），鱼刺多呈短条状或钩形，硬币呈圆盘状，其余特种异物形态各异。

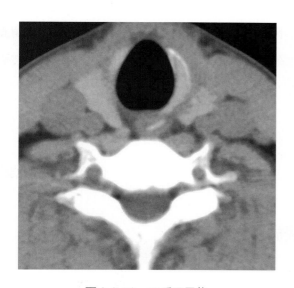

图 2-3-53　环后区异物

患者嵌顿鱼刺。横断位平扫 CT，示环后区短条状高密度异物

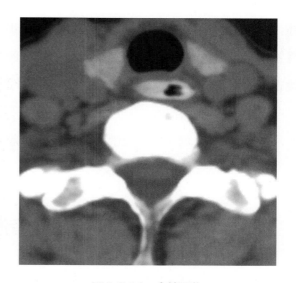

图 2-3-54　食管异物

食管内枣核嵌顿的患者。横断位平扫 CT，示食管入口梭形高密度的枣核影，内部核心呈近似于气体样的低密度

4. **病变数目**　多为单发异物，少数可多发。

5. **CT 表现**　①平扫表现：CT 可清楚地显示不透 X 线或半透 X 线异物的位置、大小、形态及数量，对于阴性异物，可显示异物周围的肉芽肿反应；并可显示食管壁损伤所致的食管壁增厚及咽喉部脓肿。②增强扫描表现：急诊 CT 检查时一般以平扫为主，当怀疑有脓肿形成时可进行增强检查，增强后脓肿壁呈环形强化。

6. **MRI 表现**　对怀疑有咽喉部或纵隔脓肿的患者可行 MRI 检查。① T_1WI 表现：与脑灰质信号相比，病变多呈均匀的低至等信号；② T_2WI 表现：与脑灰质信号相比，病变呈高信号，边缘呈低信号；③弥散加权像：呈明显高信号；④ MRA：不能显示明显的供血动脉或引流静脉；⑤动态增强扫描结合延迟扫描表现：异物周围的肉芽肿反应呈持续强化。

7. **最佳影像学检查方法选择**　口咽部异物可用喉镜直接取出，因此一般不需进行影像学检查，对于下咽部及食管异物，CT 是最常用的检查方法，可清楚地显示异物的位置，大小、形态、数量以及周围脓肿形成。目前食管钡棉造影已较少使用。

（五）鉴别诊断

1. **正常喉软骨钙化**　主要是甲状软骨和环状软骨后缘及杓状软骨基底部钙化，易误诊为异物。

2. **咽 - 食管损伤**　下咽软组织及食管壁肿胀，食管穿孔可见周围脂肪间隙内积气或渗出，化学药剂烧伤后可出现食管挛缩，管腔狭窄。

3. **气管异物**　平片检查易误诊，CT 检查可很好地定位异物位置。

（六）治疗原则

对于圆润光滑的物体，卡顿时间较短，可采用 Foley 管取出；对于形状不规则的物体，或是腐蚀性物体，多建议在全麻下行硬食管镜检查 + 异物取出术；对于怀疑食管穿孔的病例，术后多采用禁饮食，留置胃管，积极予以抗感染、消肿、抑酸、加强静脉营养等，并在鼻饲一周后行颈胸部 CT 检查，或是碘油造影检查，关注食管术后恢复情况，再行择期拔出胃管。

（七）关键要点

结合病史，合理应用影像学检查方法即可确诊。

（李　铮　刘兆会）

第四节　咽旁间隙疾病影像诊断学

一、咽旁间隙病变影像学分析思路

咽旁间隙是位于头颈部的一个潜在腔隙，形似一个倒置的金字塔，基底部为颅底骨质，尖端为舌骨大角，周围结构主要包括下颌骨、翼内肌、腮腺、脊柱及咽侧壁。基于茎突位置可大致将该间隙划分为茎突前间隙和茎突后间隙。

茎突前间隙病变主要来源于扁桃体及腮腺，少数病变来源于小涎腺、三叉神经下颌支。茎突后间隙病变主要来源于神经和淋巴结，少许血管和颅内脑膜瘤蔓延。

病变定位是关键：①观察病变周围脂肪信号，如病变局部与腮腺深叶间无脂肪密度或信号，多提示病变源于腮腺深叶，多形性腺瘤较常见。②根据茎突或颈动脉移位定位病变位置，如茎突和颈动脉前移提示病变来源于茎突后间隙，神经源性肿瘤较常见，茎突或颈动脉后移提示病变位于茎突前间隙，大部分为腺体来源的病变。③颈动脉分叉增大多见于颈动脉体瘤。④颈动、静脉分离提示病变可能来源于迷走神经。

（李　铮　刘兆会）

二、多形性腺瘤

（一）概述

1. **概念**　多形性腺瘤（pleomorphic adenoma）又称混合瘤，是最常见的涎腺组织原发性肿瘤，占所有涎腺肿瘤的 40%～70%，病变虽然为良性肿瘤，但其易复发并具有恶变的倾向。病变常见于泪腺、腮腺、颌下腺,发生于咽旁的多形性腺瘤多来源于腮腺深叶,也可来源于迷走于咽旁间隙内小涎腺。

2. 人口统计学特点　发病高峰为 30～50 岁,女性略多见,男女比例为 1∶1.5～1∶2。

3. 病因　多形性腺瘤的发病机制尚不清楚,目前认为病毒感染是其发病原因之一,EB 病毒感染被认为与鼻腔中多形性腺瘤的发生及发展相关,但还需大样本试验支持。基因学研究认为,*ras* 基因过度表达对多形性腺瘤的发生起始动作用;抑癌基因 *p53* 突变型及 *c-erbB-2* 基因的过度表达与多形性腺瘤的恶性转化有关;*p16* 抑制基因表达水平下降提示细胞增殖活跃,恶性度增高。

(二)病理学表现

1. 大体病理学表现　病变表现为光滑或结节状黏膜下肿物,生长速度缓慢。切面为黄白色、实性或半透明、胶冻样组织,病变周围可有完整或不完整的包膜结构。

2. 组织学表现　肿瘤为导管样结构,主要包括实性区域、黏液样和软骨样区域。导管样结构的内层瘤细胞为扁平或立方形的腺上皮细胞,管腔内有嗜伊红的分泌物,少数病例上皮细胞小似基底细胞,排列成筛孔状,孔内含有黏液。导管样结构的外层瘤细胞、实性区域以及散在分布的瘤细胞形态较多样,为肿瘤性肌上皮细胞,这些细胞逐渐移行为黏液样或软骨样瘤细胞。

(三)临床表现

病变较小时一般无明显症状,病变较大时多出现吞咽异物感及吞咽困难,偶尔可出现疼痛及面神经麻痹,但涎腺的分泌功能及面神经功能一般不会受到影响。病变易复发,多次复发可引起恶变。

(四)影像学表现

1. 最佳诊断线索　中年女性;茎突前间隙腮腺深叶病变,与腮腺间有或无脂肪间隔;类圆形等密度肿块,可伴有钙化;T$_2$WI 信号较高,增强后明显强化。

2. 发生部位　病变主要位于茎突前间隙(腮腺间隙)腮腺的深叶及下极,茎突受压后移,咽旁间隙内的脂肪在前、内、后三个方向环绕病变周围,病变与腮腺间无脂肪分隔。少许病变来源于咽旁间隙内的迷走小涎腺,咽旁间隙内脂肪完全包绕于病变周围。

3. 形态学表现　病变多呈圆形或类圆形,部分肿瘤呈分叶状,边缘清晰。

4. 病变数目　病灶多为单侧单发病变,复发病变可为多发病灶,恶变者可有周围淋巴结及远隔器官转移。

5. CT 表现　①平扫表现:病变较小者表现为边缘光滑的均匀等密度肿物,密度高于腮腺组织,病变较大者可表现为密度不均匀的软组织肿物,其内可见低密度囊变坏死区,有时可见高密度出血和钙化;②增强扫描表现:增强后较小的病变可无明显强化,或呈均匀强化;较大的病变呈不均匀强化。

6. MRI 表现　①T$_1$WI 表现:与脑灰质信号相比,病变多呈均匀的低至等信号;②T$_2$WI 表现:与脑灰质信号相比,病变呈均匀等信号或不均匀高信号;③弥散加权像:肿瘤内细胞成分较多的区域其 ADC 值较黏液区低;④增强扫描表现及动态增强:增强后病变呈明显强化,强化可不均匀;动态增强后多呈缓慢持续强化(图 2-3-55)。

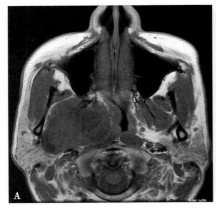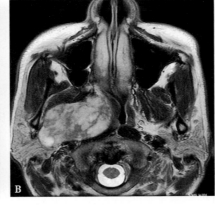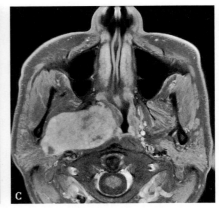

图2-3-55　右侧咽旁多形性腺瘤

A. 横断位 T_1WI，示右侧咽旁等信号肿块，边缘清晰，注意病变与腮腺深叶之间无脂肪间隙，提示病变来源于腮腺深叶；B. 横断位 T_2WI，示病变呈高信号，内部混杂等信号成分；C. 横断位增强脂肪抑制 T_1WI，示病变明显强化，强化不均匀

7. 最佳影像学检查方法选择　颌面部浅表位置多形性腺瘤首选超声检查。MRI 可清楚显示病变内部结构及成分及其与周围组织的关系，并可为恶性多形性腺瘤的周围转移提供更多依据。

（五）鉴别诊断

1. 咽旁间隙神经鞘瘤　①多位于茎突后间隙，咽旁间隙及茎突受压前移；②位于茎突前间隙的神经鞘瘤与多形性腺瘤鉴别困难。

2. 腺淋巴瘤　①中老年男性好发，具有双侧多发的特点；② DWI 呈高信号，增强后多呈轻、中度强化，动态增强曲线呈速升流出型。

（六）治疗原则

治疗方法主要为手术治疗，切除肿物及其边缘组织。

（七）关键要点

1. 病变定位是诊断及鉴别诊断的关键，咽旁的多形性腺瘤多位于腮腺深叶，病变与腮腺间无脂肪相隔，茎突受压后移。少许病变位于咽旁间隙（狭义），咽旁间隙内的脂肪包绕病变周围。

2. 病变术后易复发，多次复发可导致恶变，是否存在转移征象对病变定性起到关键作用。

（李　铮　刘兆会）

三、神经鞘瘤

（一）概述

1. 概念　咽旁间隙神经鞘瘤（parapharyngeal schwannoma）是一类孤立的、较局限的良性肿瘤，其生长缓慢有包膜，境界清楚，多发生于神经纤维的施万细胞，也可发生于神经束膜。

2. 人口统计学特点　肿瘤可发生于任何年龄。头颈部发病率为25%～45%，为神经鞘瘤的好发部位，若发生于咽旁间隙，因后者位置深在，解剖毗邻关系复杂，故给诊治、手术带来一定难度。

3. **病因**　由于咽旁间隙结构复杂，该类型肿瘤通常起源于咽旁结构的神经末梢，可以是感觉神经纤维，也可以是运动神经纤维。

（二）病理学表现

1. **大体病理学表现**　肿瘤体积较大、有包膜，边缘清楚，多呈椭圆形，质软或硬，表面呈淡红、淡黄或灰白色，切面稍隆起，呈黄褐色或灰白色，可有大小不等的囊变区，囊壁可见纤维组织，囊内含有橙红色、红色或棕色液体，主要为黏液样变、囊性变或出血。

2. **组织学表现**　神经鞘瘤起源于神经鞘细胞（施万细胞），组织学主要由细胞排列紧密的 Antoni A 组织及细胞少而富含脂质、黏液样基质的 Antoni B 组织构成，无其他神经成分。

（三）临床表现

临床表现为颈部无痛性的坚实肿物，上、下方向的移动性差，可沿左、右方向移动。少数可有肿物引起的局部不适感或病变神经支配区域的轻度感觉、运动障碍。

（四）影像学表现

1. **最佳诊断线索**　咽旁间隙内的单发圆形或椭圆形肿块，T_2WI 显示包括等信号和片状高信号的混杂信号，动态增强扫描未显示渐进性强化表现。

2. **发生部位**　多发生于茎突后间隙，来源于颈动脉鞘的迷走神经、交感神经，舌咽神经、XI 和 XII 对脑神经等。来源于茎突前间隙的神经鞘瘤主要来源于下颌神经的分支，舌神经、耳颞神经、下牙槽神经。咽旁间隙内脂肪向两侧移位。

3. **形态学表现**　多表现为圆形、卵圆形或分叶状，形态较规则（85.7%），边界清楚。

4. **病变数目**　绝大多数为单发病变。

5. **CT 表现**　①平扫表现：CT 平扫示肿物边缘清楚，密度低于肌肉，可均匀或不均匀，偶尔可呈囊状。②增强扫描表现：增强扫描中 Antoni A 组织强化，Antoni B 组织呈低密度，两种组织在肿瘤内部构成比例及分布不同，其影像表现各异。神经鞘瘤为少血供肿瘤，但多数增强后有强化，其密度与肌肉相仿，可能由于对比剂进入瘤床细胞外间隙所致。神经鞘瘤强化后可以是低密度区包绕中央团状或岛状的高密度区，也可以是高密度区包绕裂隙状的低密度区或是高、低密度区混杂存在。

6. **MRI 表现**　① T_1WI 表现：肿瘤在 T_1WI 与肌肉等信号。② T_2WI 表现：T_2WI 可以因周边黏液性间质而致高信号环，中央则因纤维组织所致低信号，也可以是不均匀的高信号；70% 的神经鞘瘤在 MRI 可显示包膜（图 2-3-56）。③弥散加权像：呈等信号，无高信号影。④MRA：不能显示明显的供血动脉或引流静脉。⑤动态增强扫描结合延迟扫描表现：无特征性的渐进性强化表现，具有延迟强化的特点。

7. **最佳影像学检查方法选择**　首选 MRI。神经鞘瘤在病理上较有特征性，MRI 平扫及增强扫描可显示出与病理特征相对应的信号特点，即略长 T_2 信号内多发的较长 T_2 信号区，增强后呈不均匀强化，为神经鞘瘤诊断的主要征象。

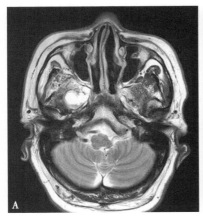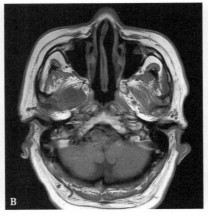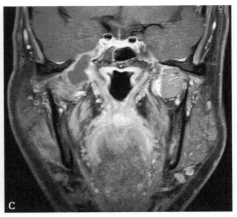

图 2-3-56　右咽旁间隙神经鞘瘤

A. 横断面 T_2WI，示右咽旁间隙形态不规则肿物，前部呈高信号，后部呈稍高信号；B. 横断面 T_1WI，示肿物前部呈低信号，后部呈等信号；C. 冠状面增强脂肪抑制 T_1WI，示肿物内部无强化，边缘实性成分明显强化，经卵圆孔突入至颅内

（五）鉴别诊断

1. 涎腺来源肿瘤　①咽旁间隙最常见肿瘤之一，起源于腮腺深叶或咽旁间隙小唾液腺，多位于咽旁颈动脉鞘、茎突前方，咽旁间隙内脂肪向内侧移位。②增强扫描呈轻到中度不均匀强化，内可见不规则低密度（信号）区。

2. 各种淋巴结病变　①部位为其鉴别的要点，如位于颈动脉间隙，淋巴结病变多位于颈动、静脉的前方、外侧、后方，多使血管向内侧、前方移位，神经源肿瘤多位于血管的内侧、后方，多使血管向外侧移位。②淋巴结病变多有不同程度强化，典型的鳞癌及结核常为边缘强化、内部呈低密度；神经鞘瘤和神经纤维瘤血供不丰富，神经鞘瘤常为边缘低密度，内部呈斑驳状高低混杂密度。③病变的数目，淋巴结病变多为多个，神经源肿瘤常为单个。

3. 椎旁间隙软组织来源肉瘤　①肉瘤多位于肌肉或肌肉间隙内。②可沿肌肉长轴生长。③可侵犯椎体及椎管，但不会呈哑铃状跨椎管内外生长，无椎间孔扩大表现。

（六）治疗原则

手术切除是该病唯一的治疗方法。

（七）关键要点

1. 咽旁间隙神经鞘瘤是成人咽旁间隙内第二类常见的单发肿块，表现为缓慢病程，常为意外发现。

2. 常位于咽旁茎突后间隙，呈圆形或椭圆形，形态较规则，边界清楚；咽旁间隙内脂肪向两侧移位。

3. 略长 T_2 信号内多发的较长 T_2 信号区，增强后呈不均匀强化，为神经鞘瘤诊断的主要征象。

（许庆刚　刘兆会）

四、副神经节瘤

（一）概述

1. 概念　颈动脉鞘内侧咽旁间隙副神经节瘤（parapharyngeal paraganglioma）发生于脑神经及颈动脉外膜，以颈动脉体瘤最为多见，继而依次为颈静脉球、迷走神经节等。约 10% 为多发，可以分布于两侧颈动脉体，或是同时发生在颈动脉体、迷走神经等处。约 10% 有恶变。恶变者无组织学特征，只能根据其生物学行为诊断。

2. 人口统计学特点　发病年龄为 31～60 岁。

3. 病因　颈动脉体瘤主要位于颈动脉分叉水平，可见瘤体使颈内外动脉夹角增大，包绕颈动脉。颈静脉球瘤为发生于颈静脉孔区的副神经节瘤。迷走神经体瘤可发生于迷走神经走行的任何部位，多位于颈动脉分叉上方，颈静脉孔周围。

（二）病理学表现

1. 大体病理学表现　表现为卵圆形、略呈分叶状、有弹性的肿块，表面光滑，常与大血管壁紧密相贴。包膜往往不完整，常有局部浸润。切面为灰红至棕红色，血管非常丰富。

2. 组织学表现　组织结构上肿瘤细胞排列成圆形或椭圆形大小不一的巢状结构，周围围以支持细胞和纤细的毛细血管网，易坏死、出血或囊变。副神经节瘤的细胞形态有多种，最主要的类型是来源于神经内分泌细胞的主细胞。

（三）临床表现

颈动脉鞘内侧咽旁间隙副神经节瘤有一定压缩性或可触及搏动感，可前、后位或左、右位移动，多不能上、下移动，多伴有脑神经麻痹。颈动脉体瘤可有搏动感及血管性杂音为其特征，约 10% 颈动脉体瘤为双侧生长，10% 为异位生长，10% 为恶性。

（四）影像学表现

1. 最佳诊断线索　咽旁间隙内的单发或多发圆形或椭圆形肿块，T_2WI 及 T_1WI 增强图像上特征性信号，即胡椒盐征。

2. 发生部位　颈动脉体瘤多位于颈动脉分叉处，颈内、外动脉分叉角扩大。颈静脉球瘤位于颈静脉孔周围，常伴有邻近骨质的吸收或破坏。迷走神经体瘤可发生于迷走神经走行的任何部位，多位于颈动脉分叉上方，颈静脉孔周围。

3. 形态学表现　为椭圆形或哑铃形肿块，边界欠清。

4. 病变数目　单发或多发病变。

5. CT 表现　①平扫表现：为等密度或不均质低密度肿块；②增强扫描表现：增强呈明显强化，密度与邻近的血管相仿，密度均匀或不均匀，瘤周可见小的迂曲供血血管。

6. MRI 表现　①T_1WI 表现：呈中、低信号；②T_2WI 表现：呈中、高信号，其内可见流空的肿瘤血管，为典型的胡椒盐征（图 2-3-57）；③MRA：位于颈动脉分叉处，造成颈内外动脉分离移位；④动态增强扫描结合延迟扫描表现：病变明显强化，无特征性的渐进性强化表现；⑤弥散加权像：呈等信号，无高信号影。

7. 最佳影像学检查方法选择 主要影像检查方法为 CT 及 MRI 增强扫描，可对病变明确诊断，为首选方法。DSA 检查可清楚显示供血血管、肿瘤染色及与颈总动脉的关系。因肿物血供丰富，不宜行穿刺活检。

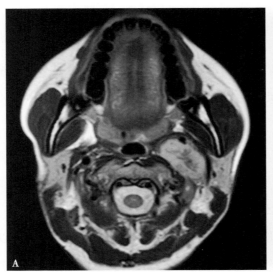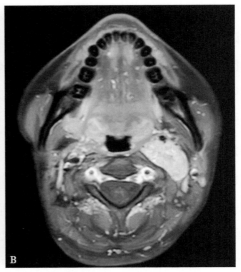

图 2-3-57 左咽旁间隙副神经节瘤

A. 横断面 T_2WI，示左咽旁间隙椭圆形肿物，呈高信号，内部流空的血管影，颈内动脉受压向前移位；B. 横断面增强脂肪抑制 T_1WI，示肿物明显强化

（五）鉴别诊断

1. 涎腺来源肿瘤 ①咽旁间隙最常见肿瘤之一，起源于腮腺深叶或咽旁间隙小唾液腺，多位于咽旁颈动脉鞘、茎突前方，咽旁间隙内脂肪向内侧移位；②增强扫描为轻到中度不均匀强化，内可见不规则低密度（信号）区。

2. 神经源性肿瘤 ①圆形或椭圆形肿物，边缘光滑，常见囊性变；②略长 T_2 信号内多发的较长 T_2 信号区，增强后不均匀强化；③无胡椒盐征。

3. 各种淋巴结病变 ①部位为其鉴别的要点，如位于颈动脉间隙，淋巴结病变多位于颈动、静脉的前方、外侧、后方，多使血管向内侧、前方移位，神经源肿瘤多位于血管的内侧、后方，多使血管向外侧移位；②淋巴结病变多有不同程度强化，典型的鳞癌及结核常为边缘强化、内部呈低密度。副神经节瘤血供丰富，增强后与周围血管密度一致，MRI 有典型的胡椒盐征；③病变的数目，淋巴结病变多为多个，神经源肿瘤常为单个。

4. 椎旁间隙软组织来源肉瘤 ①肉瘤多位于肌肉或肌肉间隙内；②可沿肌肉长轴生长；③可侵犯椎体及椎管，但不会呈哑铃状跨椎管内外生长，无椎间孔扩大表现。

（六）治疗原则

栓塞、手术切除、常规放射治疗、立体定向放射治疗及动态观察。首选治疗方式为手术治疗。

1. **选择观察** 肿瘤小于 2cm，或无迷走神经麻痹，或年龄大于 60 岁，可选择观察。无迷走神经麻痹症状或其他临床症状，颈静脉孔区无广泛破坏，可先观察，否则应尽早手术。

2. **手术治疗** 对于生长较快和压迫重要结构的大肿瘤选择手术治疗。血管造影并进行供血动脉栓塞可缩短手术时间及减少术中出血量。

3. **放射治疗** 手术不能完全切除的肿瘤，术后应补充立体放射治疗或伽马刀治疗。肿瘤进展情况下考虑放疗。也有一些学者提出，对于无临床症状、肿瘤直径 <3cm 的老年患者，放射治疗可以作为首选。

4. 恶性迷走神经副神经节瘤（vagal paraganglioma，VP）的治疗最常见的是手术后接受放疗。

（七）关键要点

1. 颈部肿块或口咽侧壁隆起，肿块搏动与脉搏一致，无压痛。

2. 颈动脉体瘤多位于颈动脉分叉处，颈内、外动脉分叉角扩大。颈静脉球瘤位于颈静脉孔周围，常伴有邻近骨质的吸收或破坏。迷走神经体瘤可发生于迷走神经走行的任何部位，多位于颈动脉分叉上方，颈静脉孔周围。

3. T_2WI 及 T_1WI 增强图像上特征性信号，即胡椒盐征。

（许庆刚 刘兆会）

五、血管瘤

（一）概述

1. **概念** 血管瘤（hemangioma）系血管内皮细胞异常增殖产生的真性肿瘤。

2. **人口统计学特点** 发病率为 1%～2%，颈部病变占全身的 14%～21%。70%～90% 血管瘤见于 <1 个月龄新生儿，女男比例为 3:1～5:1，约有 1/5 病例属于多发。

3. **病因** 具体病因暂不明确，目前认为遗传因素为主要病因。

（二）病理学表现

1. **大体病理学表现** 分为海绵状血管瘤、毛细血管瘤及混合型三种病理亚型。①毛细血管瘤：分叶状肿块，边界清楚，稍突出于皮肤表面，颜色鲜红。②海绵状血管瘤：肿块较柔软，呈紫红色，不与周围血管相连，界限不清楚，常侵犯深层组织，以侵犯咬肌及斜方肌最为多见。③混合型血管瘤：具有上述两种血管瘤的特点。

2. **组织学表现** 毛细血管瘤是由许多管壁扩张细小而密集毛细血管交织在一起构成。海绵状血管瘤由许多扩张毛细血管腔构成血窦状，血窦大小不一，形状不同，外围由纤维结缔组织包绕组成，如同海绵。混合型具有上述两种血管瘤的特点。

（三）临床表现

高出皮肤的鲜红色斑块或软组织肿块，其他视瘤体类型、大小、侵犯部位、深浅及范围而定。病变生长缓慢，出生后 2 周时出现的 80%～90% 可自发性消退。

（四）影像学表现

1. **最佳诊断线索**　颈部渐进性强化的软组织肿块，肿块内见多发圆点状静脉石。

2. **发生部位**　浅表型位于皮下和黏膜下，深在型常位于颌面深部和椎前间隙。

3. **形态学表现**　形态多样，常多发。

4. **病变数目**　大小不等，一般为 1cm 到数厘米。

5. **CT 表现**　①平扫表现：密度与肌肉相仿，边界常欠清；有时可见钙化的静脉石。②增强扫描表现：病变内不均匀强化，根据增强后扫描时间的不同，病变强化范围和程度不同，在注射对比剂后 30 秒到 1 分钟，表现为点片状强化影，强化程度很高，后随着时间延长，对比剂在病变内不断充填扩散，强化范围越来越大，但强化程度越来越低。

6. **MRI 表现**　① T_1WI 表现：呈等信号；② T_2WI 表现：呈高信号，信号均匀；③弥散加权像：呈等信号，无高信号影；④ MRA 不能显示明显的供血动脉或引流静脉；⑤动态增强扫描结合延迟扫描表现：显示特征性的渐进性强化表现，开始表现为点片状强化影，可位于病变周边或中心，可为 1 个点强化，也可为 2 个点强化，少数情况下可为 3 个点强化，而后对比剂逐渐充填扩散，一般在 15～60 分钟内肿瘤整体明显强化，病变内分隔影可强化，但强化程度较窦腔信号低（图 2-3-58），整个渐进性强化过程在 MR 动态增强扫描结合延迟扫描图像上显示明确且清楚。

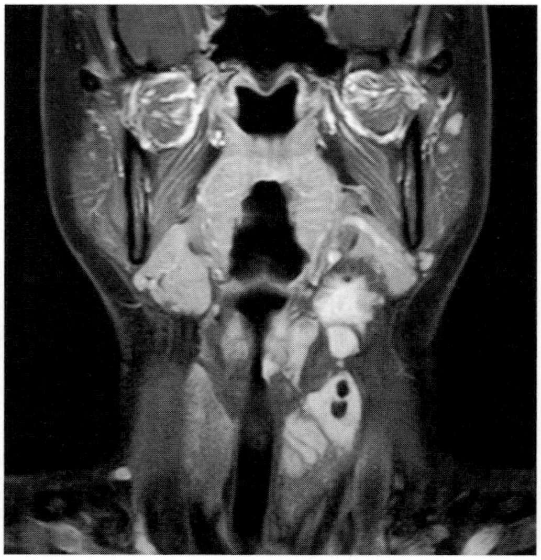

7. **最佳影像学检查方法选择**　首选 MRI，动态增强扫描的 MRI 对显示特征性的病变内渐进性强化表现最佳；CT 还可显示钙化。

图 2-3-58　左侧咽旁间隙血管瘤

冠状面增强脂肪抑制 T_1WI，示左侧咽旁间隙内肿物明显强化，形态不规则

（五）鉴别诊断

1. **神经鞘瘤**　① T_2WI 显示包括等信号和片状高信号的混杂信号；②动态增强扫描未显示渐进性强化表现。

2. **局限性淋巴管瘤**　①形态不规则，不是圆形或椭圆形；② T_1WI 和 T_2WI 常显示液 - 液平面，为自发性出血形成；③增强扫描显示片状或不均匀强化，无渐进性强化表现。

（六）治疗原则

婴幼儿血管瘤大多数可自发性消退（80%～90%）。一般不需治疗。小的浅表血管瘤可行激光、冷冻和注射硬化剂治疗，较大的血管瘤需手术治疗。

（七）关键要点

1. 婴幼儿期发病，为质软肿物。

2. 边缘规则的软组织肿块。

3. 增强 CT、MRI 病变明显强化，动态增强扫描显示特征性的渐进性强化表现。

（许庆刚　刘兆会）

六、淋巴管瘤

（一）概述

1. **概念**　淋巴管瘤（lymphangioma）是淋巴系统的先天畸形，为正常的淋巴管不能与静脉系统沟通所致。在胚胎期静脉丛中的中胚层裂隙融合形成大的原始淋巴囊，引流进入中心静脉系统，以后淋巴囊逐渐退化或发展成与静脉平行的淋巴管系统。若原始淋巴囊未与静脉系统相连，就产生囊状淋巴管瘤，如与淋巴管系统主干不相通，可发生海绵状淋巴管瘤，如少量淋巴囊在淋巴管系统形成时被分隔，则形成单纯性淋巴管瘤。

2. **人口统计学特点**　淋巴管瘤 90% 以上发生于 12 岁以下儿童，特别是 2 岁以前，约占婴、幼儿所有良性病变的 5.6%；无明显性别及种族差异。

3. **病因**　一般认为，淋巴管瘤是一种先天发育畸形，或某种原因如外伤、炎症、寄生虫感染等引起淋巴液排除障碍，从而导致淋巴管扩张、淋巴液潴留、淋巴管内皮增生。

（二）病理学表现

1. **大体病理学表现**　病变蔓延生长，界限常不清楚。囊瘤柔软，一般无压缩性，能透光；内容物呈淡黄透明或乳糜状，偶带血性。

2. **组织学表现**　淋巴管瘤（尤其是囊状型）由扩张的薄壁囊腔组成，其内充满嗜伊红蛋白性液体，内衬扁平内皮细胞。海绵状淋巴管瘤是海绵状淋巴间隙轻度扩张的皮下组织病变，扩张的囊性病变小于囊性水瘤，大于毛细管性淋巴管瘤。毛细管性淋巴管瘤少见，病变主要由淋巴管网组成。血管淋巴管畸形则由淋巴管与血管成分共同构成。

（三）临床表现

淋巴管瘤 50%～60% 在出生时即存在，80%～90% 在 2 岁前被发现。临床上主要表现为肿块，常常边界不清，伴压迫周围组织症状。

（四）影像学表现

1. **最佳诊断线索**　颈部间隙内囊性肿块，并沿间隙蔓延。

2. **发生部位**　腋下、颈部、胸部皮下脂肪疏松处以囊性水瘤多见，唇部、舌、颊部结构紧密区域以海绵状淋巴管瘤多见，在坚韧的外皮则以毛细管性淋巴管瘤多见。单独发生在咽旁间隙者实属罕见。

3. **形态学表现**　多囊状，延伸至深部肌间隙的肿物，形态不规则。

4. 病变数目　单发或多发病变。

5. CT 表现　①平扫表现：呈单房或多房囊状，边界清楚；囊内密度均匀一致，等或稍高于水样密度，合并出血时可见典型的液 - 液平面；并发感染时囊壁增厚且与周围组织分界不清。病变可沿疏松结缔组织间隙生长，向上可达腮腺、颊部、口底及舌根部，向下可达腋部及纵隔。②增强扫描表现：囊内无强化，囊壁不强化或轻度强化；合并感染时囊壁增厚，可强化。

6. MRI 表现　①T_1WI 表现：低信号，合并出血呈等信号或高信号。②T_2WI 表现：高信号（图 2-3-59），合并出血可见典型的液 - 液平面。③弥散加权像：呈低信号，无高信号影。④ MRA：不能显示明显的供血动脉或引流静脉。⑤动态增强扫描结合延迟扫描表现：囊内无强化，囊壁不强化或轻度强化；合并感染囊壁可明显强化。无特征性的渐进性强化表现。

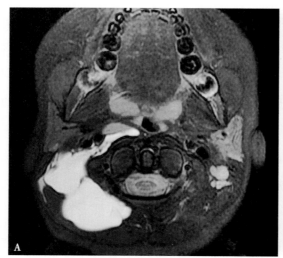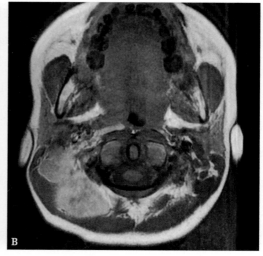

图 2-3-59　右咽旁间隙淋巴管瘤

A. 横断面脂肪抑制 T_2WI，示右咽旁间隙及椎旁间隙形态不规则的肿物，呈明显高信号，边缘清楚；

B. 横断面 T_1WI，示肿物呈稍高信号

7. 最佳影像学检查方法选择　增强 CT、MRI 是首选检查方法，均可显示病变大小、部位及囊性结构。

（五）鉴别诊断

1. 鳃裂囊肿　①典型部位为颈动脉间隙的外侧、颌下腺的后方、胸锁乳突肌的前缘。②非感染的病变表现为壁薄而光滑囊肿。③感染的囊肿 CT 表现为不规则囊壁增厚，增强后有强化。

2. 甲状舌管囊肿　①舌骨上区的甲状舌管囊肿绝大多数位于中线部位，且位于舌骨附近。②非感染的囊肿壁薄而光滑，CT 表现为黏液密度；感染后囊肿壁厚，增强后有强化，且囊肿内密度增高，与周围肌肉密度相近。③由于囊肿内蛋白含量不一，MR T_1WI 表现为低至高等信号不等，T_2WI 为高信号。

3. 神经鞘瘤囊变　①神经鞘瘤多位于颈动脉鞘内侧或椎旁。②囊变的神经鞘瘤可有部分实性成分，实性部分有强化。

（六）治疗原则

手术切除。

1. 单纯性淋巴管瘤可用电干燥、冷冻或激光治疗。

2. 囊性及海绵状淋巴管瘤应手术切除。

3. 海绵状淋巴管瘤常易复发，需要根治性手术。

（七）关键要点

1. 儿童颈部多房囊性肿块。

2. 沿肌间隙钻缝生长。

3. 合并出血时可见典型的液 - 液平面。

（许庆刚　刘兆会）

七、脂肪瘤

（一）概述

1. **概念**　脂肪瘤（lipoma）是由增生的成熟脂肪组织形成的良性肿瘤。

2. **人口统计学特点**　常见于成人，40～50 岁多见，无明显性别差异。

3. **病因**　尚不明确。

（二）病理学表现

1. **大体病理学表现**　为分叶状肿物，界清，质软；可单发或多发。

2. **组织学表现**　为成熟的脂肪细胞所构成，有包膜，不侵犯邻近组织。质地较软，切面呈浅黄色或黄白色，可呈黏液样，常有出血、坏死、囊性变。

（三）临床表现

表现为无痛性柔软的软组织肿块，且生长缓慢。

（四）影像学表现

1. **最佳诊断线索**　颈部皮下、咽旁脂肪性肿物。

2. **发生部位**　最常见的部位是颈后部，锁骨上及颈部前、外侧亦不少见。单纯咽旁间隙脂肪瘤少见。

3. **形态学表现**　圆形或类圆形。

4. **病变数目**　单发或多发，大小不等，从数毫米到数厘米。

5. **CT 表现**　①平扫表现：肿瘤呈典型的脂肪密度，推移邻近器官结构，但包膜太薄，CT 图像上不一定能显示。②增强扫描表现：无强化（图 2-3-60A）。

6. **MRI 表现**　① T_1WI 表现：呈均匀高信号，脂肪抑制序列肿块信号低于周围软组织。② T_2WI 表现：呈略高信号，信号均匀；可见化学位移伪影。③弥散加权像：呈低信号，无高信号影。④ MRA：不能显示明显的供血动脉或引流静脉。⑤动态增强扫描结合延迟扫描表现：无强化，无特征性的渐进性强化表现（图2-3-60B～D）。

7. 最佳影像学检查方法选择　CT检查，呈脂肪密度，CT值−100～−80HU。

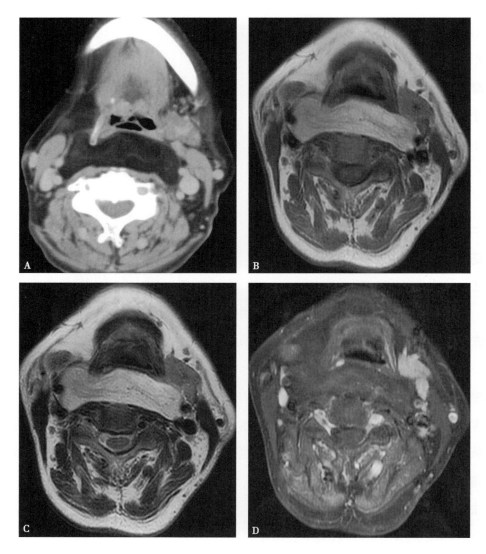

图2-3-60　咽后间隙脂肪瘤累及咽旁间隙

A. 横断面增强CT，示右侧咽后间隙脂肪密度影，向两侧累及咽旁间隙；B、C. 横断面T$_1$WI和T$_2$WI，示病变均呈明显高信号；D. 横断面脂肪抑制增强T$_1$WI，示病变信号明显减低

（五）鉴别诊断

1. 血肿　①脂肪抑制序列T$_1$WI病灶信号不抑制或不减低；②随血肿的时期不同，信号可发生一系列变化。

2. 畸胎瘤　①瘤灶内有多种密度不同的组织成分（水样成分、脂肪组织或液态脂成分等）；②混杂分布和形态不同的钙化或骨化以及形态密度不同的软骨成分；③CT密度及MRI信号多变。

（六）治疗原则

较大者宜行手术切除；肿瘤切除完整，无复发。

（七）关键要点

1. 颈部无痛性柔软的软组织肿块，且生长缓慢。

2. 肿块密度或信号与脂肪组织相同或相近。

（许庆刚　刘兆会）

八、鳃裂囊肿

（一）概述

1. **概念**　鳃裂囊肿（branchial cleft cyst）、瘘管或窦道为胚胎期鳃器官异常发育所致，为胚胎发育期鳃器官未完全消失而残留或胚胎上皮细胞休眠而异位至其他特性的组织内，从而生长形成鳃裂囊肿、窦道或瘘管。

2. **人口统计学特点**　无性别差异。鳃裂囊肿常见于青少年和青年，而鳃裂瘘管婴幼儿居多。

3. **病因**　在胚胎发育过程中有五对鳃囊和五对鳃沟，每一鳃囊各自演变为不同的器官，第一鳃囊演变为咽鼓管和中耳；第二鳃囊演变为扁桃体上窝；第三鳃囊背侧演变为甲状旁腺，腹侧演变为胸腺导管；第四鳃囊背侧演变为上甲状旁腺，腹侧演变为胸腺；第五鳃囊演变为鳃体，将来参与甲状腺的形成。鳃裂囊肿、瘘管或窦道为胚胎期鳃器官异常发育所致，主要原理为胚胎发育期鳃器官未完全消失而残留或胚胎上皮细胞休眠而异位至其他特性的组织内，从而生长形成鳃裂囊肿、窦道或瘘管。第二鳃裂病变占所有鳃裂病变的92%~99%，其中绝大部分为鳃裂囊肿。鳃裂异常的病理发生学还存在争议，另有学者认为是由于颈部的His窦退化不完全、鳃沟不退化或不完全退化、咽囊残存，表现为窦道、瘘管和囊肿。

（二）病理学表现

1. **大体病理学表现**　颈侧或腮腺区呈圆形或椭圆形无痛性肿块，大小不等，生长缓慢，表面光滑，质地软，有波动感。当继发感染时，可表现为红、肿、热、痛症状或骤然增大。

2. **组织学表现**　镜下观察鳃裂囊肿多为单房，囊肿壁内衬复层鳞状上皮，其下可见成片的淋巴组织，可形成淋巴滤泡，有时也可见假复层纤毛柱状上皮被覆，并可见混合腺体，囊内常含油脂状物及胆固醇结晶，如有感染，则囊内边缘出现瘘孔，排出黏液样物，称为鳃瘘，瘘管的被覆上皮与囊肿相似。镜下观察其细胞学特点可见分化成熟的表皮样细胞及一些碎屑细胞，另外可见多量散在慢性炎症细胞，以各个转化阶段的成熟型淋巴细胞为主。发生感染时也可见大量中性粒细胞。

（三）临床表现

典型的临床表现为反复出现的颈部质软肿物，多在上呼吸道感染后增大，经抗生素治疗后可缩小。单纯囊肿常无明显症状。

（四）影像学表现

1. **最佳诊断线索**　颈部侧方、邻近下颌角区胸锁乳突肌前内侧缘的无痛性、波动性肿块。

2. **发生部位**　颈动脉间隙外侧、颌下腺的后方、胸锁乳突肌的前缘。

3. **形态学表现**　圆形或椭圆形。

4. **病变数目**　多为单侧发病，双侧发病少见。

5. **CT 表现**　①平扫表现：边缘光滑清楚的均匀低密度肿块，囊壁薄，均匀一致，继发感染囊壁增厚；②增强扫描表现：感染的囊肿 CT 表现为不规则囊壁增厚，增强后边缘有强化。

6. **MRI 表现**　① T_1WI 表现：低至中等信号；有慢性感染时，MRI 可表现为高 T_1WI 信号，与囊肿内蛋白含量相关（图 2-3-61）；② T_2WI 表现：为高信号；③弥散加权像：呈低信号，无高信号影；④ MRA：不能显示明显的供血动脉或引流静脉；⑤动态增强扫描结合延迟扫描表现：合并感染时，囊壁可强化；无特征性的渐进性强化表现。

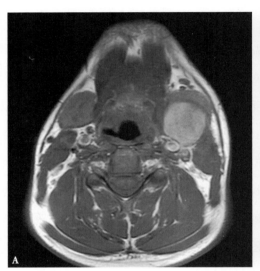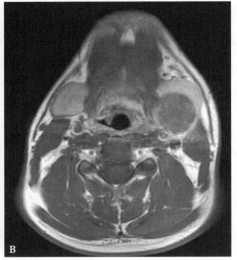

图 2-3-61　左咽旁间隙鳃裂囊肿

A. 横断面 T_1WI，示左咽旁间隙类圆形肿物，呈稍高信号；B. 横断面增强 T_1WI，示肿物无强化

7. **最佳影像学检查方法选择**　CT 及 MRI 扫描均可明确显示病变囊性结构及是否继发感染，为首选影像学方法。

（五）鉴别诊断

1. **甲状舌管囊肿**　①绝大多数位于中线部位，且位于舌骨附近；②少数可位于舌骨上区的外侧，与第二鳃裂囊肿类似，但甲状舌管囊肿多有内突尾巴样改变指向舌骨，可以此与鳃裂囊肿鉴别。

2. **淋巴管囊肿**　①好发于 2 岁以前的儿童；②多见于后颈部；③单房或多房，呈分隔状；④边界清楚，也可以楔入肌肉之间。

3. **神经鞘瘤囊性变**　①神经鞘瘤多位于颈动脉内侧或椎旁；②囊变的神经鞘瘤可有部分实性成分；③实性部分有强化。

4. **转移淋巴结或化脓性淋巴结炎**　①表现为多发或融合淋巴结；②液化坏死周围的壁较厚，不规则；③增强扫描呈不规则环形强化。

（六）治疗原则

鳃裂囊肿的最佳治疗方法为手术治疗。鳃裂囊肿抽吸及注射硬化剂均不适宜，除非急性感染必须切开引流，都要手术完整切除囊肿才能治愈。

（七）关键要点

1. 反复出现的颈部质软肿物，多在上呼吸道感染后增大，经抗生素治疗后可缩小。

2. CT及MRI扫描均可明确显示病变囊性结构及是否继发感染。

（许庆刚　刘兆会）

九、表皮样囊肿

（一）概述

1. **概念**　表皮样囊肿（epidermoid cyst）为先天性外胚层起源的新生物。

2. **人口统计学特点**　多见于婴幼儿，也可见于成人。无明显性别差异。

3. **病因**　尚不明确。

（二）病理学表现

1. **大体病理学表现**　囊性肿物，囊腔内仅有角化物质及脂肪物质，不含毛发。

2. **组织学表现**　表皮样囊肿囊壁为复层鳞状上皮内衬囊壁，绕以纤维结缔组织囊壁，不含皮肤附件结构。

（三）临床表现

最常见的症状及体征为口底、颏下肿物，生长缓慢，容易摘除，预后较好。

（四）影像学表现

1. **最佳诊断线索**　口底和腮腺区非脂性肿物。

2. **发生部位**　口底、颏下和腮腺。

3. **形态学表现**　圆形或类圆形。

4. **病变数目**　单发或多发。

5. **CT表现**　①平扫表现：边界清楚的液体密度肿块；②增强扫描表现：无强化。

6. **MRI表现**　① T_1WI 表现：低信号；② T_2WI 表现：高信号（图2-3-62）；③弥散加权像：呈低信号，无高信号影；④MRA：不能显示明显的供血动脉或引流静脉；⑤动态增强扫描结合延迟扫描表现：无强化，无特征性的渐进性强化表现。

7. **最佳影像学检查方法选择**　CT及MRI扫描均可明确显示病变囊性结构，为首选影像学方法。

（五）鉴别诊断

舌下腺囊肿　①位于口底偏一侧舌下间隙；②呈梭形，长轴与舌下间隙一致；③液体密度或信号。

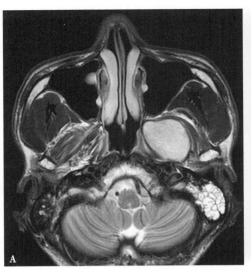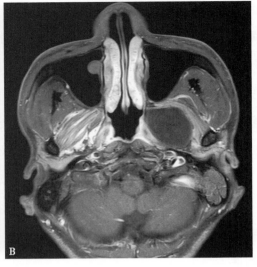

图 2-3-62　左咽旁间隙表皮样囊肿

A. 横断面 T_2WI，示左咽旁间隙椭圆形肿物，呈明显高信号；B. 横断面增强 T_1WI，示肿物无强化

（六）治疗原则

手术彻底切除。对于生长缓慢，不影响功能和外观的可以随访观察。

（七）关键要点

1. 口底及腮腺区肿物。

2. 液体密度和信号。

3. 与口底的其他囊性病变（如单纯性舌下囊肿）在影像学上很难鉴别。

（许庆刚　刘兆会）

十、脑膜瘤

（一）概述

1. **概念**　脑膜瘤（meningioma）是一种附着于硬脑膜的生长缓慢的良性肿瘤，由肿瘤性脑膜上皮（蛛网膜）细胞所构成。WHO 根据临床和细胞学特点将脑膜瘤分为典型脑膜瘤、不典型脑膜瘤和恶性脑膜瘤。

2. **人口统计学特点**　好发于中老年人，发病峰值年龄为 40～60 岁，女性发病率显著高于男性，其发生率仅次于胶质瘤而处于第二位。

3. **病因**　确切病因尚不清楚，但其发生可能与下列因素相关：①染色体 22，尤其是单一染色体或长臂缺失；②神经纤维瘤病Ⅱ型为遗传性疾病，易发生脑膜瘤；③性激素可能与脑膜瘤的发生有关，肿瘤易发生于女性，孕期增大，且许多脑膜瘤中发现有孕激素、雌激素或雄激素受体；④放射治疗。

（二）病理学表现

1. **大体病理学表现**　脑膜瘤常有完整包膜，大体形态有两种，即球形、分叶状肿块或为扁平状，后者易见于颅底部位。肿瘤可浸润硬脑膜及骨质，并沿硬脑膜蔓延，脑膜瘤的硬脑膜附着处常为宽基底，少数基底部狭窄而呈有柄肿瘤。肿瘤向下延伸侵袭可达咽旁间隙。通常，肿瘤与相邻脑实质有明确分界，其间有裂隙状蛛网膜下腔，并有陷入的脑脊液和血管。脑膜瘤血供丰富，多来自脑膜动脉分支，肿瘤周边部位可有软脑膜血管参与供血，侧脑室内脑膜瘤血供来自脉络膜动脉。瘤内常可见到坏死和出血灶。瘤周硬脑膜常有环状反应性增厚。

2. 组织学表现　脑膜瘤绝大多数来源于蛛网膜粒的特殊细胞即蛛网膜帽细胞，尤其是那些形成蛛网膜绒毛的细胞，少数起于硬膜的成纤维细胞或附于脑神经、脉络丛的蛛网膜组织。根据脑膜瘤细胞学表现，可将其分为合体细胞型、纤维型、过渡型、成血管细胞型和间变型，此外还有多个亚型。目前，WHO根据肿瘤增殖活跃程度、侵袭性等生物学行为，将脑膜瘤分为三型：典型或良性脑膜瘤，占88%~94%；不典型脑膜瘤，占5%~7%；间变型即恶性脑膜瘤，仅占1%~2%。

（三）临床表现

脑膜瘤的临床表现取决于肿瘤大小和部位。肿瘤较小时无症状，多于影像学检查或尸检时意外发现。由于肿瘤生长缓慢，产生症状时，瘤体多已达到相当大的程度。

（四）影像学表现

1. 最佳诊断线索　软组织密度肿块，边界清楚，呈等 T_1、等 T_2 信号影，均匀或不均匀强化。

2. 发生部位　幕上脑膜瘤占90%，常见部位是矢状窦旁（25%）和大脑凸面（20%），两者之和几乎占全部脑膜瘤的1/2。矢旁区脑膜瘤多起于上矢状窦中1/3，易侵犯和闭塞上矢状窦。大脑凸面者起于大脑表面硬膜，常发生在冠状缝附近。幕上第三个常见位置是蝶骨嵴（15%~20%），其中1/3起于蝶骨嵴内1/3，常侵犯视神经管。发生在鞍区及嗅沟、前额凹底的脑膜瘤各占5%~10%。

发生于咽旁间隙的脑膜瘤罕见，发生率<1%。

3. 形态学表现　软组织密度结节或肿块，形态不规则，边界清楚，呈广基底的特征。

4. 病变数目　绝大多数为单发病变，少数可为多发。

5. CT表现　①平扫表现：约60%脑膜瘤呈均一略高密度肿块，与肿瘤富有砂粒瘤样钙化、细胞致密、水分较少等因素有关；约30%肿瘤呈均一等密度肿块；瘤内常有点状、星状或不规则钙化，偶尔瘤体完全钙化；肿瘤呈圆形、卵圆形或分叶状，颅底者呈扁平状，边界清楚、光滑，见于脑膜瘤的好发部位。②增强扫描表现：脑膜瘤血供丰富，不具血脑屏障，常为相对均匀强化，而囊变、坏死或出血部分无强化。

6. MRI表现　① T_1WI 表现：多数肿瘤呈等信号，少数为低信号；② T_2WI 表现：常为等或高信号；③弥散加权像：脑膜瘤DWI的表现较为多样性，可表现为稍高、等或稍低信号；④MRA：不能显示明显的供血动脉或引流静脉；⑤动态增强扫描结合延迟扫描表现：动态增强检查，脑膜瘤的时间-密度曲线与血管同步升高，达到峰值后，保持相对平稳，下降迟缓，呈速升平台型（图2-3-63）。

7. 最佳影像学检查方法选择　MRI检查对脑膜瘤的定位、定性诊断及显示与邻近结构关系方面要优于CT检查。

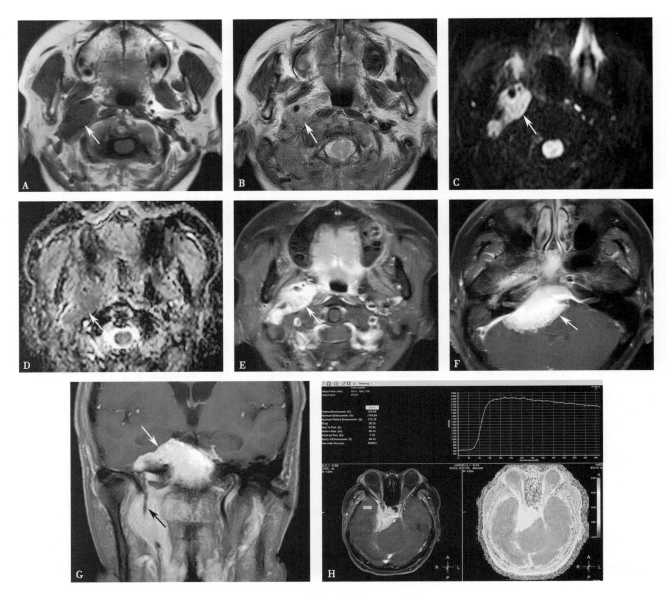

图 2-3-63 扁平肥厚型脑膜瘤累及右侧咽旁间隙

A. 横断面 T_1WI，示右侧咽旁间隙略低信号肿块；B. 横断面 T_2WI，示病变呈稍高信号；C. DWI 呈高信号；D. ADC 呈略低信号；E. 横断面增强 T_1WI，示右侧咽旁间隙软组织肿块呈中度均匀强化；F. 横断面增强 T_1WI，示右侧小脑前部软组织肿块明显强化，可见脑膜尾征；G. 冠状面增强 T_1WI，示右侧小脑前部软组织肿块明显强化，向下延伸包绕血管；H. 动态增强曲线呈速升平台型

（五）鉴别诊断

1. 神经鞘瘤　①轻、中度强化；②常有坏死囊变。

2. 血管外皮瘤　①常呈分叶状，常有坏死和囊变；②周围流空血管影较明显，以窄基底与硬脑膜相连，骨质破坏较常见。

（六）治疗原则

1. 手术是脑膜瘤的主要治疗方法，其关键在于保护瘤体旁边的正常组织，并在手术过程中尽量控制肿瘤出血并分离出与肿瘤相关的血管及神经。

2. 放射治疗，其能够明显控制肿瘤的发展，提高患者的预后。

3. 抗孕激素治疗，有部分学者发现米非司酮对脑膜瘤患者有利且效果较好。

4. 化疗也是肿瘤的重要辅助治疗手段，目前治疗脑膜瘤的化疗药物有干扰素、羟基脲、生长抑素及其类似物等。

（七）关键要点

1. 等 T_1、等 T_2 信号影。

2. 边缘清楚，密度均匀，明显强化。

（何雪颖　齐草源　刘兆会）

十一、横纹肌肉瘤

（一）概述

1. 概念　横纹肌肉瘤（rhabdomyosarcoma，RMS）是起源于横纹肌细胞或具横纹肌细胞分化潜能的间叶细胞的一种恶性肿瘤，约占儿童软组织肉瘤的 61.5%。恶性程度高，侵袭性强。

2. 人口统计学特点　RMS 是最常见的软组织肉瘤之一，约占软组织肉瘤的 40%，同时也是儿童中最常见的软组织肉瘤。根据 2002 年国际病理学会对软组织和骨肿瘤的诊断标准，将 RMS 分为胚胎型（eRMS）、腺泡型（aRMS）和多形型（pRMS）。eRMS 多好发于青少年，平均发病年龄 16.6 岁，约占 64.8%，多好发于头颈部及泌尿生殖系统。aRMS 及 pRMS 更多见于四肢躯干部。中年以上多见 pRMS 型。男性发病率高于女性。

3. 病因　尚不明确。

（二）病理学表现

1. 大体病理学表现　发生于头颈者肿瘤直径 2～3cm 多见，发生于四肢多较深在，侵及肌肉，周围界限不明，切面呈鱼肉状，质脆或软，较大的肿瘤可有出血、坏死、黏液区。

2. 组织学表现　①胚胎型：瘤细胞主要由未分化的梭形和小圆形细胞组成，相当于胚胎发育早期（7～10 周）的横纹肌母细胞；以瘤细胞呈弥漫性分布伴黏液样基质为特征。②腺泡型：主要由未分化的圆形瘤细胞组成，有腺泡状排列的倾向，与胚胎期（10～20 周）的横纹肌相似。瘤细胞呈圆形或卵圆形，胞质少,少数瘤细胞较大,呈上皮细胞样,胞质较丰富,红染,核偏位,核仁不显。③多形细胞型:有典型的肉瘤图像,瘤细胞极为丰富,主要是相当于发育后期的横纹肌母细胞,呈高度异型性;大而异型的梭形细胞排列紊乱,细胞多形性极为突出,常见带状细胞、嗜酸性大细胞、多核瘤巨细胞及核分裂象。

（三）临床表现

横纹肌肉瘤好发生在头颈部,临床上起病急、进展快,可伴有鼻塞、鼻出血、头痛以及发展迅速的眼球突出及移位,早期即可出现眼球运动受限;部分病例可于眶缘触及肿块,结膜充血水肿较重,甚至脱出于睑裂之外。发生于眶上部者首发症状可为眼睑水肿及上睑下垂。晚期可发生远处转移,主要通过血行转移到全身各器官,尤其是肺和颈部淋巴结,骨、肝等。

（四）影像学表现

1. 最佳诊断线索　略低于肌肉密度的软组织肿块,边界不清,T_1WI 呈等或低信号,T_2WI 呈高信号,实性部分可见明显强化。

2. 发生部位　发生于人体的头颈部横纹肌肉瘤约占40%,泌尿生殖道约占25%,肢体约占20%。

3. 形态学表现　表现为不规则的软组织肿块,边界不清,可合并出血、坏死。

4. 病变数目　大多数为单发病变,可发生远处转移,主要通过血行转移到全身各器官。

5. CT表现　①平扫表现:CT平扫RMS多呈密度略低于肌肉的软组织肿块,主要是富含黏液成分所致,边界不清;②增强扫描表现:肿瘤强化等于或低于邻近肌肉组织,部分患者肿瘤的中央区强化不明显,而周围区强化明显,呈所谓的环形增强,表现为周围环形致密增强,中心轻度或无明显增强(图2-3-64A、B)。

6. MRI表现　① T_1WI 表现:瘤体实性成分在 T_1WI 上为等或稍低信号,与软组织信号相近;② T_2WI 表现:肿瘤呈稍高信号,但强度低于脑脊液信号;③弥散加权像:DWI呈均匀或不均匀高信号;④ MRA:不能显示明显的供血动脉或引流静脉;⑤动态增强扫描结合延迟扫描表现:动态增强曲线以速升平台型最为常见,延迟扫描肿瘤强化程度减低(图2-3-64C～G)。

7. 最佳影像学检查方法选择　冠状面CT能显示骨质改变,是首选检查方法。MRI显示病变范围最佳。

（五）鉴别诊断

1. 非霍奇金淋巴瘤　①多位于鼻腔前部、鼻腔前庭、鼻翼及邻近面部软组织,咽旁淋巴瘤多为扁桃体区淋巴瘤向深部累及所致;②无明显溶骨性骨质破坏。

2. 神经鞘瘤　①轻、中度强化;②常有坏死囊变。

（六）治疗原则

1. 以手术治疗为主的综合治疗是横纹肌肉瘤的首选治疗手段,术后辅以化学治疗。

2. 放射治疗可有效地提高患者的生存率,减少复发。

3. 生物治疗是目前研究的热点之一,常用的生物制剂有免疫调节剂、细胞因子及血管生长抑制剂因子等。

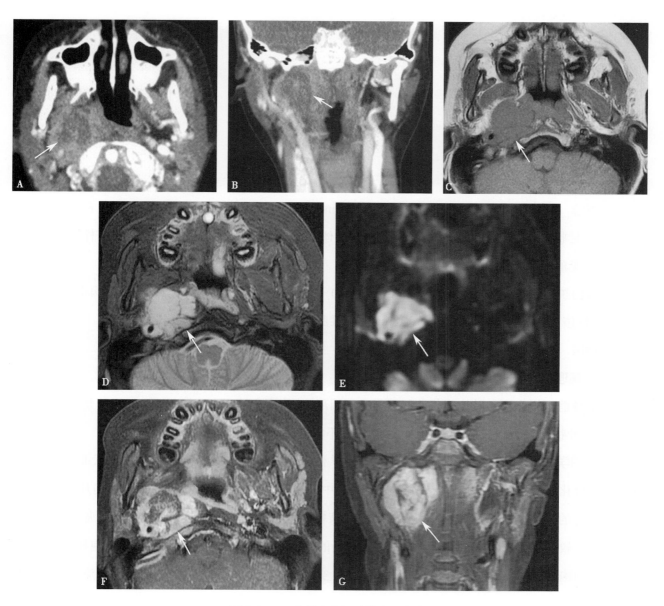

图2-3-64 右侧咽旁间隙横纹肌肉瘤

A. 横断面增强CT，示右侧咽旁间隙软组织密度肿块，呈中度不均匀强化；B. 冠状面增强CT，示右侧咽旁间隙软组织密度肿块，呈中度不均匀强化；C. 横断面T₁WI，示右侧咽旁间隙肿块呈稍低信号；D. 横断面T₂WI抑脂像，示右侧咽旁间隙肿块呈稍高信号；E. 横断面DWI，示右侧咽旁间隙肿块呈高信号；F. 横断面增强T₁WI，示右侧咽旁间隙肿块呈不均匀强化；G. 冠状面增强T₁WI，示右侧咽旁间隙肿块呈不均匀强化

（七）关键要点

1. 好发于儿童及青少年。

2. 不规则软组织密度结节或肿块，边界不清。

3. 可见溶骨性骨质破坏。

4. 增强后呈环形强化。

5. 晚期可出现血行转移。

（何雪颖　齐草源　刘兆会）

十二、黏液表皮样癌

（一）概述

1. **概念**　黏液表皮样癌（mucoepidermoid carcinoma）是一种以黏液细胞、中间细胞和表皮样细胞为特点，兼有柱状细胞、透明细胞和嗜酸细胞的恶性腺体上皮性肿瘤。该肿瘤又称混合性表皮样和黏液分泌癌，是最常见的涎腺恶性上皮性肿瘤。

2. **人口统计学特点**　可发生于任何年龄，以 30～50 岁居多，平均年龄 45 岁，女性发病率高于男性。黏液表皮样癌在涎腺肿瘤中约占 10%，而在涎腺恶性肿瘤中可达到 30%。

3. **病因**　尚不明确。

（二）病理学表现

1. **大体病理学表现**　肿块形状近似圆形或卵圆形，均为囊实性，无包膜，光滑，边界清楚或边缘有浸润，略呈分叶状，剖面呈灰白色或粉红色，可见大小不等囊腔，黏稠胶冻状物质充满其中。

2. **组织学表现**　黏液表皮样癌由黏液、表皮样和中间细胞构成，偶见透明细胞、柱状细胞、颗粒细胞等。高分化者，黏液样细胞和表皮样细胞较多，中间细胞较少，瘤细胞可形成不规则的片状，但常形成大小不等的囊腔，囊壁衬里常见黏液细胞。黏液样细胞可覆盖于表皮样细胞上，也可夹杂在表皮样细胞之间。较大的囊腔可有乳头突入，腔内有红染的黏液。低分化者，主要为表皮样细胞和中间细胞，而黏液样细胞较少，瘤细胞间变明显，可见核分裂，实质性上皮团块多，囊腔少，并可见肿瘤向周围组织侵犯。

（三）临床表现

分化较好的黏液表皮样癌大多不出现自觉症状，生长缓慢，质地中等偏硬，活动较差，病史较长，区域淋巴结转移率较低。而分化较差的黏液表皮样癌生长较快，边界不清，活动性差，多伴疼痛，有时可发生溃疡，伴神经受累表现。腮腺肿瘤常累及面神经，颈淋巴结转移率高，且可出现血行转移。术后易于复发。

（四）影像学表现

1. **最佳诊断线索**　呈侵袭性生长肿块，有强化，边缘呈羽毛状，动态增强呈早期明显强化。

2. **发生部位** 近50%的黏液表皮样癌发生于大涎腺，其中腮腺是最为好发的部位（约45%），其次为下颌下腺（约7%），小涎腺者多见于腭部和颊黏膜。

3. **形态学表现** 肿瘤呈类圆形，低度恶性者边界清楚，高度恶性者边缘模糊，形态不规则。

4. **病变数目** 绝大多数为单发病变。

5. **CT表现** ①平扫表现：均匀或不均匀软组织密度结节或肿块，可出现液化、坏死和钙化；②增强扫描表现：肿瘤呈均匀或不均匀强化，坏死区则无强化（图2-3-65A、B）。

6. **MRI表现** ①T_1WI表现：肿瘤实性部分呈中等信号；②T_2WI表现：低度恶性者边界清楚，T_2WI呈高信号，与良性肿瘤难区分；中、高度恶性者T_2WI呈低或等信号，易发生出血、囊变及出现周围淋巴结转移；③弥散加权像：DWI可见弥散受限；④动态增强扫描结合延迟扫描表现：动态增强检查呈现早期强化表现（图2-3-65C～H）。

7. **最佳影像学检查方法选择** MRI能更好地显示神经、血管及周围软组织侵犯情况。

（五）鉴别诊断

1. **多形性腺瘤** ①多存在于腮腺下极；②平扫发现约有1/3的患者伴有囊变现象，呈现出低密度或者等密度表现；③增强后呈渐进性强化。

2. **腺淋巴瘤** ①腺淋巴瘤多位于浅叶后下极位置；②平扫发现囊变现象较少，且具有等密度表现；③增强扫描之后其早期强化程度明显，具有快进快出的特点。

3. **肌上皮瘤** ①多存在于浅叶位置；②CT平扫呈等密度；③增强扫描静脉以及动脉均伴有较轻的强化。

4. **基底细胞瘤** ①多存在于腮腺浅叶位置；②CT平扫呈现出等密度表现；③增强扫描后动脉期以及静脉期强化现象明显，对比后无差别，且存在持续增强的特点。

（六）治疗原则

1. 主要治疗方法是根治性切除＋颈部淋巴清扫。颌下腺、舌下腺来源肿瘤原发灶行根治性切除，腮腺肿瘤原则上行腮腺深、浅叶全切。对局部晚期（T3～T4期）、临床触及肿大淋巴结，或穿刺、术中冰冻病理提示低分化者行颈清扫。

2. 放疗指征包括局部晚期（T3～T4期）、病理高级别、淋巴结阳性，神经、血管或淋巴管浸润。部分病理高级别，局部晚期患者在放疗同期或结束后行辅助化疗。

（七）关键要点

1. 涎腺内软组织肿块，边界不清，密度不均匀。

2. 病变多见于腮腺和腭部小涎腺。

3. 有强化，边缘呈羽毛状，动态增强扫描呈早期强化表现。

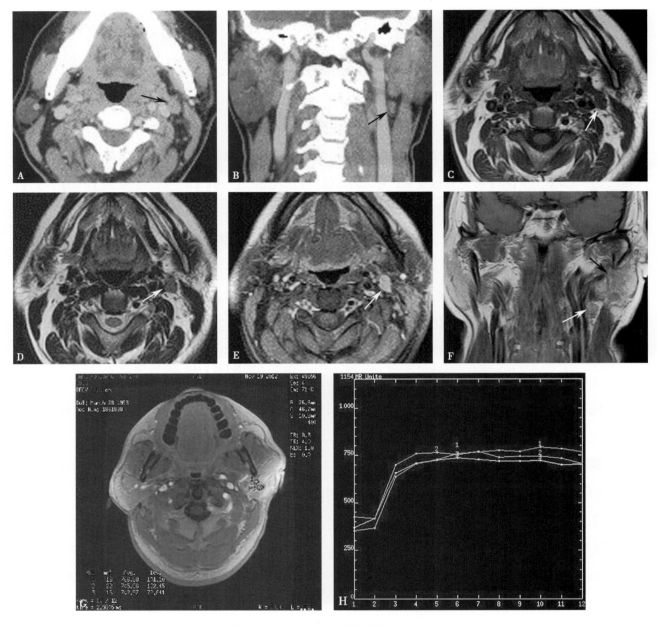

图 2-3-65 左侧咽旁间隙黏液表皮样癌

A. 横断面增强 CT，示左侧咽旁间隙软组织密度肿块，呈轻度均匀强化；B. 冠状面增强 CT，示左侧咽旁间隙软组织密度肿块，呈轻度均匀强化；C. 横断面 T_1WI，示左侧咽旁间隙肿块呈等信号；D. 横断面 T_2WI，示左侧咽旁间隙肿块呈稍低信号；E. 横断面增强脂肪抑制 T_1WI，示左侧咽旁间隙肿块呈均匀强化；F. 冠状面增强 T_1WI，示左侧咽旁间隙肿块呈均匀强化；G、H. 动态增强图像，示病变增强曲线呈速升平台型

（何雪颖 齐草源 刘兆会）

十三、腺样囊性癌

（一）概述

1. 概念　腺样囊性癌（adenoid cystic carcinoma）是一种由上皮细胞和肌上皮细胞组成，具有管状、筛状和实体等不同形态结构的基底样细胞肿瘤。

2. 人口统计学特点　多见于 50～60 岁中老年患者。无明显性别差异，但发生于下颌下腺者，女性患者多见。

3. 病因　病因不明。

（二）病理学表现

1. 大体病理学表现　腺样囊性癌为实性结构，肿瘤多呈圆形或结节状，大小不等，界限清晰而无包膜，并可向周围组织浸润。肿瘤质地均匀而稍硬，剖面呈灰白色，偶有出血、囊变和透明条索。

2. 组织学表现　95% 镜下见腺样囊性癌的细胞类型有两种：导管内衬上皮细胞和变异的肌上皮细胞。病理类型有三种：管状、筛状和实性。管状型者导管形成完好，衬以内层的上皮细胞和外层的肌上皮细胞，中央为管状。筛状型者最常见，以肿瘤细胞巢伴有圆柱形微囊腔隙为特点。实性型或基底样型者少见，此型主要由上皮细胞构成的实性团块组成，瘤内可发生细胞退变坏死和囊性变，缺乏管状和微囊结构。

（三）临床表现

临床上主要表现为疼痛性或无痛性肿块。因腺样囊性癌有围绕或沿着纤维（神经纤维和胶原纤维）生长的倾向，故其易在早期侵犯神经组织。此时，患者可出现自发性疼痛、面部麻木和面瘫等症状。

（四）影像学表现

1. 最佳诊断线索　病变多发生于小涎腺，易沿三叉神经、面神经扩散，并可累及颅底诸孔和海绵窦。

2. 发生部位　多发生于小涎腺，占小涎腺上皮性肿瘤的 30%。腭、舌、颊、唇和口底均为腺样囊性癌的好发部位。在大涎腺中，好发于腮腺和下颌下腺。

3. 形态学表现　多呈肿块状表现，肿块的形态和边缘变化较大，病变直径较小者可呈类圆形改变，边界清晰；病变直径较大者多呈不规则形态改变，边缘模糊，无包膜显示；病变易沿神经组织扩散和侵犯。

4. CT 表现　①平扫表现：多为软组织肿块表现，肿瘤内部可以出现囊性变和坏死，密度不均匀；②增强扫描表现：肿瘤明显强化，强化不均匀。

5. MRI 表现　① T_1WI 表现：低信号或中等信号；② T_2WI 表现：混合高信号，部分恶性程度较高的腺样囊性癌可表现为低信号或中等信号；③弥散加权像：DWI 呈高信号；④动态增强扫描结合延迟扫描表现：多呈不均匀强化表现，动态增强呈早期强化表现（图 2-3-66）。

6. 最佳影像学检查方法选择　首选 MRI 检查。

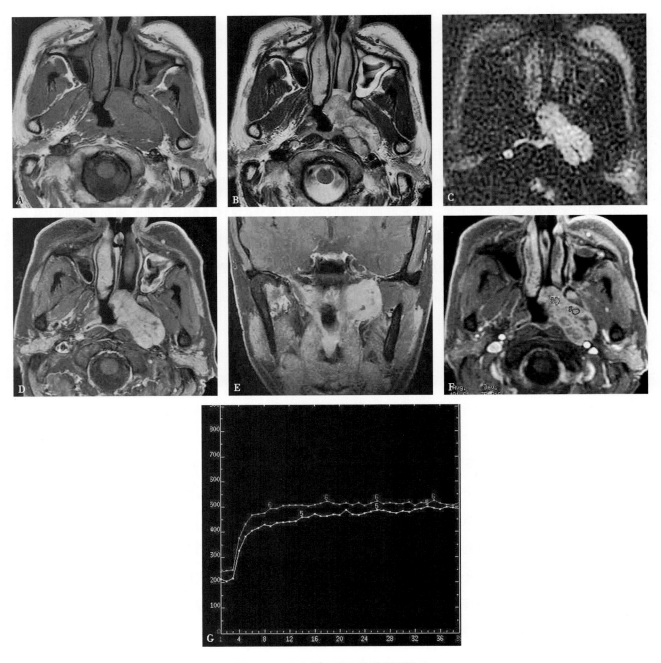

图 2-3-66　左侧咽旁间隙腺样囊性癌

A. 横断面 T_1WI，示左侧咽旁间隙低信号肿块，形态不规则；B. 横断面 T_2WI，示肿块呈不均匀高信号；C. 横断面 DWI，示肿块呈高信号；D、E. 横断面和冠状面增强 T_1WI，示肿块呈明显不均匀强化；F、G. 动态增强扫描，示动态增强曲线呈平台型

（五）鉴别诊断

1. **鳞癌** ①在 T_2WI 上信号相对略低,肿瘤坏死多见于中央,单发、较大且边缘模糊;②骨质呈虫蚀状破坏更常见,骨壁受压和窦腔扩大相对少见。

2. **多形性腺瘤** ①边缘光滑的球形肿块,密度高于腺体,小的肿瘤密度均匀,大的肿瘤常因坏死、出血、囊变而密度不均匀;②与腺样囊性癌不同,混合瘤的坏死多位于肿瘤中心,而腺样囊性癌的囊变区均位于肿块周边;③增强扫描,强化程度多不如腺样囊性癌强化明显。

3. **腺淋巴瘤** ①边缘光滑、均质的软组织肿块;约 15% 可为双侧多发病灶,常发生于腮腺尾部下颌三角处;②增强肿块强化不明显或呈轻度强化。

（六）治疗原则

1. 手术切除是腺样囊性癌最主要的治疗手段,首次手术应尽可能全切肿瘤,但头颈部结构复杂且多具有重要功能,而疾病诊断时往往已是晚期,且肿瘤有沿神经播散的特点,以致手术常常难以达到上述目标。

2. 合适的术后放疗可以消除神经和淋巴管受累以及切缘阳性的影响,提高局部控制率和无瘤生存率。

3. 常规化疗及免疫靶向治疗在头颈部腺样囊性癌的治疗中可能起一定作用。

（七）关键要点

1. 中老年患者多见。

2. 病变具有嗜神经性,易沿神经分布扩散。

（何雪颖 齐草源 刘兆会）

十四、软骨肉瘤

（一）概述

1. **概念** 软骨肉瘤（chondrosarcoma）为缓慢生长的恶性软骨性肿瘤,源于软骨、软骨化骨或脑膜原始间质细胞。具有软骨细胞特征的恶性肿瘤,多发生于长骨、骨盆及肋骨,发生于颅底者罕见,约占颅底肿瘤的 6%,多见于颅底软骨结合处,广泛累及咽旁间隙者少见。

2. **人口统计学特点** 广泛累及咽旁间隙的软骨肉瘤罕见,可发生于任何年龄,但成年以后多见,男女发病率相近,5～79 岁均可发病,40 岁左右多见。

3. **病因** 尚不明确。

（二）病理学表现

1. **大体病理学表现** 边缘光滑的有分叶的肿块,切面呈发光的灰白色。

2. **组织学表现** 镜下表现为由软骨细胞组成的富含细胞的肿瘤,常为双核或多核细胞,核浓染,呈异型性,核仁明显。

（三）临床表现

主要取决于肿瘤所在的部位、大小及生长速度，患者一般有与颅内高压相关的长期头痛史及相应的体征，以及局部脑和神经受压的症状和体征。

（四）影像学表现

1. **最佳诊断线索** CT 表现为骨质破坏伴软组织肿块及环形钙化；MRI 表现为多房分叶状，T_2WI 明显高信号，增强扫描轻度强化伴包膜强化。

2. **发生部位** 多见于岩 - 枕、蝶 - 枕、蝶 - 岩等颅骨软骨结合处。颅底中线旁肿瘤，呈侵袭性生长。

3. **形态学表现** 病变表现为椭圆形或类圆形软组织肿块。

4. **病变数目** 绝大多数为单发病变。

5. **CT 表现** ①平扫表现：表现为软组织肿块内有散在点、结节、环形、斑片状或不定形软骨基质钙化；具有诊断特异性的是骨质破坏伴肿块环形钙化；②增强扫描表现：呈不均匀强化（图 2-3-67A～C）。

6. **MRI 表现** ① T_1WI 表现：肿瘤呈低或中等信号；② T_2WI 表现：肿瘤呈高信号，肿瘤内的低信号灶可能为肿瘤内基质钙化或纤维软骨成分；③弥散加权像：呈等信号，无高信号影；④ MRA：不能显示明显的供血动脉或引流静脉；⑤动态增强扫描结合延迟扫描表现：肿瘤呈不均匀强化，肿瘤基质内常可见呈漩涡状的小叶间隔显著强化，分布不均匀，粗细及长短不等，无渐进性强化表现（图 2-3-67D～J）。

7. **最佳影像学检查方法选择** 平扫 CT 骨窗可显示骨质破坏与特征性的软骨样钙化基质，MRI 增强检查可显示肿瘤的范围及其周围结构的关系。

（五）鉴别诊断

1. **多形性腺瘤** ①多位于茎突前间隙，圆形或类圆形光滑肿块，不均质；②增强扫描不均匀强化，可有部分囊变。

2. **神经鞘瘤** ①多位于茎突后间隙，圆形或类圆形光滑肿块，不均质；②增强扫描不均匀强化，可有部分囊变。

3. **副神经节瘤** ① T_1WI 和 T_2WI 上常见到细条状和细点状很低的信号影，为丰富的小血管流空信号，即胡椒盐征；②增强扫描明显强化。

（六）治疗原则

1. 主要治疗方法为手术切除肿瘤，单纯手术切除对经典型Ⅰ级软骨肉瘤的疗效确切。

2. 如切除不完全，术后应给予辅助放疗。

3. 化疗可考虑作为晚期间叶型软骨肉瘤的治疗方式。

（七）关键要点

1. CT 显示瘤内钙化及不规则骨质破坏。

2. MRI 显示肿块呈多房分叶状，T_2WI 呈明显高信号，增强扫描轻度强化伴包膜强化。

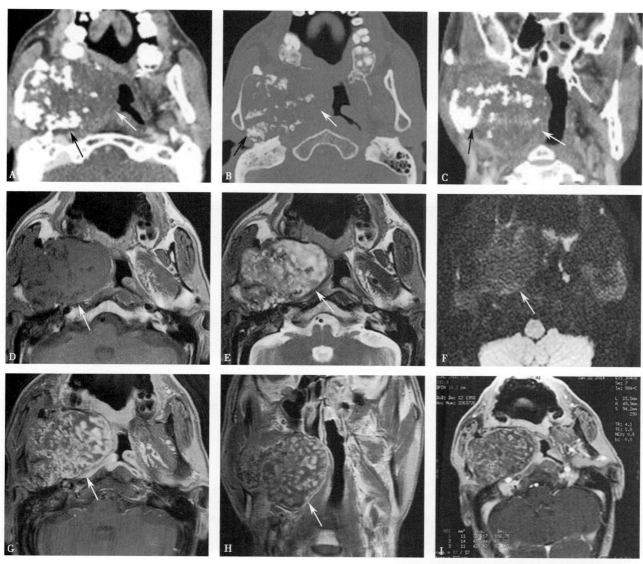

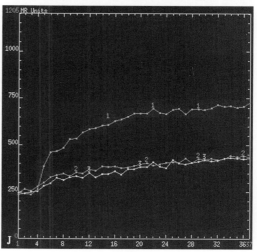

图 2-3-67　右侧咽旁间隙软骨肉瘤

A. 横断面软组织窗 CT，示右侧咽旁间隙软组织密度肿块，呈轻度不均匀强化，其内可见多发钙化；B. 横断面骨窗 CT，示右侧咽旁间隙软组织密度肿块，可见局部骨质破坏伴钙化；C. 冠状面软组织窗 CT，示右侧咽旁间隙软组织密度肿块，呈轻度不均匀强化，其内可见多发钙化；D. 横断面 T$_1$WI，示右侧咽旁间隙肿块呈不均匀稍低信号；E. 横断面 T$_2$WI，示右侧咽旁间隙肿块呈不均匀稍高信号，局部可见低信号；F. 横断面 DWI，示病变呈低信号；G、H. 横断面及冠状面增强 T$_1$WI，示右侧咽旁间隙肿块呈明显不均匀强化；I、J. 动态增强扫描，示病变动态增强曲线呈持续上升型

（何雪颖　齐草源　刘兆会）

十五、炎性肌纤维母细胞瘤

（一）概述

1. **概念**　肌纤维母细胞瘤是一种由分化的肌纤维母细胞性梭形细胞组成的肿瘤，常伴有浆细胞和 / 或淋巴细胞浸润。广义上的肌纤维母细胞分化肿瘤包括一组异质性肿瘤，其中包括传统的结节性筋膜炎和纤维瘤病；此外，某些从性质上比较确定的病变实体如上皮样肉瘤和肉瘤样癌，事实上也都具有不同程度的肌纤维母细胞分化。因在咽旁间隙区域炎性肌纤维母细胞瘤相对较多见，此处将着重讨论炎性肌纤维母细胞瘤。

2. **人口统计学特点**　可发生于任何年龄，多见于儿童和青少年，无明显性别差异。

3. **病因**　病因目前尚不明确，多数学者认为与炎症疾病、手术或创伤后异常修复、IgG_4 有关，也有学者认为与病毒及细菌感染等有关。

（二）病理学表现

1. **大体病理学表现**　肿瘤组织质韧，切面为实性，多呈结节状，颜色灰白或灰红，部分表现黏液样外观。

2. **组织学表现**　瘤组织由梭形的肌纤维母细胞、成纤维细胞及大量炎性细胞组成。瘤细胞大小基本一致，排列成束状，核呈卵圆形，居中，胞质丰富、淡红染，有较多炎细胞浸润，包括浆细胞、淋巴细胞及少量嗜酸性粒细胞，以浆细胞为主。

（三）临床表现

起病隐匿，临床过程表现良性，病程惰性、迁延；缺乏典型症状及体征。患者常无全身症状，常规实验室检查无异常，仅表现局部肿块逐渐生长并压迫周围脏器而出现的相应症状和体征。早期因肿瘤生长较缓慢，无明显不适，当肿物侵及范围较大并可引起骨质破坏时，患者常以鼻塞、鼻出血，面颊胀满、麻木和疼痛感、牙齿麻木、眼胀痛、突眼、视力下降而就诊。当肿瘤侵犯翼腭窝时，患者可出现张口受限甚至牙关紧闭症状。

（四）影像学表现

1. **最佳诊断线索**　该类肿瘤呈膨胀性推压式、浸润性生长并部分肿瘤可见假包膜。缺乏特异性影像学表现，但 CT 及 MRI 能为该病的诊断和治疗提供有价值的参考，如肿块大小、内部结构特点、累及范围以及手术方案的拟定。

2. **发生部位**　好发部位为肺，其次是大网膜、肠系膜、腹膜后。头颈部少见，若发生于头颈部，则以鼻窦常见，尤以上颌窦多见。单纯发生于咽旁间隙病变很少见。

3. **形态学表现**　占位性膨胀软组织影，边界可清楚或模糊。

4. **病变数目**　绝大部分为单发。

5. **CT 表现**　①平扫表现：表现为软组织密度肿块，肿物向周围浸润并有不同程度的骨质吸收；②增强扫描表现：增强后可见均匀或不均匀轻、中度甚至显著强化（图 2-3-68A、B）。

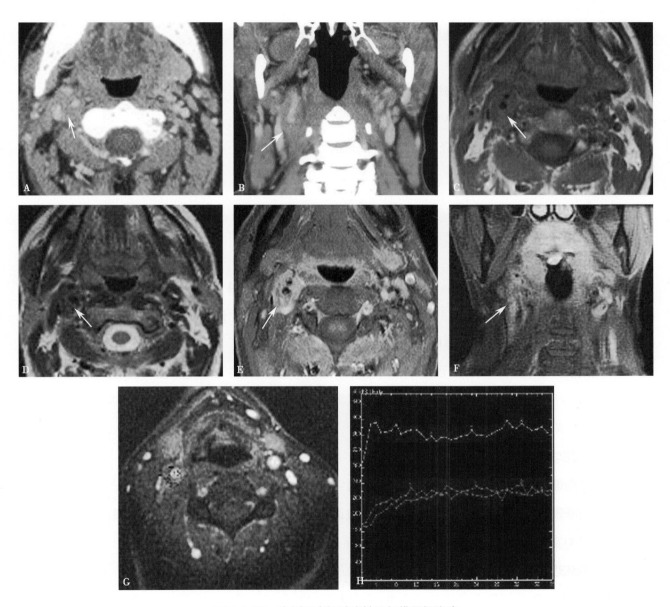

6. MRI 表现 ①T₁WI 表现：T₁WI 多呈等或稍低信号改变；②T₂WI 表现：T₂WI 则信号多变，可以低信号、等信号、高信号为主，反映了其组织结构及成分的复杂性、多样性；病程早期病变含有较多黏液及炎性细胞，T₂WI 信号为等或高信号；病程晚期，纤维成分增多，T₂WI 常呈现低信号；③弥散加权像：DWI 呈稍高信号或混杂信号；④MRA：不能显示明显的供血动脉或引流静脉；⑤动态增强扫描结合延迟扫描表现：动态增强曲线以速升平台型最为常见，其次是速升缓降型和速升速降型；延迟扫描肿瘤强化程度减低（图 2-3-68C～H）。

图 2-3-68 右侧咽旁间隙炎性肌纤维母细胞瘤

A. 横断面增强 CT，示右侧咽旁间隙软组织密度肿块，包绕颈动脉，呈轻度均匀强化；B. 冠状面增强 CT，示右侧咽旁间隙软组织密度肿块，呈轻度均匀强化；C. 横断面 T₁WI，示右侧咽旁间隙肿块呈稍低信号；D. 横断面 T₂WI，示右侧咽旁间隙肿块呈低信号；E. 横断面增强 T₁WI，示右侧咽旁间隙肿块均匀强化；F. 冠状面增强 T₁WI，示右侧咽旁间隙肿块呈均匀强化；G、H. 动态增强扫描，示病变动态增强曲线呈平台型

7. **最佳影像学检查方法选择**　CT 是中晚期咽喉、食管复合癌的常用检查方法，MRI 可作为补充提高小病灶检出率，显示病变侵犯范围。

（五）鉴别诊断

1. **鳞状细胞瘤**　①在 T_2WI 上信号相对略低，肿瘤坏死多见于中央，单发、较大且边缘模糊；②骨质呈虫蚀状破坏更常见，骨壁受压和窦腔扩大相对少见。

2. **淋巴瘤**　①多位于鼻腔前部、鼻腔前庭、鼻翼及邻近面部软组织；②无明显溶骨性骨质破坏。

（六）治疗原则

根治性手术切除仍是目前首选的治疗方法。

（七）关键要点

1. 肿瘤呈膨胀性推压式、浸润性生长。

2. T_1WI 多呈等信号改变，T_2WI 信号多变。

3. 增强后可见均匀或不均匀轻、中度甚至显著强化。

（何雪颖　齐草源　刘兆会）

十六、淋巴结转移

（一）概述

1. **概念**　淋巴结转移（lymphatic metastasis）是肿瘤最常见的转移方式之一，是指浸润的肿瘤细胞穿过淋巴管壁，脱落后随淋巴液被带到汇流区淋巴结，并且以此为中心生长出同样肿瘤的现象。咽旁间隙淋巴结转移多为头颈部恶性肿瘤转移所致。

2. **人口统计学特点**　发生于恶性肿瘤的晚期，肿瘤恶性程度高易造成淋巴结转移，见于伴有恶性肿瘤的患者中，多见于中老年。

3. **病因**　原发恶性肿瘤转移。

（二）病理学表现

1. **大体病理学表现**　多呈类圆形结节样，灰黄色，剖面呈灰白色，质地中、硬。

2. **组织学表现**　肿瘤细胞先驻留在边缘窦，进而占据窦腔，穿破窦壁进入淋巴结实质，形成多个小转移灶，之后小灶融和整个淋巴结结构破坏，晚期可穿透被膜侵犯淋巴结外。

（三）临床表现

临床上以原发肿瘤所致的临床表现为主，出现淋巴结转移时常已进入晚期，可出现消瘦、乏力等全身症状。

（四）影像学表现

1. **最佳诊断线索**　原发肿瘤病史，CT 及 MRI 发现淋巴结肿大并伴有坏死。

2. **发生部位**　咽旁间隙淋巴结区域。

3. 形态学表现　咽旁间隙淋巴结肿大,呈类圆形。

4. 病变数目　单侧或双侧发生,多发多见,少数亦可单发,可融合成团。

5. CT 表现　①平扫表现:咽旁间隙淋巴结肿大且饱满,密度不均匀,可见囊变及坏死,形态不规则,长短径相仿。边界清楚或不清楚;②增强扫描表现:实性部分可见强化,坏死部分无强化。

6. MRI 表现　① T_1WI 表现:呈等信号,中央坏死表现为更低信号;② T_2WI 表现:均匀或混杂高信号,中央出现坏死表现为更高信号(图 2-3-69);③弥散加权像:DWI 呈高信号,ADC 值略低;④ MRA:不能显示明显的供血动脉或引流静脉;⑤动态增强扫描结合延迟扫描表现:病变呈不均匀强化,内部坏死常见,无延迟强化及渐进性强化特点。

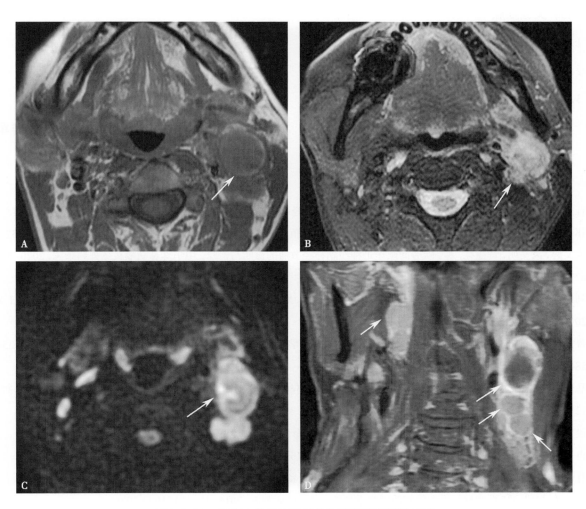

图 2-3-69　鼻窦内腺样囊性癌伴咽旁间隙淋巴结转移

A. 横断面 T_1WI,示左侧咽旁间隙内类圆形稍低信号影,边界较清;B. 横断面脂肪抑制 T_2WI,示左侧咽旁间隙内类圆形稍高信号影,信号不均匀;C. 横断面 DWI 呈高信号;D. 冠状面增强 T_1WI,示左侧咽旁间隙多发类圆形肿大淋巴结,边缘明显强化,其内可见未强化区,右侧咽旁间隙也可见肿大淋巴结

7. 最佳影像学检查方法选择　CT 及 MRI 均是依靠淋巴结形态特征进行诊断,相较于 CT,MRI 由于其自身的特点,对判断软组织侵犯、咽旁淋巴结转移等具有明显的优势。

（五）鉴别诊断

1. 淋巴结结核　①多发生于有肺结核病史者;②病灶易发生干酪样坏死,增强扫描为不均匀强化;③转移性淋巴结坏死区 ADC 值高于淋巴结结核。

2. 化脓性淋巴结炎　①有炎症病史,临床上可出现发热、白细胞增高等特征;②化脓性淋巴结坏死区的 ADC 值低于转移性淋巴结。

（六）治疗原则

根据原发肿瘤部位、咽旁间隙淋巴引流特点等,清扫或放射治疗相关区域。

（七）关键要点

1. 原发肿瘤病史。

2. 咽旁间隙淋巴结肿大,其内可见坏死。

3. 增强后强化不均匀。

（何雪颖　齐草源　刘兆会　鲜军舫）

参 考 文 献

[1]　杜丹丹,吴兴旺,赵小英,等. 咽旁间隙多形性腺瘤与神经鞘瘤的 CT 特征分析. 安徽医学,2021,42（7）:792-794

[2]　祁向东,张爱军. CT 检查在诊断耳鼻喉肿瘤中的临床价值. 中国医学文摘（耳鼻咽喉科学）,2021,36（2）:150-152

[3]　庞文婷,武文明,黄德亮,等. 咽旁间隙迷走神经副神经节瘤的诊断与治疗. 中华耳鼻咽喉头颈外科杂志,2020,55（7）:677-682

[4]　刘灶松,陈立鹏,魏新华. 扁桃体非霍奇金淋巴瘤的 CT、MRI 表现及病理分型（附 25 例分析）. 中国 CT 和 MRI 杂志,2019,17（5）:29-32

[5]　鲁开文,亓小虎,李元宝. 下咽癌患者 CT 和 MRI 影像学表现及其与病理特征的对比分析. 河北医学,2019,25（3）:584-588

[6]　马依迪丽·尼加提,田序伟,张斌,等. 扁桃体鳞状细胞癌与淋巴瘤 MRI 征象对比分析. 临床放射学杂志,2018,37（8）:1278-1282

[7]　段楚玮,沈进,何波. 鼻咽部骨外脊索瘤 1 例. 中国医学影像学杂志,2016,24（8）:578-579

[8]　冉慕光,王承光,陈圣欢. 舌癌影像解剖特点及 MRI 征象分析. 临床放射学杂志,2016,35（7）:1023-1026

[9]　甘晓根,李伟雄. 鼻咽癌影像学诊断新进展. 中国医疗设备,2015,30（10）:76-78

[10]　陈桂美,李先玉. 鼻咽部纤维血管瘤的影像学诊断. 实用癌症杂志,2015,30（12）:1924-1926

[11]　马洪元,孙雪峰,袁新宇. 儿童甲状舌管囊肿并发感染的 CT 影像特点研究. 临床放射学杂志,2013,32（8）:1142-1145

[12]　袁文欣,刘立志,崔春燕,等. 粘液表皮样癌临床与影像特点的研究. 中国 CT 和 MRI 杂志,2012,10（5）:27-30

[13]　张青,王振常,鲜军舫,等. 鼻道、鼻咽恶性黑色素瘤的 MRI 诊断. 中华放射学杂志,2011,19（10）:947-950

[14]　宋天彬,夏爽,祁吉. 伴有喉癌的多原发癌的 MSCT 影像学及临床特点. 中国医学影像技术,2010,26（4）:655-658

[15]　付荣,刘玉林,邱大胜,等. 鼻咽部淋巴瘤的 CT 诊断. 临床放射学杂志,2008,10（7）:882-884

[16]　王洪江,李培华,刘稳. 鼻咽部炎性肌纤维母细胞瘤 1 例并文献复习. 山东大学耳鼻喉眼学报,2008（4）:331-332

[17] 张旭升, 范宪淼, 郑晓林, 等. 鼻咽腺样体肥大的 MR 及 CT 诊断. 中国中西医结合影像学杂志, 2007, 5 (5): 331-333

[18] 杨本涛, 王振常, 刘莎, 等. 鼻硬结病 CT 和 MRI 诊断. 临床放射学杂志, 2005, 9 (7): 586-590

[19] 陈泽宇, 周传理, 陈嘉, 等. 扁桃体周脓肿感染途径的探讨. 中华耳鼻咽喉科杂志, 1997, 33 (4): 54-55

第四章
咽喉部病变影像鉴别诊断

第一节 概 论

咽喉部是呼吸道与消化道上端的共用通道，前后扁而上宽、下窄，形似漏斗，成人咽后壁长 12～14cm。咽喉部上界为颅底（蝶骨体、枕骨斜坡之前下面），下界至第 6 颈椎，与食管开口相连续，其前壁从上至下有三个开口：①上方经鼻后孔与鼻腔相通；②中间通过咽峡与口腔相通；③下方通过喉口与喉腔相通。咽喉部具有呼吸、吞咽、发音等功能，组织结构多，形态多样，自上而下分为鼻咽、口咽、喉咽，其分界的解剖标志为软腭下缘、会厌上端游离缘。

鼻咽部位于鼻腔后方，上界为蝶骨体、枕骨斜坡，下界为软腭下缘平面，后界为枕骨斜坡与第 1、第 2 颈椎前缘，前界通鼻腔，双侧壁为蝶骨翼突与鼻咽黏膜、肌肉。口咽部位于鼻咽部下方，上界为软腭下缘，下界为会厌上端游离缘，前界为软腭游离缘、腭舌弓、腭咽弓与舌根，后界为第 2、第 3 颈椎体及其前方肌肉（头长肌、颈长肌），其厚度较均匀，在 CT 矢状面上约 0.5cm。喉咽部又称为下咽部，其上界为会厌游离缘，下界为环状软骨下缘，与食管相连，为环绕喉腔外的间隙，包括声门上腔、双侧梨状窝、环后间隙。

鼻咽部外侧尚有一个重要的颈部间隙结构——咽旁间隙，其上界至颅底，下界至舌骨，呈上宽下窄的锥形，前界为颊咽肌，后界为椎前筋膜，外侧界为翼内肌、腮腺深叶，内侧界为鼻咽、口咽侧壁。咽旁间隙主要内容物为脂肪，还包括咽升动脉、小涎腺、三叉神经下颌支等结构。

咽喉部 CT、MRI 扫描上界为颅底，包括鼻咽顶部，下界至环状软骨下方。CT 扫描目前多为螺旋扫描，其参数为：电压≥120kV，电流≥120mA，扫描层厚为最薄层厚≤1.25mm，重组层厚 3～5mm，同时行软组织算法、骨算法重建；原始图像进行多平面重组（MPR），重组断面至少包括横断面、冠状面，如果病变前后径较小，而左右径较大，则需要重组矢状面图像。MRI 检查应包括平扫与增强；平扫至少在一个断面（通常为横断面）行 T_1WI、T_2WI，如 T_1WI 显示病变内有高信号，则需要增加脂肪抑制技术，以明确病变内是否含有脂质；注射对比剂后，首先行动态扫描，以了解病变的血供特点，增强扫描应至少包括两个断面，且在最佳断面加脂肪抑制技术，以抑制脂肪信号，更好地显示病变及其与周围结构的关系。

第二节　鼻咽部病变诊断与鉴别诊断

鼻咽部位于鼻腔后方，上界为蝶骨体、枕骨斜坡，下界为软腭，后部垂直走行，由枕骨斜坡与第1、第2颈椎前缘构成，前界通鼻腔，向下与口咽腔相通，双侧壁为鼻咽黏膜与肌肉，附着于蝶骨翼突之上。常见病变可分为三类：良性肿瘤、恶性肿瘤以及炎性、增生性病变。

一、良性肿瘤

青少年纤维血管瘤是鼻咽部最常见的良性肿瘤，多见于10～25岁的青、少年男性。该病血供非常丰富，向周围呈侵袭性生长，常破坏鼻咽部及邻近颅底骨质。常见临床症状为鼻腔阻塞及反复鼻腔出血，肿瘤较大时出现患侧面颊部疼痛甚至面部隆起。肿瘤多起源于蝶腭孔附近，CT上常显示蝶腭孔扩大，而肿瘤呈哑铃形外观。CT平扫呈等或稍高密度，增强后呈明显强化，可见增强的小血管影；MRI呈不均匀等T_1、不均匀长T_2信号，高信号的出血灶与低信号流空血管影相混合，形成典型胡椒盐征（pepper-salt sign）。DSA检查不仅可以帮助疾病的诊断，还可以选择性栓塞供血动脉，使肿瘤减小、血供减少，增加手术机会并减少术中出血。肿瘤多由患侧颈外动脉分支颌内动脉、咽升动脉供血，DSA动脉期可清晰显示，至毛细血管期可显示明显肿瘤实质染色。

二、恶性肿瘤

鼻咽部肿瘤多为恶性，常见病变如下。

1. 鼻咽癌　鼻咽癌是鼻咽部最常见的恶性肿瘤，发生于鼻咽部黏膜上皮，多数为鳞状细胞癌。临床症状包括：涕中带血（特征表现为回缩性涕中带血）、鼻塞、耳鸣、耳聋、头痛、面麻、复视等。鼻咽癌好发生于顶壁、侧壁（咽隐窝及咽鼓管圆枕），可向前累及鼻腔后部，越过中线累及对侧，向下累及口咽腔，或者向后累及鼻咽深部组织，亦可向外侧累及翼腭窝、上颌窦后间隙与咀嚼肌间隙等结构；肿瘤向后上方可累及蝶窦、斜坡，或经破裂孔、卵圆孔、颈静脉孔等孔道向上累及颅中、后窝，包绕海绵窦等结构。CT上肿瘤呈等密度，与邻近肌肉相近，呈典型浸润性生长，边缘不清，增强后呈轻度到中等强化；MRI上呈等T_1、等T_2信号，增强后呈轻度到中等强化。增强后加脂肪抑制技术可抑制周围脂肪信号，清晰显示肿瘤的边界，并能很好地显示肿瘤对颅底骨质的侵犯范围。

2. 鼻咽部淋巴瘤　淋巴瘤亦起源于鼻咽部淋巴组织，多见于青壮年。鼻咽部淋巴瘤多数为非霍奇金淋巴瘤，少数为霍奇金淋巴瘤，多属B细胞起源。淋巴瘤在CT与MRI上有比较特征性的表现，多表现为均匀等密度（或等信号）的软组织团块，少见钙化、囊变或坏死，轮廓多较清楚，增强后呈轻度到中等强化。由于肿瘤细胞较均匀且排列紧密，弥散加权成像呈明显受限表现，在DWI上呈明显高信号，ADC图上呈低信号。

3. 恶性黑色素瘤　黑色素瘤起源于黏膜的黑色素细胞,鼻咽部在头颈部属于少见发病部位,而鼻腔、鼻窦为常见发病部位。黑色素瘤多见于中老年人,高发年龄段为 50～80 岁。黑色素瘤的影像学表现具有一般恶性肿瘤的共同特点,CT 表现无特异性,呈等密度、不规则形软组织肿块,但可很好地显示肿瘤对邻近骨质的侵犯、破坏;而 MRI 对于典型黑色素瘤有特征性表现,T_1WI 为高信号,T_2WI 为低信号,增强后呈轻、中度强化,但由于 T_1WI 上呈高信号,故而需要行动态增强扫描,通过病灶区动态曲线来判断肿瘤的增强情况。

三、炎性病变与增生性病变

1. 腺样体肥大　腺样体是位于鼻咽顶部的一团淋巴组织,又称为咽扁桃体或增殖体,临床常见症状为鼻塞、睡眠打鼾、张口呼吸,可伴听力下降和 / 或耳鸣。影像学检查显示鼻咽顶后壁软组织增厚,CT 上呈等密度,MRI 上呈等 T_1、稍高 T_2 信号,增强后呈中等强化,鼻咽腔不同程度变窄。

2. 鼻咽部淋巴组织增生　鼻咽部淋巴组织丰富,成人可因慢性炎症刺激导致淋巴组织增生,可伴有慢性扁桃体炎症,边界一般不清晰。影像学表现与腺样体肥大相似,CT 上基本呈等密度,MRI 上呈等 T_1、不均匀高 T_2 信号,增强后呈中等强化,鼻咽腔稍变窄。与腺样体肥大相比,此病淋巴组织增厚不均匀,发病年龄为成人。

3. 鼻硬结病累及鼻咽部　鼻硬结病是鼻部少见细菌感染性疾病,由硬鼻结克雷伯菌感染所致,具备感染性病变一般发病规律与病情表现。病变发展分为三期:Ⅰ 期为卡他性鼻炎期,黏膜增厚,Ⅱ 期为肉芽肿期,Ⅲ 期为瘢痕期,鼻甲、鼻中隔甚至上颌窦壁骨质破坏,外鼻塌陷。CT 显示等密度软组织影伴鼻中隔与鼻甲骨质破坏,残端骨质硬化;T_1WI 呈等信号,T_2WI 呈混杂等、低信号,增强后呈中等至明显强化。

第三节　口咽部病变诊断与鉴别诊断

口咽部指软腭与会厌游离缘之间的咽腔,是呼吸道与消化道的共同通道,其前方与口腔相通,边界为咽峡与舌根。咽峡由软腭后部的游离缘、悬雍垂及两侧腭舌弓构成。口咽部侧壁由腭舌弓、腭咽弓、扁桃体及咽侧壁构成。扁桃体(又称为腭扁桃体)位于腭舌弓、腭咽弓形成的扁桃体窝内,为团状淋巴组织,往往由于炎症等病变刺激而肥大,婴幼儿期尤其明显。口咽部后壁为第 2、第 3 颈椎前方黏膜、椎前筋膜与头长肌,厚度较薄,成人仅约 0.5cm。口咽部侧壁主要为咽肌。

口咽部常见病变可分为炎性病变、肿瘤性病变两类。

一、炎性病变

1. 咽炎　咽部炎症分为急性、慢性两大类。急性炎症较为常见,多由细菌感染引起,常为上呼吸道感染所致,可表现为咽部不适、异物感或疼痛感,严重者可表现为寒战、高热、声音嘶哑、吞咽困难等症状。

鼻内镜检查多可确诊,到影像科行 CT、MRI 检查者较少。慢性炎症多为急性咽炎迁延不愈、反复发作而来,或者粉尘、烟酒或辛辣食物长期刺激所致。CT 或 MRI 平扫显示咽部软组织增厚,边界不清晰,密度或信号比较均匀,与周围软组织密度或信号相近,增强后呈轻度或中度强化。

2. 扁桃体及周围组织炎症　扁桃体炎症多由细菌感染引起,常见致病菌为链球菌与葡萄球菌。发病年龄以青少年、青壮年多见。临床症状表现为咽痛、咽异物感、咽部发痒、不自主咳嗽,甚至鼻塞、打鼾或呼吸、吞咽困难等。CT 表现为扁桃体慢性肿大并突出于腭弓之外,密度较均匀,边缘不清晰,增强后呈中等强化。MRI 上呈等或略低 T_1、高 T_2 信号,增强后亦呈中等强化。由于耳鼻喉科内镜检查可以清晰显示扁桃体情况,所以行 CT、MRI 检查者并不多。

如果扁桃体炎症未被控制,而向周围蔓延形成周围蜂窝织炎或脓肿,则会出现明显发热、寒战、咽痛加剧、吞咽或呼吸困难等症状。CT 或 MRI 检查发现扁桃体及周围组织明显增厚、肿胀,范围通常较大,其密度(信号)不均匀,可见小囊状低密度或低 T_1、高 T_2 信号区,增强后囊性区内无强化,周围呈轻到中度强化;咽侧壁隆起,突向咽腔内,咽腔变窄。

3. 咽后壁脓肿　咽后壁脓肿为咽后间隙感染所致;急性者多见,约占 95%,致病菌多为链球菌或葡萄球菌。发病以 3 岁以下婴幼儿多见,起病较急,可有畏寒、高热、烦躁不安等全身症状。患儿多出现喂食困难、呛咳,甚至呼吸困难等症状。慢性咽后壁脓肿多见于成人,多为颈椎结核或椎前淋巴结结核引起的冷脓肿,病情较缓慢,一般不出现急性症状,较大脓肿可引起咽部异物感与吞咽受阻症状。

急性咽后壁脓肿 CT、MRI 表现为椎前软组织不同程度增厚,边缘模糊不清,呈等密度或等 T_1、稍高 T_2 信号,其内脓腔呈低密度或低 T_1、高 T_2 信号,增强后脓肿内无强化,脓腔周围呈中等强化;颈椎骨质受累不多见。慢性咽后壁脓肿多由结核引起,椎前组织多呈长梭形增厚,边界往往较清晰,呈等密度或等 T_1、等 T_2 信号,其内脓腔往往较小,呈低密度或低 T_1、高 T_2 信号,增强后脓肿内无强化,脓肿周围组织呈中等强化。由于致病菌多为结核,慢性咽后壁多伴有颈椎骨质、椎间盘破坏,并造成颈椎生理曲度改变。CT、MRI 可以很好地显示这些变化。

二、肿瘤性病变

口咽部常见肿瘤性病变主要是鳞癌、淋巴瘤。

1. 鳞癌　口咽部鳞癌以黏膜上皮起源多见。发病率最高者为腭扁桃体,其次为咽侧壁、软腭、会厌与舌根部。口咽部主要功能为吞咽功能,此外辅助完成呼吸、发音等功能,因此口咽部癌主要造成患者吞咽困难及呼吸、发音异常。口咽部癌表现为相应部位软组织增厚、肿胀,形成边界不清的软组织团块,呈等密度或等 T_1、等 T_2 信号,增强后呈中等强化,少数病灶内可见坏死区。颈部淋巴结可见不同程度肿大与强化。

2. 淋巴瘤　鼻咽部、扁桃体、软腭、口咽部与舌根部淋巴组织形成一个淋巴组织环,称为咽淋巴环(Waldeyer ring,韦氏环)。口咽部淋巴瘤主要累及咽淋巴环,并多累及颈部淋巴结。口咽部淋巴瘤无明显特异性症状,主要表现为咽部不适、吞咽梗阻感,有时为体检发现咽部肿块或无痛性颈部淋巴结肿大。咽部淋巴瘤绝大多数为非霍奇金淋巴瘤（NHL），B 细胞型多见。淋巴瘤的 CT、MRI 表现比较有特征性，呈边界清楚的软组织团块影，呈等密度或等 T_1、等 T_2 信号，DWI 上呈明显高信号，增强后呈轻度强化，极少见囊变、坏死或钙化。多数情况下，可见病灶同侧或双侧淋巴结肿大，其密度、信号及强化模式与淋巴瘤病灶相近。

第四节　下咽与喉部病变诊断与鉴别诊断

喉咽部包括下咽与喉部，是指会厌游离缘与环状软骨之间的咽腔，主要包括双侧梨状窝与环后间隙（环状软骨后方），前壁为会厌，双侧壁为梨状窝侧壁，后壁为第 4～第 6 颈椎前方软组织。下咽部包括喉的结构。

下咽与喉部常见病变为下咽癌、喉癌、喉淀粉样变性等。

一、下咽癌

按照癌的发生率从高到低，下咽部三个解剖区域依次为梨状窝、环后区、咽后壁。下咽癌以中老年男性多见，发病年龄集中于 50～70 岁，颈部淋巴结发生率 60%～70%。下咽癌早期表现为咽部不适或有异物感，逐渐出现吞咽困难，甚至呛咳。如肿瘤侵犯喉软骨或喉返神经，则出现声音嘶哑。

下咽部 CT 与 MRI 检查对于显示肿瘤形态特征、对周围组织侵犯范围与深度、肿瘤血供情况以及术后随访均有重要作用。下咽癌早期仅侵犯黏膜，CT、MRI 不容易显示，肿瘤进展期表现为不同大小的软组织肿块，呈中等密度与等 T_1、等 T_2 信号，DWI 呈不同程度弥散受限，肿瘤较大时可有囊变、坏死，增强后呈中等强化。下咽癌尤其是梨状窝癌，可以侵犯邻近的声门旁、会厌前间隙、喉软骨甚至食管上端等结构。

二、喉癌

喉癌是喉最常见的恶性肿瘤，50～70 岁的中老年男性最多见，男性明显多于女性。喉癌最常见部位为声带，其次为声门上区（包括声门上诸结构：喉室、室带、杓状会厌襞、会厌），声门下区最少见。声门区喉癌早期即出现声音嘶哑，声门上区癌早期症状不明显，可有咽部不适感或异物感，由于淋巴组织丰富，往往早期出现颈部淋巴结转移，声门下区癌早期无明显症状。

声门区喉癌早期表现为声带结节或局部增厚，呈等密度或等 T_1、等 T_2 信号，边缘不清晰，增强后呈中等强化；肿瘤进展期形成较大结节或团块影，可有小囊状坏死，增强后坏死区无强化。声门上区喉癌由于就诊较晚，肿瘤往往较大，并侵犯周围结构。双侧颈部可见多发淋巴结转移、肿大。

三、喉淀粉样变性

喉淀粉样变性是指淀粉样物质沉积于细胞间隙，病因不明，多见于室带、杓状会厌襞和声门下区。患者出现声音改变或呼吸困难。影像检查以 CT 为主，表现为喉部软组织局限结节状或弥漫性增厚，呈等密度，可见斑点状钙化，增强后无明显强化或仅轻度强化。喉软骨可见增生、硬化。

第五节　咽喉部弥漫性病变诊断与鉴别诊断

咽喉部弥漫性病变主要为炎性病变、肉芽肿性病变与淋巴瘤。

一、炎性病变

咽喉部各部位感染后形成炎性病变，主要是细菌感染，表现为急或慢性炎症、蜂窝织炎或脓肿。

1. 急性咽喉炎与会厌炎　急性咽喉炎与会厌炎多继发于上呼吸道感染，多见于婴幼儿，咽喉部与会厌等结构充血、肿胀，上气道狭窄甚至阻塞，可累及杓状会厌襞与室带；CT 显示相应部位组织肿胀、增厚，密度较周围组织减低，咽喉腔变窄。

2. 蜂窝织炎与脓肿　主要是扁桃体与咽后壁感染与脓肿，前者多见于少年儿童与青壮年，后者多见于婴幼儿，随着免疫缺陷与免疫力低下状态人群的增加，成年患者数量增加。临床上主要表现为发热、咽部疼痛、吞咽困难等症状，血常规可见白细胞及中性粒细胞比例明显升高。

扁桃体区感染与脓肿的 CT、MRI 表现为扁桃体区肿胀、模糊，密度或信号不均匀，边界不清，可以累及邻近咽侧壁与颌下间隙，脓腔呈较低密度或长 T_1、长 T_2 信号，增强后脓腔边缘呈环形强化。

咽后壁感染与脓肿表现为咽后壁增厚、隆起，向下可经椎前间隙累及纵隔；脓肿所在位置咽腔狭窄。早期蜂窝织炎期的 CT、MRI 表现为咽后壁软组织增厚、肿胀，周围间隙模糊，密度略减低或呈稍长 T_1、稍长 T_2 信号，形成脓肿喉，可见囊性低密度或长 T_1、长 T_2 信号区，增强后呈环形强化。

除血行感染所致蜂窝织炎与脓肿外，咽喉部异物亦可造成周围结构感染与脓肿，多见于较大异物，尤其是中老年人，感觉变迟钝，异物取出不及时造成异物周围软组织感染甚至脓肿形成，梨状窝水平最多见。

3. 复发性多软骨炎　自身免疫反应异常引起以软骨组织炎症为特点的自身免疫性疾病，最常累及耳郭，其次为鼻、喉及气管，主要累及大气管，较少累及支气管。喉部复发性多软骨炎表现为喉软骨及气管软骨增厚，气管前壁及两侧壁受累，后壁（膜部）一般不受累，病变晚期可见软骨钙化。主要与喉软骨和气管软骨钙化、喉淀粉样变性进行鉴别。其中软骨钙化为软骨正常钙化，多见于中老年人，而软骨无增厚，周围亦出现炎症反应。而喉淀粉样变性者病史较长，表现为喉部软组织局限或弥漫性增厚。

二、肉芽肿性病变

咽喉部肉芽肿性病变主要包括结核与 Wegener 肉芽肿。

1. 结核　咽喉部结核原发者少见，多继发于活动性肺结核或胃肠道结核，可累及鼻咽部至下咽部黏膜。临床上以咽喉部症状为主,如鼻塞、流涕、咽痛等,而结核的全身中毒症状,如低热、盗汗、消瘦等发生率较低。

咽喉部结核的 CT、MRI 表现为病变部位黏膜不均匀增厚,呈混杂等密度或等、略低 T_1、略高 T_2 信号,增强后呈轻到中度强化;颈部淋巴结可有增大,并多伴有囊变、坏死而呈环形强化。颈部 CT、MRI 扫描时,多可见肺尖部活动性结核灶。

2. **Wegener 肉芽肿**　Wegener 肉芽肿是一种少见的巨细胞坏死性肉芽肿病,进展缓慢,对病变部位组织具有明显破坏性,典型的诊断标准为:呼吸道坏死性肉芽肿、全身血管炎、局灶性肾小球肾炎。Wegener 肉芽肿通常累及肺、肾以及鼻腔、鼻窦、咽喉部等多个系统。

Wegener 肉芽肿首先侵犯鼻腔、鼻窦等中线结构,早期与鼻窦炎难以区别,进展期鼻窦黏膜增厚,破坏鼻窦窦壁、鼻甲、鼻中隔等骨性结构,鼻窦残余窦壁增生、硬化,呈双层骨皮质影(即双线征)。肉芽肿向后下累及咽喉部时,表现为咽喉部黏膜不均匀增厚,呈等密度或等 T_1、稍低 T_2 信号,增强后呈中等强化,咽腔变窄。

三、淋巴瘤

咽喉部淋巴瘤主要累及咽淋巴环及颈部淋巴结。鼻咽部、扁桃体、软腭、口咽部与舌根部淋巴组织形成一个淋巴组织环,称为咽淋巴环(Waldeyer ring,韦氏环)。咽喉部淋巴瘤无明显临床特异性症状,主要表现为咽喉部不适、吞咽梗阻感,有时仅为体检发现咽部肿块或颈部淋巴结肿大而确诊。咽喉部淋巴瘤绝大多数为非霍奇金淋巴瘤(NHL),以 B 细胞型多见。淋巴瘤的 CT、MRI 表现比较有特征,呈边界清楚的软组织团块影,呈等、稍高密度或等 T_1、等 T_2 信号,DWI 上呈均匀、明显弥散受限,具有强烈提示意义,增强后呈轻度强化,极少见囊变、坏死或钙化。多数情况下,可见颈部多发淋巴结肿大,无明显融合征象,其密度、信号及强化模式与淋巴瘤病灶相近。

第六节　咽旁间隙病变诊断与鉴别诊断

咽旁间隙是颈部最大的一个间隙,如一个倒置锥体,上端与后端较宽,下端与前端较窄,上缘至颅底卵圆孔,下界至舌骨平面,其内侧为咽黏膜间隙,前外侧为咀嚼肌间隙,后外侧为腮腺间隙,后方为颈动脉间隙。咽旁间隙主要内容为脂肪,还包括腮腺残余、小涎腺、三叉神经下颌支等结构。

咽旁间隙常见病变有神经鞘瘤、涎腺混合瘤等。

一、神经鞘瘤

咽旁间隙神经鞘瘤多起源于迷走神经、舌下神经与颈交感神经丛,多由颈动脉间隙向前突入咽旁间隙,也可以来自咽旁间隙的小神经分支。肿瘤多呈类圆形,边界清晰,CT 呈等密度,MRI 呈等 T_1、等 T_2 信号，其内囊变区呈长 T_1、长 T_2 信号，增强后实性部分呈明显强化，囊性部分未见明显强化。

二、涎腺混合瘤

涎腺混合瘤起源于小涎腺或腮腺深叶，组织结构含有多种成分，可发生于任何年龄，多见于 30～60 岁，女性略多于男性。由于生长缓慢，多无明显症状。肿瘤呈圆形或类圆形，边缘光滑、清晰。CT 呈不均匀等密度或略低密度，MRI 呈混杂等 T_1、混杂等或略高 T_2 信号，增强后呈中等强化；肿瘤内囊变、坏死区呈低密度或长 T_1、长 T_2 信号，增强后无慢性强化。

咽旁间隙除涎腺来源、神经源性肿瘤，其他少见肿瘤还有脂肪瘤、炎性肌纤维母细胞瘤、副神经节瘤、腺癌、鳞癌、淋巴瘤、畸胎瘤、鳃裂囊肿等。其中脂肪瘤呈脂肪密度，在 CT、MRI 上，其密度或信号与正常脂肪组织相近，脂肪抑制序列上其信号被抑制；副神经节瘤在 MRI 上可见典型胡椒盐征；淋巴瘤细胞成分密实而呈明显弥散受限；畸胎瘤含有多个胚层，可见脂质、钙化、软组织等多种组织成分，CT、MRI 表现具有典型而特征性表现；而鳃裂囊肿呈囊性液体样密度或信号。其余少见肿瘤则无明显特征性影像学表现。

（李 勇 刘兆会 鲜军舫）

参 考 文 献

[1] Klein MR. Infections of the oropharynx. Emerg Med Clin North Am，2019，37（1）：69-80

[2] Shi J，Uyeda JW，Duran-Mendicuti A，et al. Multidetector CT of laryngeal injuries：principles of injury recognition. Radiographics，2019，39（3）：879-892

[3] 陈楠，王振刚. 复发性多软骨炎病理及发病机制的研究进展. 中华风湿病学杂志，2019，23（3）：207-211

[4] Abdelwahed Hussein MR. Non-Hodgkin's lymphoma of the oral cavity and maxillofacial region：a pathologist viewpoint. Expert Rev Hematol，2018，11（9）：737-748

[5] Wang YH，Leu YS，Chang WC. Inflammatory myofibroblastic tumor of the larynx. Ear Nose Throat J，2018，97（7）：190-197

[6] Tan GC，Stalling M，Al-Rawabdeh S，et al. The spectrum of pathological findings of tonsils in children：a clinicopathological review. Malays J Pathol，2018，40（1）：11-26

[7] Vargas Gamarra MF，Perolada Vilmana JM，Armengot Carceller M. Low grade mucoepidermoid carcinoma of a minor salivary gland of the tongue in a paediatric patient. Acta Otorrinolaringol Esp，2018，69（6）：367-369

[8] 王振常，鲜军舫. 头颈部影像学. 北京：人民卫生出版社，2018

[9] 鲜军舫，王振常，罗德红. 头颈部影像诊断必读. 北京：人民军医出版社，2018

[10] 麻秀建，郭腾显，吴震. 颅内软骨肉瘤的诊断和治疗进展. 中华神经外科杂志，2018，34（9）：963-965

[11] 王冬青，李玲，翟利民，等. 基于 CT 的下咽癌淋巴结转移规律分析. 中华放射肿瘤学杂志，2018，27（4）：354-359

[12] 何汇朗，刘辉明，许森奎，等. MR 扩散加权成像预测鼻咽癌放疗预后的价值. 中华放射学杂志，2017，51（1）：13-17

[13] 邵硕，郑宁，魏然，等. 多参数 MRI 对舌鳞状细胞癌诊断价值. 中华肿瘤防治杂志，2017，24（17）：1209-1213

[14] Karatayli-Ozgursoy S，Bishop JA，Hillel AT，et al. Non-epithelial tumors of the larynx：a single institution review. Am J Otolaryngol，2016，37（3）：279-285

[15] Scott WC，Vanleer JA，Rose AS. Laryngeal Mass in an Infant. JAMA Otolaryngol Head Neck Surg，2016，142（12）：1239-1240

[16] 王振常，鲜军舫，兰宝森. 中华影像医学头颈部卷. 2版. 北京：人民卫生出版社，2016

[17] 郭启勇，王振常. 中华临床医学影像学头颈分册. 北京：北京大学医学出版社，2016

[18] Tao J，Zhou ML，Zhou SH. Inflammatory myofibroblastic tumors of the head and neck. Int J Clin Exp Med，2015，8（2）：1604-1610

[19] Aydin O，Erdogan S，Derin S. Parapharyngeal space lipoma. J Craniofac Surg，2015，26（7）：e658-e659

[20] Zhou C，Duan X，Liao D，et al. CT and MR findings in 16 cases of primary neuroendocrine carcinoma in the otolaryngeal region. Clin Imaging，2015，39（2）：194-199

[21] Tresley J，Saraflavi E，Kryvenko ON，et al. Epiglottic masses identified on CT imaging：a case report and review of the broad differential diagnosis. Neuroradiol J，2015，28（3）：347-53

[22] Tao J，Zhou ML，Zhou SH. Inflammatory myofibroblastic tumors of the head and neck. Int J Clin Exp Med，2015，8（2）：1604-1610

[23] Chinn SB，Collar RM，Mchugh JB，et al. Pediatric laryngeal neurofibroma：case report and review of the literature. Int J Pediatr Otorhinolaryngol，2014，78（1）：142-147

[24] 赵志新，宁武静，石小剑. 声带海绵状血管瘤影像表现. 中华医学杂志，2012，92（39）：2803-2803

[25] Gaafar HA，Gaafar AH，Nour YA. Rhinoscleroma：an updated experience through the last 10 years. Acta Otolaryngol，2011，131（4）：440-446

[26] Park JO，Jung SL，Joo YH，et al. Diagnostic accuracy of magnetic resonance imaging（MRI）in the assessment of tumor invasion depth in oral/oropharyngeal cancer. Oral Oncol，2011，47（5）：381-386

[27] Cho JH，Joo YH，Kim MS，et al. Venous hemangioma of parapharyngeal space with calcification. Clin Exp Otorhinolaryngol，2011，4（4）：207-209

[28] 张青，王振常，鲜军舫，等. 鼻道、鼻咽恶性黑色素瘤的 MRI 诊断. 中华放射学杂志，2011，45（10）：947-950

[29] Bhatia KS，King AD，Yeung DK，et al. Can diffusion-weighted imaging distinguish between normal and squamous cell carcinoma of the palatine tonsil? Br J Radiol，2010，83（993）：753-758

[30] Siddiqui NA，Branstetter BF 4th，Hamilton BE，et al. Imaging characteristics of primary laryngeal lymphoma. AJNR Am J Neuroradiol，2010，31（7）：1261-1265

[31] 刘侃，欧阳汉，周纯武，等. 3.0 T 磁共振扩散加权成像在鼻咽癌中的初步应用. 中国医学科学院学报，2010，32（2）：200-204

[32] 陈文，陈伦刚，严艳，等. 舌癌多层螺旋 CT 灌注成像的初步研究. 中华放射学杂志，2010，44（2）：215-216

[33] Nakamura A，Iguchi H，Kusuki M，et al. Laryngeal myxoma. Acta Otolaryngol，2008，128（1）：110-112

[34] 周蓉先，沙炎，邹明舜，等. 喉部非上皮性良性肿瘤的 CT 诊断. 中华放射学杂志，2007，41（1）：29-32